症状改善！
ツボ大全

［監修］
布施雅夫

成美堂出版

はじめに

ツボの正式名は、「経穴（けいけつ）」といいます。「急所」「かんどころ」「要点」といった意味からも、「ツボ」という表現はとてもわかりやすい日本語だと思います。

しかし、昔はツボを「灸点（きゅうてん）」と呼んでおり、お灸による火傷《やけど》は当たり前で、とても治療とは思えない荒々しい側面がありました。「お灸を据《す》える」とは、本来はツボの療法の1つですが、転じて「強く叱る」「こらしめる」といった慣用句としてよく使われています。体にとってやさしい手法であるはずのツボ治療が、逆の意味で用いられているのは、昔の荒っぽい治療のなごりなのかもしれません。

ツボは体の細胞の一部で、感覚神経が鋭い「点」です。「ツボに当たる」とは、効くポイントに的確に刺激を与えることで、心地よいということが大前提。痛みや苦痛に当たるのではなく、心地よい「点」を探し当てるのだと理解しましょう。無茶なツボ刺激は避けて、リラックスして気持ちよい強さで行うことを心掛けてください。

そして是非、ご自身の指でツボ押しをすることをおすすめします。指圧とは、文字通り指先で施術をすること。指先の爪の生え際にある、「井穴（せいけつ）」という気が出るツボを通じて、念を送るように丁寧に押すことで、その効果が最大限に発揮されます。爪を立てず、指の腹で触れてじっくりと圧を加えます。

ツボは、病の治療点であると同時に予防点でもあり、さまざまな信号を発してくれます。ツボの面白い点は、「触れないと何もわからない」ということ。まず体に触れてツボを探しながら、自分の体と対話をしてみてください。繊細な指先に愛情を込め、ゆっくりと息を吐きながらツボを押してみましょう。

ツボ押しは誰でも、いつでも、手軽にできます。ツボ押しを通した体調管理が、読者のみなさまにとって、よい習慣の１つになっていただければと願っています。

凡治療院　布施雅夫

本書の使い方

症状別におすすめのツボを
以下のようにまとめています。
各項目を確認しましょう。

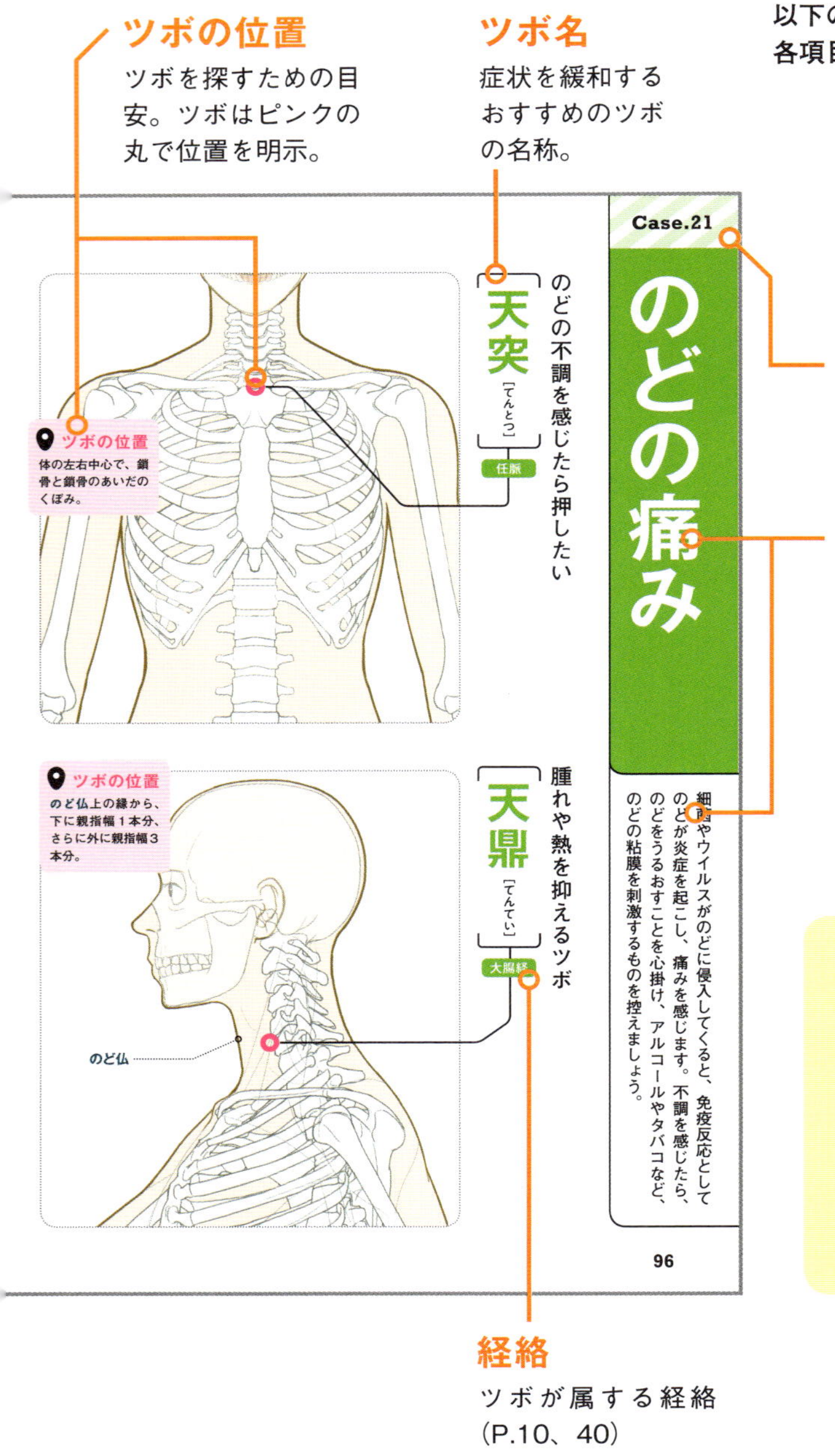

ツボの位置
ツボを探すための目安。ツボはピンクの丸で位置を明示。
ツボ名
症状を緩和するおすすめのツボの名称。
Case.21
のどの痛み
のどの不調を感じたら押したい
天突
［てんとつ］
任脈
ツボの位置
体の左右中心で、鎖骨と鎖骨のあいだのくぼみ。
腫れや熱を抑えるツボ
天鼎
［てんてい］
大腸経
ツボの位置
のど仏上の縁から、下に親指幅1本分、さらに外に親指幅3本分。
のど仏
細菌やウイルスがのどに侵入してくると、免疫反応としてのどが炎症を起こし、痛みを感じます。不調を感じたら、のどをうるおすことを心掛け、アルコールやタバコなど、のどの粘膜を刺激するものを控えましょう。
96
通し番号
症状の通し番号。1～99まで紹介。
症状
症状名と、その症状の原因や一般的な改善方法についての解説。
経絡
ツボが属する経絡（P.10、40）

Ceck!

ツボは左右にある

ツボは、体の中央にあるもの（督脈のツボ→P.26、任脈のツボ→P.27）以外、すべて左右にあります。左右均等に押しましょう。

注意

- 効果の感じ方には個人差があります。我慢できないほどの痛み、強い違和感を覚えたら、すぐに中断しましょう。
- ツボの位置は、絶対的なものではありません。人によって違いがあり、押すタイミングやその日の体調などによって、ツボの位置がいつもと変わることもあります。
- 食事直後、飲酒時、骨折や外傷時、潰瘍があるときなどは行わないでください。持病がある場合は専門の医師に相談のうえ行ってください。
- 体調を考慮し、自身の責任において行いましょう。
- 妊娠中は、専門の医師に相談のうえ行ってください。

まとめて押したい！

同じ経絡上のツボを複数まとめて押したいときに表示。経絡の流れを意識することで効果がアップ。

症状カテゴリ

症状を以下のカテゴリ別に分類。

- 頭・顔
- 首・肩・胸・腹
- 背中・腰・おしり
- 手足
- 女性の悩み
- メンタル
- 不調緩和・体質改善
- 美容・その他

押し方のコツ

ツボの押し方にコツがある場合に紹介。

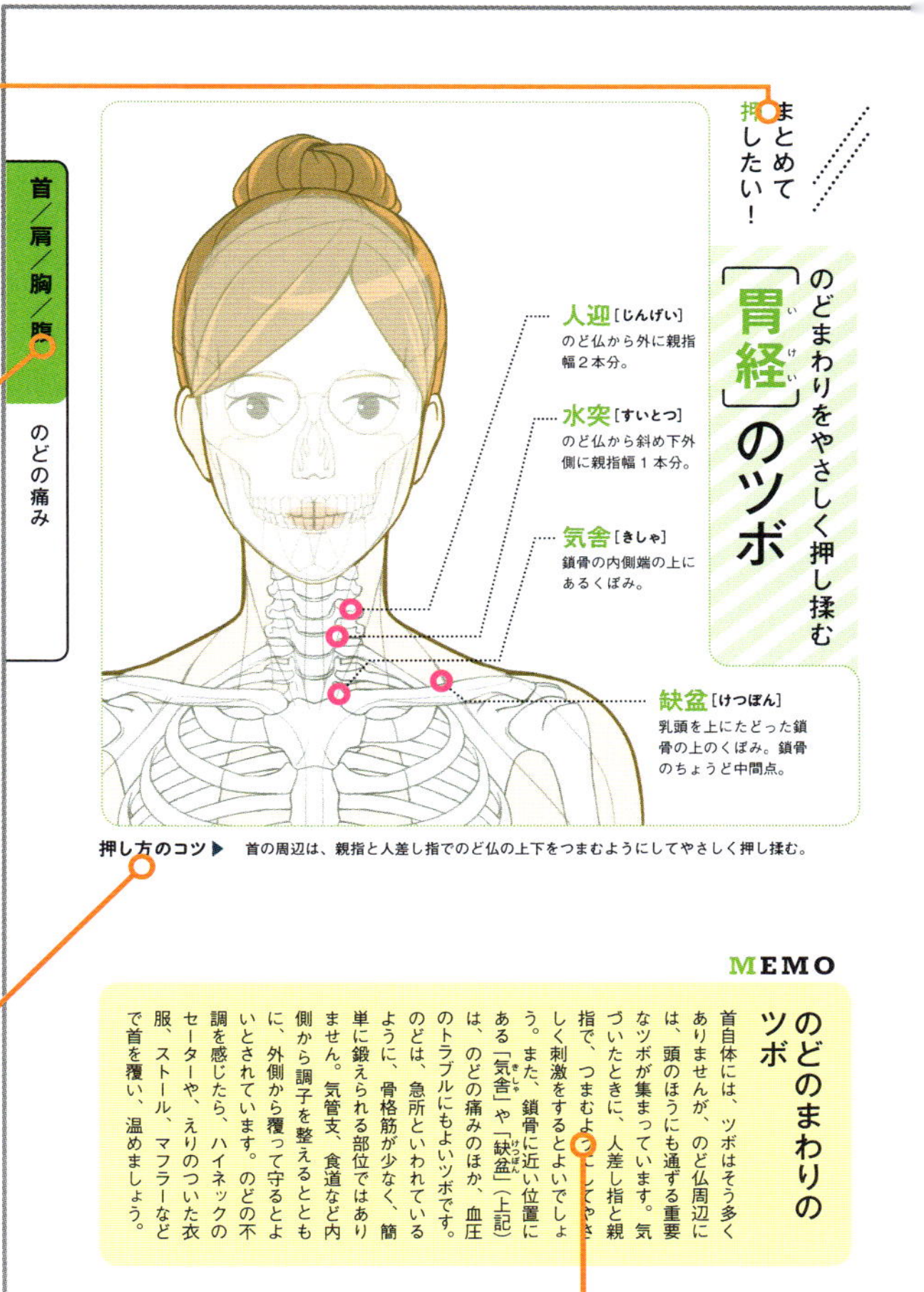
首／肩／胸／腹

のどの痛み

まとめて押したい！

［胃経《いけい》］のツボ

のどまわりをやさしく押し揉む

人迎［じんげい］
のど仏から外に親指幅２本分。

水突［すいとつ］
のど仏から斜め下外側に親指幅１本分。

気舎［きしゃ］
鎖骨の内側端の上にあるくぼみ。

缺盆［けつぼん］
乳頭を上にたどった鎖骨の上のくぼみ。鎖骨のちょうど中間点。

押し方のコツ▶　首の周辺は、親指と人差し指でのど仏の上下をつまむようにしてやさしく押し揉む。

MEMO

のどのまわりのツボ

首自体には、ツボはそう多くありませんが、のど仏周辺には、頭のほうにも通ずる重要なツボが集まっています。気づいたときに、人差し指と親指で、つまむようにしてやさしく刺激をするとよいでしょう。また、鎖骨に近い位置にある「気舎《きしゃ》」や「缺盆《けつぼん》」（上記）は、のどの痛みのほか、血圧のトラブルにもよいツボです。のどは、急所といわれているように、骨格筋が少なく、簡単に鍛えられる部位ではありません。気管支、食道など内側から調子を整えるとともに、外側から覆って守るとよいとされています。のどの不調を感じたら、ハイネックのセーターや、えりのついた衣服、ストール、マフラーなどで首を覆い、温めましょう。

97

MEMO

ツボにまつわる豆知識。

目次

はじめに 2
本書の使い方 4
ツボMAP 10
筋肉・骨MAP 28
column 爪揉みでラクラクツボ押し 32

東洋医学とツボのいろは

〔東洋医学の考え方〕
生命活動を維持する気・血・水 34
健康のカギは陰陽のバランス 35
東洋医学の内臓器官 五臓六腑 36
古代中国の世界観 五行説 38
全身に張り巡らされた14の経絡 40
〔ツボと経絡〕
気が集まる原穴 42
ツボの効果と魅力 44
ツボの探し方のコツ 46
ツボの押し方のコツ 48
お役立ち代表ツボ4 四総穴 51
お役立ち万能ツボ8 八会穴 56

CONTENTS

症状別のツボ

頭・顔

Case.1 めまい 62
Case.2 頭痛 64
Case.3 顔のむくみ 68
Case.4 顔のほてり 69
Case.5 顔色が悪い 70
Case.6 目のトラブル 76
Case.7 耳鳴り 78
Case.8 耳だれ・外耳炎 79
Case.9 難聴 80
Case.10 鼻血 81
Case.11 鼻づまり 82
Case.12 鼻水 84
Case.13 匂いに鈍感 86
Case.14 味に鈍感 87
Case.15 舌のもつれ 88
Case.16 口内炎 90
Case.17 口の開閉障害 91
Case.18 口臭・ドライマウス 92
Case.19 歯の痛み 93
Case.20 顔の筋肉のけいれん 94

首・肩・胸・腹

Case.21 のどの痛み 96
Case.22 せき・たん 98
Case.23 のどが絞まる 99
Case.24 首こり 100
Case.25 肩こり 102
Case.26 寝違え 105
Case.27 動悸 106
Case.28 胸（胸骨）の痛み 108
Case.29 胃の痛み・胃もたれ 110
Case.30 吐き気・おう吐 112
Case.31 膨満感 114
Case.32 胸やけ 115
Case.33 便秘・下痢・ガス溜まり 116

背中・腰・おしり

120 Case.34 猫背・側わん症
122 Case.35 背中の痛み
124 Case.36 背中がつる
126 Case.37 背中〜腰の痛み
128 Case.38 腰痛
132 Case.39 仙骨の痛み
134 Case.40 股関節の痛み
136 Case.41 座骨神経痛
138 Case.42 おしりのこり・痛み
140 Case.43 反り腰
142 Case.44 骨盤のゆがみ
144 Case.45 痔・脱肛
145 Case.46 頻尿
146 Case.47 尿漏れ

手足

148 Case.48 二の腕のだるさ
150 Case.49 ひじの痛み
152 Case.50 前腕のだるさ
153 Case.51 手首・手のだるさ
154 Case.52 腕のしびれ
156 Case.53 手・手指の腫れ
158 Case.54 腕のパソコン疲れ
159 Case.55 爪の美容
160 Case.56 手足の冷え
162 Case.57 ひざ下のむくみ・だるさ
164 Case.58 ひざの痛み・不調
166 Case.59 太ももの疲れ・だるさ
167 Case.60 太もも裏の張り
168 Case.61 ふくらはぎの張り
170 Case.62 ふくらはぎがつる
172 Case.63 すねの痛み・張り
174 Case.64 足裏の張り
175 Case.65 足裏がつる
176 Case.66 X脚・O脚

CONTENTS

女性の悩み

178 Case.67 冷え性
180 Case.68 生理痛・生理不順・PMS
182 Case.69 妊娠中・産後の悩み
186 Case.70 不妊
188 Case.71 更年期障害

メンタル

192 Case.72 イライラ
193 Case.73 気分がふさぐ
194 Case.74 疲労感
195 Case.75 集中力の低下
196 Case.76 緊張
197 Case.77 情緒不安

不調緩和 体質改善

198 Case.78 風邪
200 Case.79 虚弱体質
202 Case.80 不眠
203 Case.81 睡眠不足
204 Case.82 乗り物酔い
205 Case.83 低血圧・高血圧
206 Case.84 貧血
207 Case.85 二日酔い
208 Case.86 多汗
209 Case.87 物忘れ
210 Case.88 食欲不振
211 Case.89 過食

美容 その他

212 Case.90 若返り
213 Case.91 脂肪燃焼・代謝アップ
214 Case.92 毒素排出
215 Case.93 肌ツヤ
216 Case.94 小顔
217 Case.95 顔のたるみ
218 Case.96 しわ
219 Case.97 ニキビ・肌荒れ
220 Case.98 メタボリックシンドローム
221 Case.99 子どものひきつけ・かんの虫・夜泣き

222 おわりに

ツボMAP

経絡とツボとは？

経絡《けいらく》とは、気《き》や血《けつ》(P.34) が流れる通路のようなもの。体の深部で臓腑《ぞうふ》とつながり、それらを連絡するように通っています。部分的に体の表面近くにあらわれたものが経穴《けいけつ》で、これがいわゆるツボと呼ばれるもの。関連する臓腑とつながっている経絡をツボ押しで刺激すると、気や血の流れがよくなり、連絡している臓器も活発に働きだすため、体の不調が解消されるというわけです。心身にトラブルが起きたとき、その原因となる臓腑や組織を通っている経絡上のツボを刺激することで、ツボから離れた部位の不調も治療することができます。

左右に対となって走る12種類の経絡（正経十二経脈《せいけいじゅうにけいみゃく》→P.40）と、お腹側と背中側に1本ずつ存在し、特定の臓器とのつながりをもたない督脈、任脈という経脈の合計14種類の経絡上に、ツボは点在します。その数、合計361。これはWHO（世界保健機関）が認定した正穴《せいけつ》と呼ばれるツボです。

ツボ押しをするときには、督脈、任脈に属するツボは体の中央に1つずつ。それ以外は左右に2つずつあると覚えておくとよいでしょう。

WHO認定のツボ

経絡名	ツボ数
手の太陰《てのたいいん》 肺経《はいけい》 (P.11)	11
手の陽明《てのようめい》 大腸経《だいちょうけい》 (P.12)	20
足の陽明《あしのようめい》 胃経《いけい》 (P.13)	45
足の太陰《あしのたいいん》 脾経《ひけい》 (P.15)	21
手の少陰《てのしょういん》 心経《しんけい》 (P.16)	9
手の太陽《てのたいよう》 小腸経《しょうちょうけい》 (P.17)	19
足の太陽《あしのたいよう》 膀胱経《ぼうこうけい》 (P.18)	67

経絡名	ツボ数
足の少陰《あしのしょういん》 腎経《じんけい》 (P.21)	27
手の厥陰《てのけついん》 心包経《しんぽうけい》 (P.22)	9
手の少陽《てのしょうよう》 三焦経《さんしょうけい》 (P.23)	23
足の少陽《あしのしょうよう》胆経《たんけい》 (P.24)	44
足の厥陰《あしのけついん》 肝経《かんけい》 (P.25)	14
督脈《とくみゃく》 (P.26)	28
任脈《にんみゃく》 (P.27)	24

ツボの合計 361

手の太陰《たいいん》 肺経《はいけい》

Lung Meridian

大腸経と表裏関係。呼吸器系統、肺疾患の問題を主に治療する。体の深部で肺・胃・大腸・横隔膜・気管を通り、これらの部位の症状を緩和。また、上腕の前外側の痛みや神経痛、手の腫れなどにも効果的。

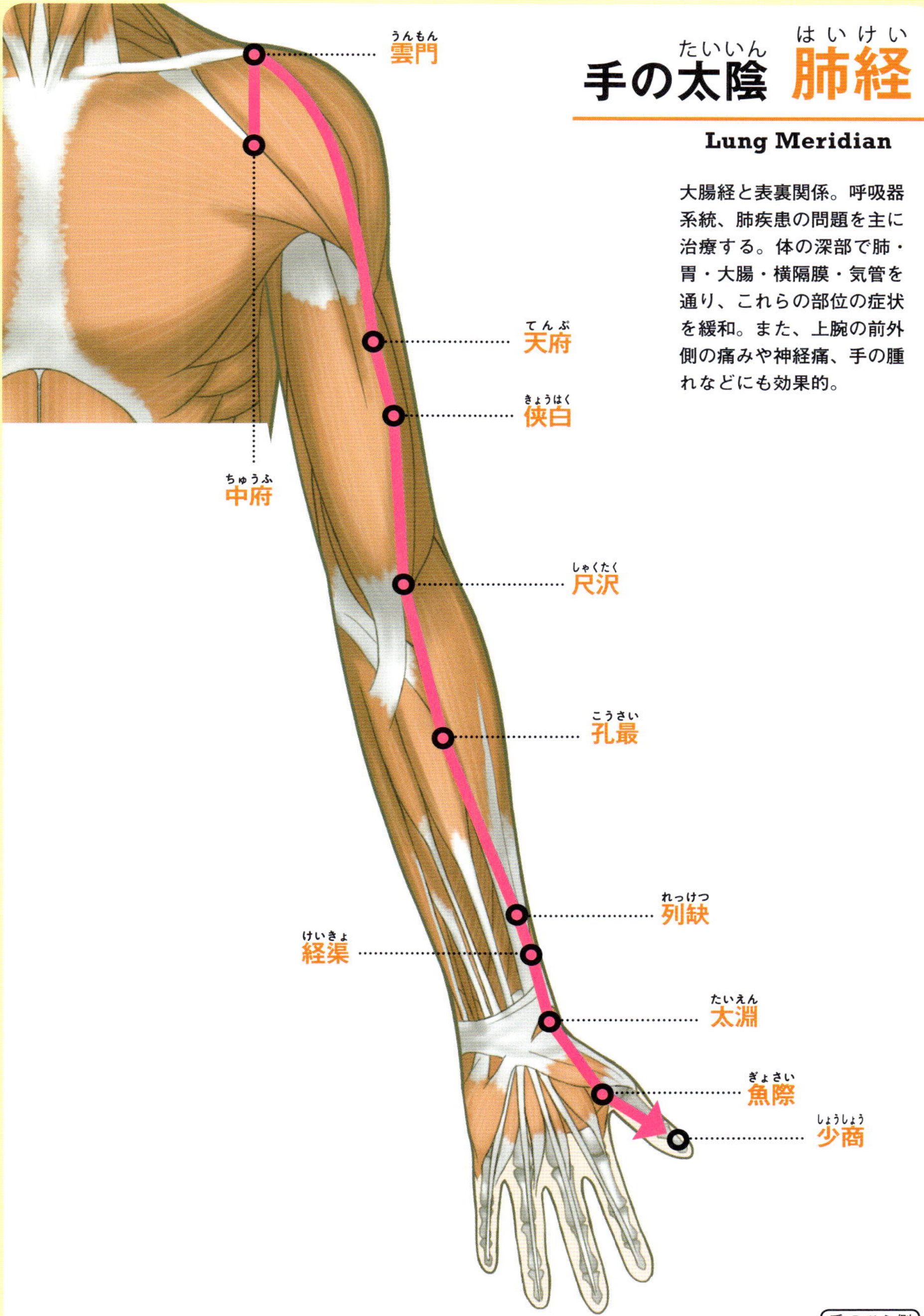

※ツボは左右に存在。

手の陽明《ようめい》 大腸経《だいちょうけい》

Large Intestine Meridian

肺経と表裏関係。頭部や顔面、そして五感のトラブルを主に治療する。体の深部で大腸や肺を通り、下痢、便秘、頭痛、顔面麻痺、眼・鼻・口・歯の症状に効果的。経絡の走る腕の病症を治療する。

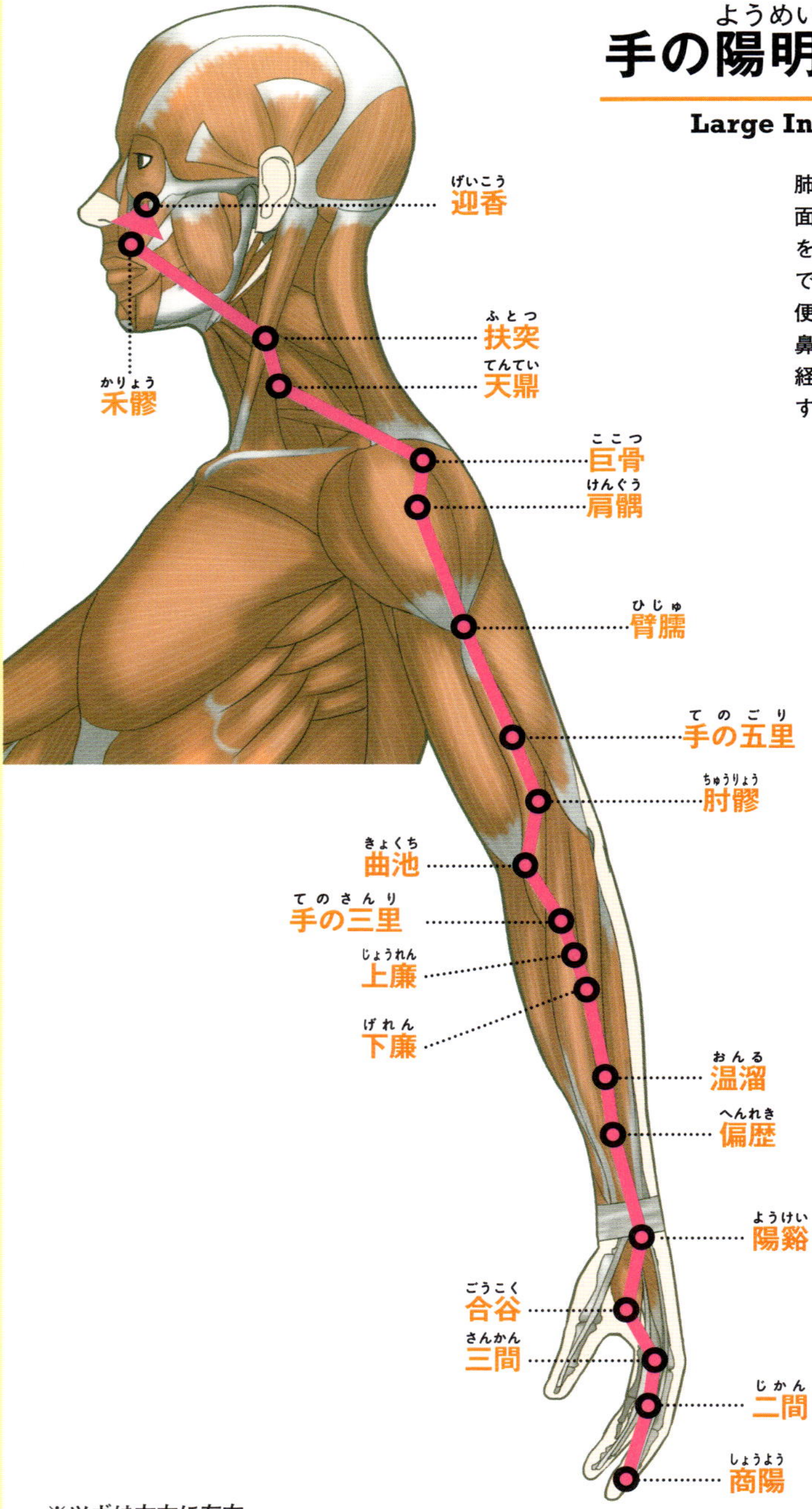

※ツボは左右に存在。

足の陽明《ようめい》 胃経《いけい》

Stomach Meridian

脾経と表裏の関係。胃腸疾患や消化吸収の異常を主に治療する。体の内部で胃や脾を通り、頭部、顔面、眼・鼻・口・歯と脚の前面の病症を治療する。ほかの臓腑の働きにも大きな影響を及ぼす。

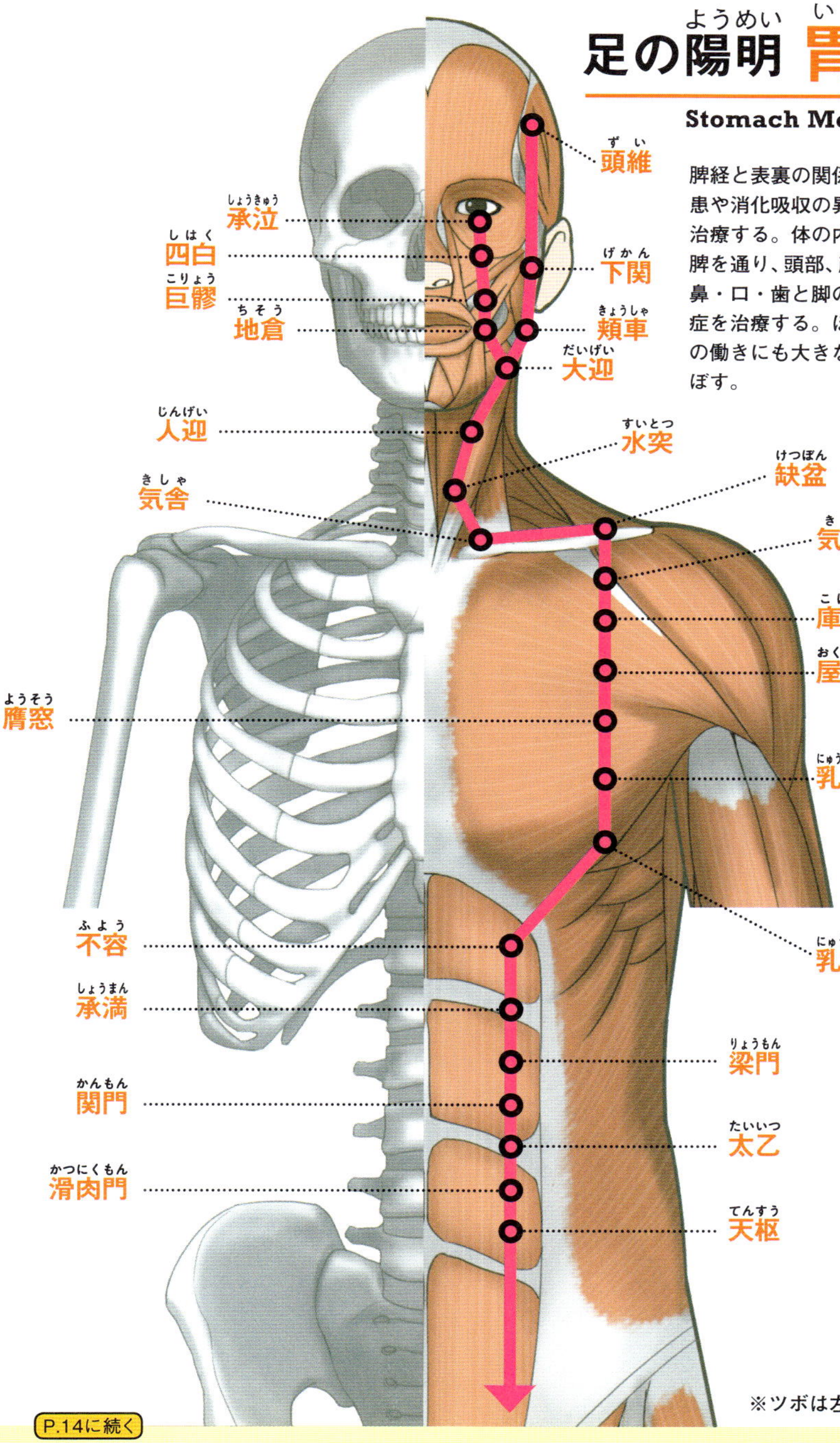

※ツボは左右に存在。

P.14に続く

P.13より

足の陽明 胃経
Stomach Meridian

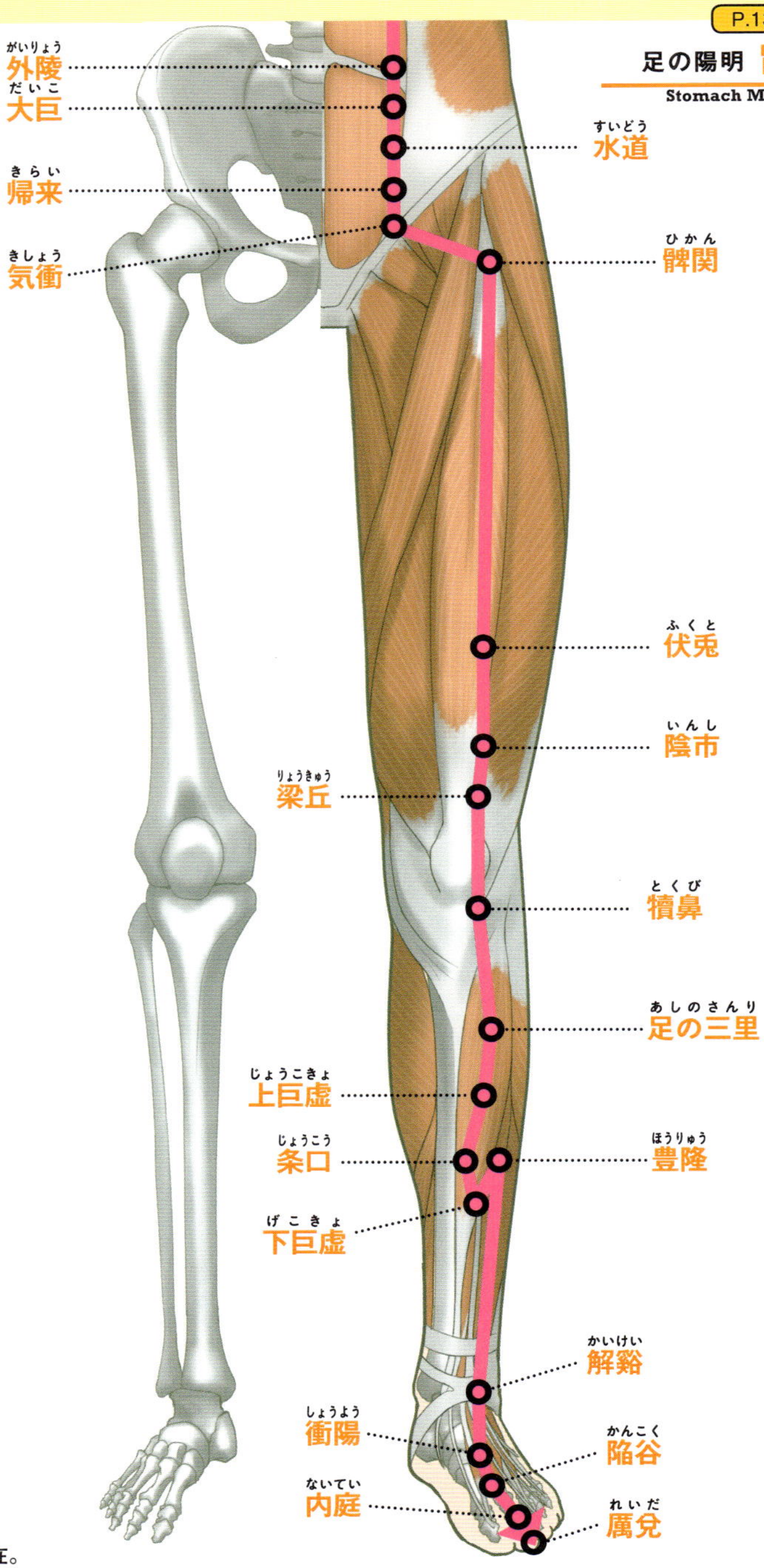

※ツボは左右に存在。

足の太陰《たいいん》 脾経《ひけい》

Spleen Meridian

胃経と表裏の関係。深部で胃や脾を通り、主に消化器系全般の機能回復に効果的。胃の痛み、腹部膨満感、脾・胃虚弱、消化不良、月経不順などを緩和。倦怠感や、体が重く力が入らないときなどの諸症を治療する。

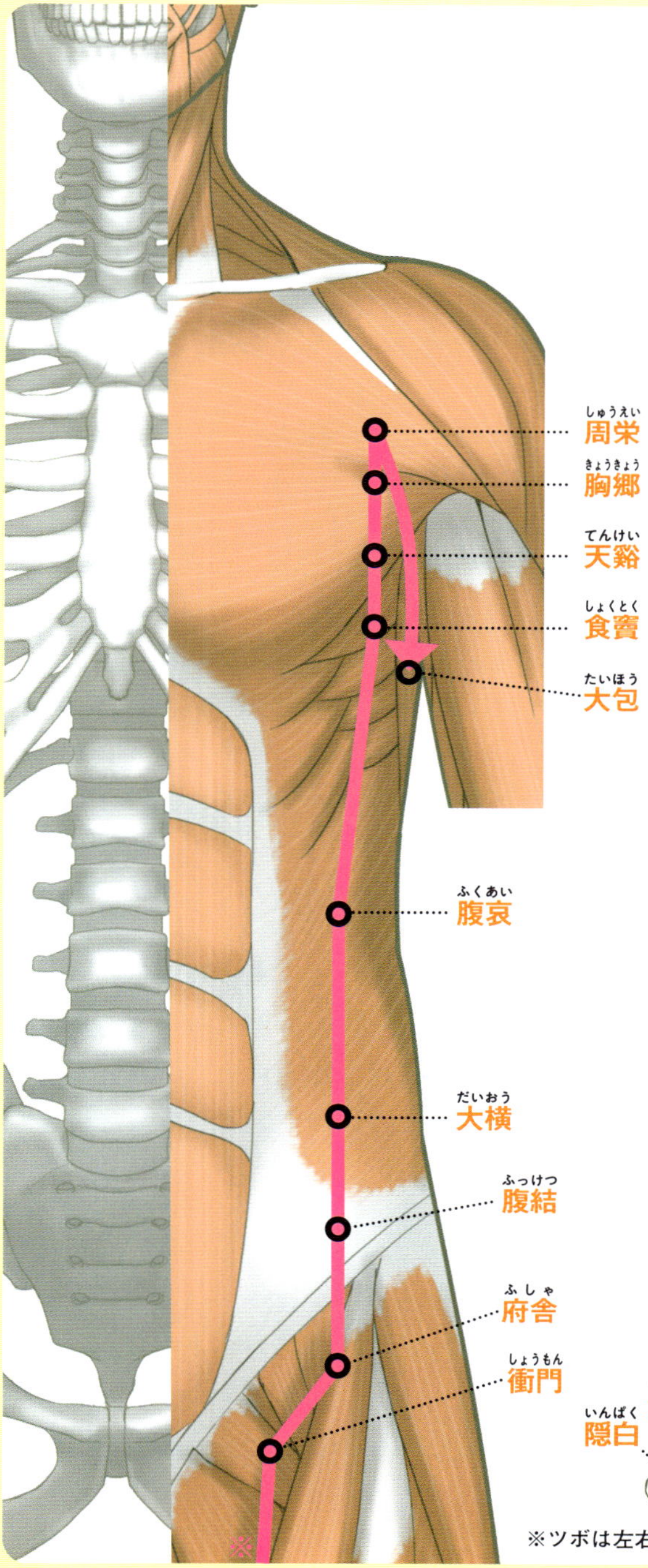

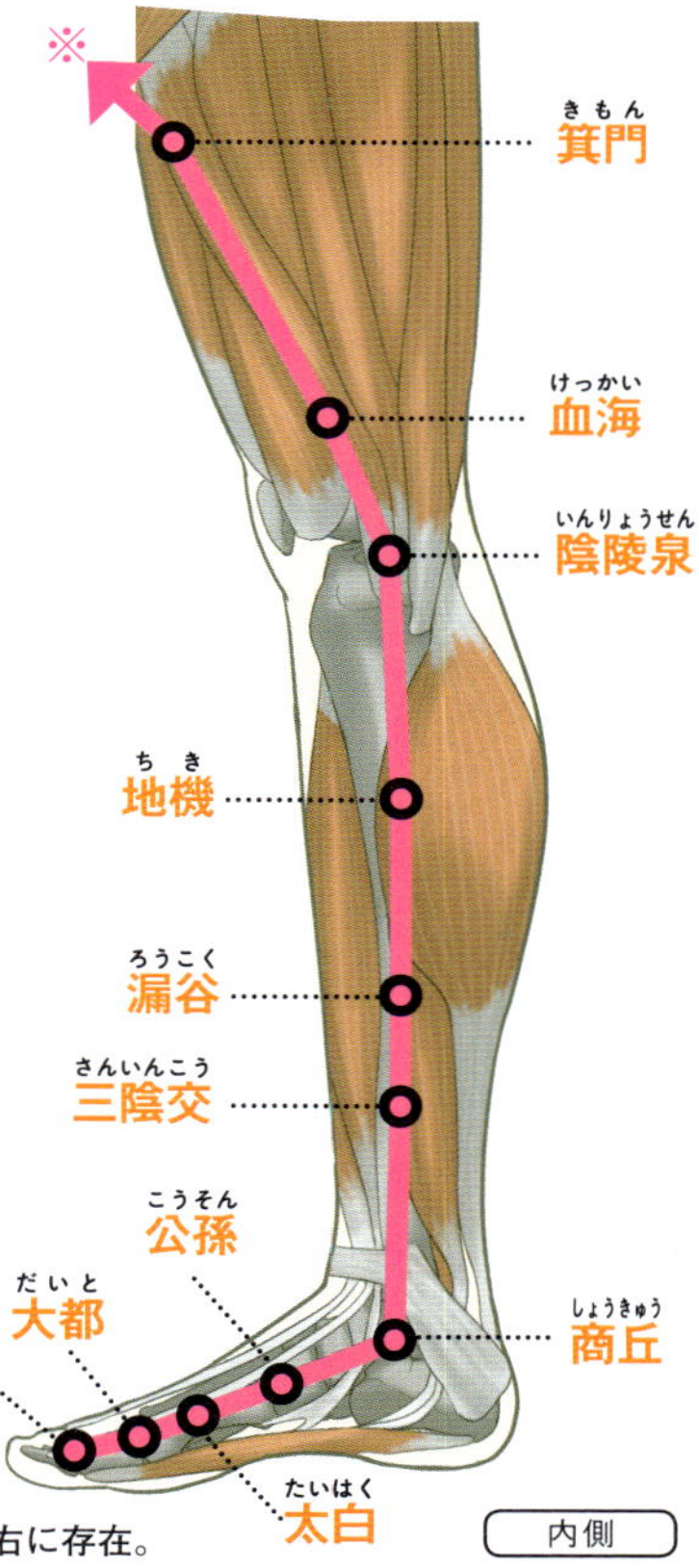

※ツボは左右に存在。

手の少陰《しょういん》 心経《しんけい》

Heart Meridian

小腸経と表裏の関係。体の内部で心や小腸を通り、心臓の症状、精神神経系統の病症に効果的。心は精神の安定を司るため、リラックスを促す。動悸、心臓の痛み、不眠症、不整脈、狭心痛などを治療する。

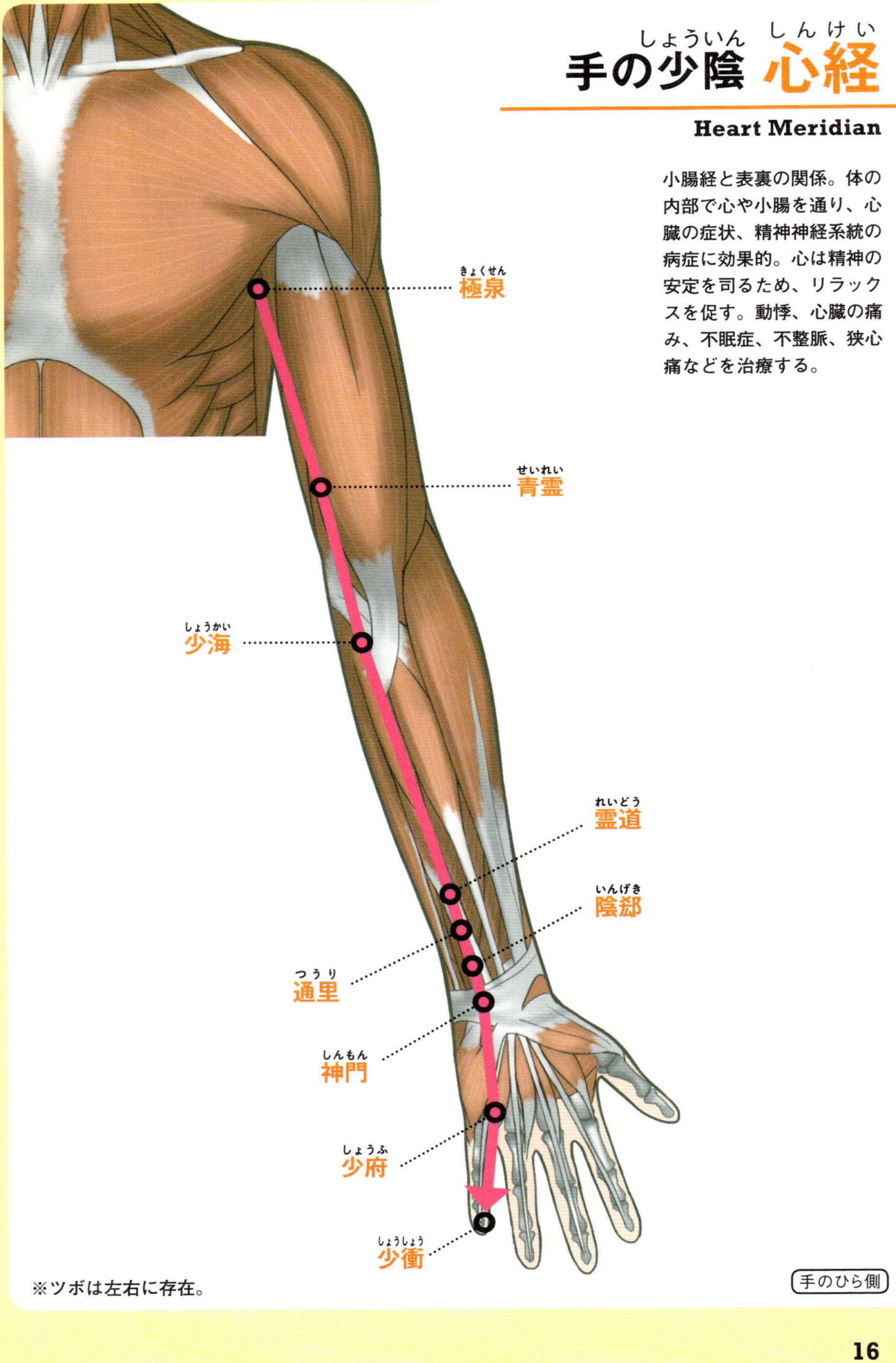

※ツボは左右に存在。

手の太陽《たいよう》 小腸経《しょうちょうけい》

Small Intestine Meridian

心経と表裏の関係。体の深部で心、胃、小腸とつながり、胃腸の調子の回復に役立つ。腕や肩、首のトラブルに効果的で、耳鳴り、難聴、寝違え、首や肩の痛み、のどやあごの腫れを緩和する。

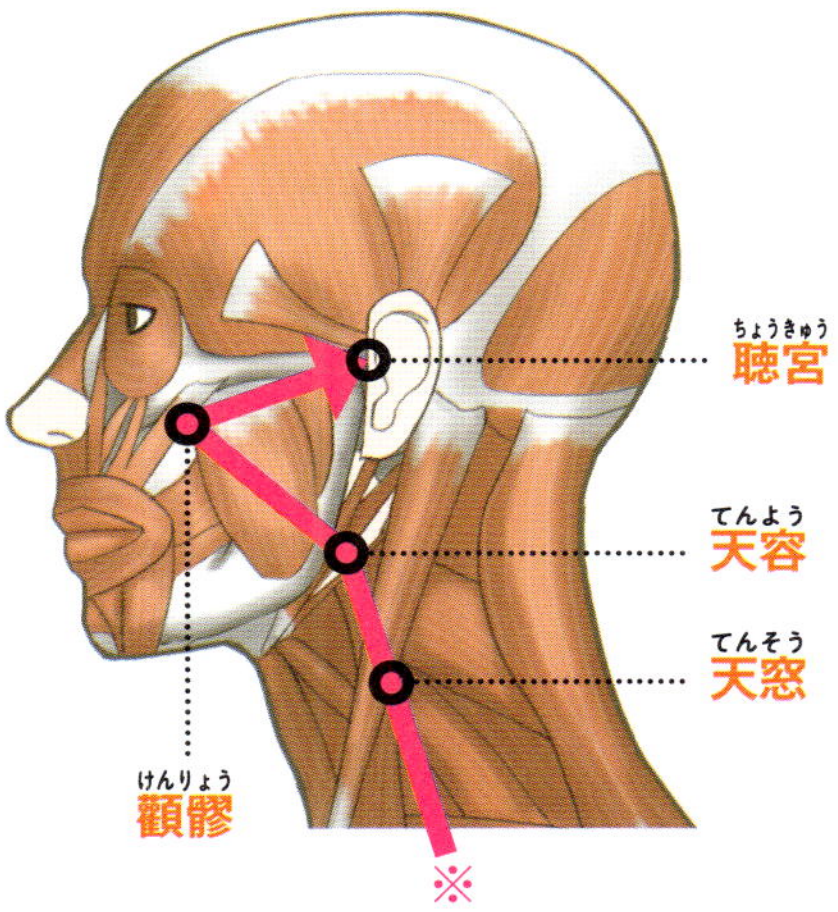

聴宮《ちょうきゅう》
天容《てんよう》
天窓《てんそう》
顴髎《けんりょう》
※

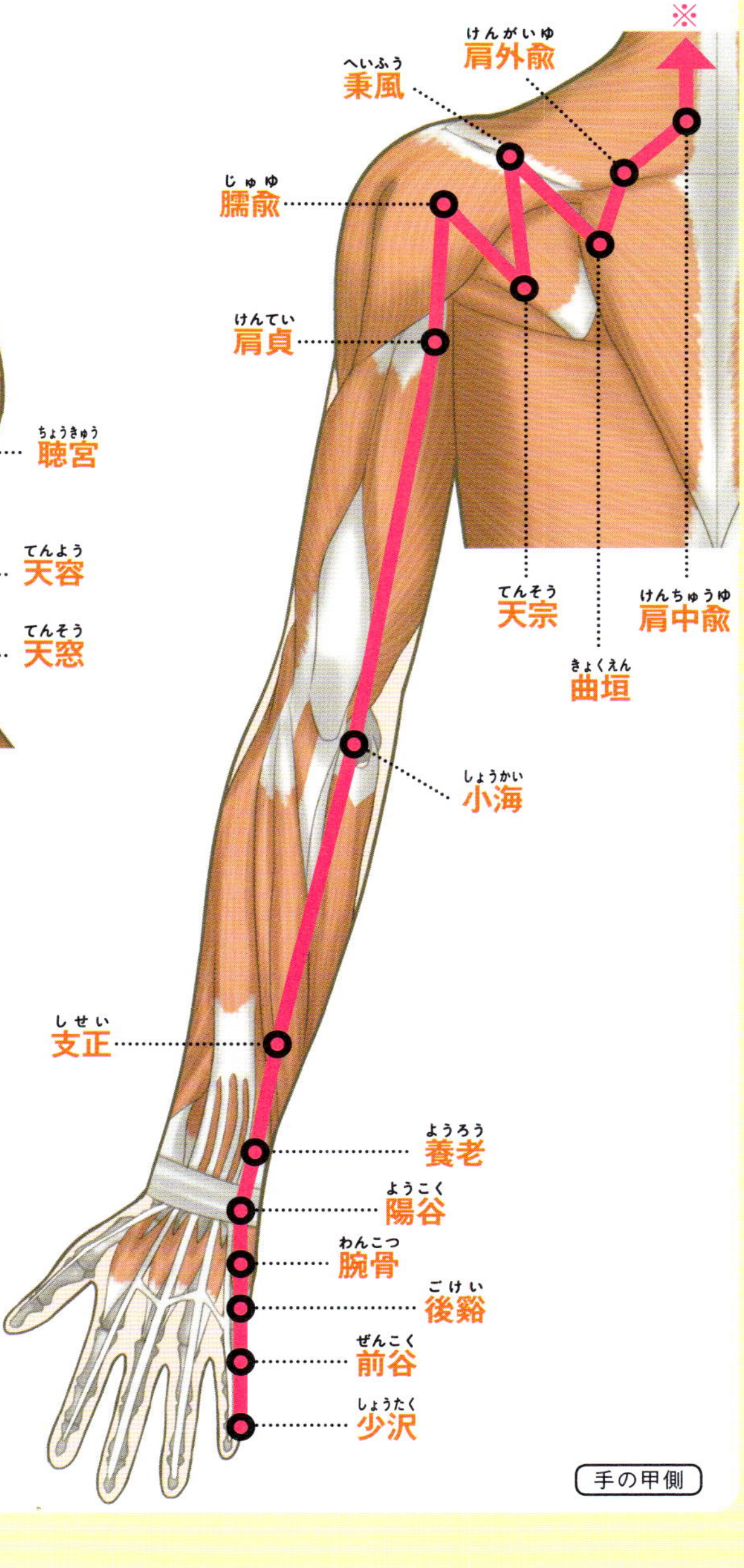

※
肩外兪《けんがいゆ》
秉風《へいふう》
臑兪《じゅゆ》
肩貞《けんてい》
天宗《てんそう》
肩中兪《けんちゅうゆ》
曲垣《きょくえん》
小海《しょうかい》
支正《しせい》
養老《ようろう》
陽谷《ようこく》
腕骨《わんこつ》
後谿《ごけい》
前谷《ぜんこく》
少沢《しょうたく》
手の甲側

※ツボは左右に存在。

足の太陽《たいよう》 膀胱経《ぼうこうけい》

Bladder Meridian

腎経と表裏の関係。もっともツボが多く、体の内部で膀胱や腎を通過する。頭や首、背中や腰、仙骨や坐骨神経の異常を治す。また、眼科疾患、目の痛み、鼻血などにも有効。内臓全般の治療に用いられる。

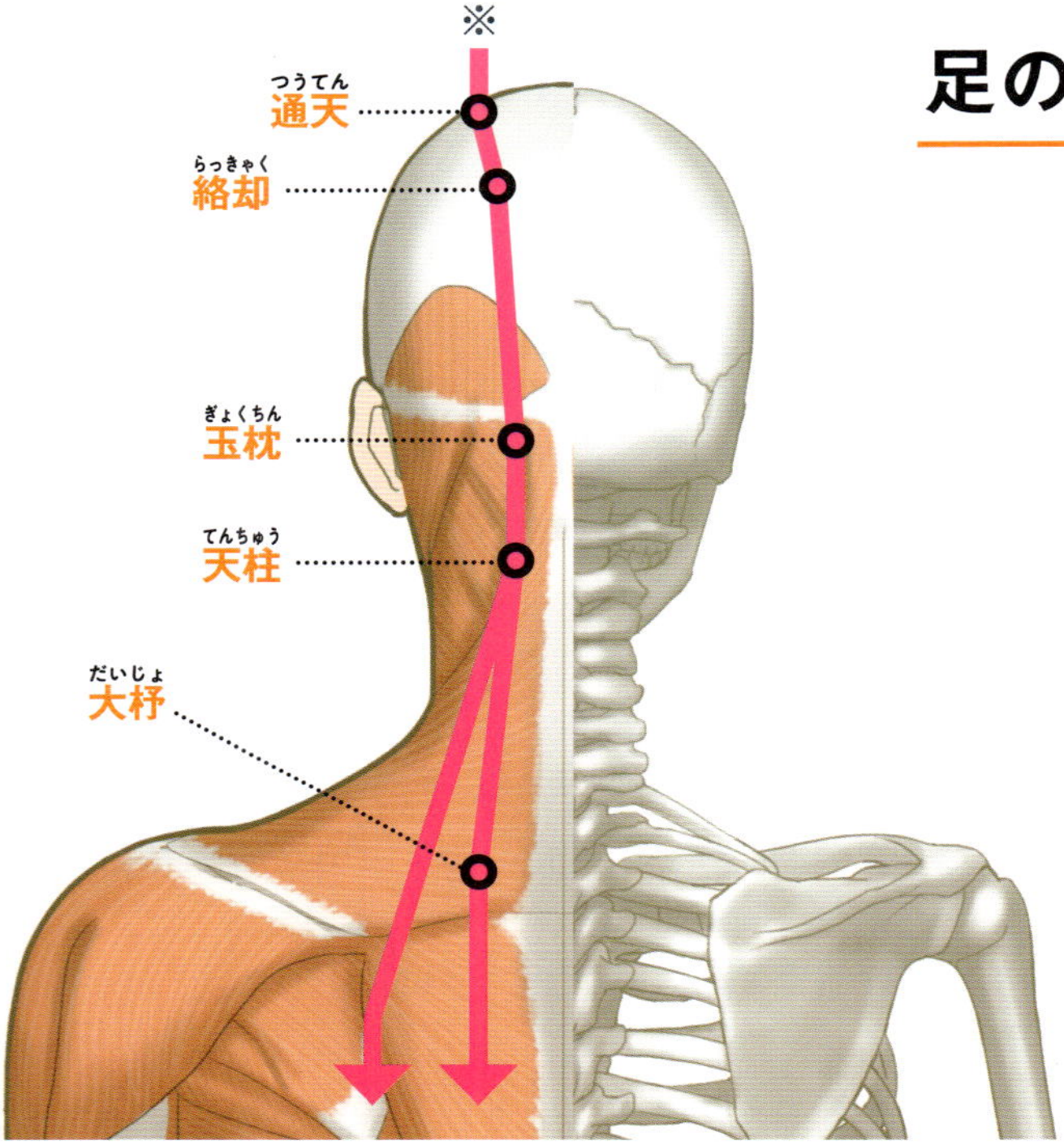

P.19に続く

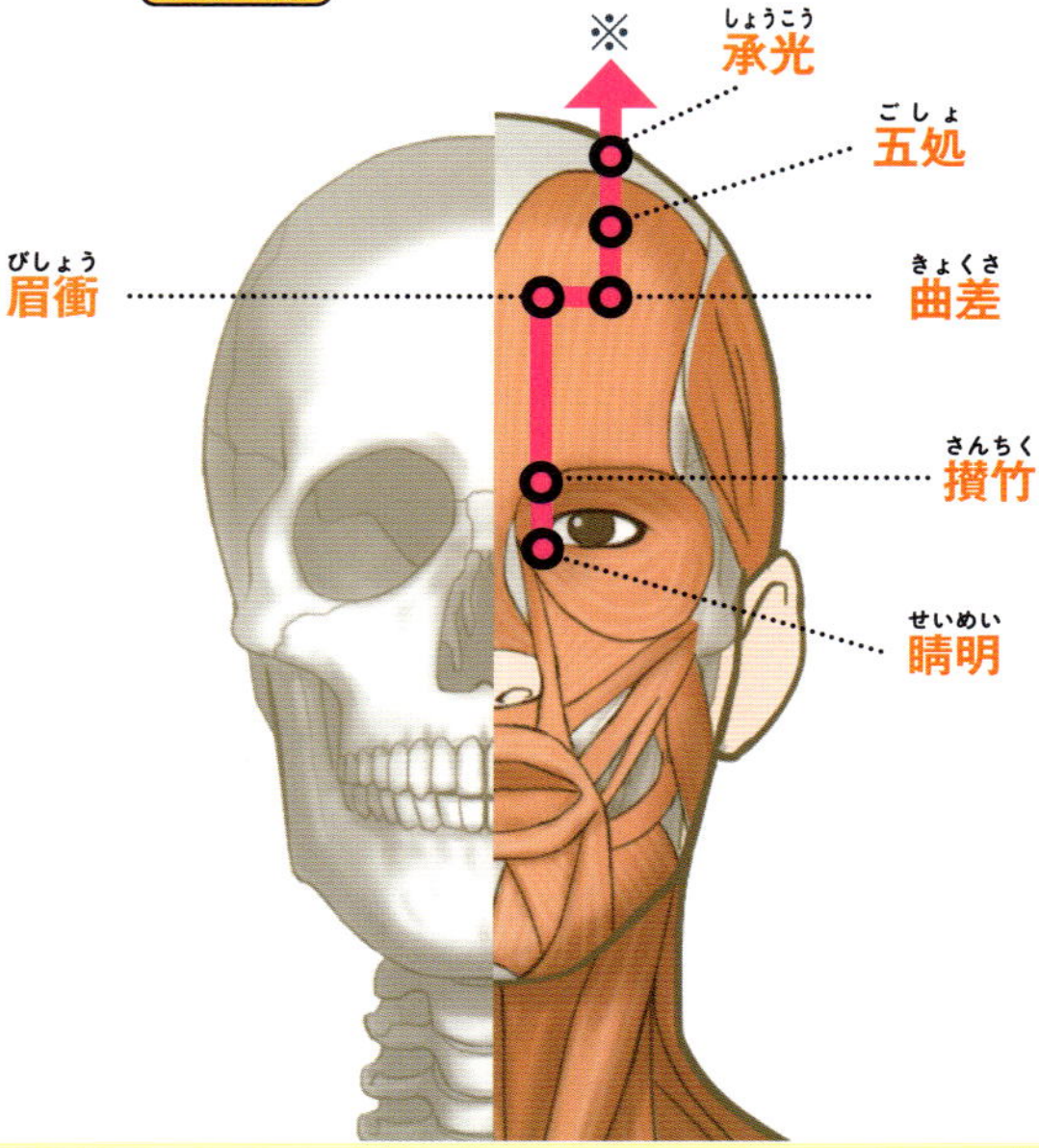

※ツボは左右に存在。

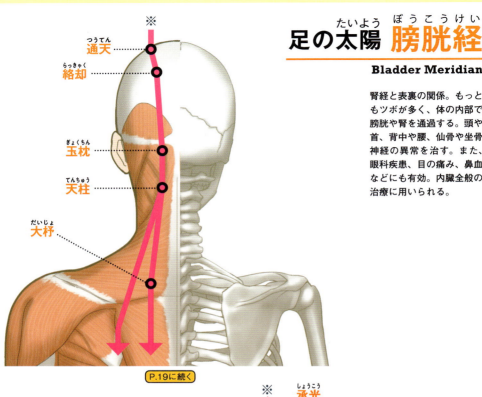

P.18より

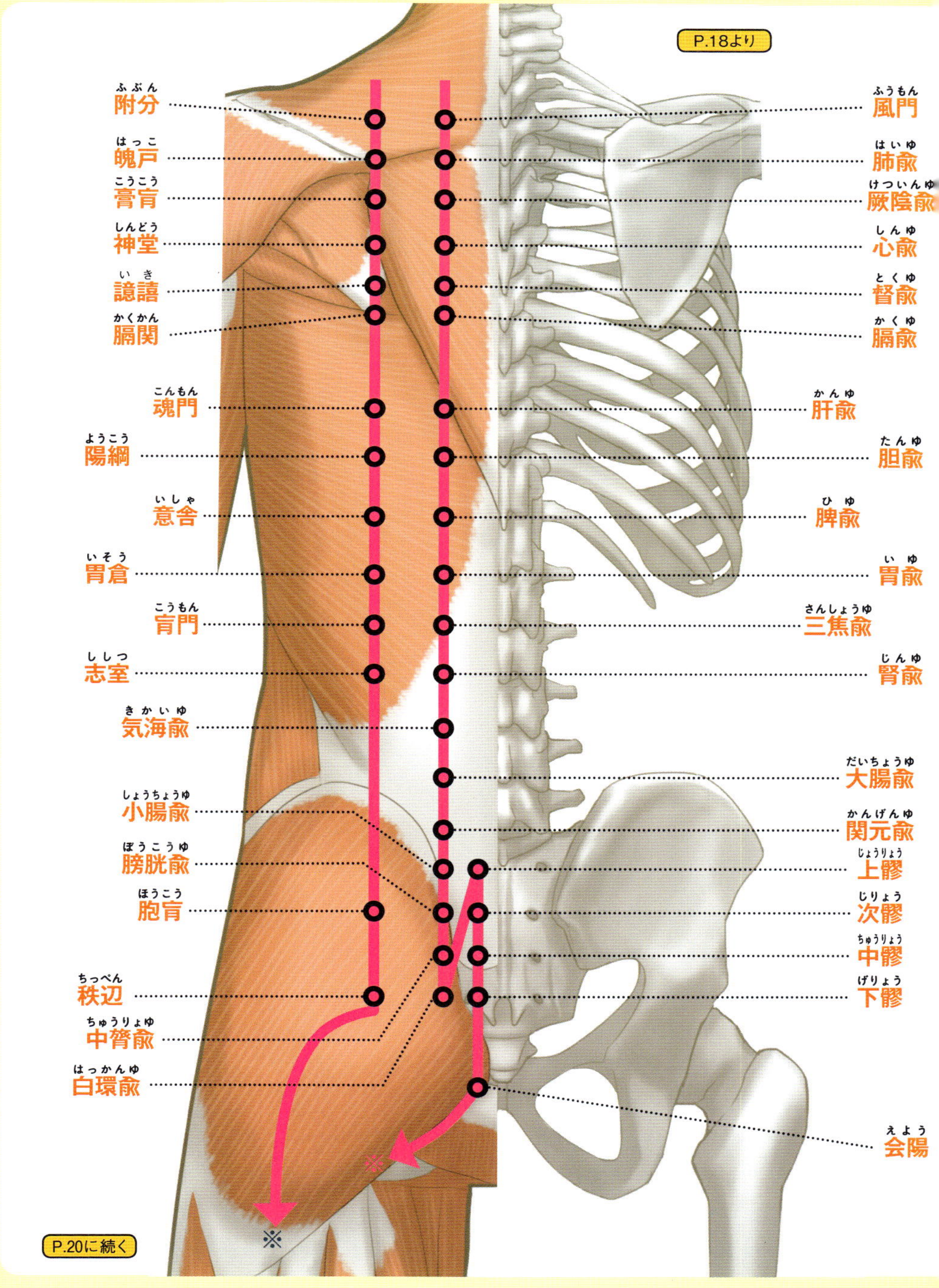

P.20に続く

足の太陽 膀胱経
Bladder Meridian

P.19より

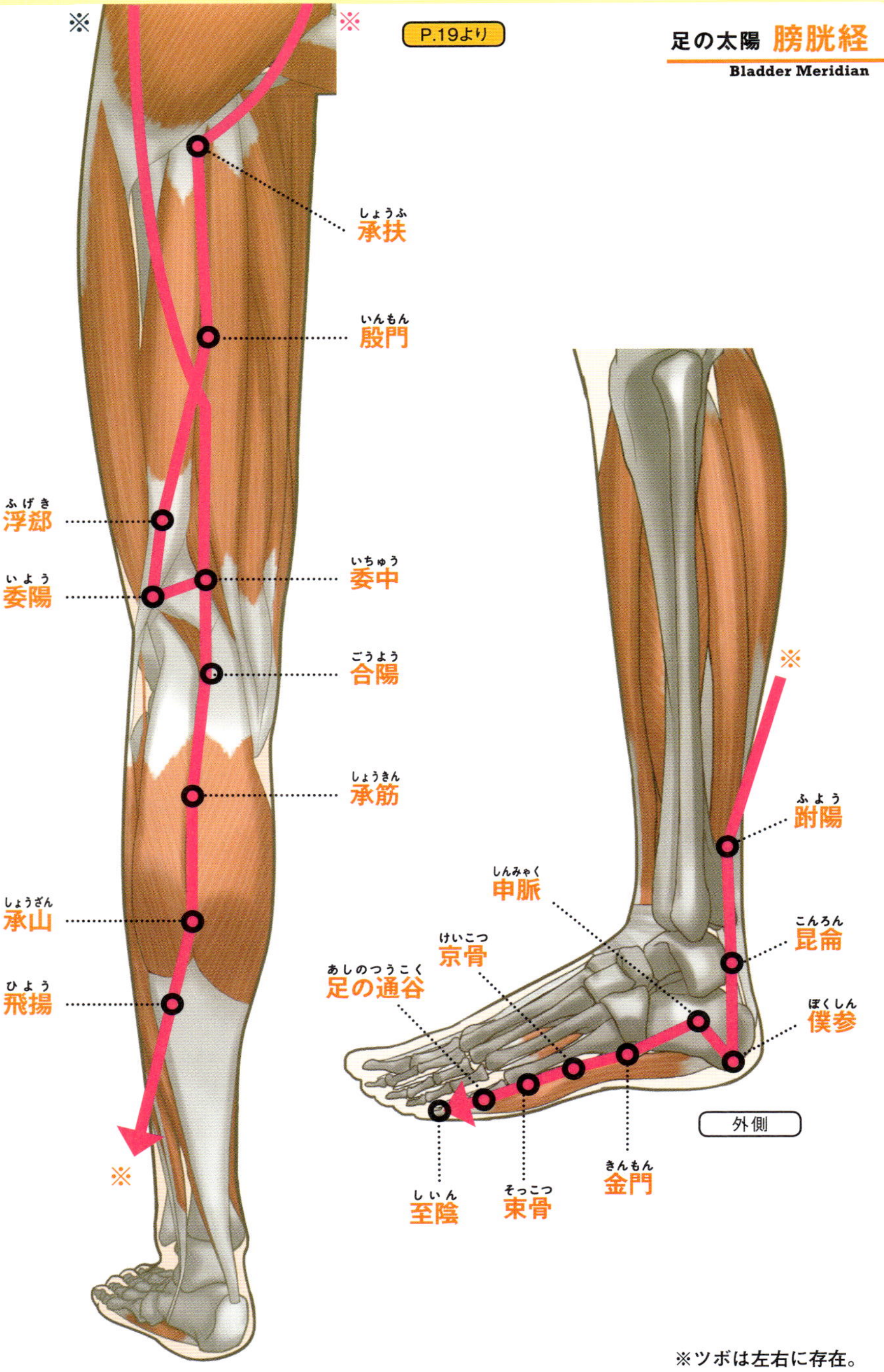

※ツボは左右に存在。

足の少陰《しょういん》 腎経《じんけい》

Kidney Meridian

膀胱経と表裏の関係。腎や膀胱を通るため、泌尿器系の症状改善、生殖器系の回復効果が望める。慢性腰痛、太もも内側の痛み、ひざの不調を治し、不眠症、めまい、耳鳴り、視力減退などの病症を緩和する。

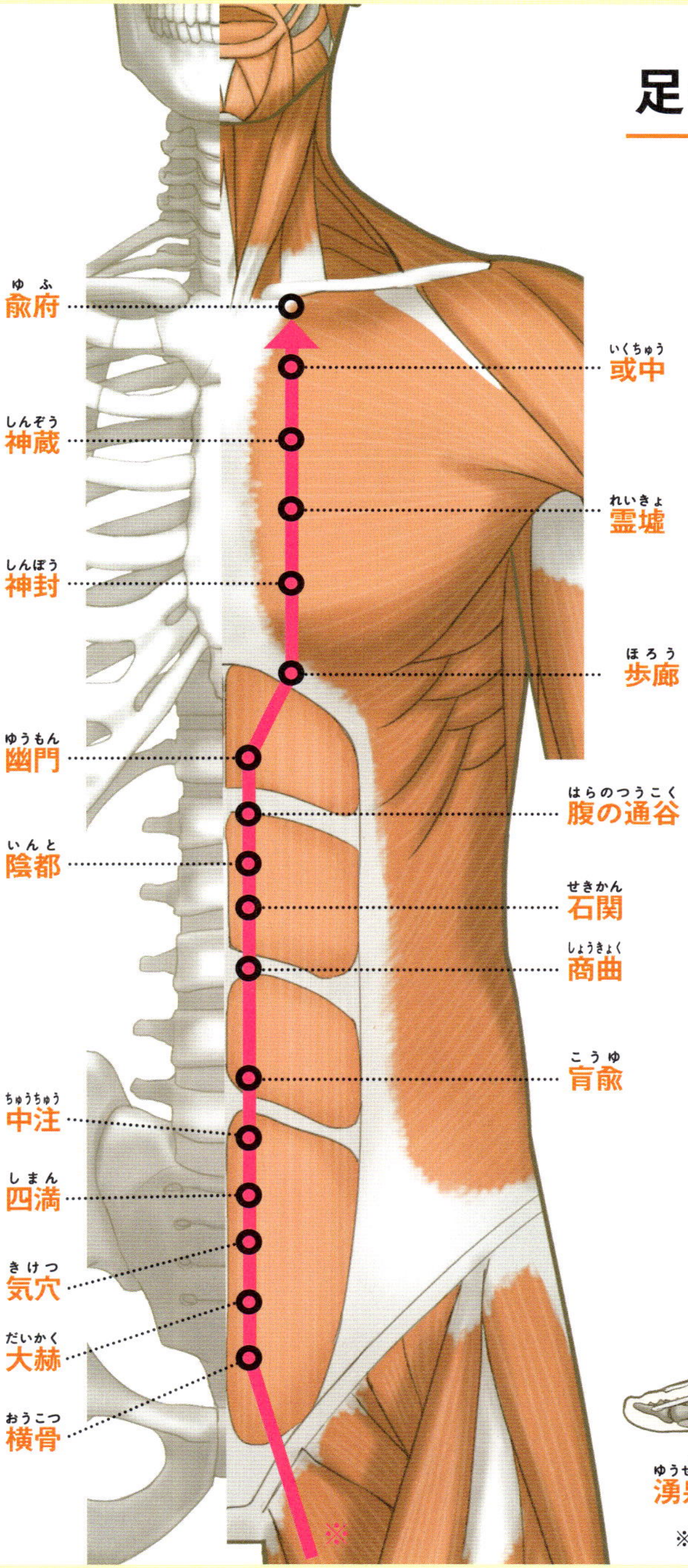

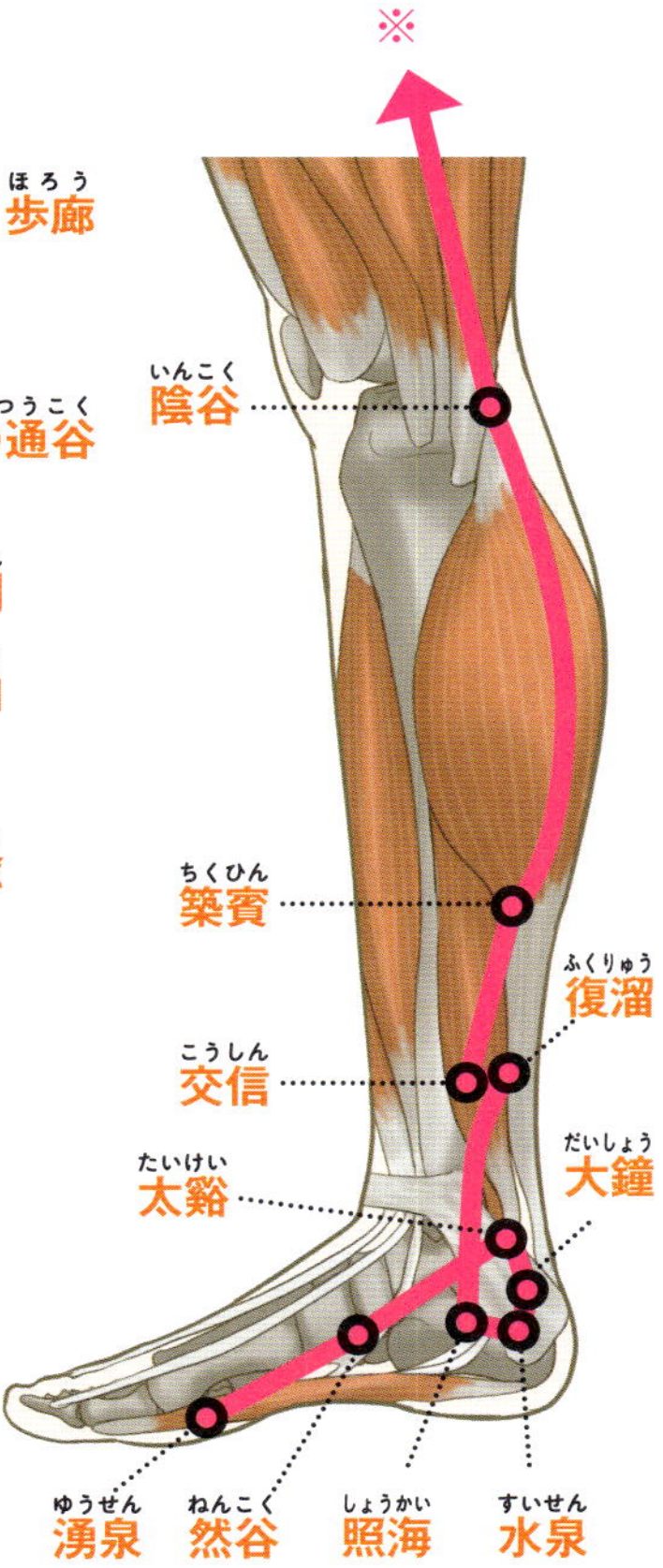

※ツボは左右に存在。

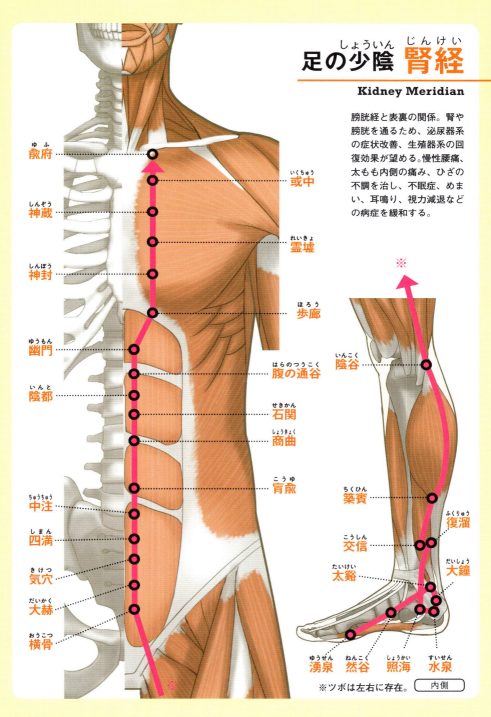

手の厥陰《けついん》 心包経《しんぽうけい》

Pericardiun Meridian

三焦経と表裏の関係。体の深部で心を包む心包や臓器と臓器の隙間をあらわす三焦を通り、心臓疾患や循環器症状に用いられる。動悸、息切れ、胸の痛みのほか、胃痛、嘔吐、不眠などの病症を治療する。

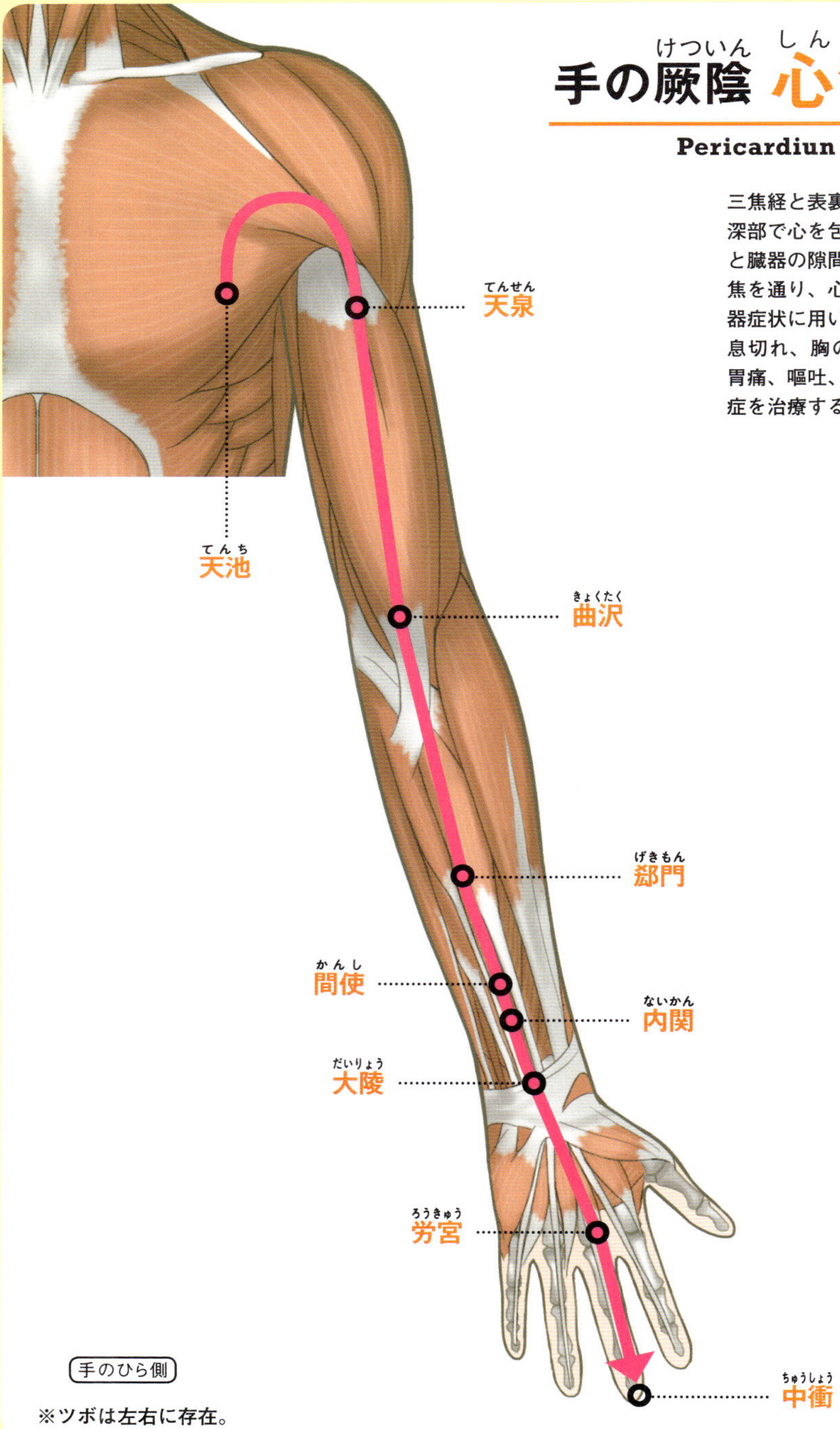

手のひら側

※ツボは左右に存在。

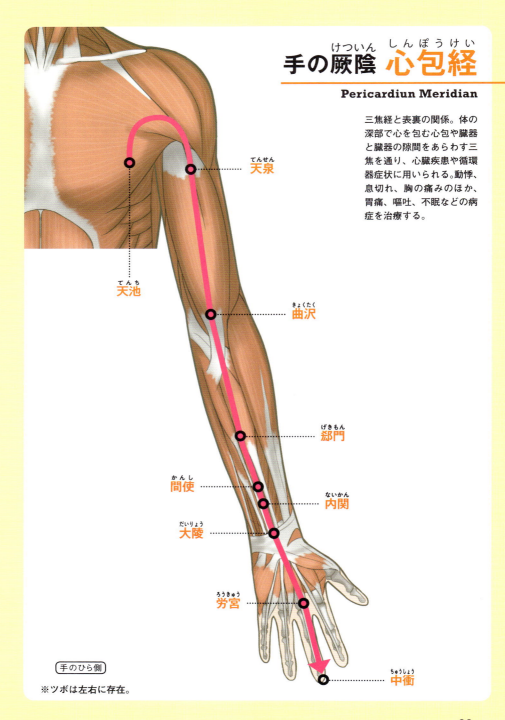

手の少陽《しょうよう》 三焦経《さんしょうけい》

Triple Energizer Meridian

心包経と表裏の関係。体の深部で心を包む心包や臓器と臓器の隙間をあらわす三焦を通る。難聴、眼科疾患、のどの腫れを治療。首すじから肩、腕にかけての異常の治療にも用いる。

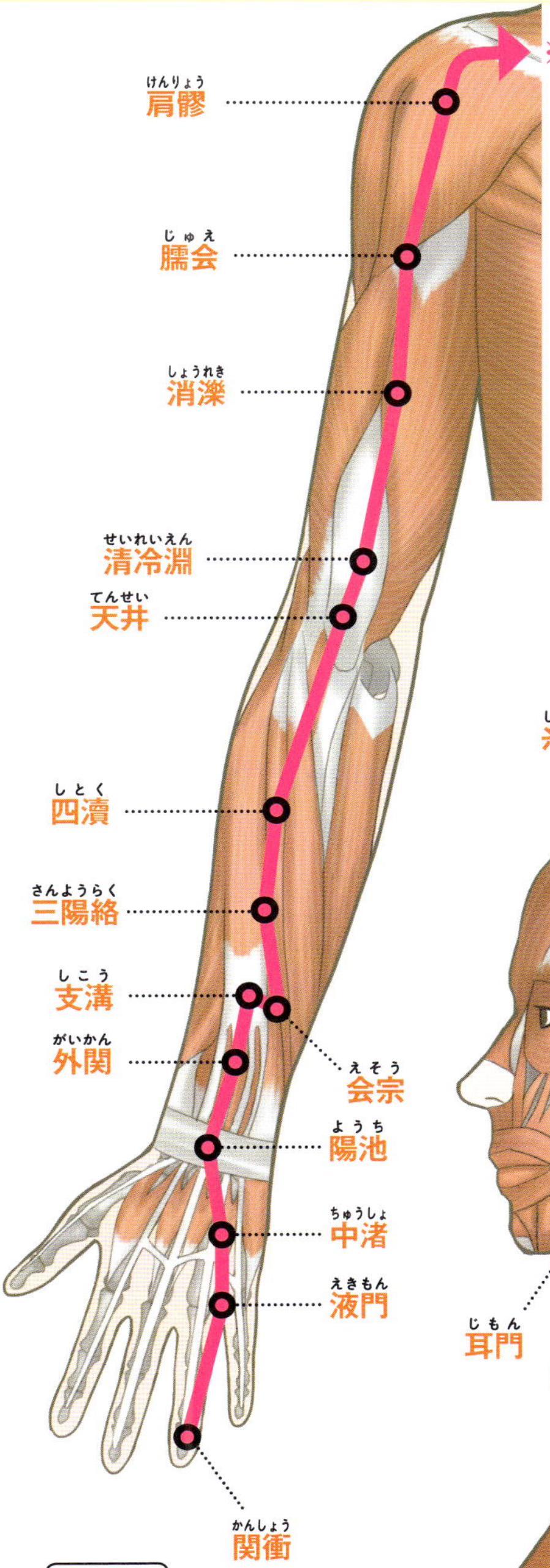

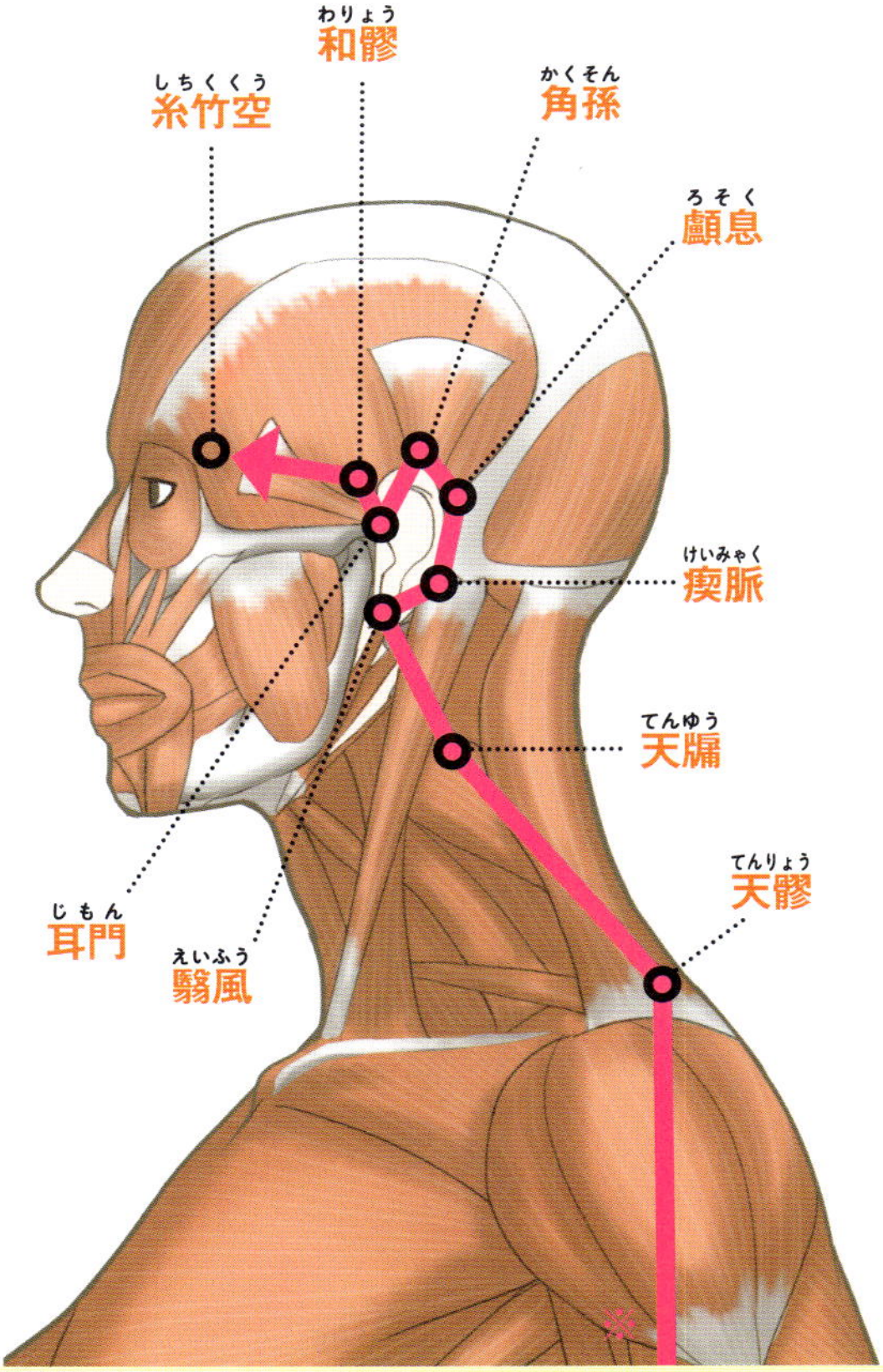

※ツボは左右に存在。

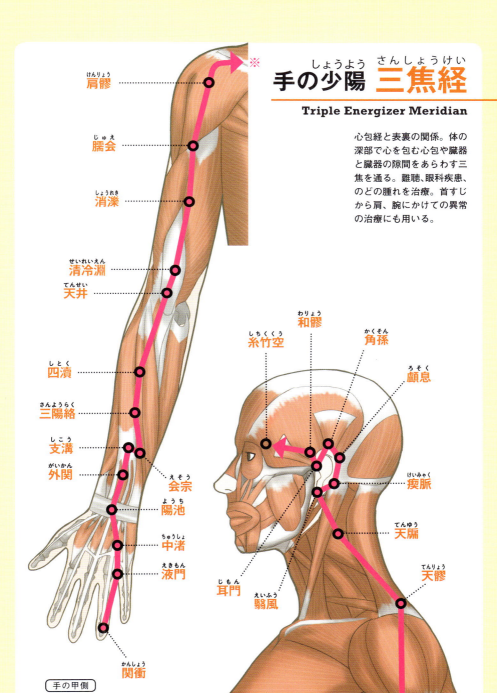

足の少陽《しょうよう》 胆経《たんけい》

Gallbladder Meridian

肝経と表裏の関係。体の内部で胆や肝を通るため、肝や胆の疾患を治療する。耳のまわりに多くのツボがあり、主に片頭痛、耳鳴り、難聴、歯痛に有効。頭部や肩のこりを解消し、顔色をよくする。

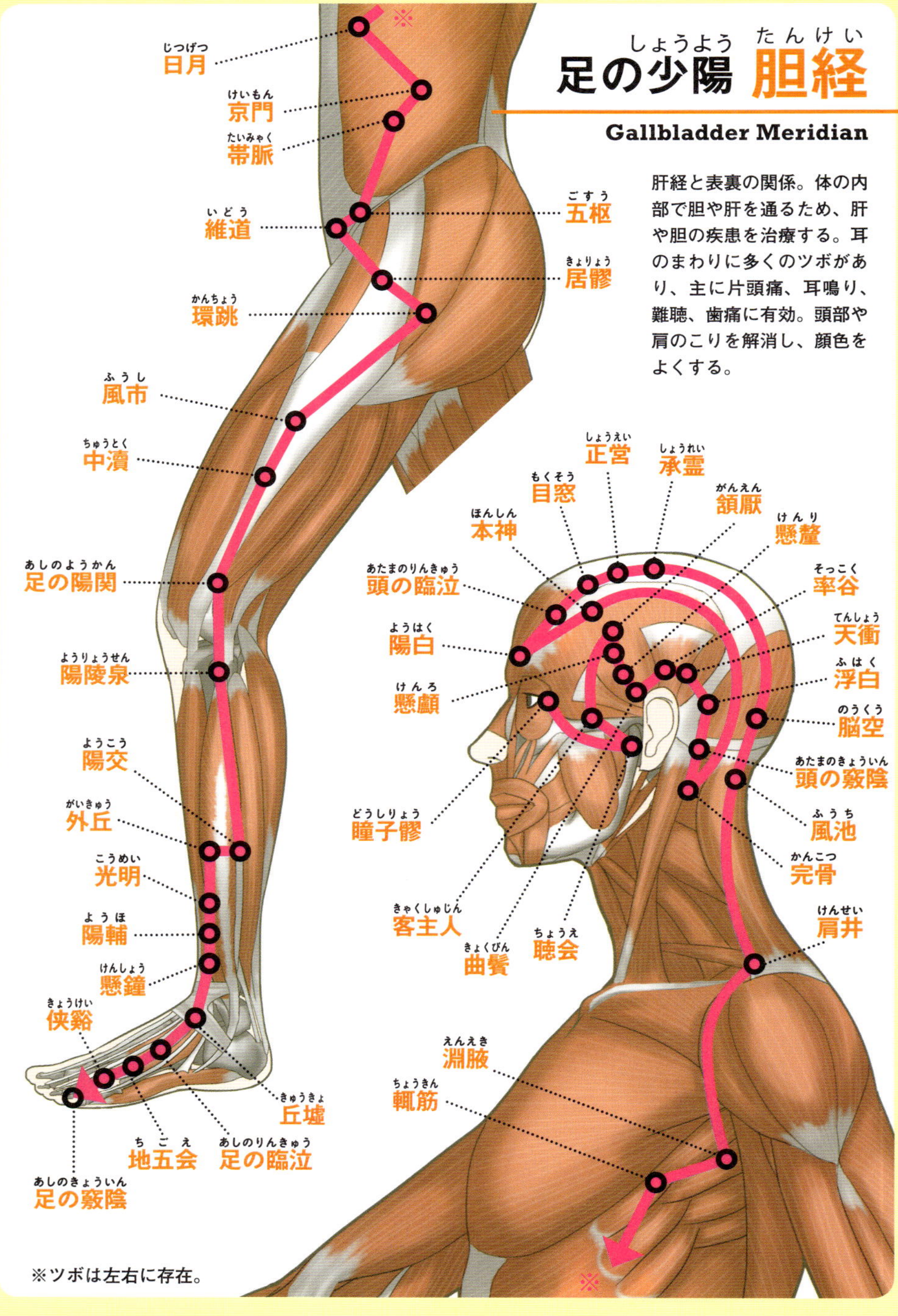

※ツボは左右に存在。

足の厥陰《けついん》 肝経《かんけい》

Liver Meridian

胆経と表裏の関係。肝や胆を通り、肝が原因となる疾病を治療する。頭痛、めまい、下腹部の膨満感、排尿困難、腰痛に用いられるほか、メンタル面の疾患、小児のひきつけ、イライラ、のどの渇きに有効。

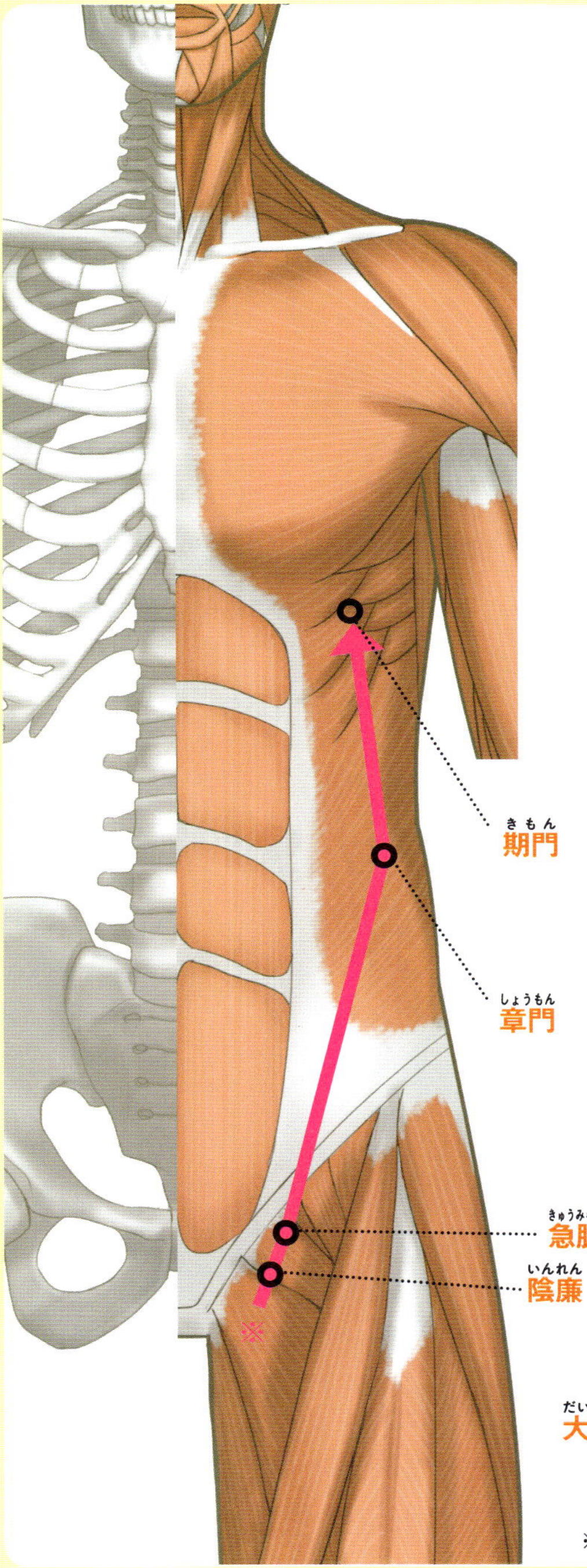

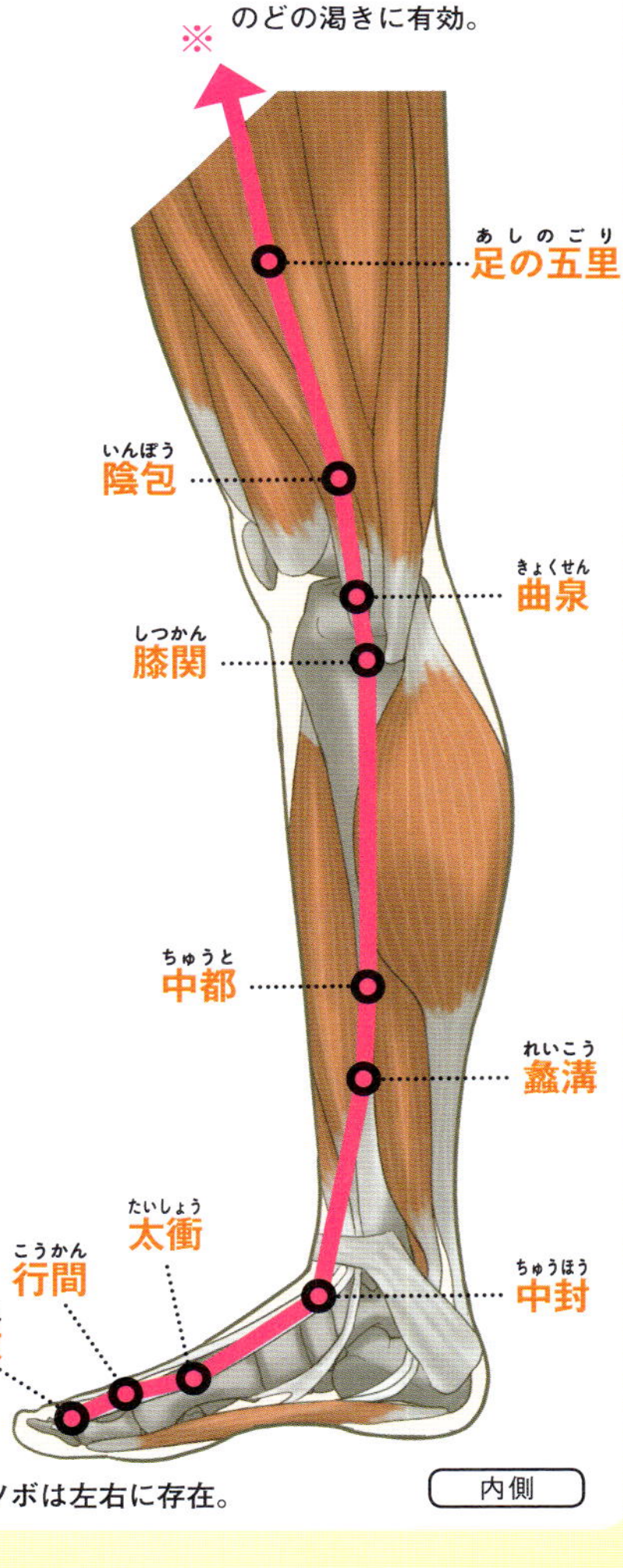

※ツボは左右に存在。

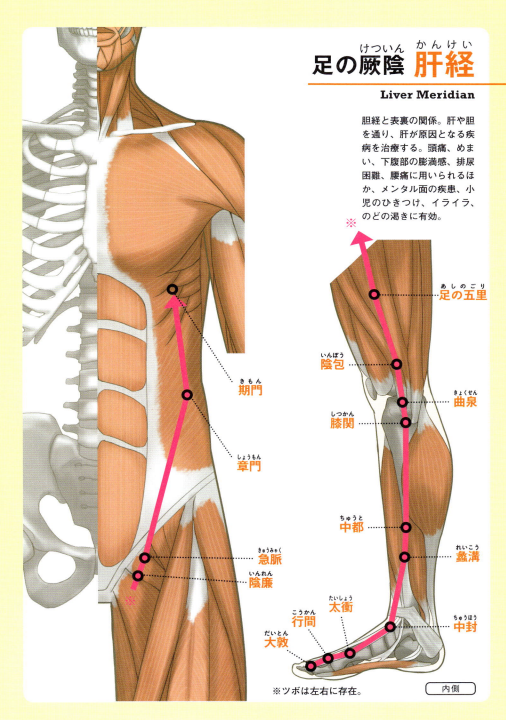

督脈《とくみゃく》

Governor Vessel

「督」には、総監督という意味がある。背後の正中線を背骨に沿って一直線に走り、全身の陽脈を調整、監督している。脊髄や脳と関係し、精神症状やストレスの緩和に効果的。婦人科の疾患にも用いる。

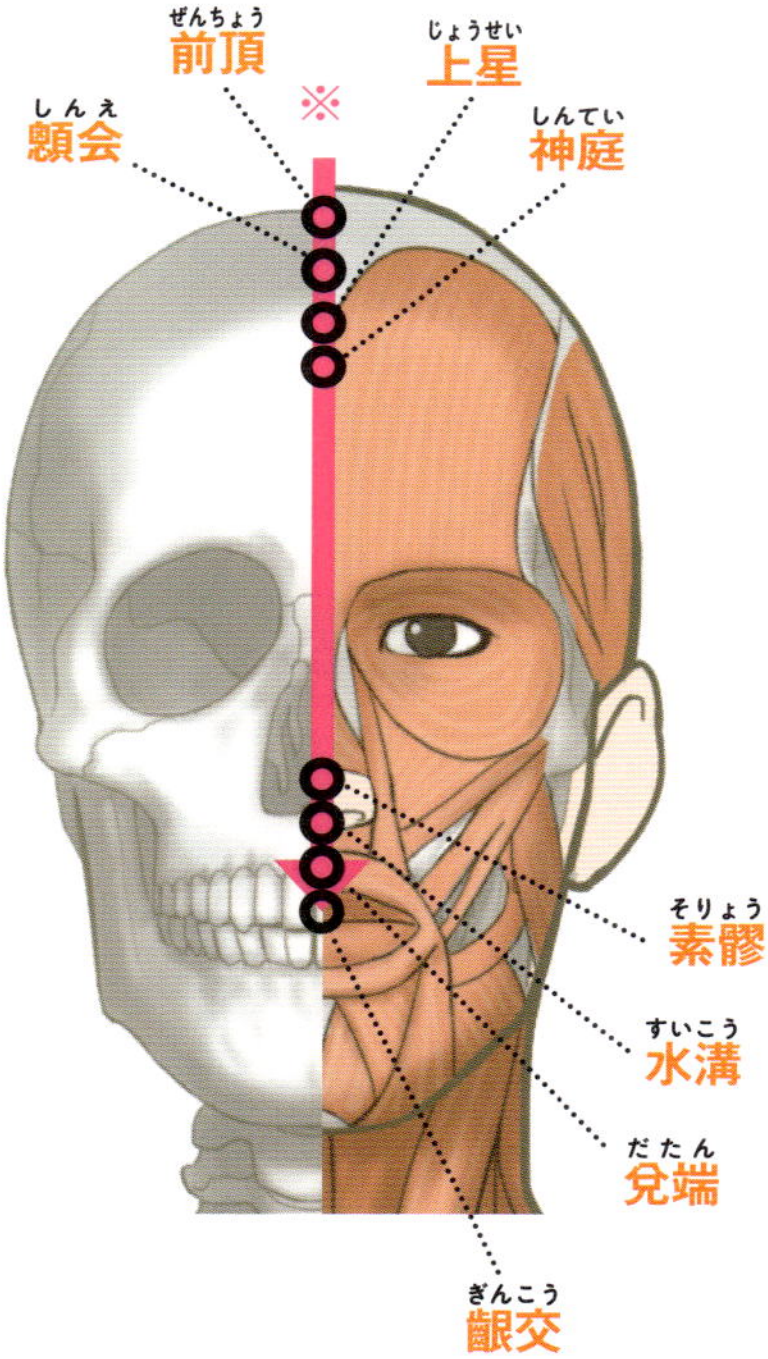

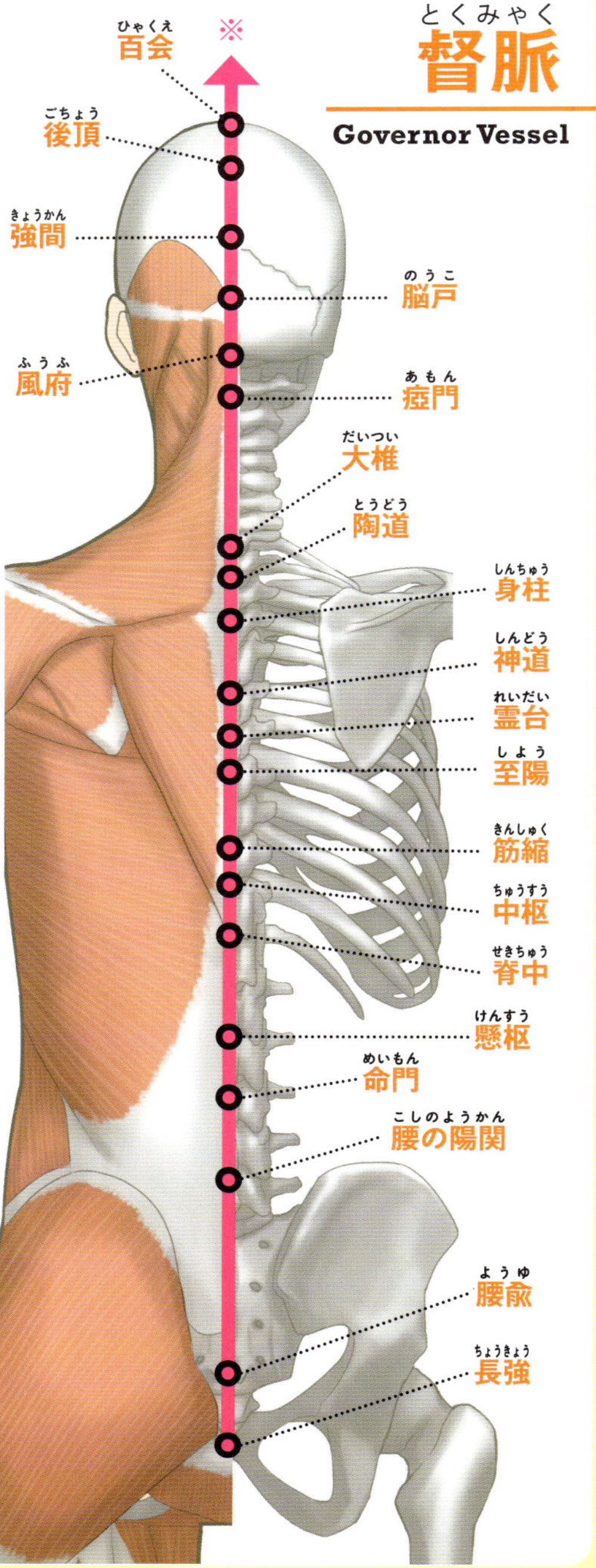

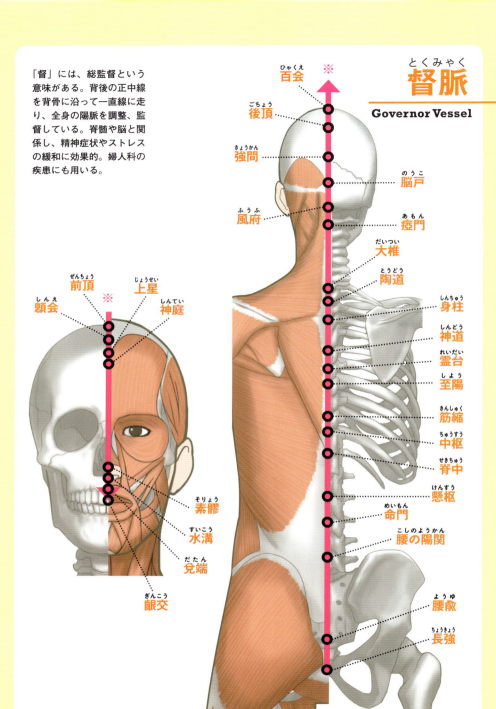

任脈《にんみゃく》

Conception Vessel

「任」には、総担任の意味がある。胸腹部の正中線を走り、全身の陰脈を調整。子宮とのかかわりが深いとされ、月経不順や月経痛、不妊症などの症状に用いる。また、泌尿器や循環器、消化器の異常にも有効。

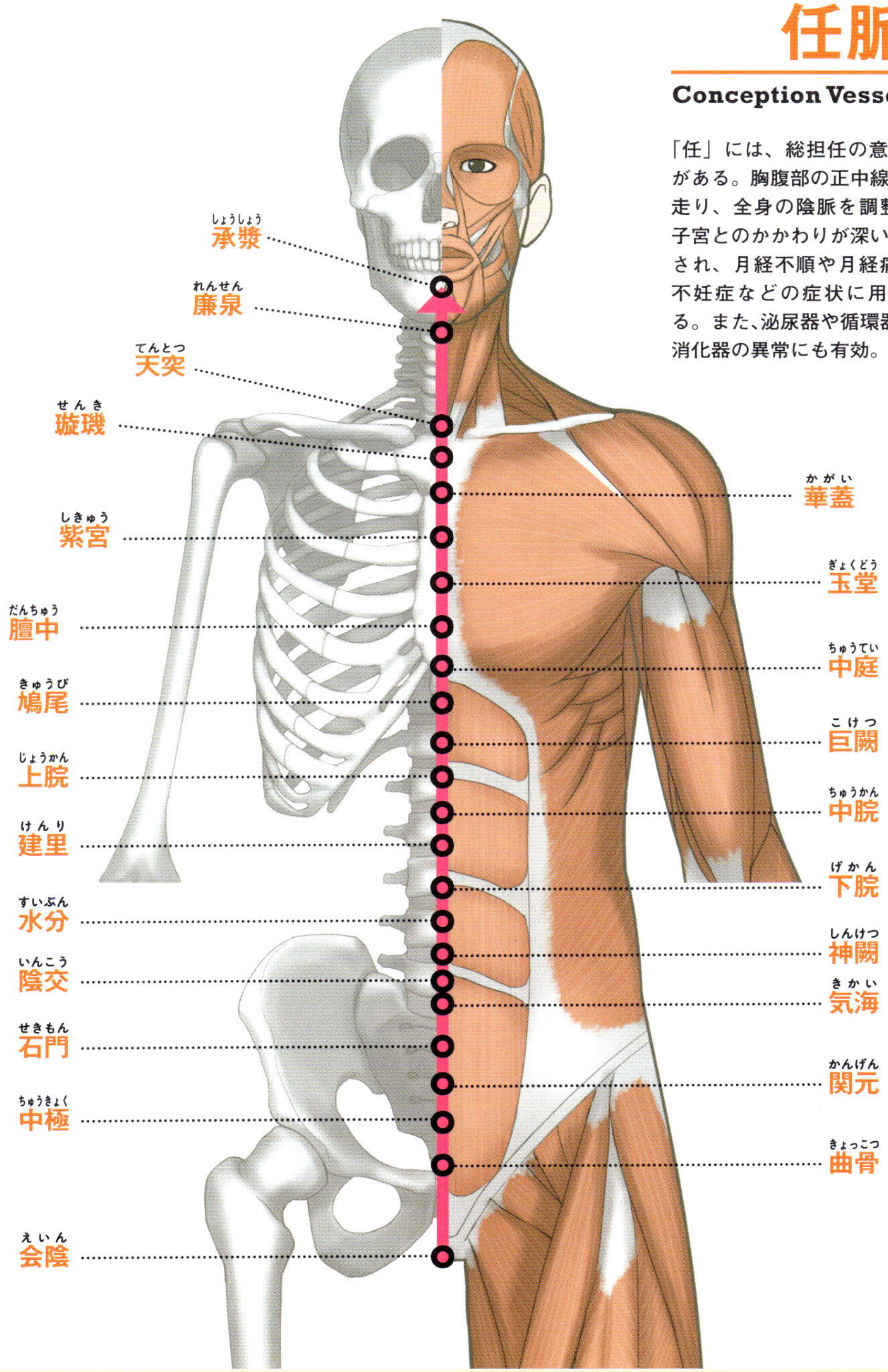

筋肉・骨 MAP

ツボを探すときは、筋肉や骨などを目安にします。私たちの体にある筋肉はおよそ 400、骨は 200 ほど。そのなかで主要なものを紹介します。

筋肉

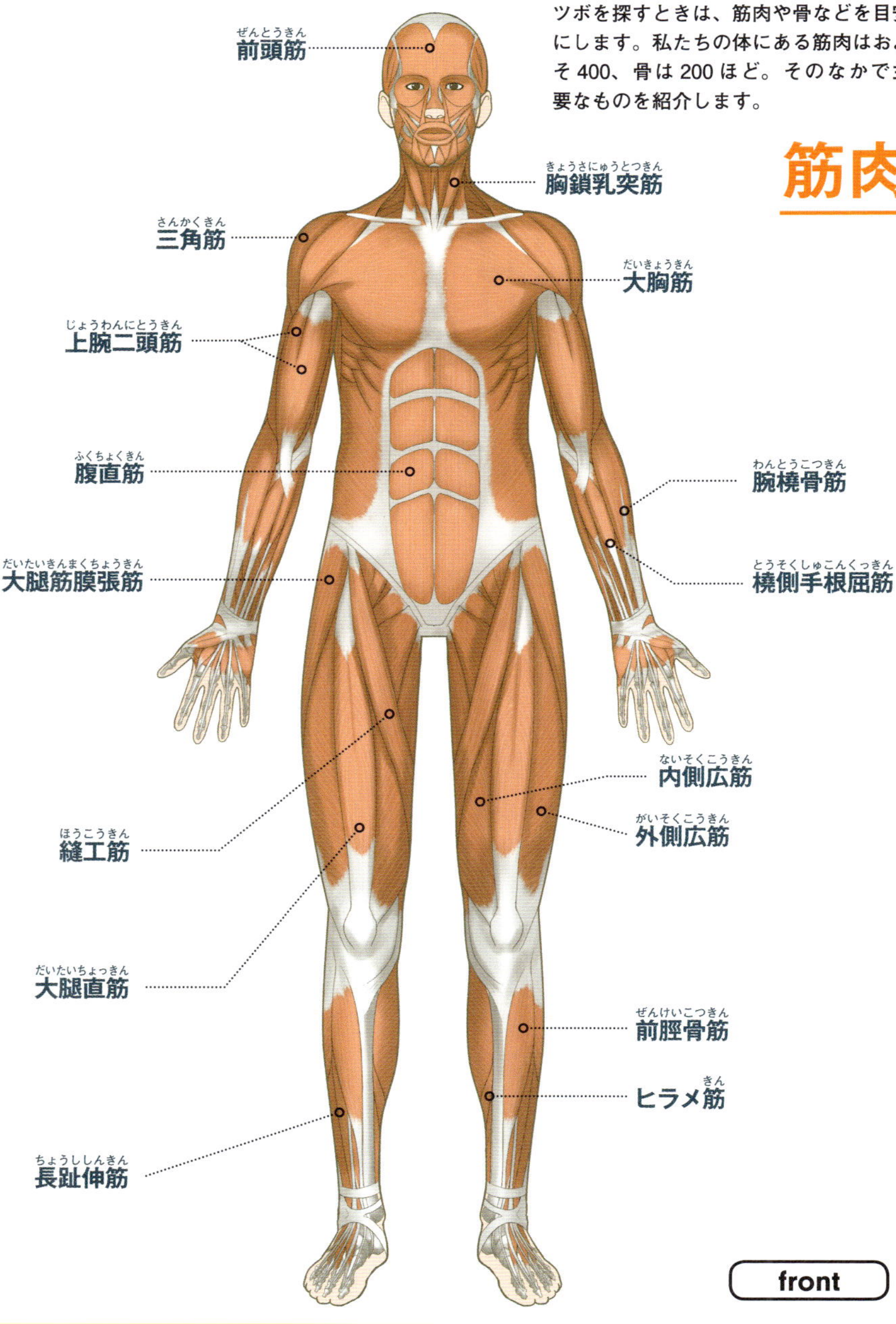

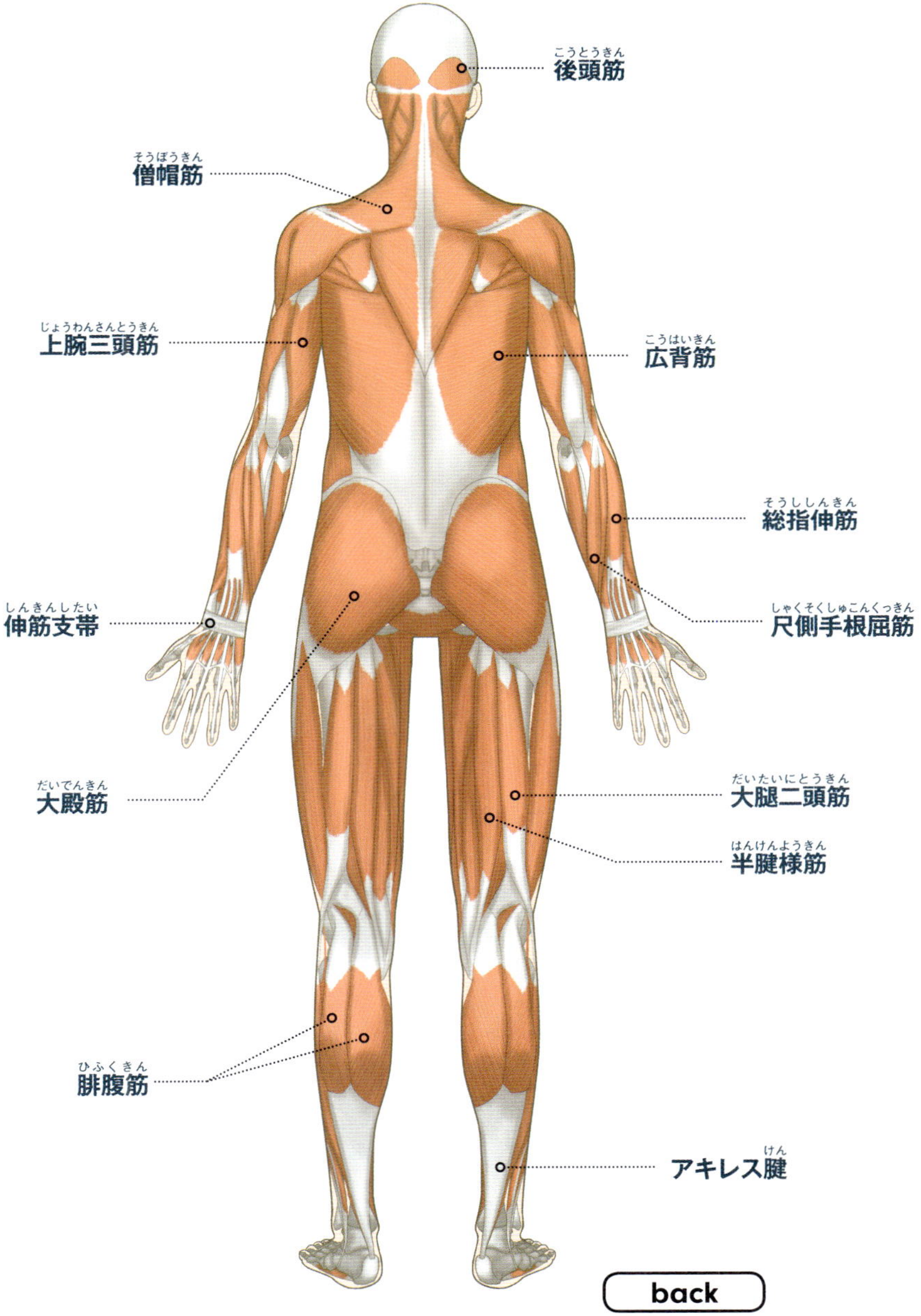
後頭筋《こうとうきん》
僧帽筋《そうぼうきん》
上腕三頭筋《じょうわんさんとうきん》
広背筋《こうはいきん》
総指伸筋《そうししんきん》
伸筋支帯《しんきんしたい》
尺側手根屈筋《しゃくそくしゅこんくっきん》
大腿二頭筋《だいたいにとうきん》
大殿筋《だいでんきん》
半腱様筋《はんけんようきん》
腓腹筋《ひふくきん》
アキレス腱《けん》

back

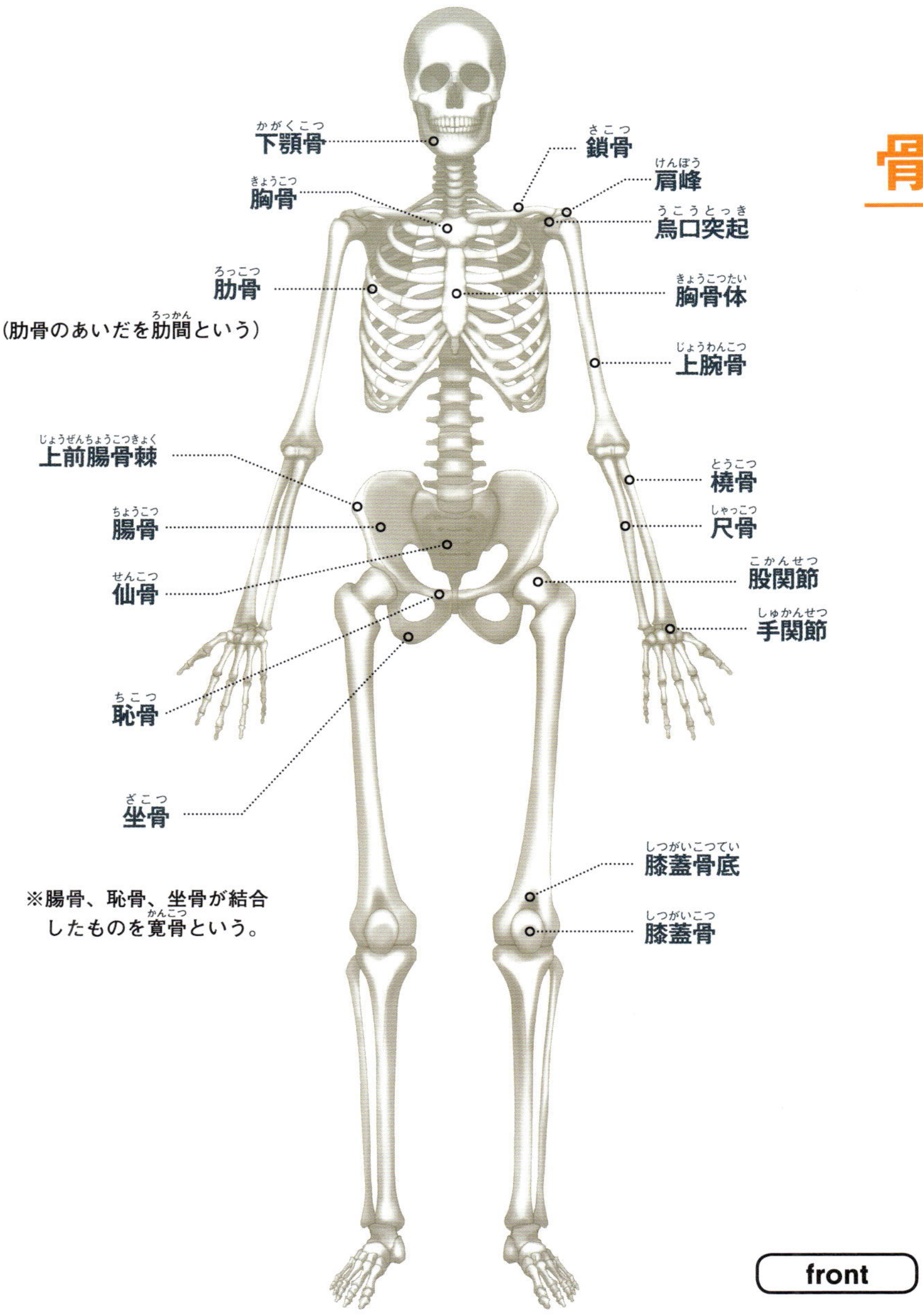

※腸骨、恥骨、坐骨が結合
したものを寛骨《かんこつ》という。

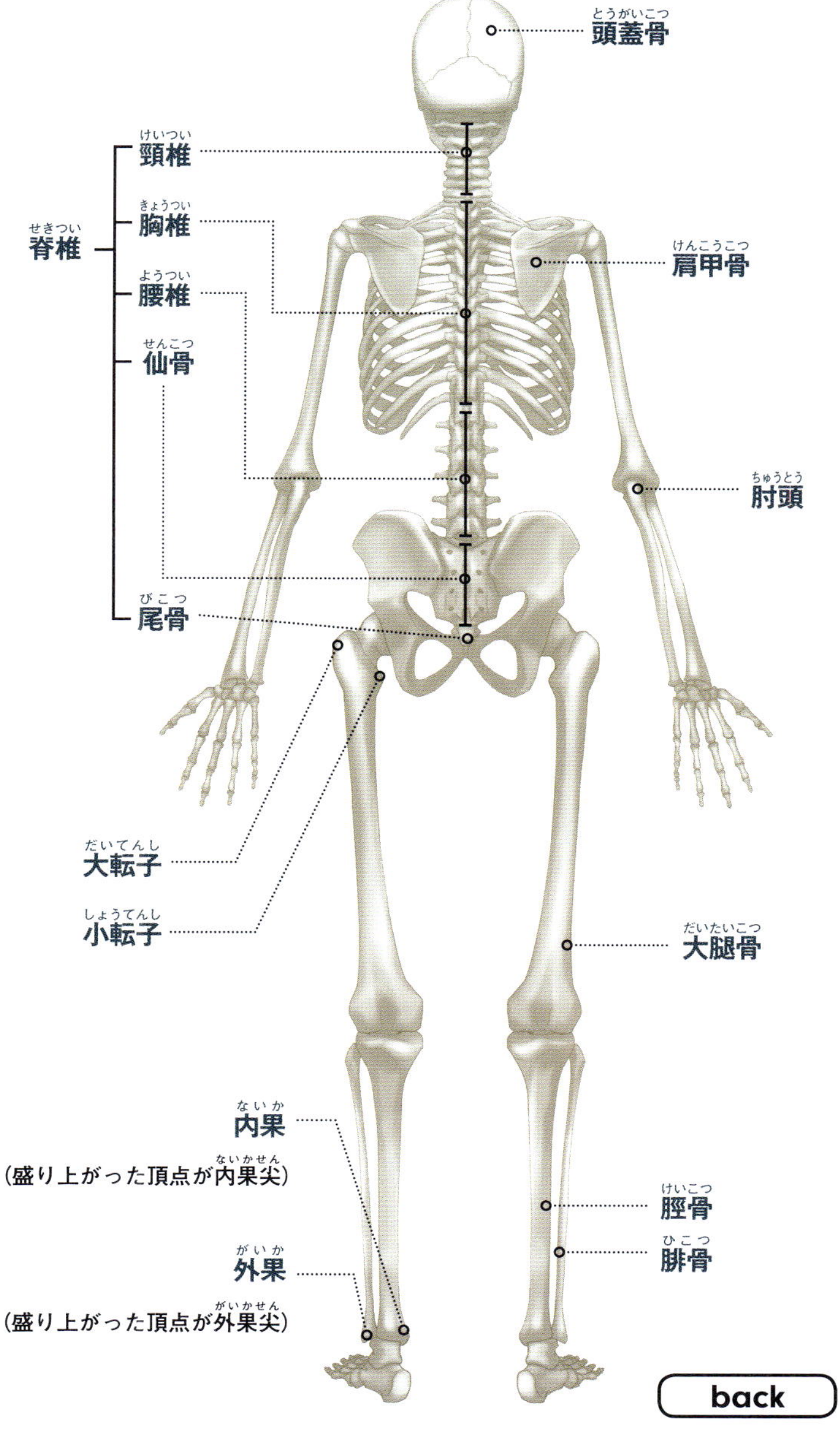
頭蓋骨《とうがいこつ》
頸椎《けいつい》
胸椎《きょうつい》
脊椎《せきつい》
腰椎《ようつい》
仙骨《せんこつ》
尾骨《びこつ》
肩甲骨《けんこうこつ》
肘頭《ちゅうとう》
大転子《だいてんし》
小転子《しょうてんし》
大腿骨《だいたいこつ》
内果《ないか》
（盛り上がった頂点が内果尖《ないかせん》）
脛骨《けいこつ》
腓骨《ひこつ》
外果《がいか》
（盛り上がった頂点が外果尖《がいかせん》）

back

Column

爪揉みでラクラクツボ押し

ツボは、筋肉や骨などを目安に探しますが、場所によっては見つけにくいのが難点。そこで、気づいたとき気軽に行えて、効果も高くおすすめなのが爪揉みです。やり方は、手の爪を親指と人差し指で左右から挟み込むようにして強めに押し揉むだけ。このとき刺激されるのは「井穴（せいけつ）」というツボ。井穴は、手足の爪の生え際にあるいくつかのツボの総称で、爪の縦の縁と横の縁が交わる部分にあります。

指先は第２の脳とも呼ばれ、脳につながる神経細胞が密集する場所です。井穴を刺激すると、神経の働きすぎが抑えられ、自律神経のバランスが整います。特に、刺激した直後に症状の緩和・改善がみられるのが特徴なので、体調が優れないときや、気分が落ち込むときなど積極的に押すとよいでしょう。また、爪揉みを繰り返すことで、腰痛、肩こり、耳鳴り、不眠などの不定愁訴（何となく体調が悪いという自覚症状）の軽減や解消に役立ちます。

東洋医学と ツボの いろは

東洋医学では、全身のバランス状態を把握し、そのバランスを整えることで患部を治療します。体の細胞組織や器官がそれぞれの機能をもちながらも、全体として１つにつながっていると考えるためです。ツボは、東洋医学の代表的な概念。ツボをより深く知るためにも、東洋医学の根底思想を理解しましょう。

生命活動を維持する 気・血・水

体をつくる基本要素

東洋医学では、人が生命活動を維持するには、「気《き》・血《けつ》・水《すい》」の3つの基本要素が必要であると考えます。これらの要素がバランスよくしっかりと生成され、体内を滞りなく循環することで、臓器や組織が活性化し、病気にかかりにくい健康な状態を保てるとされています。

もっとも重要なのが「気」で、万物を構成する基本の要素です。目に見えない存在ですが、気の変化によって物事や物質は変化します。私たちの体にも、気は体表から体の深部まで分布し、生命活動の源となっているのです。

「血」は脈管のなかを流れる赤い液体で、全身に栄養を運びます。西洋医学でいう血液とほぼ同じ意味合いですが、気を運んだり、体の組織をうるおしたりするなど、東洋医学ではやや広い意味でとらえられています。

「水」は体のなかにある、血液以外の水分の総称。津液《しんえき》とも呼ばれ、骨や髄、粘膜、臓器などをうるおしています。体の外に出た水が、汗や涙です。

もう1つ、生命活動に必要な要素が「精」です。気・血・水が働くための活力となり、生命活動を支えるエネルギー源となっています。

重要なのはバランス

これら4つの要素は、多すぎても少なすぎても、また、循環が滞っても体に不調をきたしてしまいます。どれか1つの量や働きが乱れると、ほかの要素にも影響する相互作用の関係なのです。

東洋医学の治療では、気・血・水・精の量と力を適切な状態に整えるように働きかけて体の調子を整えます。

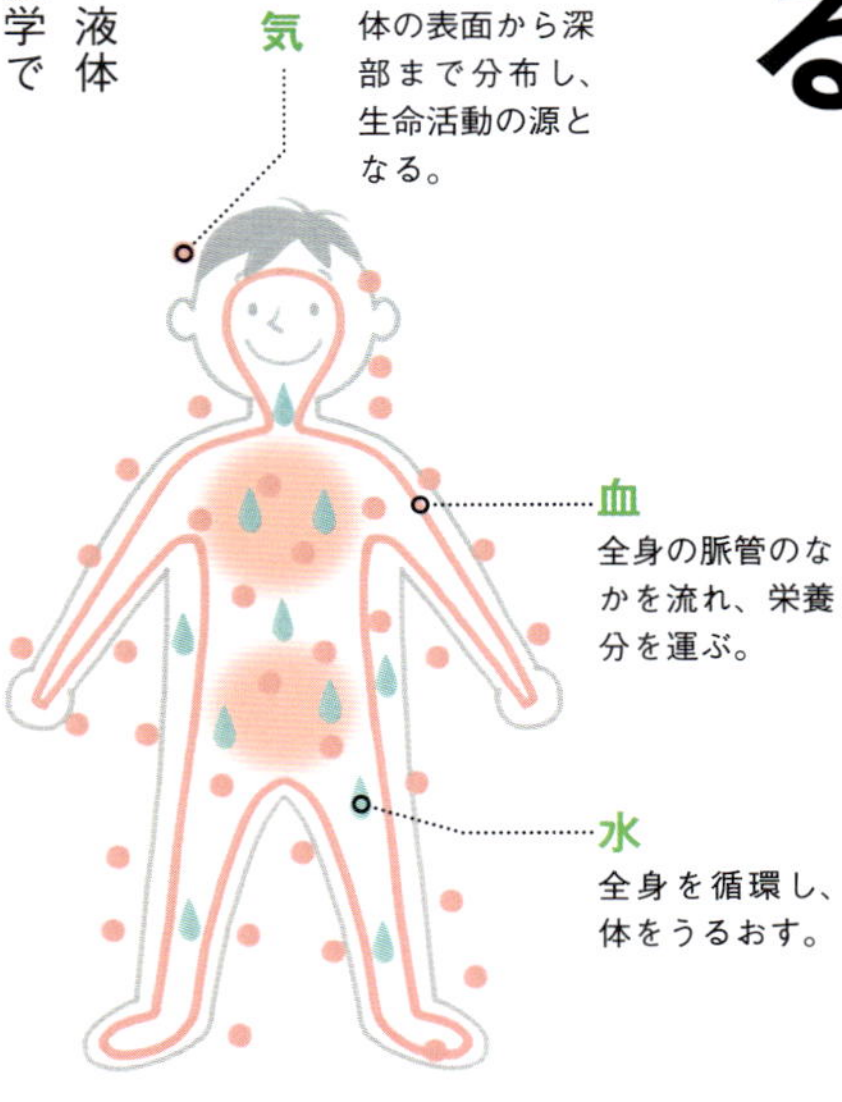
気
体の表面から深部まで分布し、生命活動の源となる。
血
全身の脈管のなかを流れ、栄養分を運ぶ。
水
全身を循環し、体をうるおす。

健康のカギは陰陽のバランス

陰陽と万物

陰	地	寒	暗	休息	濁	血	水	夜	沈静
陽	天	熱	明	活動	清	気	火	昼	興奮

陰陽と人体

陰	女	腹部	下半身	内臓	体幹	体内	臓	右半身	下痢
陽	男	背中	上半身	皮膚	手足	体表	腑	左半身	便秘

移り変わる2つの属性

古代中国の考え方では、宇宙の万物はすべて**陰**と**陽**という対立する2つの属性に分類されます。これを陰陽論《いんようろん》といいます。陰は、暗い、冷たい、重い、下降、安静、内向的といった静的な性質。陽は、明るい、暖かい、軽い、上昇、活動、外交的といった活動的な性質です。自然のなかで、陰と陽は絶えず移り変わり、陽の昼から陰の夜へ、陽の春夏から陰の秋冬へと常に変動してバランスをとっています。2つの性質は、必ず相対して存在しています。

健康と陰陽バランス

人間の体も例外ではありません。どちらかが強すぎたり、減退したりして心身の陰陽バランスが崩れると、病気になってしまいます。陰と陽の関係は相互に対立しているだけではなく、相互依存の関係もあります。このバランスを整え、人が本来もつ自然治癒力を引き出し、その治癒力で症状を治していくことが東洋医学の根本なのです。陰陽に逆らった生活を長く続けることも、健康のためには好ましくありません。陰陽の乱れや不調和のない毎日が、健全な体の源なのです。

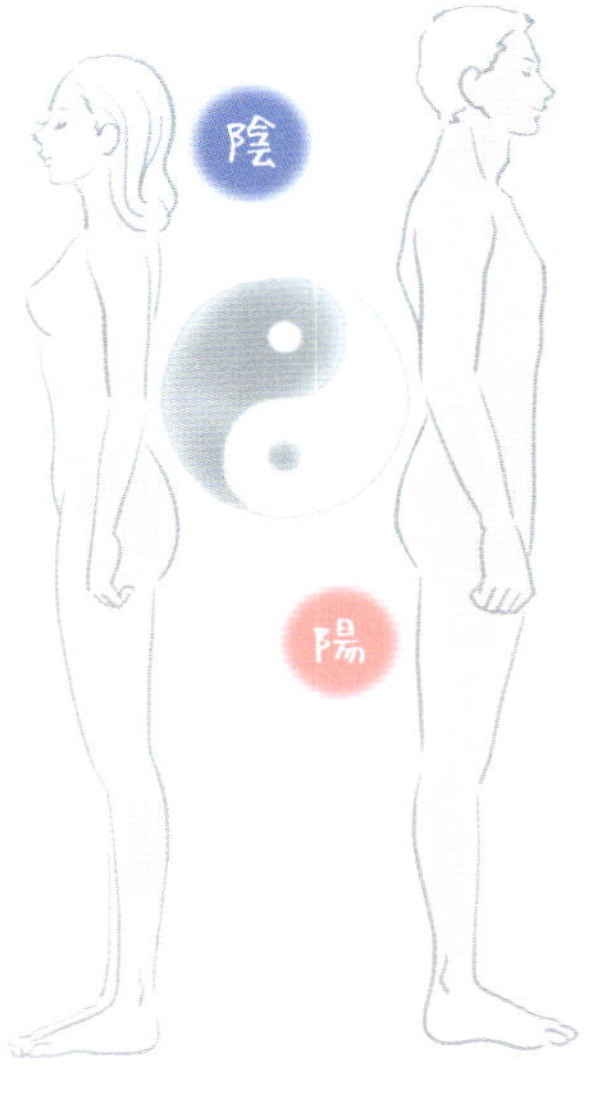

東洋医学の内臓器官
五臓六腑

臓腑の働き

　東洋医学の臓器の名称は、単に臓器そのものを示すだけではなく、臓器の働きやその働きによって起こるさまざまな現象を含めた、概念的なものです。内臓器官のことを**臓腑**《ぞうふ》と呼び、臓腑は**臓**《ぞう》・**腑**《ふ》・**奇恒**《きこう》**の腑**《ふ》の3つに分類されます。臓は**肝**・**心**・**脾**・**肺**・**腎**の5つで**五臓**と呼びます。気《き》・血《けつ》・水《すい》（P.34）などを生成・貯蔵する器官で、袋状の形をしているのが特徴。腑は**胆**・**小腸**・**胃**・**大腸**・**膀胱**・**三焦**《さんしょう》の6つで、**六腑**《ろっぷ》と呼びます。このうち三焦は具体的な臓器ではなく、臓器と臓器の隙間を指すといわれています。上焦《じょうしょう》・中焦《ちゅうしょう》・下焦《かしょう》に分かれているため、三焦と呼び、水（津液）の通路となっています。六腑は飲食物を消化・吸収する1本の管状の器官。口に入れたものが六腑を通っていくあいだに、栄養素が吸収され、五臓はその栄養素から体に必要な気・血・水を生成し貯蔵するのです。

　そして、臓にも腑にも分けられない臓器を**奇恒の腑**としています。これは、脳・髄《ずい》・骨《こつ》・脈・胆・女子胞《じょしほう》を指します。かたちは腑に似ていますが、働きは臓に似ています。胆は胆汁を分泌して消化を助ける器官なので、腑にも入れられていますが、胆汁を蓄えるという臓の性質ももつために、どちらにも分類することができないということで奇恒の腑にも含まれています。髄は骨をつくり、脈は脈管を指します。女子胞は子宮や卵巣のことで、月経と妊娠を司ります。

対をなす五臓と六腑

　臓と腑は、それぞれ関連の深い働きをするものとの強い結びつきがあり、対をなしています。心と小腸、肺と大腸、脾と胃、肝と胆、腎と膀胱です。関連し合う臓器は、どちらかの調子が悪くなると連動して調子が悪くなったり、働きを補ったりします。

　六腑のうち、臓器ではない三焦は、心臓を包む膜である**心包**《しんぽう》と対をなします。また、奇恒の腑は、特定のペアをつくりません。

　ツボ押しでは、こうした臓腑同士のつながりを考慮に入れて治療を行います。

五臓六腑の位置と働き

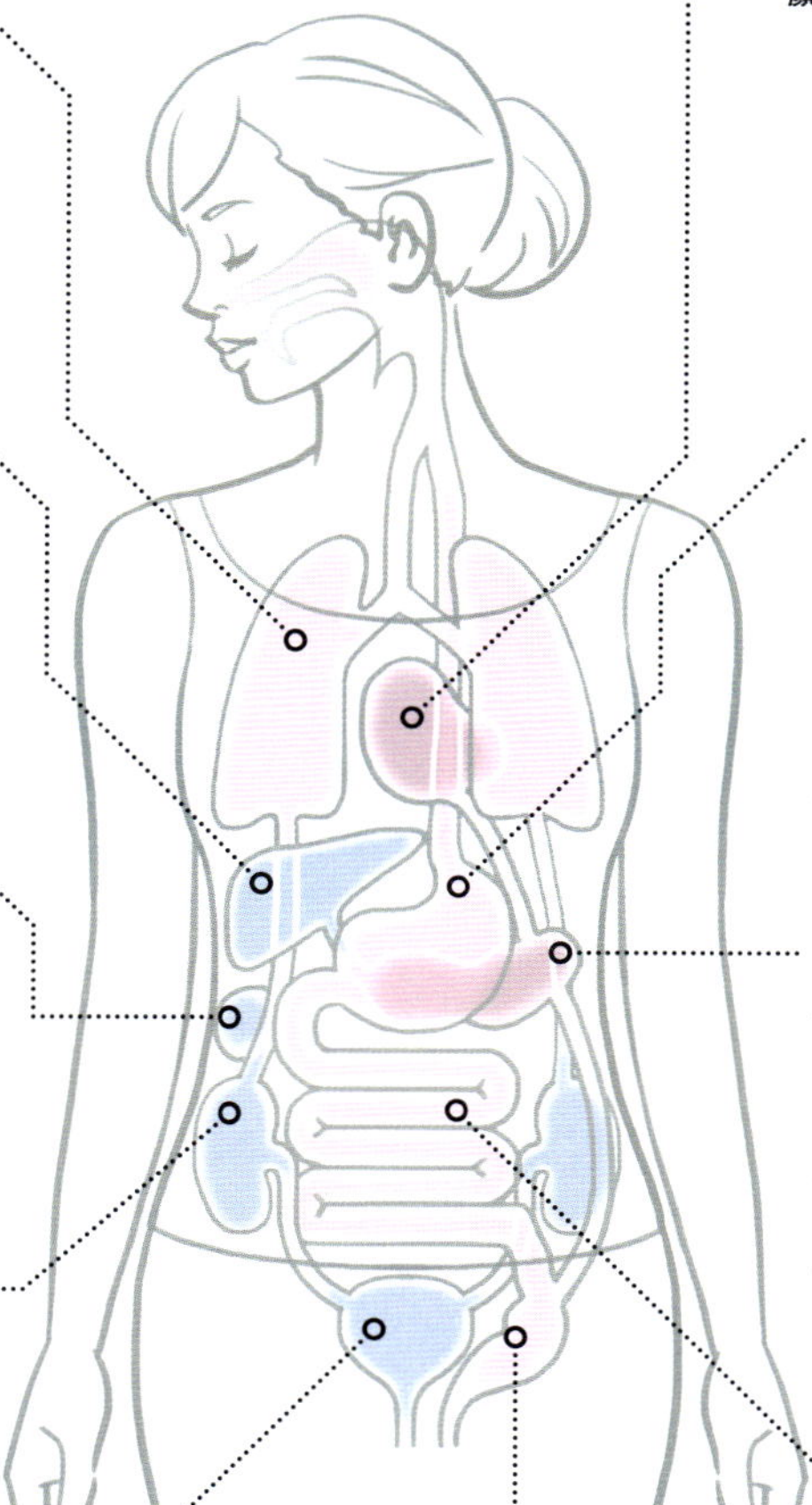

[心]
全身に血液を送り出す。物事を考え、判断し行動する。変調して機能が弱ると、動悸、冷えやのぼせ、顔が青ざめるなどの症状が出る。

[肺]
呼吸の働きを担う。気や水を全身に行き渡らせる。変調をきたすと、くしゃみや鼻水、たんの症状が出て、風邪をひきやすくなる。

三焦
水《すい》の主な通路で臓器と臓器の隙間。変調が起こると水の循環がうまくいかなくなる。尿の減少、むくみなどの症状があらわれる。

- 上焦：横隔膜から上
- 中焦：横隔膜の下からへそ
- 下焦：へそから下

[胃]
脾と対になる。飲食物をおおまかに消化する。冷えると消化不良や便秘を起こし、熱をもつと痛みや吐き気、のどの渇きが起こる。

[肝]
気を全身に行き渡らせる。血を貯蔵し、最適な量を各部へ送り出す。変調するとイライラし、めまいや耳鳴り、手足のしびれが起こる。

[胆]
肝と対になる。胆汁を溜めておき、分泌する。不調になると消化・吸収機能の低下、吐き気、黄疸などの症状があらわれる。

[脾]
小腸と胃を制御し、消化吸収をする。栄養素や水分を体の上部へ運ぶ。変調すると消化不良、吐き気、手足のむくみが起こる。

[腎]
精を溜め、体の各所に送る。水分の代謝を調整する。変調をきたすと全身が弱ってだるくなり、呼吸が浅くなって尿トラブルが増す。

[膀胱]
腎と対になる。不要な水分を溜め、必要なときに排泄する。不調をきたすと排尿障害を引き起こし、残尿感や痛みなどを感じる。

[大腸]
肺と対になる。小腸から送られてきた不要物から水分を吸収。大便を排出する。不調に陥ると下痢、便秘、腹痛、吐き気を引き起こす。

[小腸]
心と対になる。胃でおおまかに消化したものを栄養物と不要物に分ける。調子が乱れると腹痛や下痢、排尿痛、血尿などが起こる。

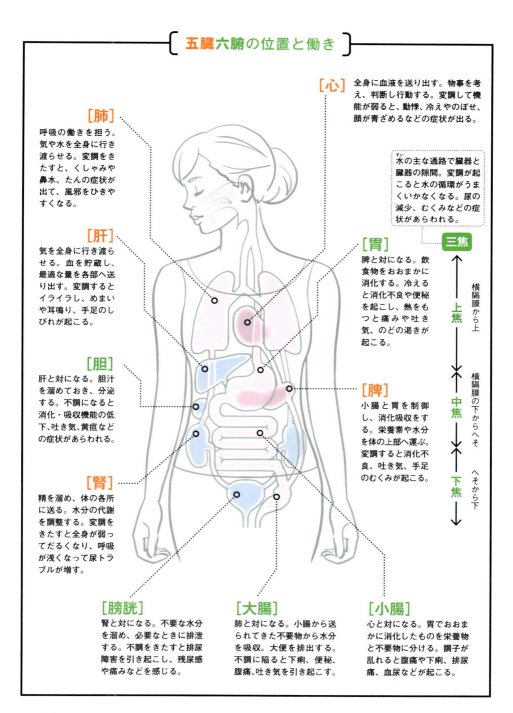

古代中国の世界観 五行説

すべては5つの要素から

古代中国では、宇宙にあるすべてのものは木《もく》・火《か》・土《ど》・金《こん》・水《すい》という5つの要素から成り立っていると考え、これを五行《ごぎょう》説《せつ》といいます。木は植物の芽吹き、火は燃える火、土は大地、金は金属、水は湧き出る水を表現します。

木・火・土・金・水の順番で、「生む・生まれる」の関係にあるとする考えを五行《ごぎょう》相生説《そうせいせつ》、要素同士が対立し相手を抑制するという考えを五行相克説《ごぎょうそうこくせつ》といいます。

五行説と五臓

臓腑も5つの要素に当てはまる。
となり同士の性質は相生関係で、向かい合う性質は相克関係にある。

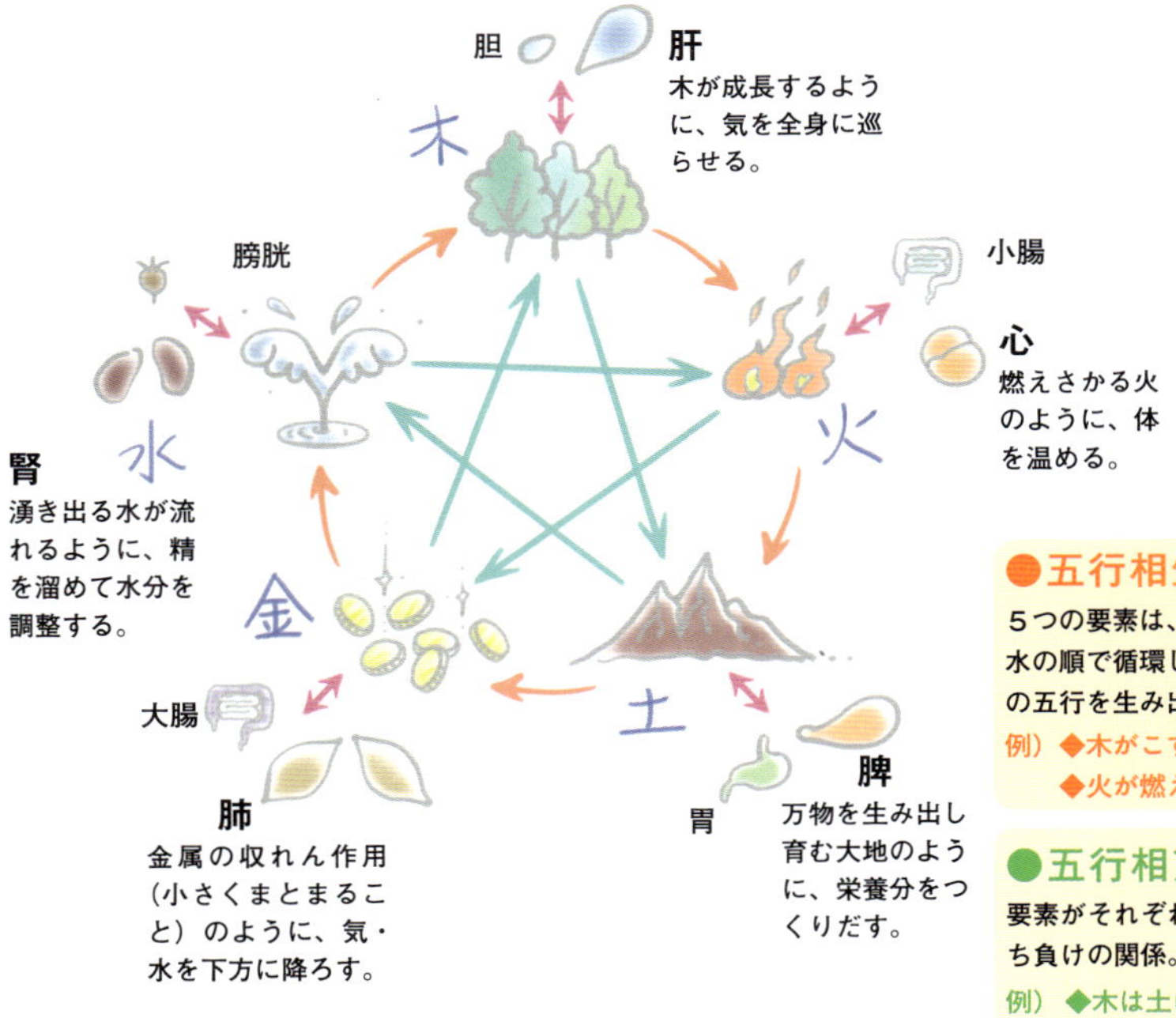
胆
肝
木が成長するように、気を全身に巡らせる。
木
小腸
心
燃えさかる火のように、体を温める。
火
膀胱
水
腎
湧き出る水が流れるように、精を溜めて水分を調整する。
金
大腸
肺
金属の収れん作用（小さくまとまること）のように、気・水を下方に降ろす。
土
脾
万物を生み出し育む大地のように、栄養分をつくりだす。
胃

●五行相生説

5つの要素は、木→火→土→金→水の順で循環し、要素の1つが別の五行を生み出す関係。

例）◆木がこすれて火を生じる
◆火が燃えると灰ができる

●五行相克説

要素がそれぞれ対立し抑制する勝ち負けの関係。

例）◆木は土に根を張るため土に勝つ
◆土は水を吸収し流れを止めるので水に勝つ

五行色体表と健康管理

五行説では、万物を木・火・土・金・水に分けます。五臓を中心に、臓腑と深い関係にあるそのほかの体の臓腑や部位、自然現象、変調したときの症状などを、属する5つの要素に当てはめて分類した表が**五行色体表**《ごぎょうしきたいひょう》です。東洋医学では、五臓が変調をきたしたとき、どういった治療をするべきか、この表を目安に方針を考えることもあります。

例えば、顔色が悪くかさついた「白」っぽさがある場合、「肺」の病気の可能性があります。視力など「目」の機能の低下は「肝」の疲れを疑います。「骨」や歯がもろく、ケガや骨折に悩まされるのは「腎」の弱さのせいかもしれません。これが絶対というわけではありませんが、自己治癒力を高めるヒントを得るために活用するとよいでしょう。

五行色体表

味覚	食べ物	変調したときの症状		変調を招く原因		関連する体の部位				季節	臓腑		五行
酸	麦	怒	青	歩	風	爪	涙	*1 筋	目	春	胆	肝	木
苦	きび	喜	赤	視	熱	顔面	汗	脈	舌	夏	小腸	心	火
甘	あわ	思	黄	座	湿	唇	よだれ	*2 肌肉	口	長夏(土用)	胃	脾	土
辛	稲	悲	白	臥	燥	体毛	鼻水	皮	鼻	秋	大腸	肺	金
*3 鹹	豆	恐	黒	立	寒	髪	つば	骨	耳	冬	膀胱	腎	水
対応する味覚変調	五臓によい穀類	変調をもたらしたり、変調したときの感情	変調したときの皮膚の色	変調を招きやすい動作	変調を招きやすい外気	変調があらわれる体表面	変調があらわれる分泌液	五臓から栄養を受け取る部位	五臓が体の外につながる穴	五臓が所属する季節	五臓に対応する腑	五臓に対応する臓器	五臓が属する五行

＊1　筋膜や腱、靭帯
＊2　皮下脂肪を含む皮膚の下の肉全体
＊3　塩辛い

全身に張り巡らされた14の経絡

経絡上にあるツボ

全身の361ものツボは、すべて経絡《けいらく》（P.10）上に存在しています。経絡は、体の深部で各臓腑と密接に関係し、全身の気（P.34）の調整をしているため、経絡の流れや関連臓腑を意識してツボ刺激をすることで、より効果を実感しやすくなるはずです。ツボは、全部で14の経絡から成り立っています。

臓腑と関連する正経十二経脈

経絡には、体の縦方向に伸びる経脈《けいみゃく》と、経脈から分岐して細い枝のように広がる絡脈《らくみゃく》があります。

経絡のうち主要なものが、**正経十二経《せいけいじゅうにけい》脈《みゃく》**。この12の経絡のそれぞれが五臓六腑のなかに心包《しんぽう》（P.36）を加えた六臓六腑と関連しています。12本のうち、手を通る6本を**手経《しゅけい》**、足を通る残りの6本を**足経《そくけい》**といいます。さらにそれぞれ3本ずつの**陰経**と**陽経**に分かれます。両手両足を地面につけたとき、日光が当たる背中側を陽経、日陰になる腹側が陰経で、陽経は六腑に、陰経は六臓につながります。属する臓腑と手と足のどちらを通るか、陰経か陽経かで12本の経絡の名称が決まります。

経絡の流れのルートは決まっていて、体の各部位で次の経絡と順につながって、一続きの輪になっています。経絡は、体全体で1本につながっているのです。

陰と陽の気を調整する奇経八脈

奇経八脈《きけいはちみゃく》という経脈も独自のツボをもつ主要な経脈です。正経十二経脈のように対ではなく、1本ずつ存在し、特定の臓器とのつながりをもちません。全部で8本あるのでこの名がつけられました。このうち、主なものに督脈《とくみゃく》と任脈《にんみゃく》があります。督脈は陽経と交わっており、全身の陽の気の量を調整しています。任脈は陰経と交わり、全身の陰の気の量を調節しています。

正経十二経脈に督脈、任脈を加え14の経脈となります。

正経十二経脈の流れ

中焦（P.36）から起こる手の太陰肺経から始まって、順に 12 本がつながり、最後の足の厥陰肝経で中焦に戻る。経脈は全身で一続きの輪になっている。

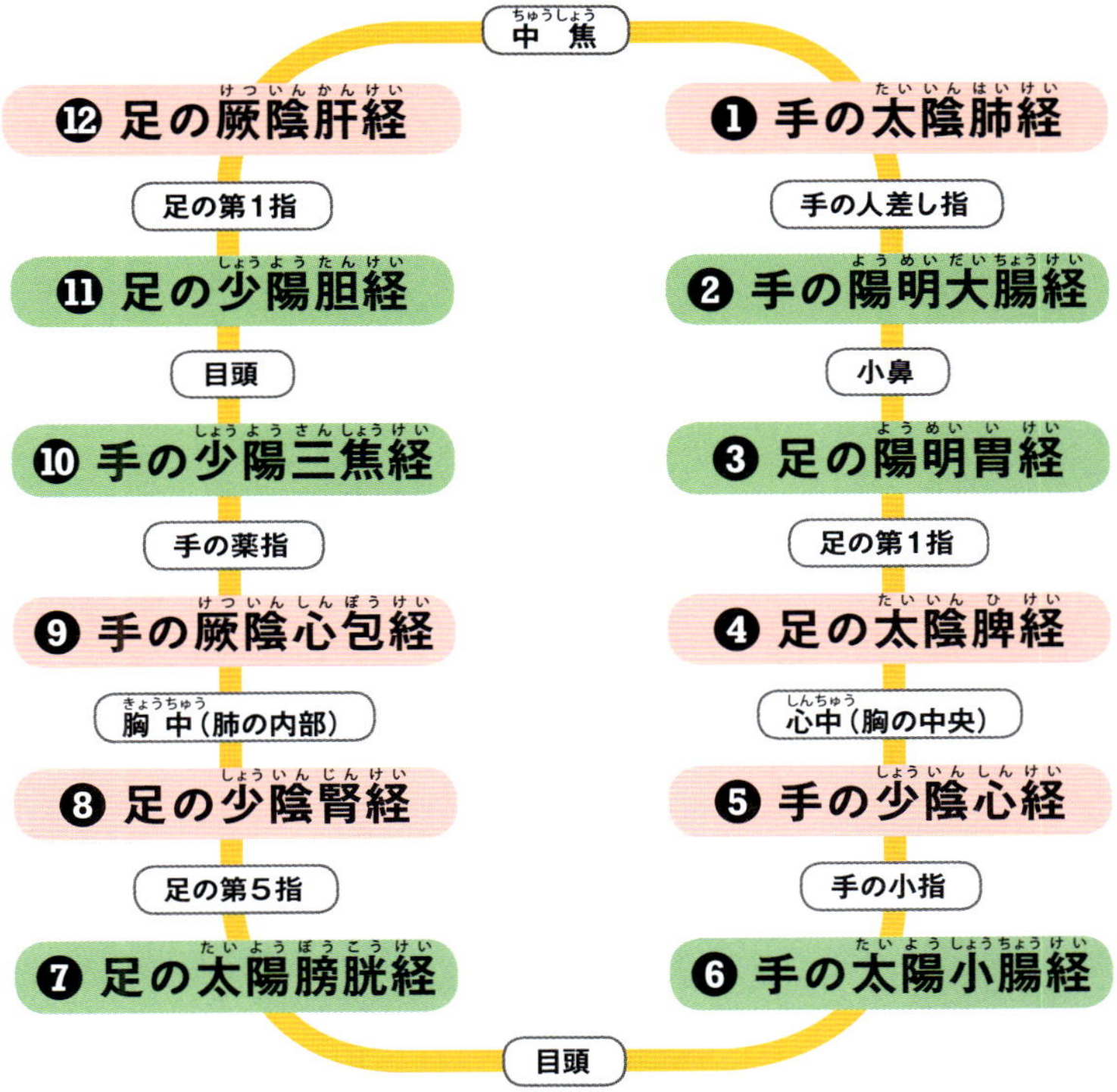

中焦《ちゅうしょう》
❶ 手の太陰肺経《たいいんはいけい》
手の人差し指
❷ 手の陽明大腸経《ようめいだいちょうけい》
小鼻
❸ 足の陽明胃経《ようめいいけい》
足の第1指
❹ 足の太陰脾経《たいいんひけい》
心中《しんちゅう》（胸の中央）
❺ 手の少陰心経《しょういんしんけい》
手の小指
❻ 手の太陽小腸経《たいようしょうちょうけい》
目頭
❼ 足の太陽膀胱経《たいようぼうこうけい》
足の第5指
❽ 足の少陰腎経《しょういんじんけい》
胸中《きょうちゅう》（肺の内部）
❾ 手の厥陰心包経《けついんしんぽうけい》
手の薬指
❿ 手の少陽三焦経《しょうようさんしょうけい》
目頭
⓫ 足の少陽胆経《しょうようたんけい》
足の第1指
⓬ 足の厥陰肝経《けついんかんけい》

陰経と陽経

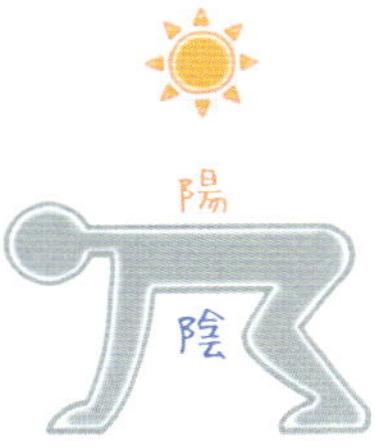

陽
陰

陽が当たる背中側を通るのが陽経。陰になる腹側を通るのが陰経。

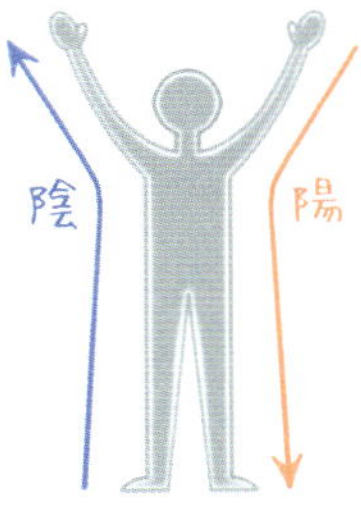

陰
陽

手を上げたとき上から下に流れる陽経と、下から上に流れる陰経。

経脈の名前

経絡の名前で、どこを通って何の臓腑と結びついているかがわかる。

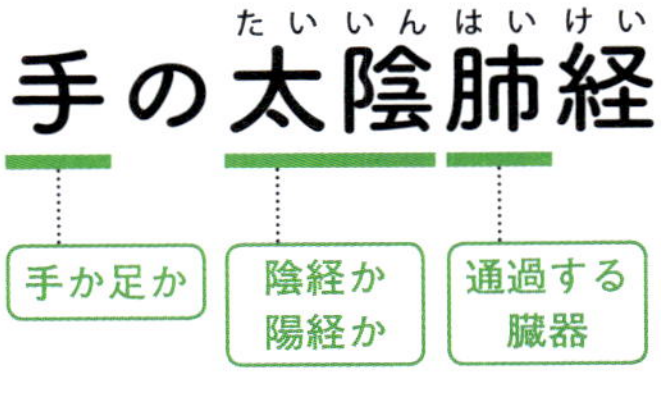

手の太陰肺経《たいいんはいけい》
手か足か
陰経か陽経か
通過する臓器

気が集まる原穴

経絡の代表ツボ

12ある経絡にはそれぞれ1つずつ「原穴《げんけつ》」と呼ばれる代表的なツボがあります。原穴は、臓腑の気が多く集まるツボで、自然治癒力を高めるために用いられる急所的ツボ。五臓六腑（P.36）のトラブルに応じて反応が出るところで、「元気」のツボとしても知られています。

押すと反応がわかりやすいツボなので、専門家は経絡の反応点としてよく用います。痛みやしこりのある部分から、不調の原因を突き止めるのです。ほとんどが四肢の手関節と足関節の付近にあるため、自分で押しやすいのが特徴です。51ページから紹介する代表ツボや、56ページから紹介する万能ツボとともに、日常的に用いるツボとして活用するとよいでしょう。

12の経絡と原穴

手の太陰
肺経

太淵《たいえん》

位置
手首の横じわと、親指の外側の縁が交わるところ。

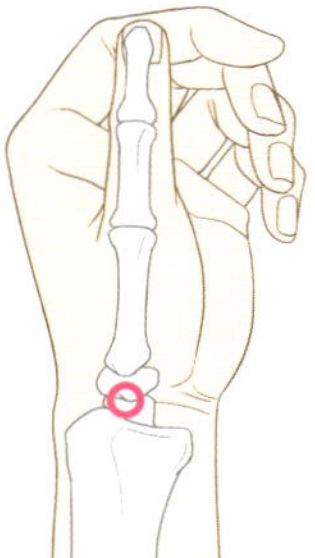

足の陽明
胃経

衝陽《しょうよう》

位置
第2中足骨と中間楔状骨とのあいだにある足の甲の拍動部。

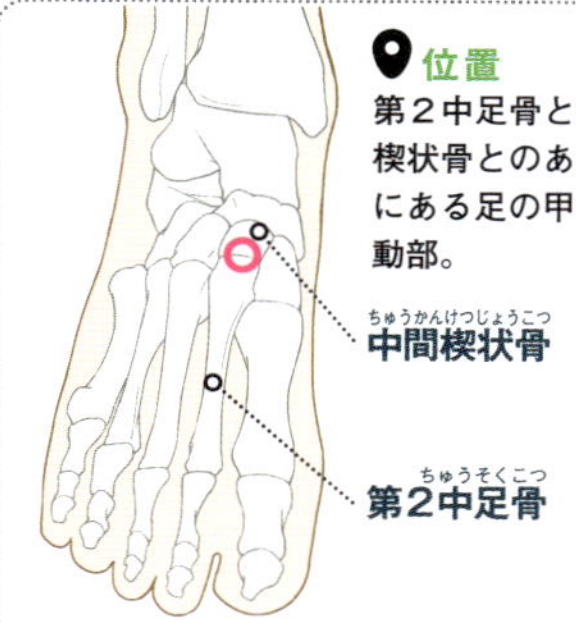

手の陽明
大腸経

合谷《ごうこく》

位置
手の甲、第2中手骨のちょうど真ん中の親指側。親指と人差し指の付け根のあいだあたり。

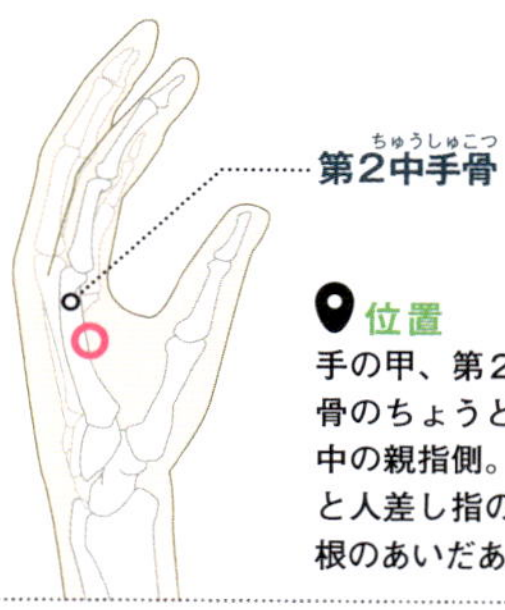

足の太陰
脾経

太白《たいはく》

位置
第1中足指節関節の後ろにあるくぼみで、足底と足の甲の境目。

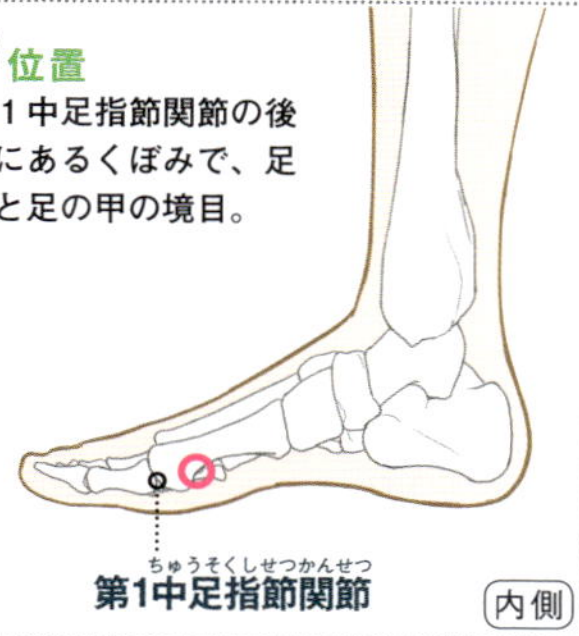

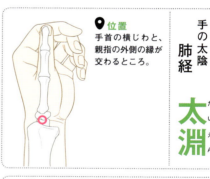

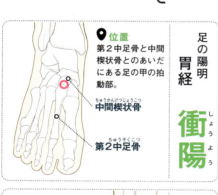

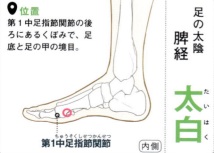

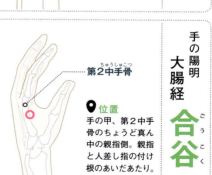

手の厥陰 心包経
大陵《だいりょう》

位置
手首の横じわの中央。

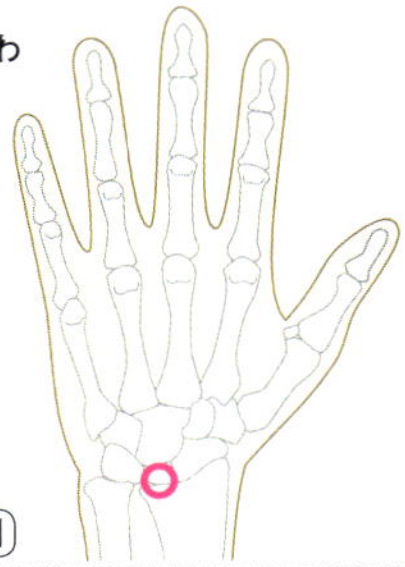
手のひら側

手の少陰 心経
神門《しんもん》

位置
手首の小指寄りの端にあるくぼみ。豆状骨の下の際で、薬指の真下線上。

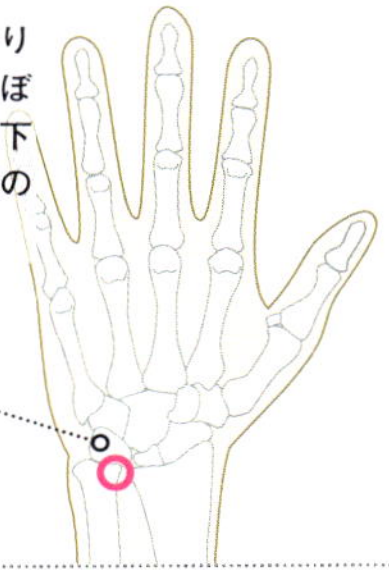
豆状骨《とうじょうこつ》
手のひら側

手の少陽 三焦経
陽池《ようち》

位置
手首の甲側にできる横じわの中心よりやや小指側。

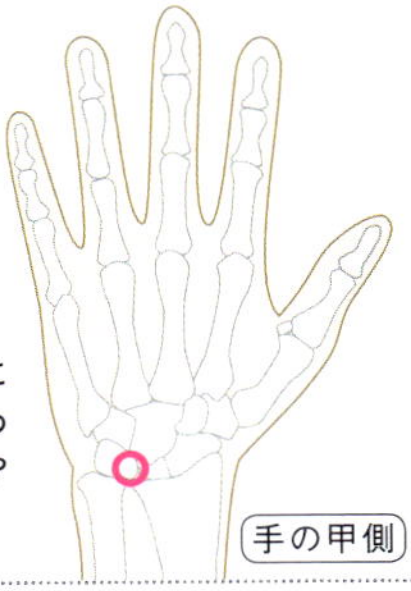
手の甲側

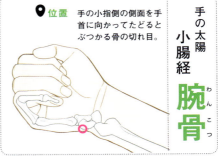

手の太陽 小腸経
腕骨《わんこつ》

位置
手の小指側の側面を手首に向かってたどるとぶつかる骨の切れ目。

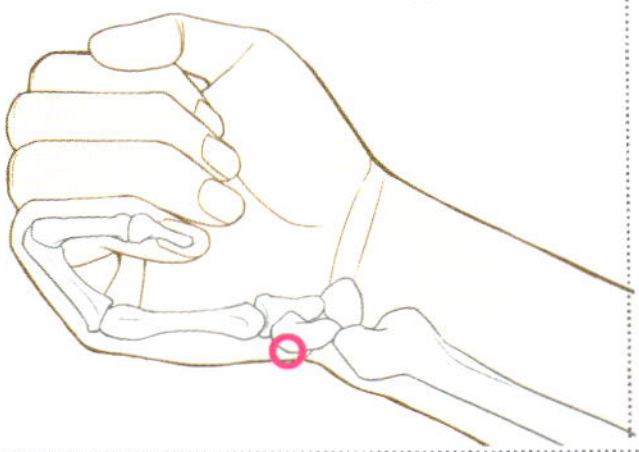

足の少陽 胆経
丘墟《きゅうきょ》

位置
足の外くるぶしの前方、下寄りのくぼみあたり。足首を曲げたとき一番へこむところが目安。

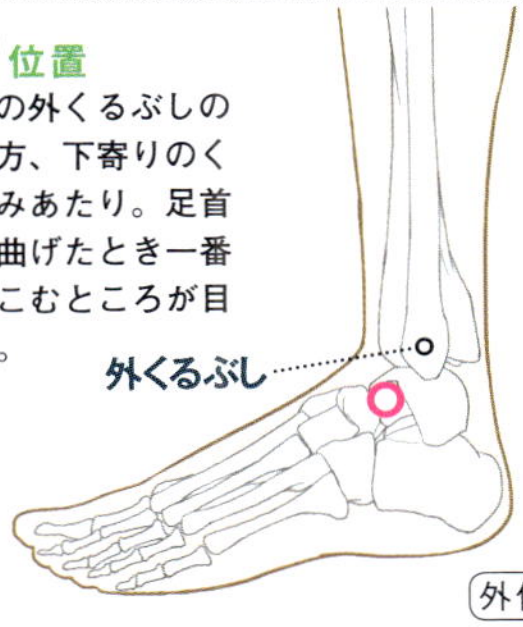
外くるぶし
外側

足の太陽 膀胱経
京骨《けいこつ》

位置
第５中足骨のかかと寄りの骨端で、足底と足の甲の境目。

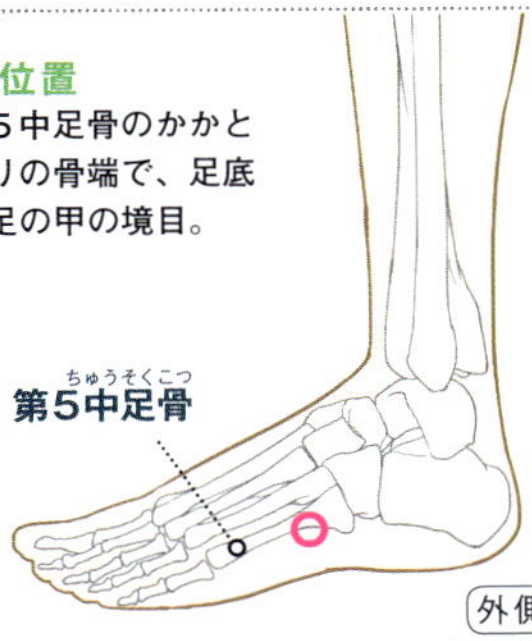
第5中足骨《ちゅうそくこつ》
外側

足の厥陰 肝経
太衝《たいしょう》

位置
第１中足骨と第２中足骨のあいだにあるくぼみ。

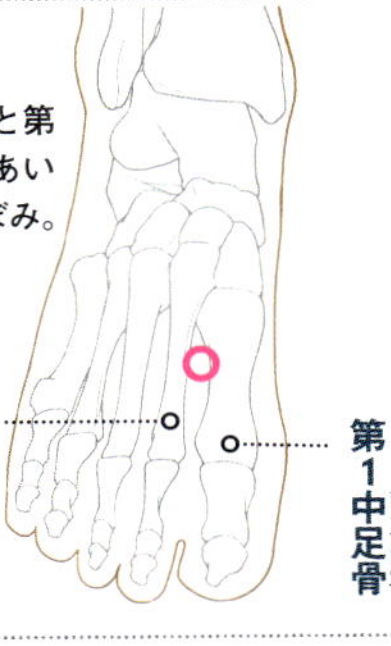
第2中足骨《ちゅうそくこつ》
第1中足骨《ちゅうそくこつ》

足の少陰 腎経
太谿《たいけい》

位置
内くるぶしの後方真横、アキレス腱の手前のくぼみ。

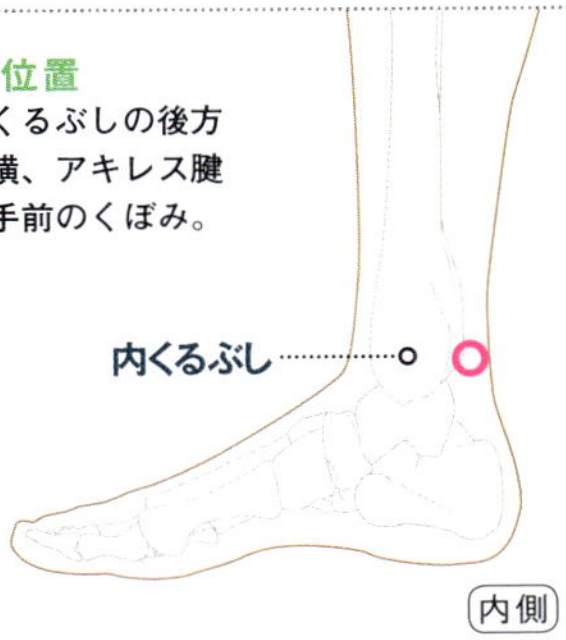
内くるぶし
内側

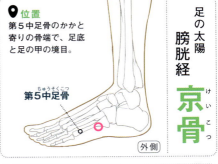

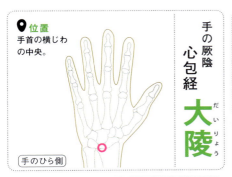

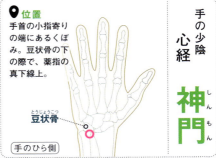

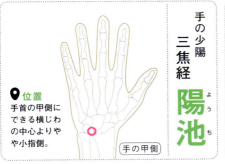

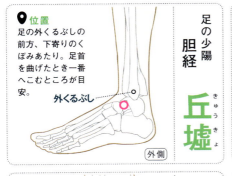

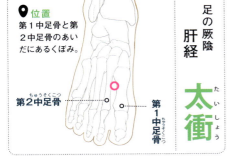

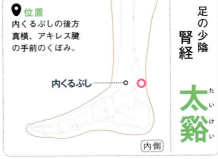

ツボの効果と魅力

なぜツボ押しで健康になれるのでしょうか？　東洋医学の観点から、その秘密を解き明かします。

ツボ → 経絡 → 臓器 と
刺激が伝わり効果が高まる！

症状が出ている部位から離れたところのツボの刺激は、一見すると効果がなさそうに思えるかもしれませんが、実は経絡《けいらく》(P.10)の流れを考慮したもの。経絡には、気《き》や血《けつ》(P.34)が流れ、体の奥深い部分で臓腑《ぞうふ》とつながっています。体の表面近くにある経絡上のツボを刺激すると、刺激が経絡を伝わって気や血が体内を巡り、その先にある臓器の働きが活性化されるのです。

健康であれば、ツボを押しても痛みはありません。しこりや痛みなどの反応がある場合は、そのツボが属する経絡と関係する内臓、筋肉などに異常がある可能性があります。ツボは、体のどこが不調をきたしているかを知る指標にもなるのです。

離れた部位のツボ刺激

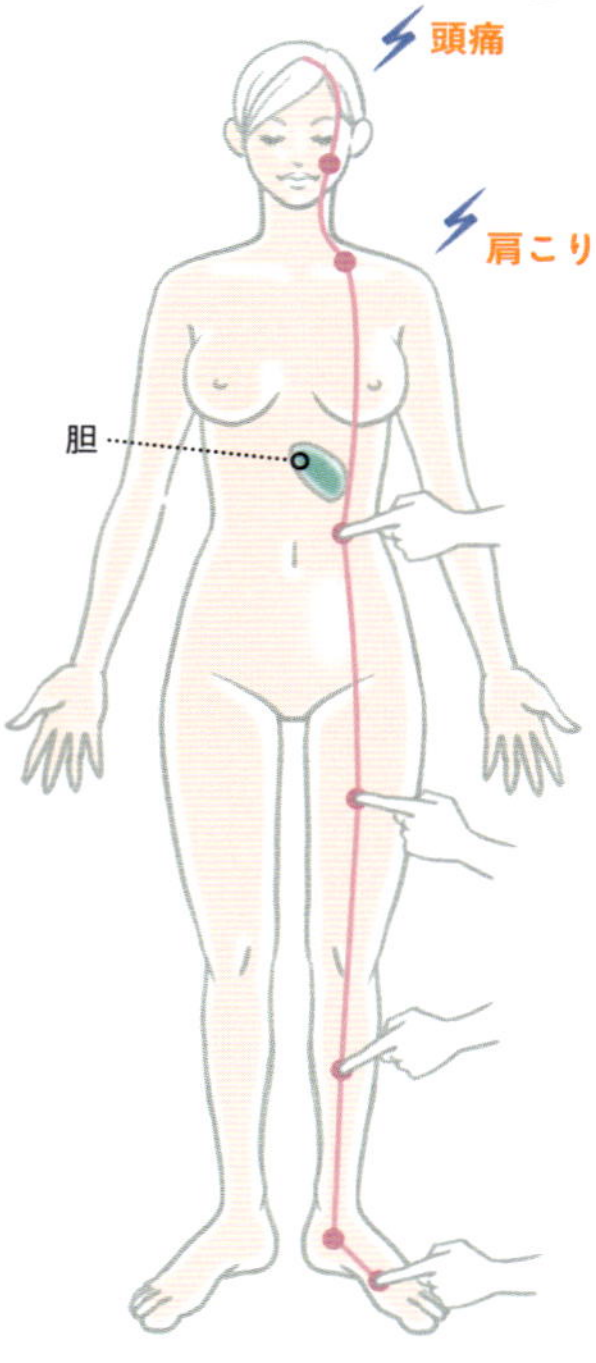

頭痛
肩こり
胆

足の少陽胆経（P.24）は、足の先から頭頂まで走る経絡。足や腹部のツボを押すことで、肩のこりや頭痛などの緩和が期待できる。

ツボ刺激のメカニズム

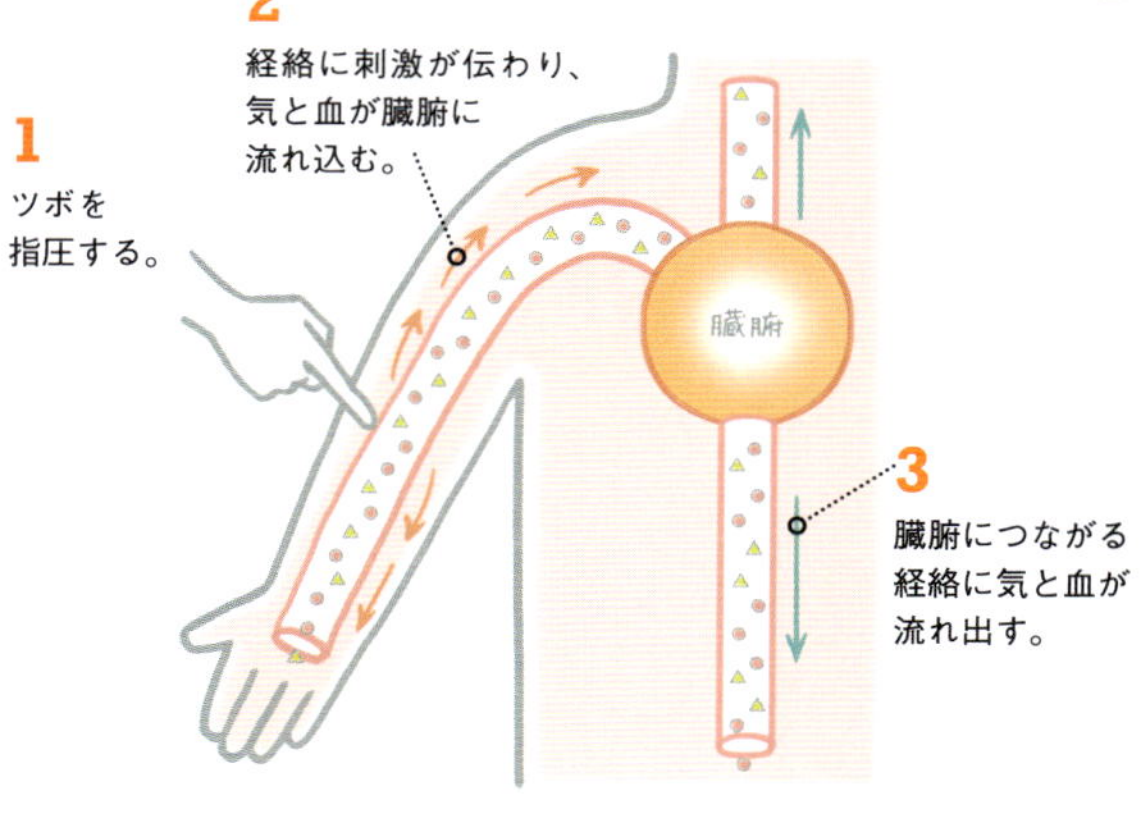

1
ツボを指圧する。
2
経絡に刺激が伝わり、気と血が臓腑に流れ込む。
臓腑
3
臓腑につながる経絡に気と血が流れ出す。

ツボ押しの3つの魅力

1 押してすぐ効果を実感

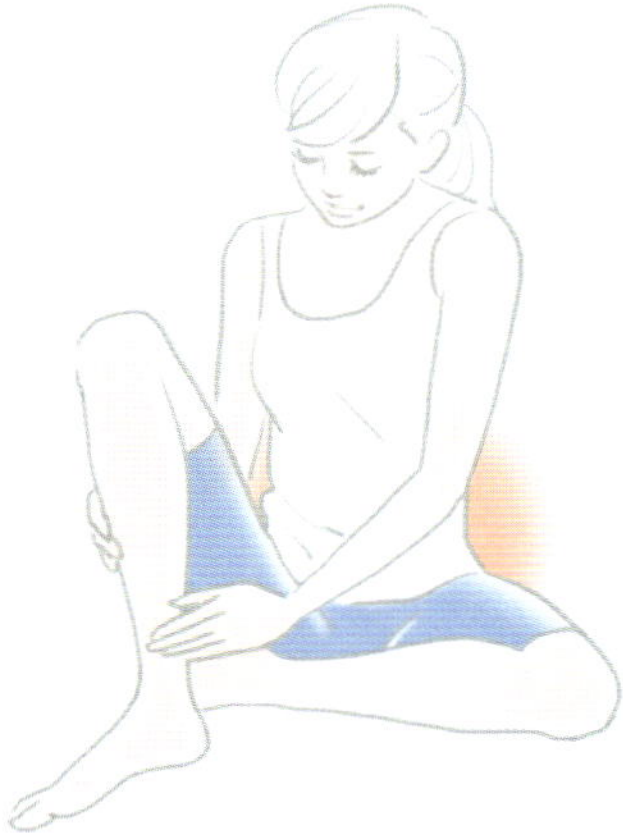

体の異常に反応するツボは、押すと痛みやしこりを示すため、探しやすいのが特徴。押圧することで、神経に直接働きかけ、筋肉や腱の調整も行えます。ピンポイントで問題点を見つけられ、ダイレクトに届くため、症状にいち早くアプローチすることができるのです。

2 いつでも押せる

ツボ押しはいつ行ってもOK。時間も場所も選ばず、準備も不要なため、思いついたときにすぐに押すことができます。家でテレビを見ながら、オフィスでのデスクワークの合間、移動中や寝る前のリラックスタイムなど、生活サイクルに合わせてツボ押しを取り入れて。

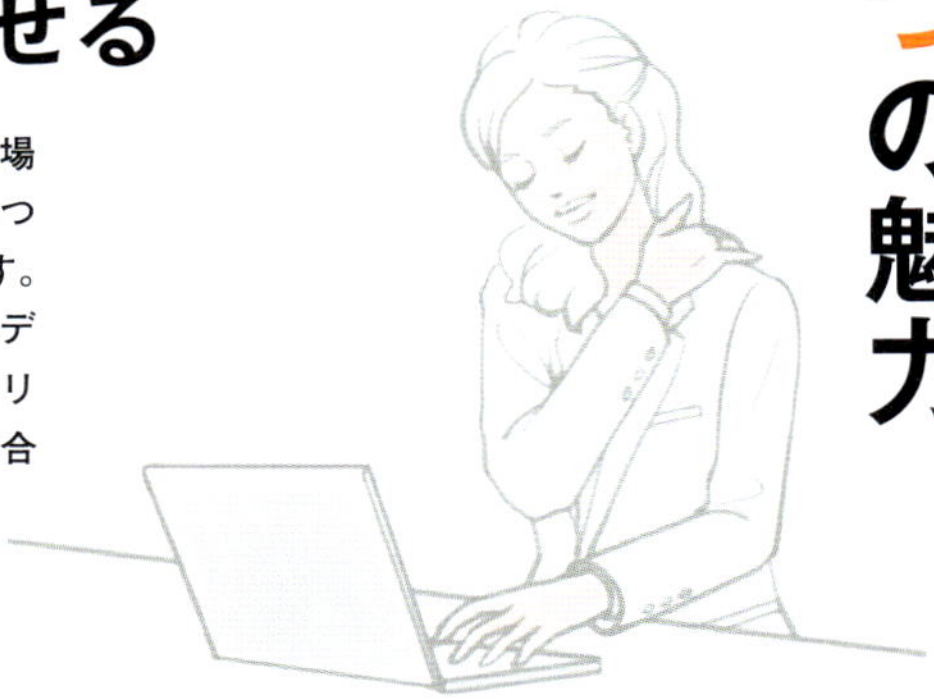

3 安全で副作用なし！

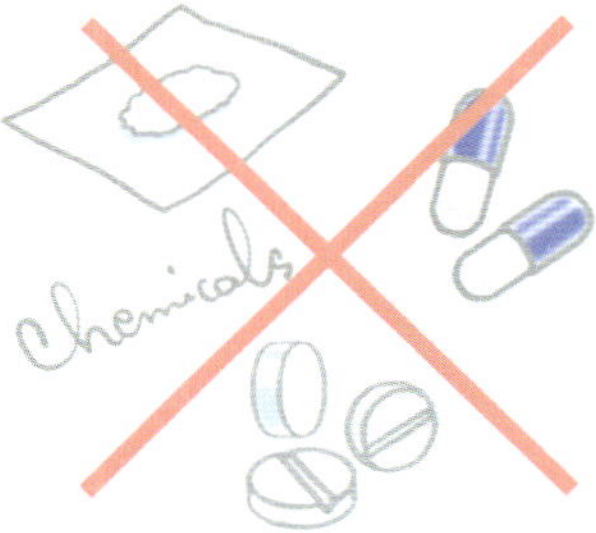

薬を服用すると、薬の作用は全身に及び、ときに副作用を起こすことがありますが、ツボ押しに副作用はありません。押して悪い作用が起こるツボはないため、安心して行えます。年齢や性別も問わず、簡単に取り組めるので、安全安心でやさしい治療法といえます。

※持病がある場合や妊娠中は、専門の医師に相談のうえ行ってください。

ツボの探し方のコツ

ツボ押しで効果を得るために大切なのは、正しい位置を見つけて押すこと。
ツボを探し当てるコツを紹介します。

1

ツボの位置に見当をつけ押してみる

はじめは、本書を参考にツボを探し、ありそうなところをなでたり、軽く押したりしてみます。

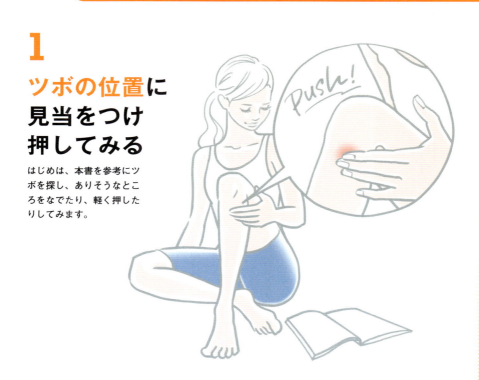

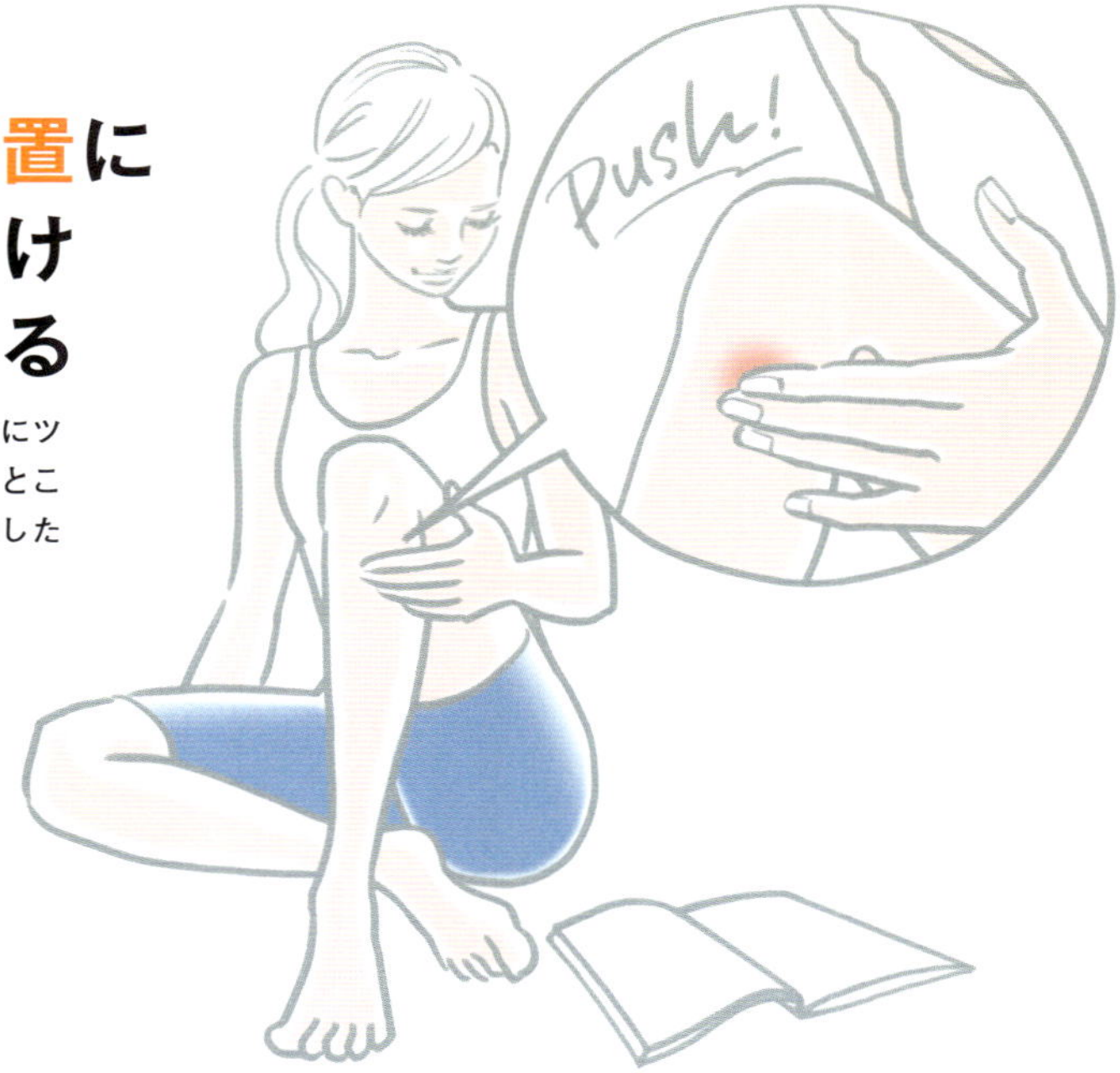

指を基準にツボを探すとき

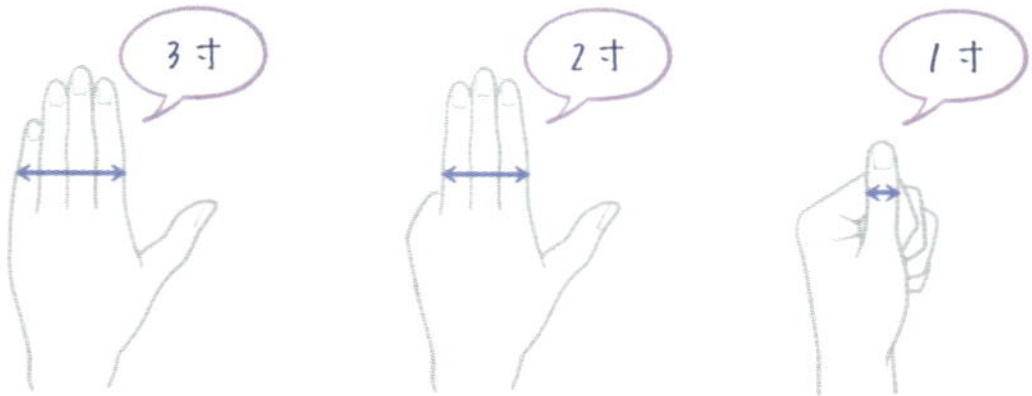

人差し指～小指（親指幅３本分）

人差し指～薬指（親指幅２本分）

親指幅１本分

ツボの位置は、自分の指の横幅を基準に測ります。１寸がだいたい親指幅１本分。人差し指から小指までを用いて測ることもできます。

2 反応のある部位を探し当てる

軽い痛み、気持ちよさ、響く感じなど、反応がある部分がツボです。

こんな反応はツボ！

◆鈍い痛みを感じる
◆気持ちよさを感じる
◆コリッとしたしこりがある
◆ツーンと響く感覚がある

何も感じないときは？

反応があるのは体に異常があるシグナル。何も感じないツボは異常がないということなので、特に押す必要はありません。ただし、体に変調をきたしていると反応を見落としがちに。体調の把握のために、平常時の脈拍数を知っておくと◎。

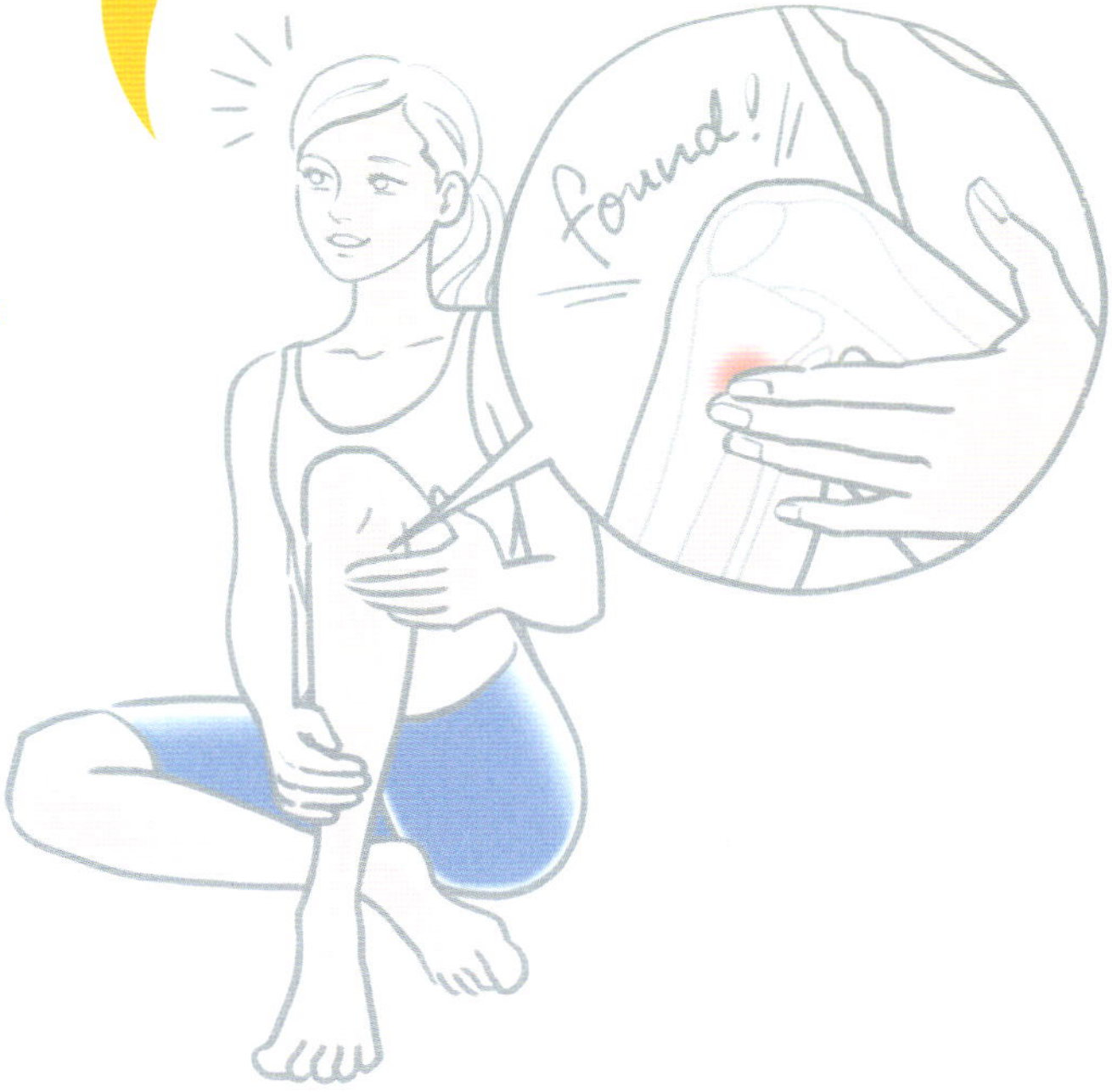

ツボは感覚で探す！

ツボの位置は、人によって違います。骨格や筋肉のつき方は人それぞれ。標準的なツボの位置は参考程度にとらえて、自分の感覚でツボを探し当てるのが確実です。また、押すタイミングやその日の体調などによって、ツボの位置がいつもと変わることもあります。探すときは見当をつけた位置の周辺にも反応が出るポイントがないか確認するとよいでしょう。主に、よく使ってだるいところ、動かさないことでこりが溜まっているところ、冷えているところ、筋肉が張っているところなどに反応が出やすいものです。

ツボの押し方のコツ

ただやみくもにツボを押すのではなく、もっとも効果的な押し方を知って、確実に効果を得るようにしましょう。

体の中心に向けて押す

正しい角度で押すことで、刺激はきちんとツボに到達します。ツボに指の腹を当てたら皮膚面に対して垂直に押し込み、中心に向かって力を加えます。親指、人差し指を使って押すのが基本で、ときに中指を使いますが、自分が一番押しやすい指で押すのがよいでしょう。

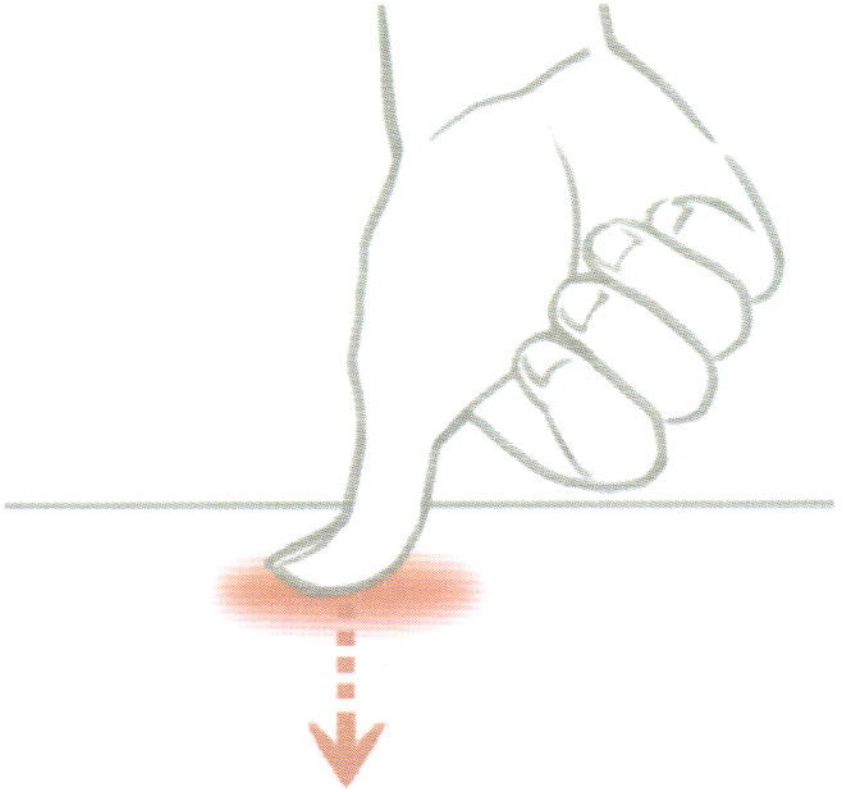

肌に向かって垂直に押すように。

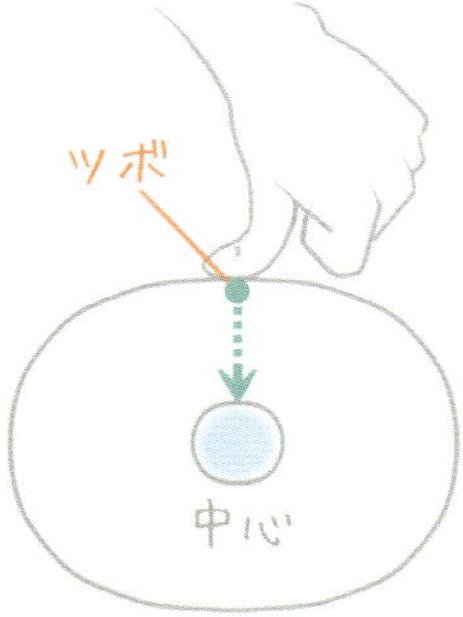

腕やお腹のツボを押すときは、体の中心を意識する。

1回3～5秒間、断続的に押す

ゆっくりと力をかけて、3～5秒ほど押します。圧を加えたら、パッと離し、これを何度か行いましょう。むやみに押すと皮膚や筋肉などの組織を傷め、腫れや痛みの原因となるため、繰り返すのは、長くとも1～2分にとどめておきます。押しすぎには注意しましょう。

なるべく指で押す

ツボは、手の指で押すのが一番です。指先はとても繊細で、温度やしこりなどを敏感に感じとることができます。背中や腰、おしりなど自分で押しにくいツボについても、できれば誰かに指で押してもらうのがおすすめ。

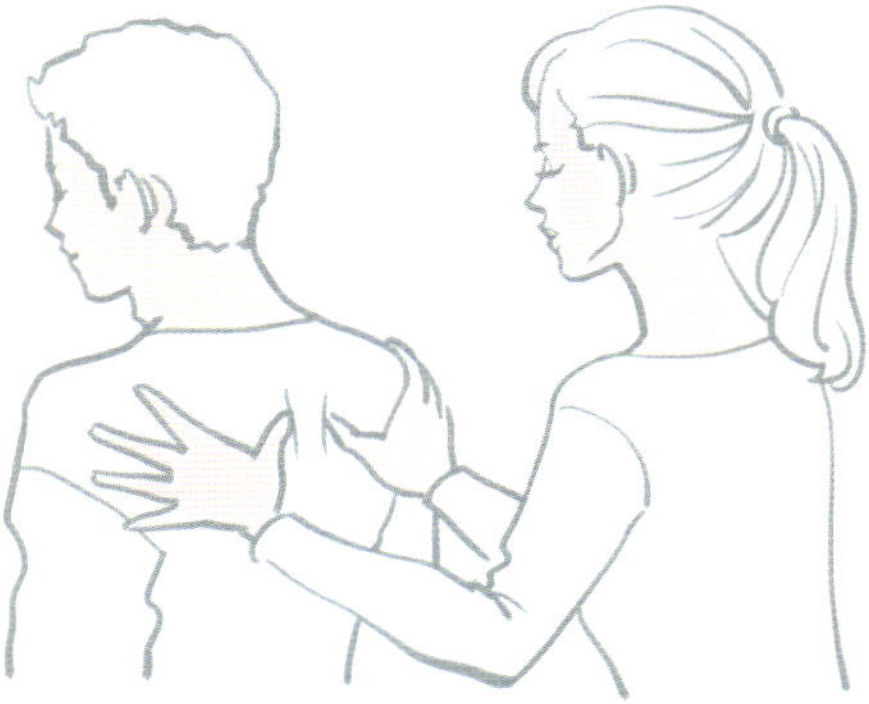

手の届かない後背部は、両手で左右同時に刺激してもらうのがよい。うつ伏せになって押してもらうのも、腹部が穏やかにマッサージされてリラックス効果が高いためおすすめ。

どうしても指で押す手段がない場合は、ボールやツボ押しのアイテムを使ってもよいが、できれば指で押すようにしたい。

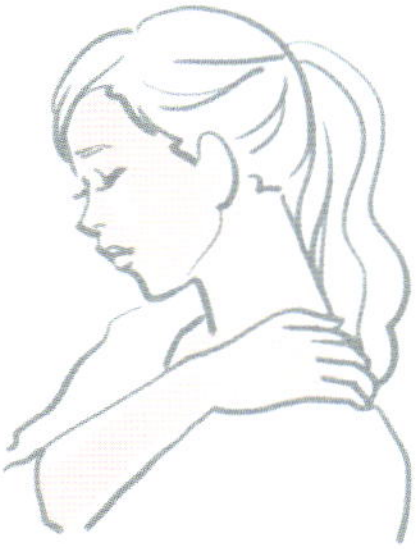

正しい強さで押す

繊細な首、骨に守られていない目のまわりや前すねのツボなどは、強く押しすぎないように、やさしく押すように心掛けましょう。また、痛すぎる強さで押すのは逆効果。筋肉が緊張して、うまく効果を得られません。

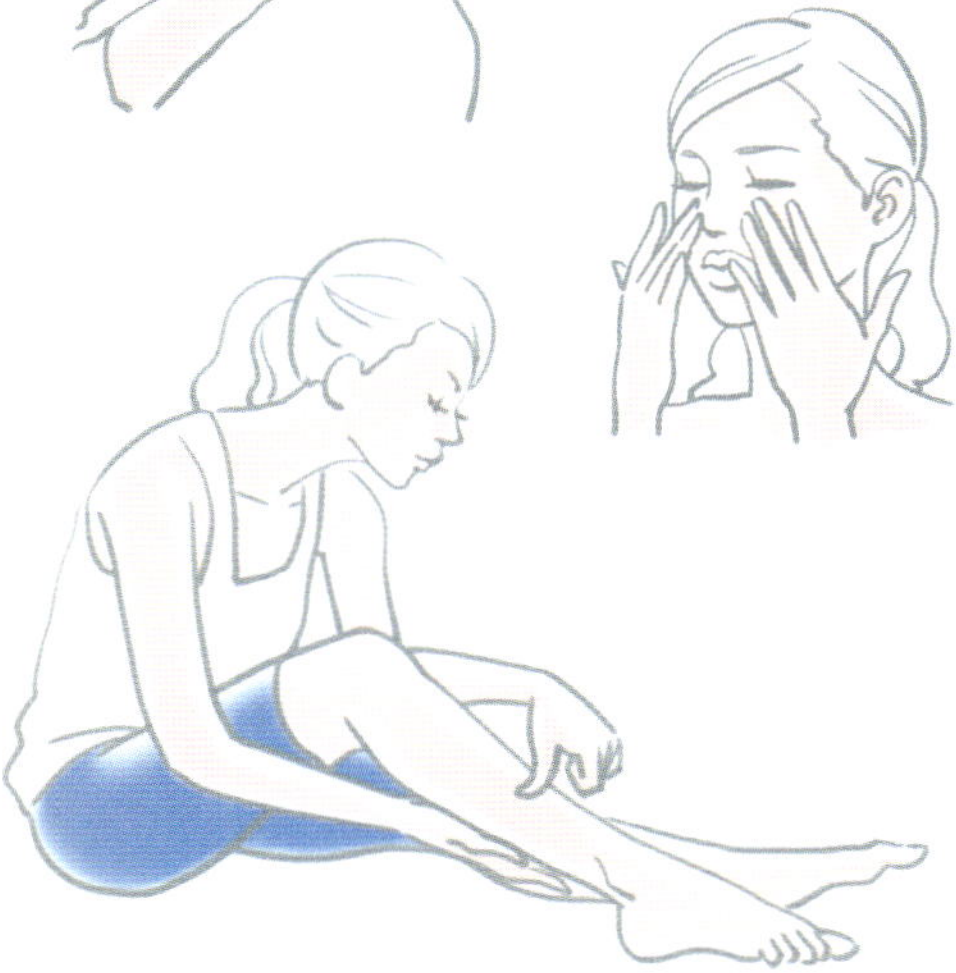

押しやすい姿勢で

立った姿勢だとツボ押しをしづらい場合は、腰を下ろしてリラックスして行うほうがよいでしょう。床に座る場合には、あぐらをかくと体が安定します。腹部を押す場合は、起きた状態で押すとツボに刺激が届きにくくなるため、仰向けに寝てリラックスして行います。

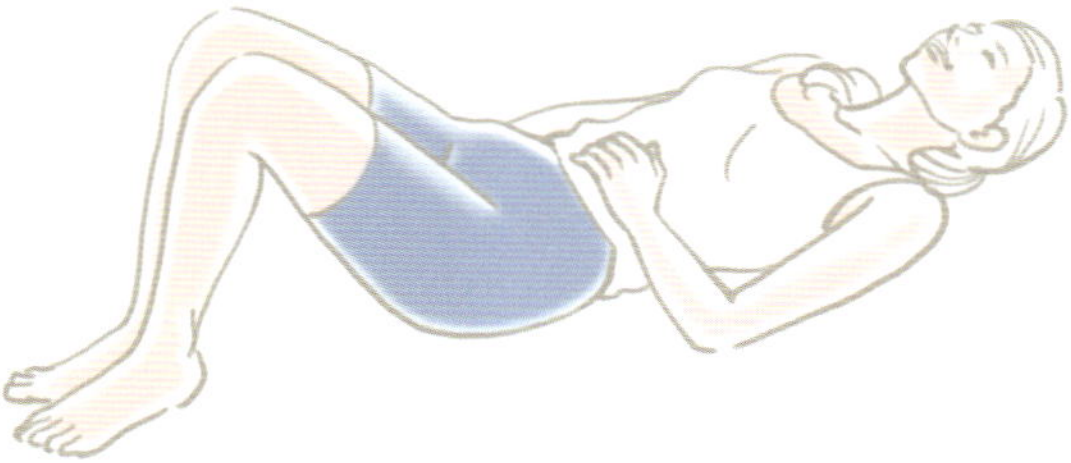

仰向けになってお腹の力を抜くと腹部に刺激が届きやすい。

揉む、さするという方法も

ツボへの刺激の方法はさまざま。刺激を抑えたいときや、温めて血流を改善したいとき、気の流れを整えたいときなどは、手のひらでさするようにするのもよいでしょう。こり固まった部分などは、やさしく揉みほぐすようにするのも効果的。そのほか、温風やシャワーで温めるだけでも効果があります。

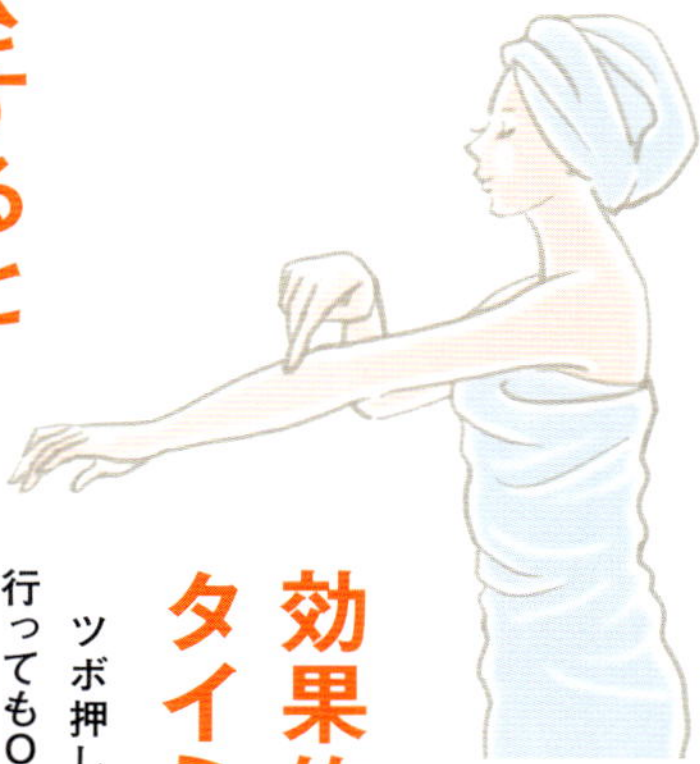

効果的なタイミングで

ツボ押しは基本的にはいつ行ってもOKです。特におすすめなのが入浴前後。押してから入浴すると、筋肉がほぐれて血行がよくなるため、効果が高まります。入浴後は血液やリンパの流れがよくなり痛みの刺激を伝える発痛物質も減少しているため、痛みが軽減できます。

※持病がある場合や妊娠中は、専門の医師に相談のうえ行ってください。

お役立ち
代表ツボ
4

四総穴［しそうけつ］

体を腹部、腰背部、顔面、頭部と首の後ろの４つに大きく分割したとき、各部の要となる主要なツボを四総穴と呼びます。四総穴の「総」は統括するという意味。361 ものツボは、この４つのツボに集約されます。

✦代表ツボ✦
四総穴

1

足の三里

［あしのさんり］

胃経

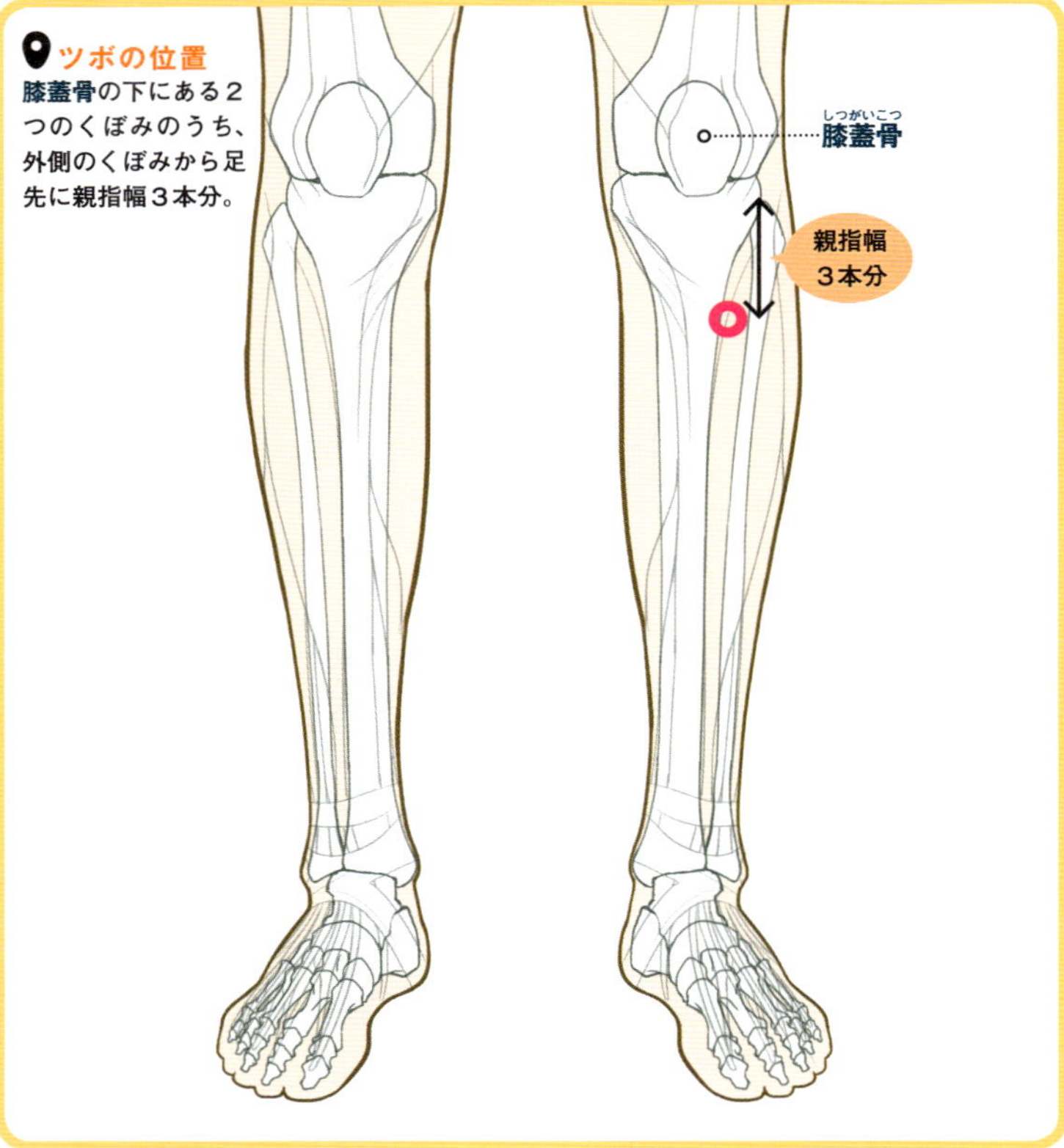
ツボの位置
膝蓋骨の下にある２つのくぼみのうち、外側のくぼみから足先に親指幅３本分。
膝蓋骨《しつがいこつ》
親指幅
３本分

主な効果

- 胃の痛み
- 嘔吐
- 胸やけ
- 便秘・下痢
- ひざ下のむくみ
- ひざの痛み
- すねの痛み
- 過食
- 食欲不振
- 精神不安

健脚のツボとして有名

腹部の要となるツボ。胃腸の疾患に効果てきめんです。ひざの痛みや脚の疲れ、張りなどのトラブルにも効果的。そのほか、夏バテ防止、冷房病対策などにもよく、体全体の治癒力を高める万能ツボです。ツボの代名詞として文学・落語などによく登場し、『奥の細道』で松尾芭蕉が旅に出る前にお灸をすえていたことでも知られます。

✦代表ツボ✦
四総穴

2

委中

［いちゅう］

膀胱経

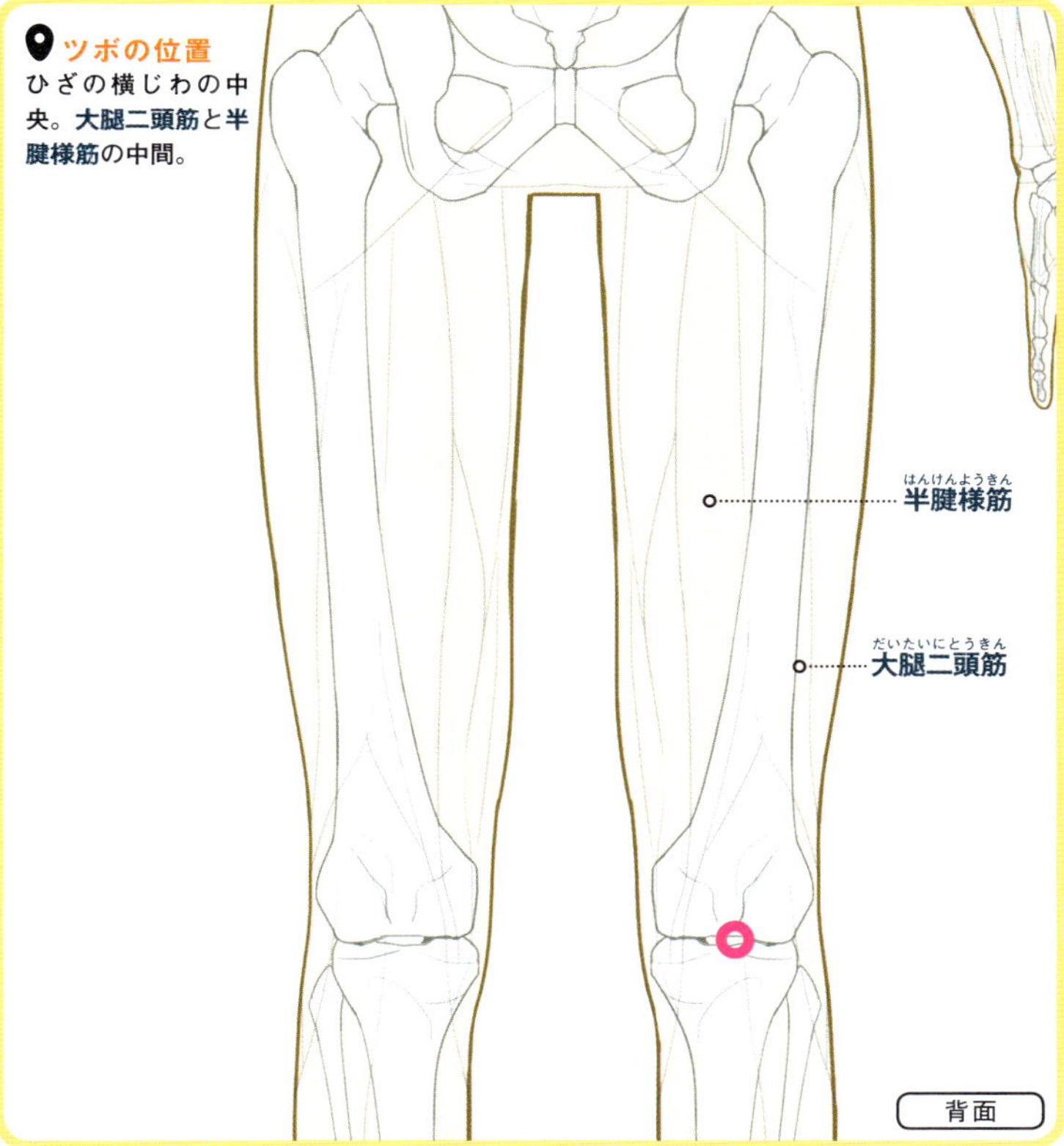
ツボの位置
ひざの横じわの中央。大腿二頭筋と半腱様筋の中間。
半腱様筋《はんけんようきん》
大腿二頭筋《だいたいにとうきん》
背面

［主な効果］

- 猫背
- 腰痛
- 腹痛
- ひざの痛み
- 太もも裏の張り
- 排尿障害
- 坐骨神経痛

腰痛に用いられる代表ツボ

背中や腰の特効ツボ。腰痛や坐骨神経痛、ひざの痛みなど、腰から脚の裏側にかけてのトラブルに用いられ、痛みや腫れを和らげる効果があります。腰痛持ちの人はこのツボが張って強い痛みが出ることも。膀胱系に属していることから、泌尿器系のトラブルにも効用があります。その他、急性胃腸炎や腹痛、痔などにも有効です。

✦代表ツボ✦
四総穴

3 合谷［ごうこく］

大腸経

ツボの位置
手の甲、第２中手骨のちょうど真ん中の親指側。親指と人差し指の付け根のあいだあたり。

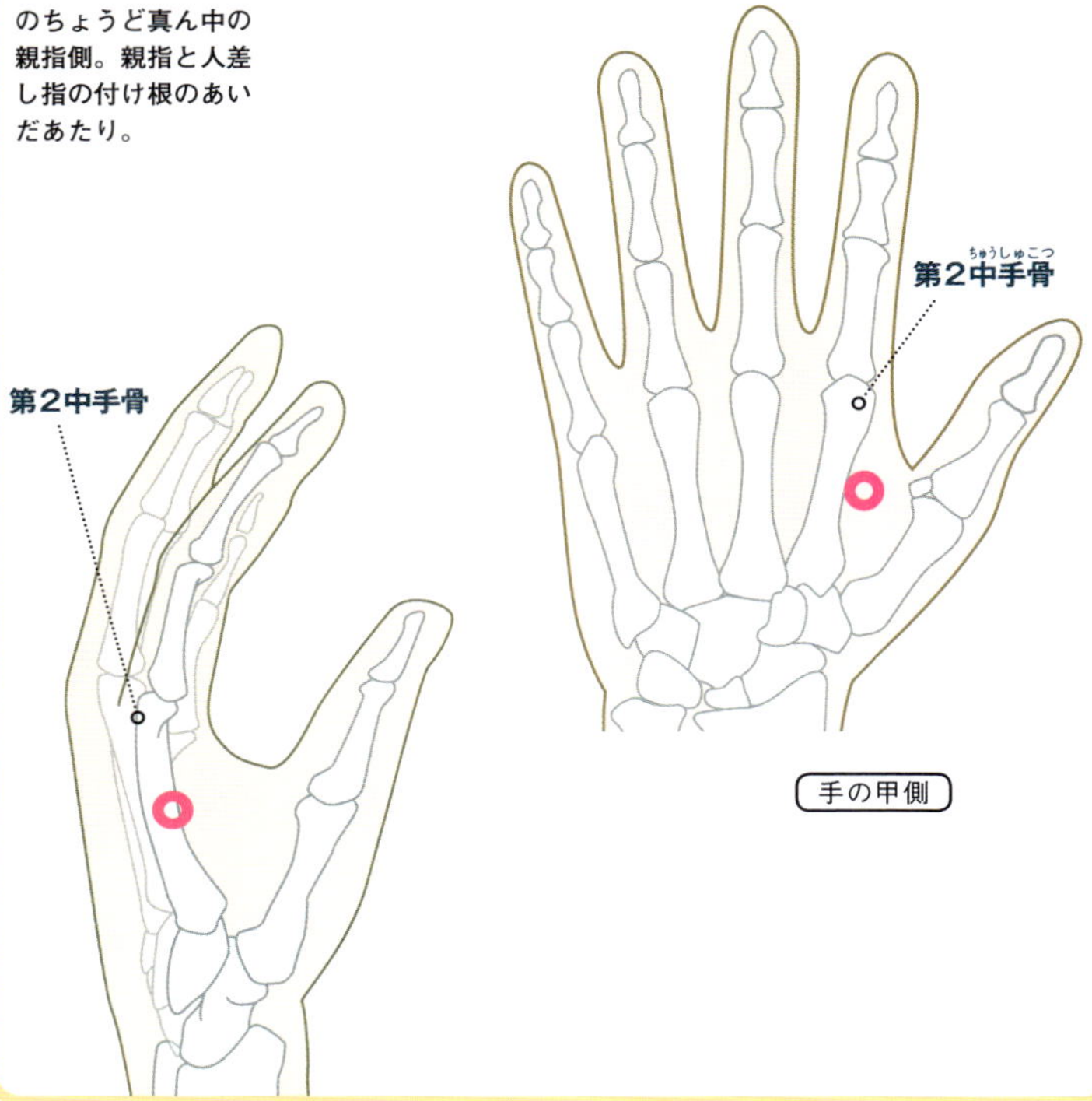

押し方のコツ▶ 親指で骨際を押し込むように強く押す。

［主な効果］

- 頭痛
- のどの痛み
- めまい
- 耳鳴り
- 鼻づまり
- 鼻水
- 歯の痛み
- 腕のパソコン疲れ

頭痛、歯の痛みに驚きの即効性

顔や口のなかの疾患に効くツボ。全身の痛みに効果を発揮するため、万能ツボのなかでも特に有名なツボです。指を開いたときの形が、深い谷のように見えることからこの名がつきました。痛みや腫れ以外にも、メンタル面を良好にする効用も。全身にあるツボのうち、もっとも「脳」に刺激が伝わりやすいツボともいわれています。

✦代表ツボ✦
四総穴

4

列缺

［れっけつ］

肺経

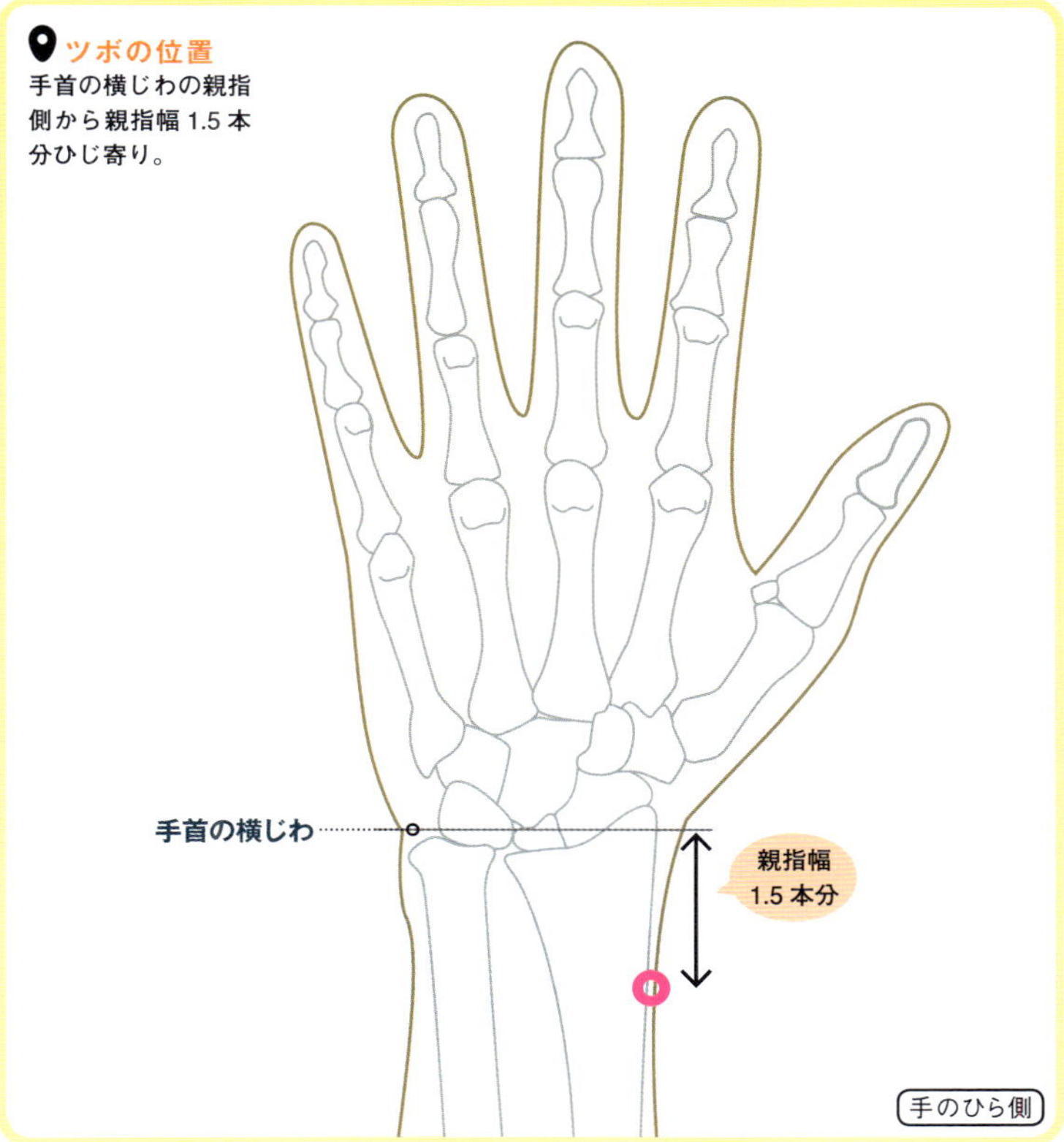

ツボの位置
手首の横じわの親指側から親指幅 1.5 本分ひじ寄り。
手首の横じわ
親指幅 1.5 本分
手のひら側

肺の気を巡らせのどの通りをよくする

頭や首の後ろの症状の代表ツボ。「列」は「裂」、「缺」は皿の割れ目という意味で、手首にある突起の裂け目に位置していることが名前の由来とされています。また、経絡がここを分岐に分かれるため、という考え方も。肺経に属するので、呼吸器のトラブルに有効です。頭や首にだるさを感じたとき、このツボを押すと頭がスッキリします。

［主な効果］

- 頭痛
- のどの痛み
- せき
- 息切れ・呼吸困難
- 気分の落ち込み
- 首のこわばり

お役立ち
万能ツボ
8

八会穴 [はちえけつ]

「臓《ぞう》・腑《ふ》・気《き》・血《けつ》・筋《きん》・骨《こつ》・髄《ずい》*・脈《みゃく》」の精気が集まるツボを八会穴といいます。それぞれの精気が多すぎたり少なすぎたりすることで不調が生じた場合に、調整や回復のために用いられるツボです。

＊骨の内部にあり、栄養を骨に補給しているのが髄

✦万能ツボ✦
八会穴

1

章門［しょうもん］
「臓」の気が集まる

肝経

［主な効果］

- 腹痛
- 下痢
- 嘔吐
- 子どものひきつけ
- 肋間の痛み
- 顔のたるみ

ツボの位置
わきを締めてひじを曲げたとき、ひじの先が当たるわき腹。

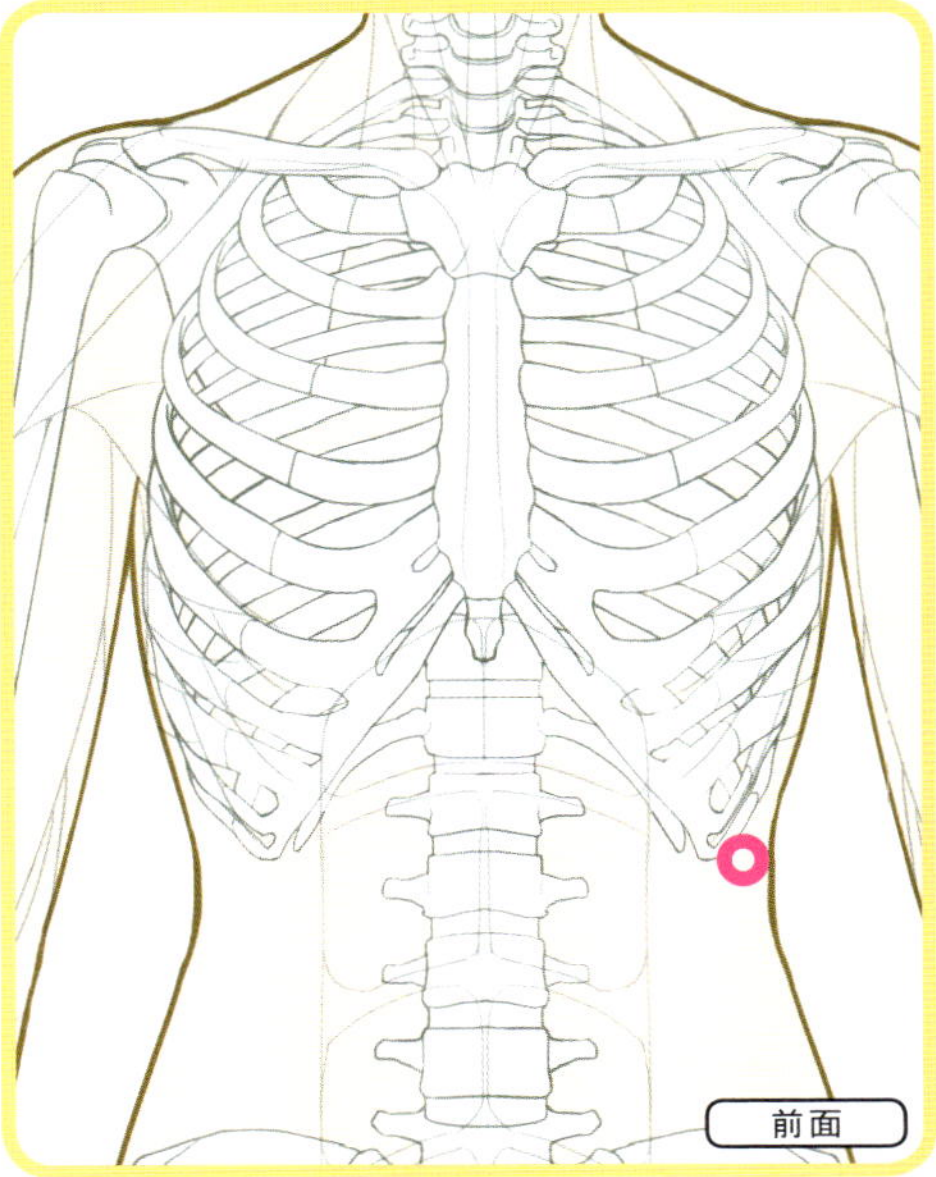

✦万能ツボ✦
八会穴

2

中脘［ちゅうかん］
「腑」の気が集まる

任脈

［主な効果］

- 胃の痛み
- 嘔吐
- 便秘・下痢
- 胸やけ
- 精神不安

ツボの位置
へそから上に親指幅４本分。

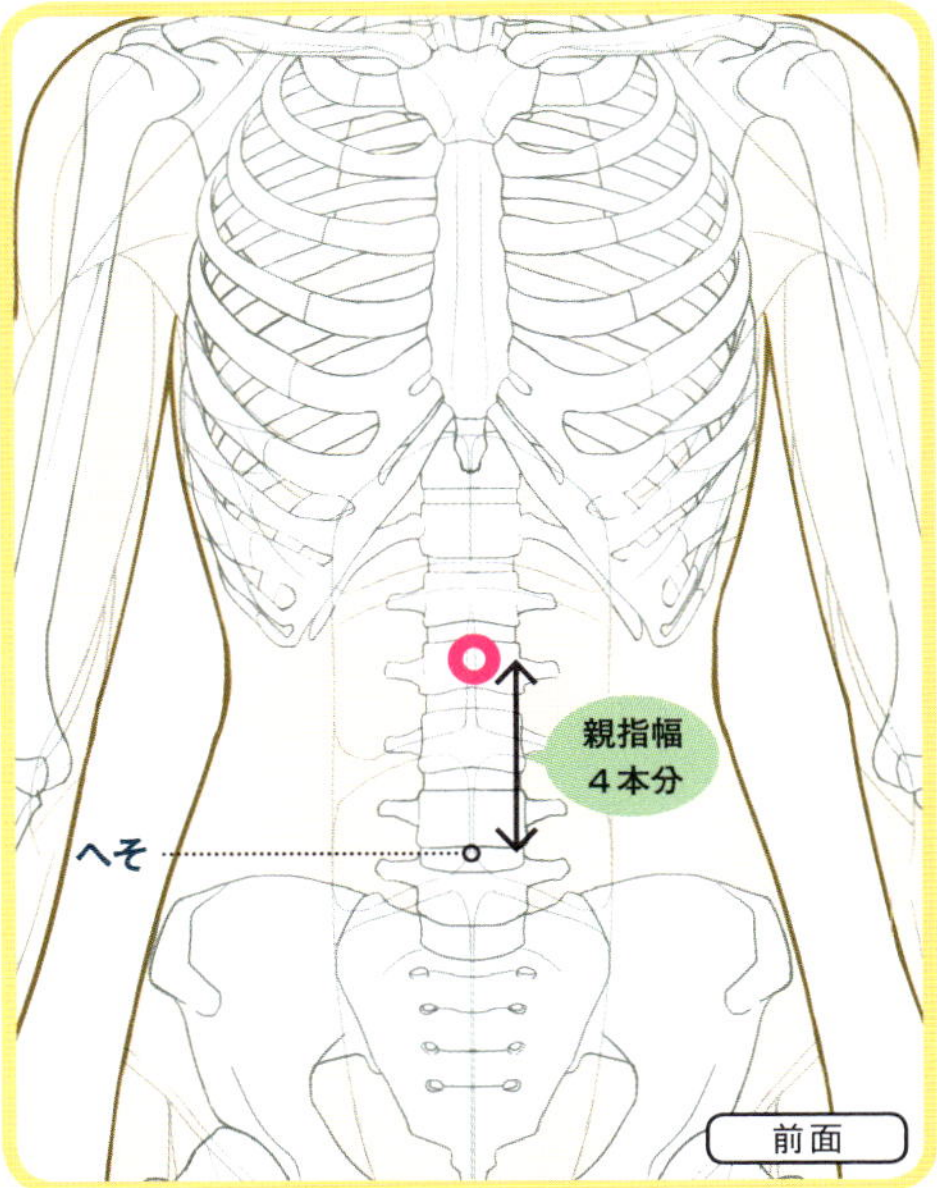

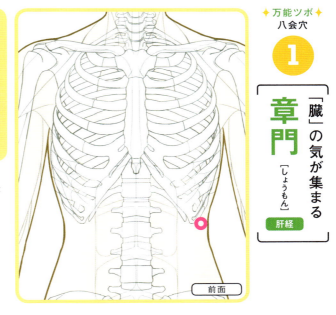

✦万能ツボ✦
八会穴

3

「気」が集中する 膻中［だんちゅう］

任脈

主な効果

- めまい
- 顔のむくみ
- 鼻づまり
- 鼻水
- 動悸
- つわり
- 更年期の情緒不安
- イライラ
- 気分がふさぐ
- 乗り物酔い

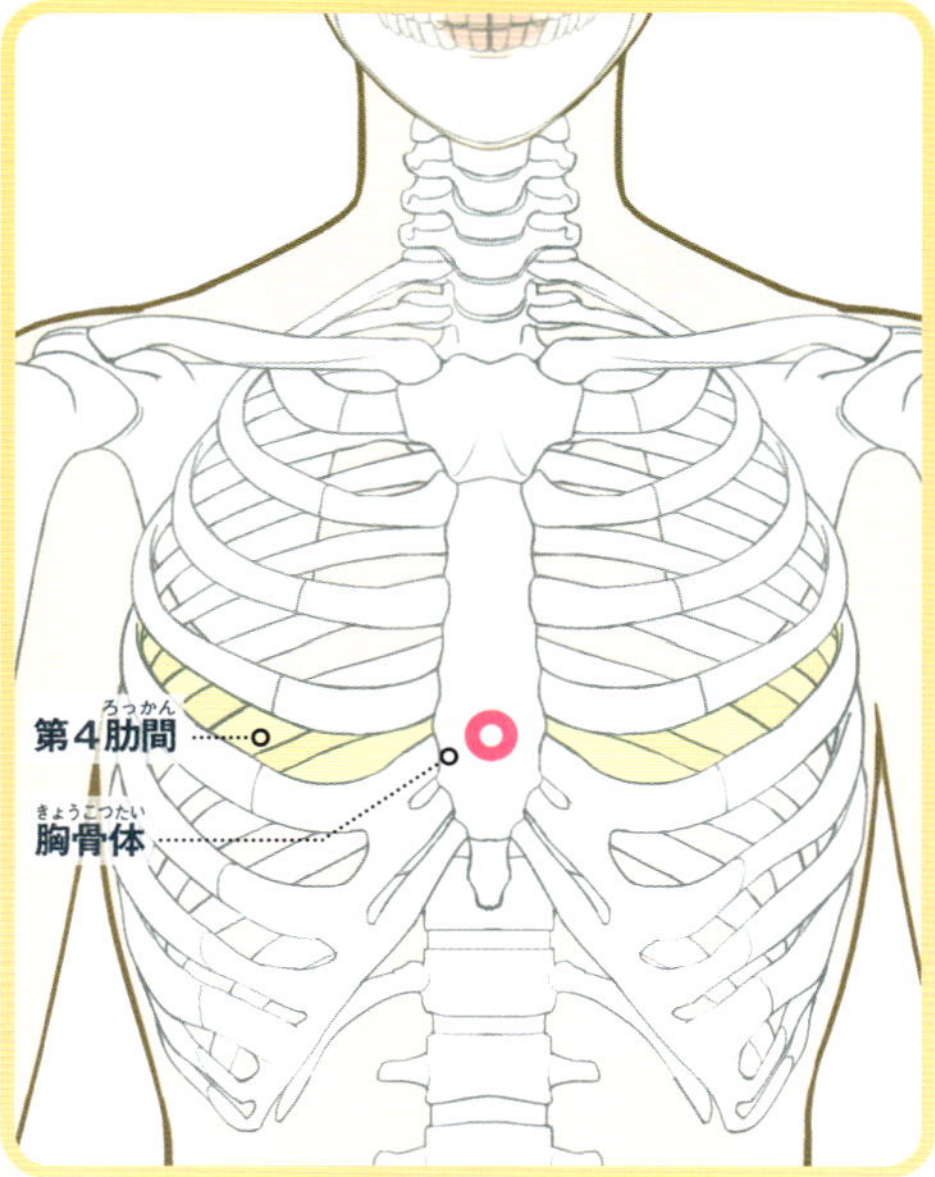

ツボの位置
体の左右中心で、乳頭と同じ高さにある第４肋間（肋骨と肋骨のあいだ）と同じ高さ。胸骨体上。

✦万能ツボ✦
八会穴

4

「血」の気が集まる 膈兪［かくゆ］

膀胱経

主な効果

- 頭痛
- 顔のむくみ
- 鼻血
- 血圧異常
- 血糖値異常

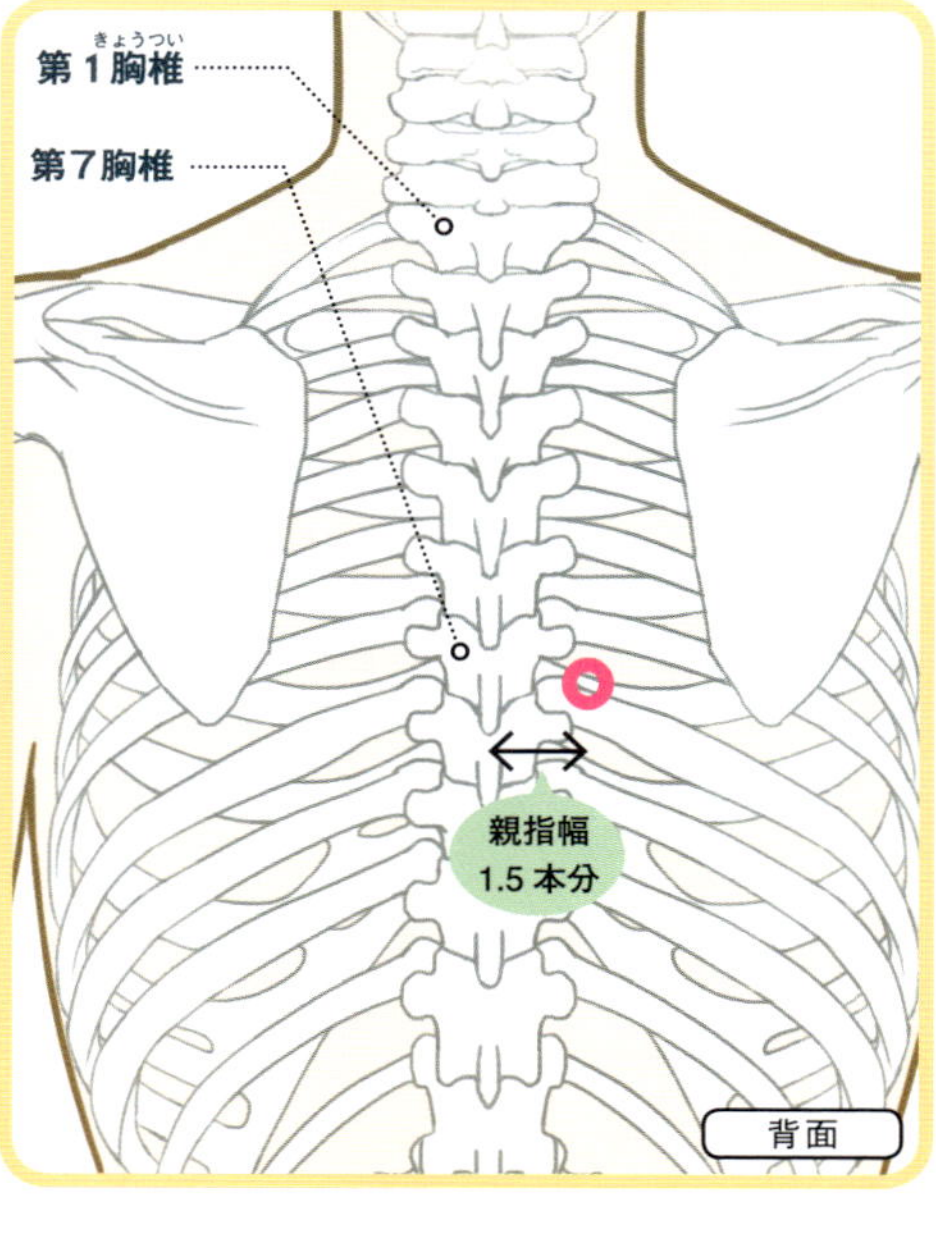

ツボの位置
体の左右中央にある第７胸椎（左右の肩甲骨の下端を結んだ高さ）の出っ張りの下のへこみから、外に親指幅 1.5 本分。

✦万能ツボ✦
八会穴

5

「筋」の気が集まる 陽陵泉
［ようりょうせん］

胆経

主な効果

- 頭痛
- 猫背
- ひざの痛み
- すねの痛み
- 疲労感
- 若返り
- メタボリック シンドローム

ツボの位置

ひざの下外側の出っ張った骨（腓骨頭）の前下方にあるくぼみ。

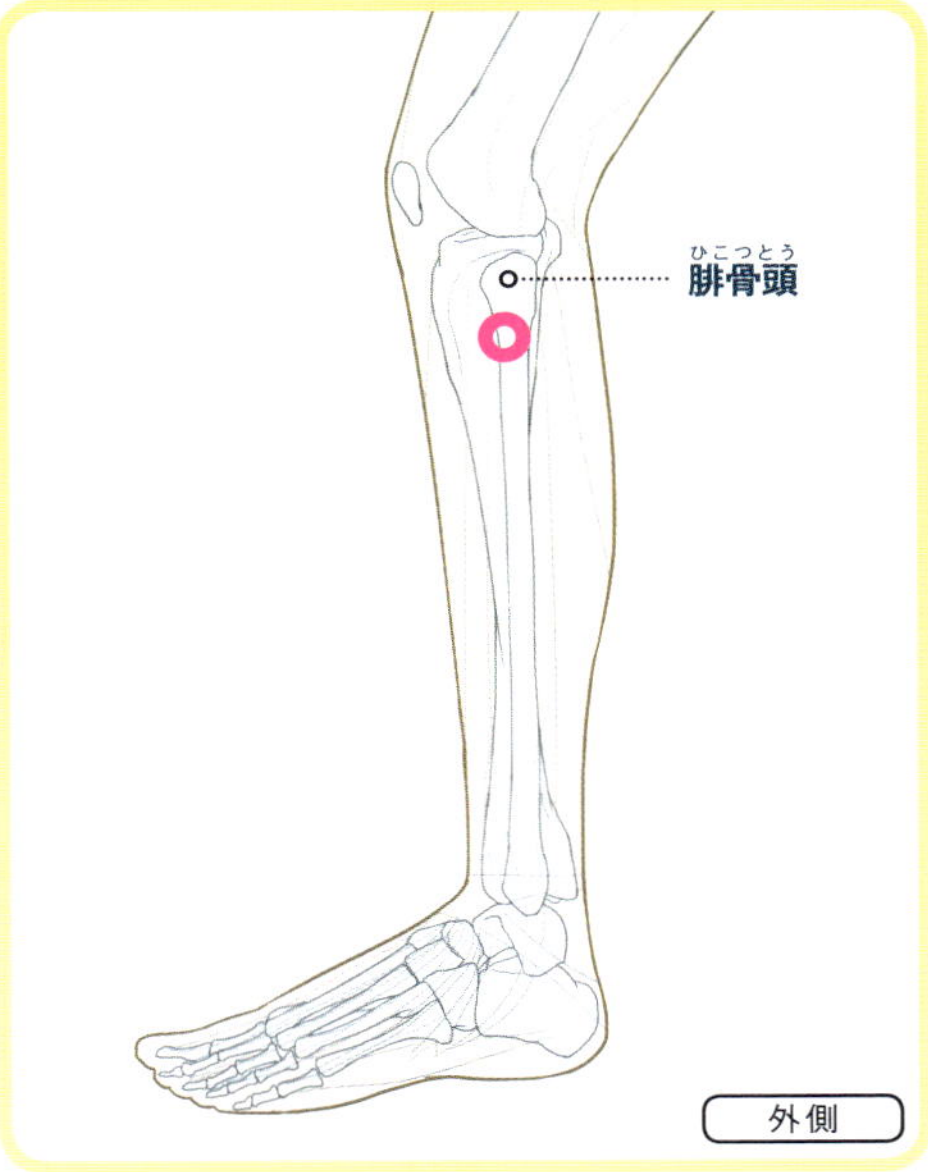

✦万能ツボ✦
八会穴

6

「骨」の気が集まる 大杼
［だいじょ］

膀胱経

主な効果

- 発熱
- 猫背
- 鼻づまり
- 頭痛
- のどの痛み
- 肩こり
- 猫背
- 多汗

ツボの位置

体の左右中央にある第１胸椎の出っ張りの下のへこみから、外に親指幅 1.5 本分。

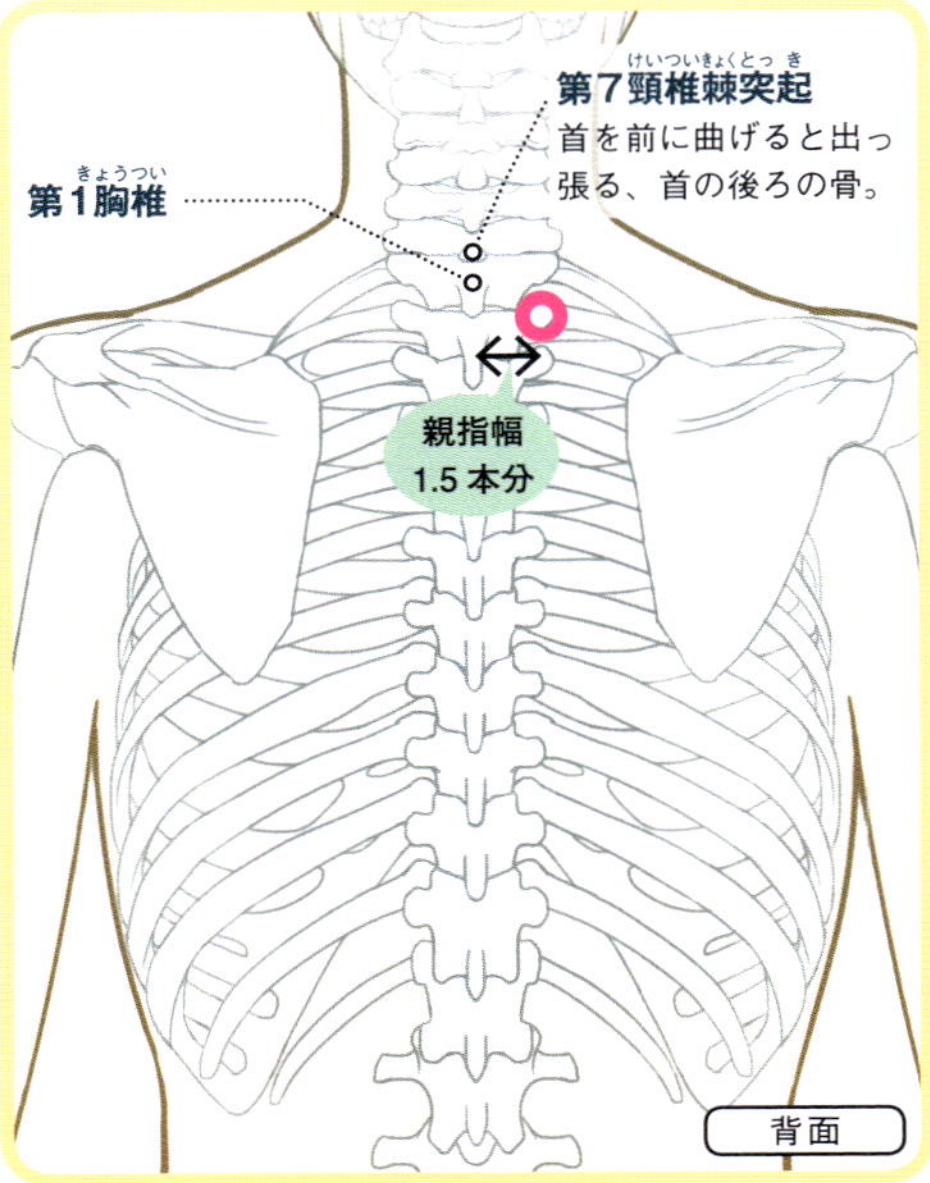

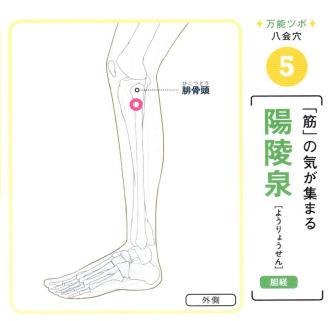

✦万能ツボ✦
八会穴

7 「髄」の気が集まる 懸鐘［けんしょう］

胆経

主な効果

- 股関節の痛み
- 血圧異常
- 首のこわばり
- 寝違え
- 足首関節痛
- ひざ下のむくみ・だるさ

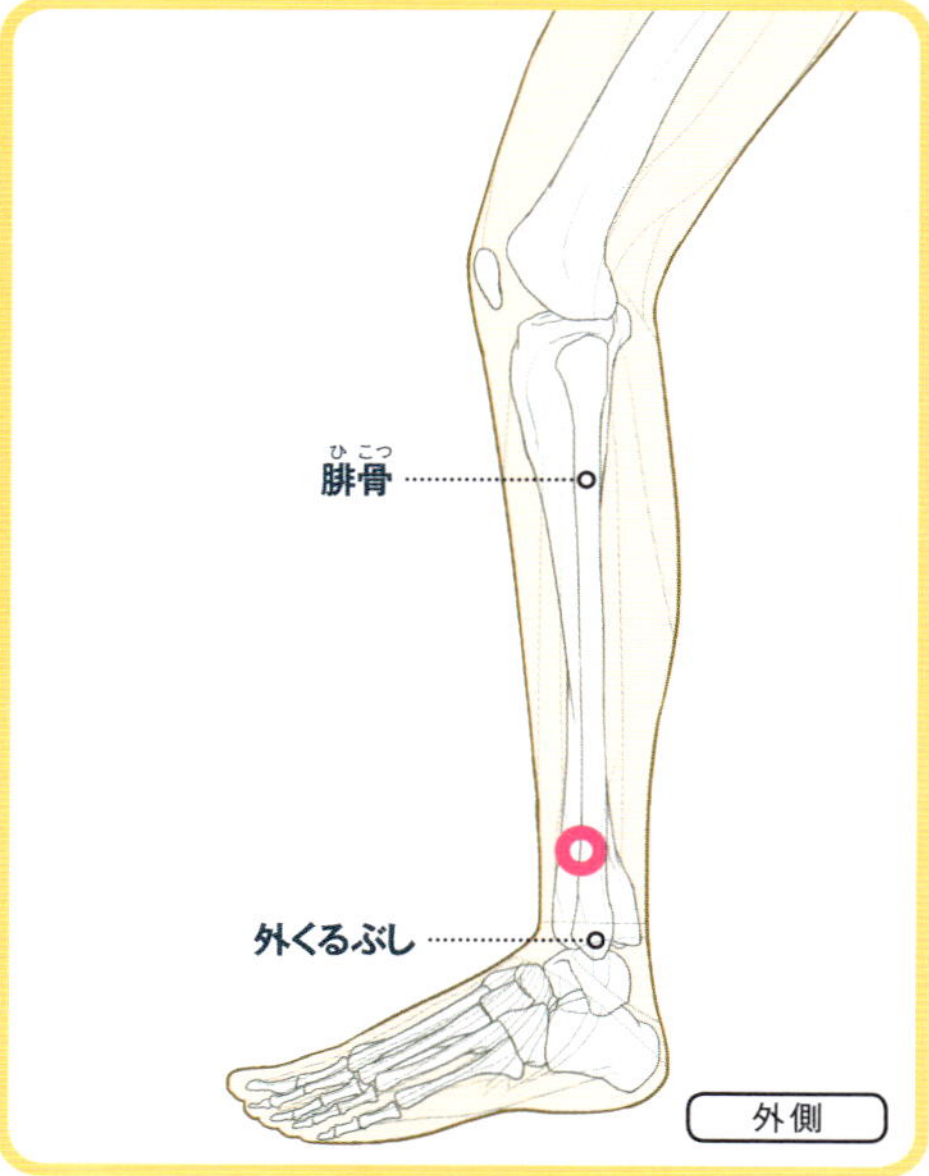

ツボの位置

外くるぶしからひざに向かって上に親指幅３本分で、腓骨の前方。

✦万能ツボ✦
八会穴

8 「脈」の気が集まる 太淵［たいえん］

肺経

主な効果

- 顔色の悪さ
- 鼻づまり
- 鼻水
- 動悸
- 手首のだるさ
- 手の関節の痛み

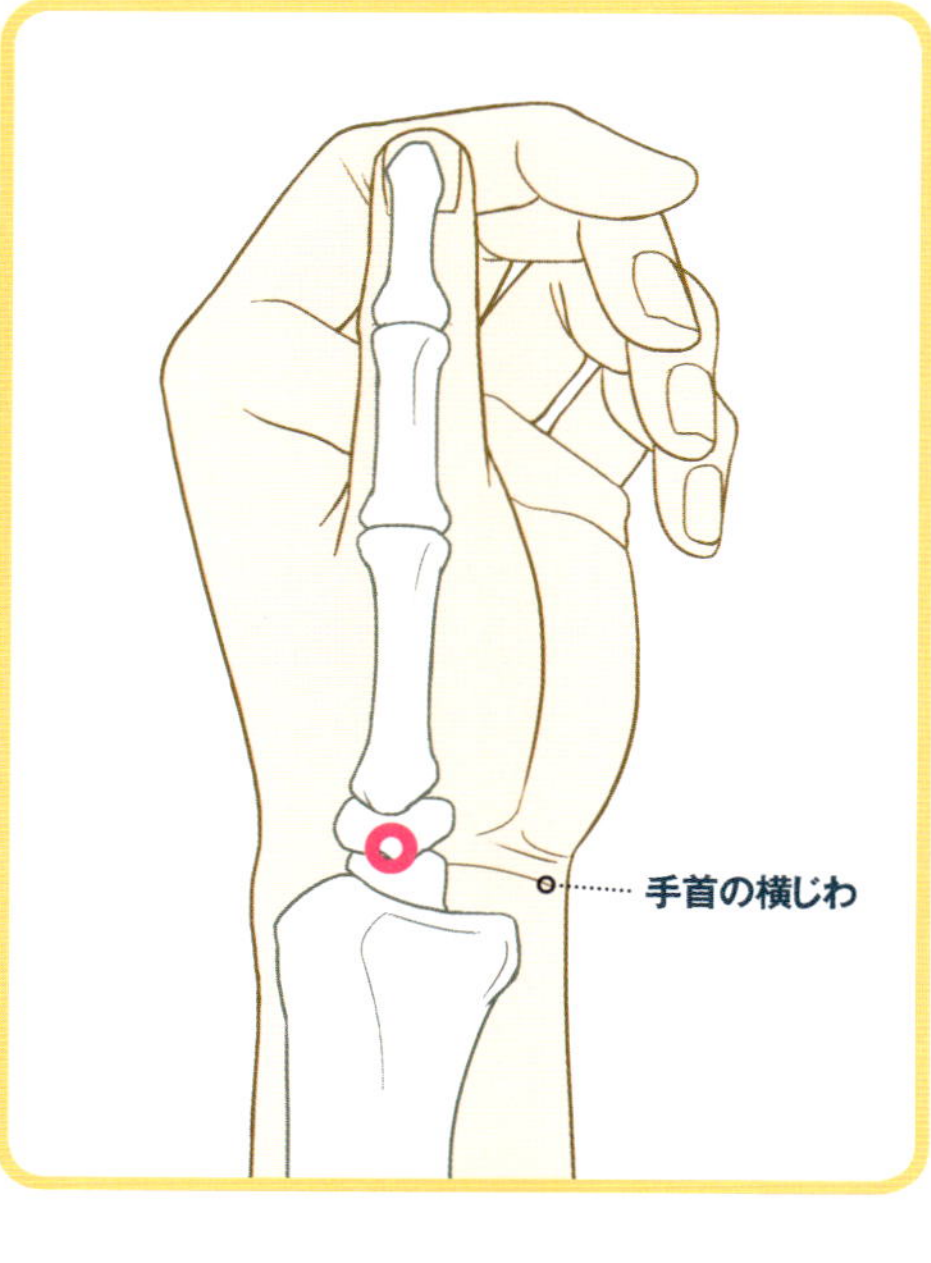

ツボの位置

手首の横じわと、親指の外側の縁が交わるところ。

症状別のツボ

気になる症状を緩和するおすすめのツボを紹介します。効果を発揮するツボは1つではないうえ、個人差があったり、その日の体調によって変わったりすることも。もっとたくさんツボ押しをしたいときや、いまひとつ効果が実感できないときなどは、紹介するツボの属する経絡（P.10、40）にあるほかのツボを押してみるのもおすすめです。

- 頭・顔　P.62~
- 首・肩・胸・腹　P.96~
- 背中・腰・おしり　P.120~
- 手足　P.148~
- 女性の悩み　P.178~
- メンタル　P.192~
- 不調緩和・体質改善　P.198~
- 美容・その他　P.212~

Case.1

めまい

目が回る、ふらつく、立ちくらみなどさまざまな症状がみられるめまい。三半規管の異常や血流の問題、ストレスなどが原因とされています。脳や神経の異常にもかかわる場合があるので、ひどい場合には専門医を受診しましょう。

目や耳の調子を整え、めまいを軽減

合谷［ごうこく］

大腸経

ツボの位置

手の甲、第2中手骨のちょうど真ん中の親指側。親指と人差し指の付け根のあいだあたり。

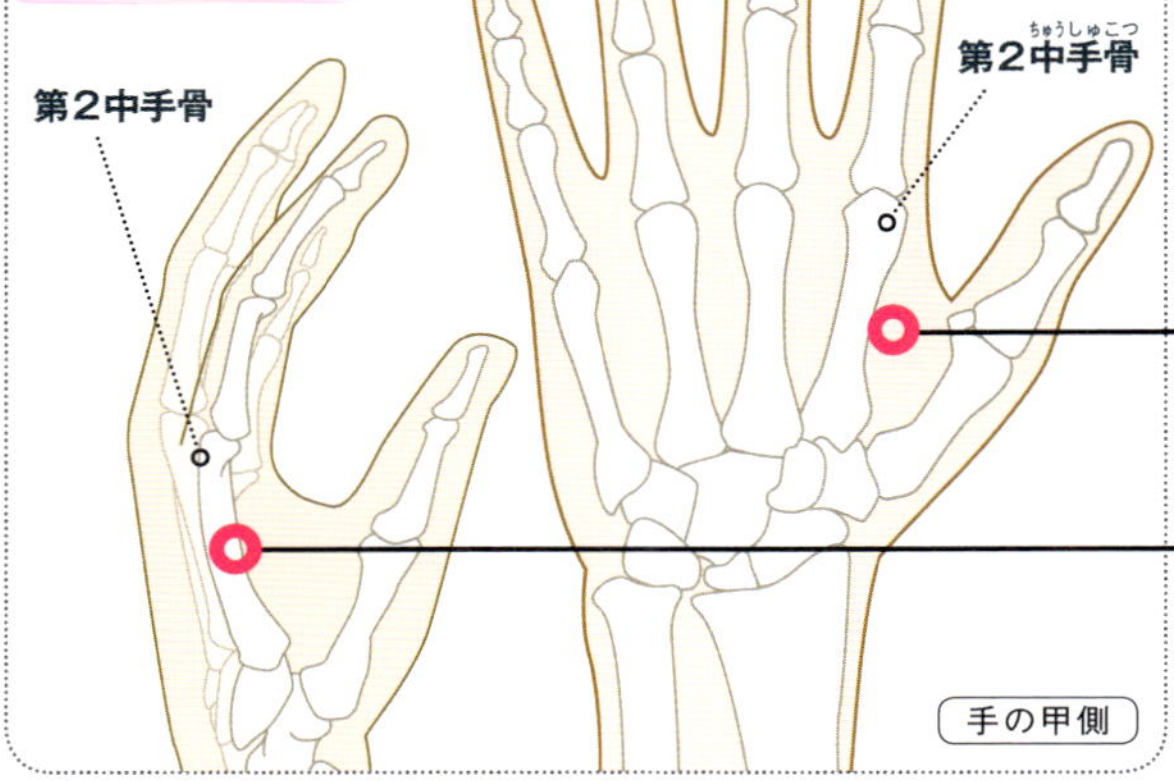

第2中手骨
第2中手骨《ちゅうしゅこつ》
手の甲側

押し方のコツ▶ 親指で骨際を押し込むように強く押す。

不安を和らげメンタルから働きかける

膻中［だんちゅう］

任脈

ツボの位置

体の左右中心で、乳頭と同じ高さにある第4肋間（肋骨と肋骨のあいだ）と同じ高さ。胸骨体上。

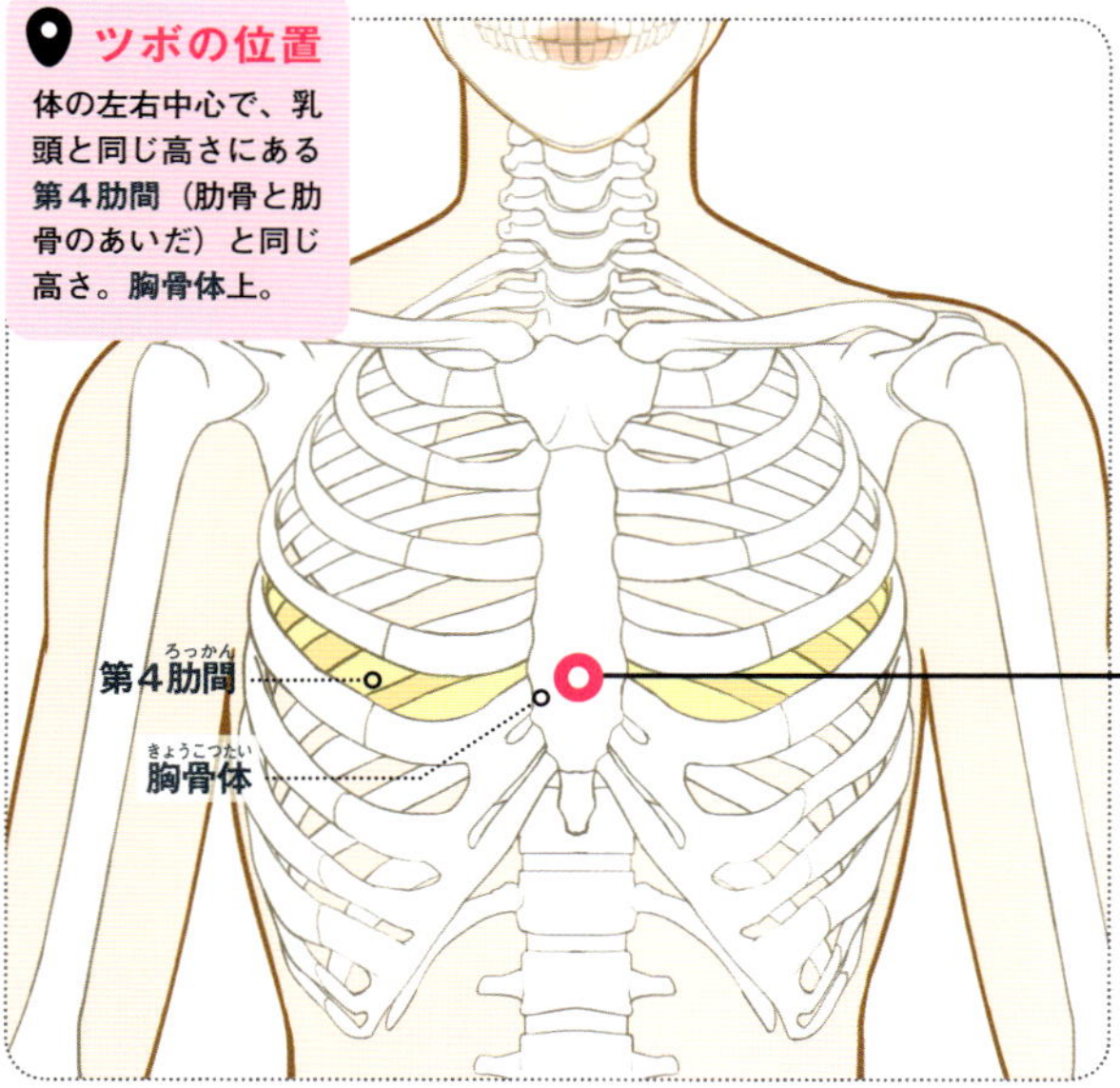

第4肋間《ろっかん》
胸骨体《きょうこつたい》

押し方のコツ▶ 中指を立て、息を吐きながら押し込む。できれば仰向けで寝そべって行う。

まとめて押したい！

頭がスッキリし目がリラックス 「胃経《いけい》」のツボ

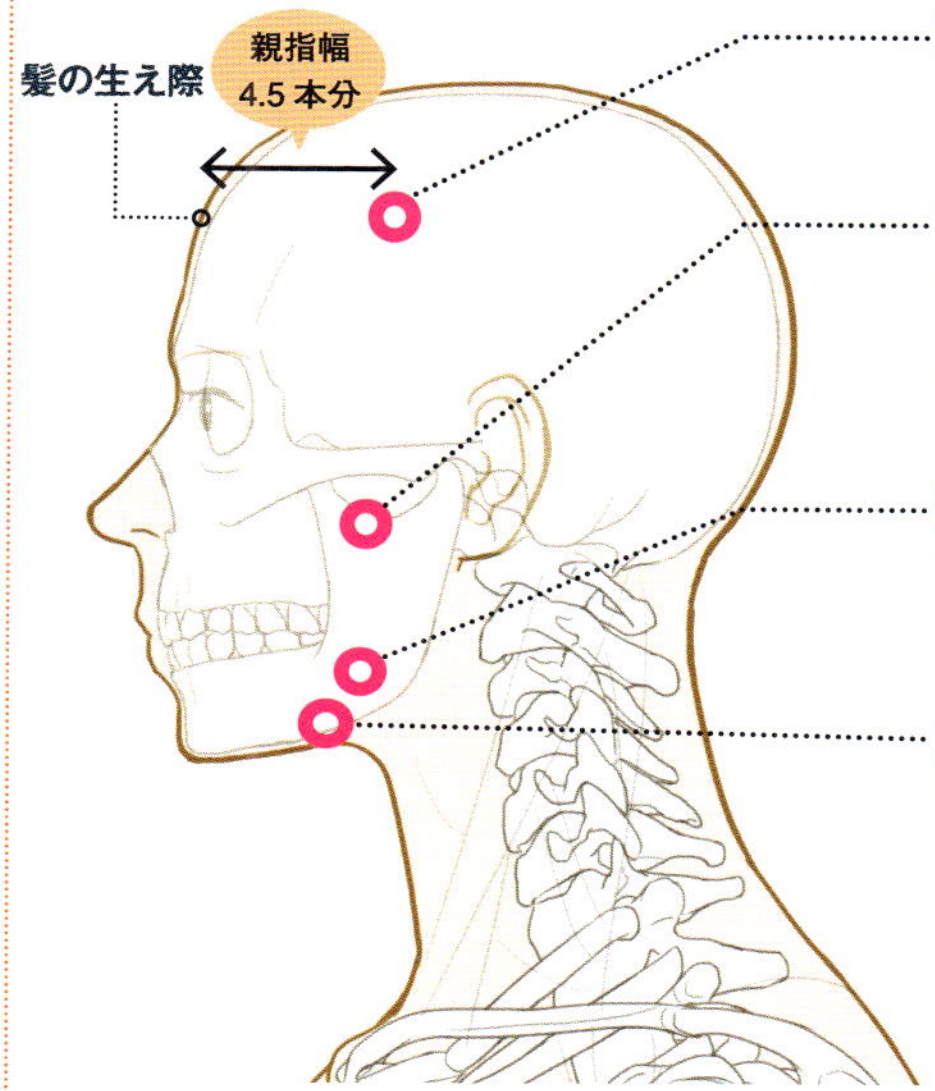

頭維［ずい］
髪の生え際の左右中央から外に親指幅4.5本分。

下関［げかん］
耳の穴から頬骨に向かって親指幅３本分。口を閉じるとくぼみができるところ。

頬車［きょうしゃ］
下あごの骨の端（えら）から口元に向かって親指幅１本分にあるくぼみ。

大迎［だいげい］
下あごの骨の端（えら）からあご先に向かって親指幅１本分にあるくぼみ。

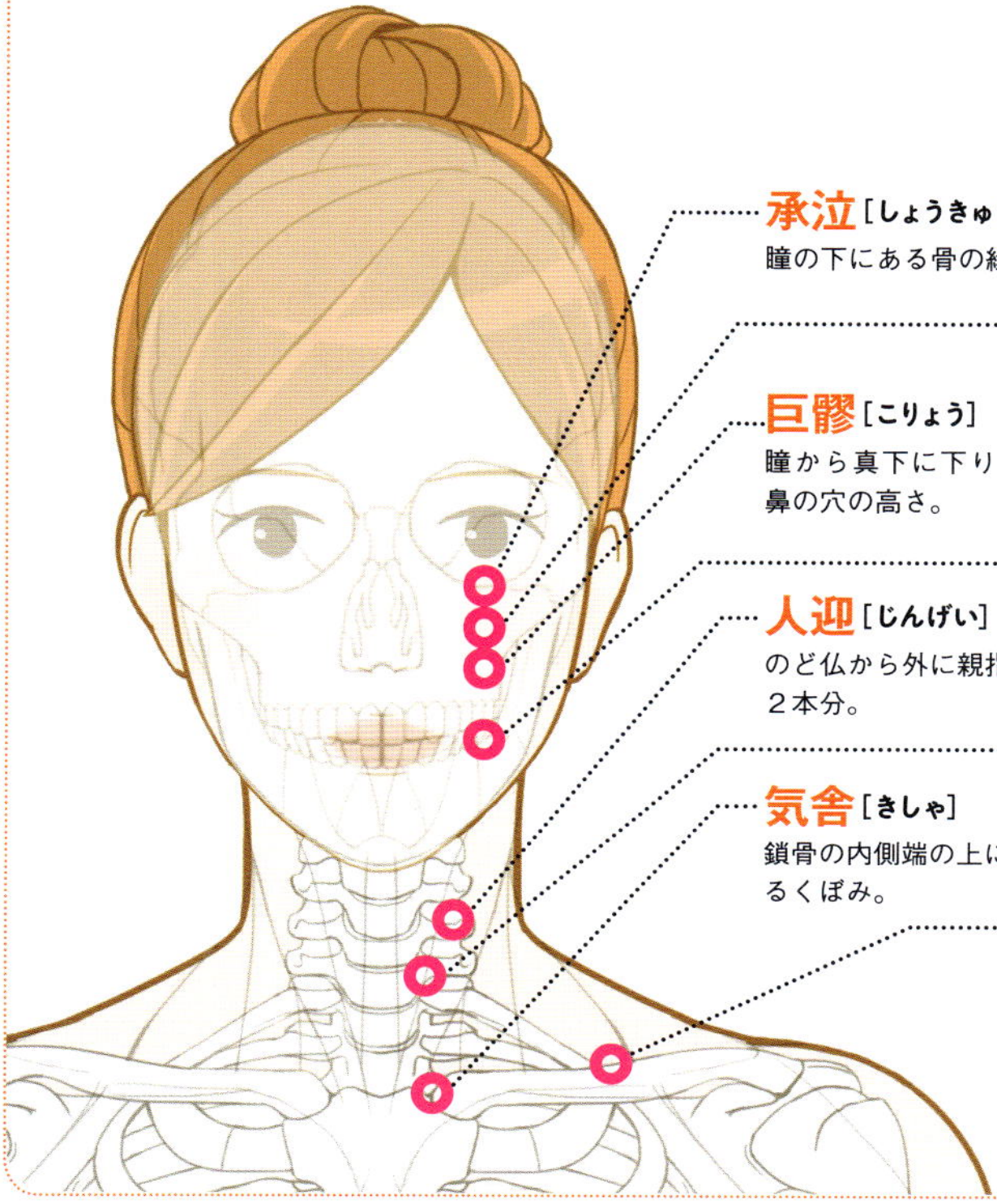

承泣［しょうきゅう］
瞳の下にある骨の縁。

四白［しはく］
瞳の下にある骨の縁から親指１本分下。

巨髎［こりょう］
瞳から真下に下りた、鼻の穴の高さ。

地倉［ちそう］
口角のすぐ横。

人迎［じんげい］
のど仏から外に親指幅２本分。

水突［すいとつ］
のど仏から斜め下外側に親指幅１本分。

気舎［きしゃ］
鎖骨の内側端の上にあるくぼみ。

缺盆［けつぼん］
乳頭を上にたどった鎖骨の上のくぼみ。鎖骨のちょうど中間点。

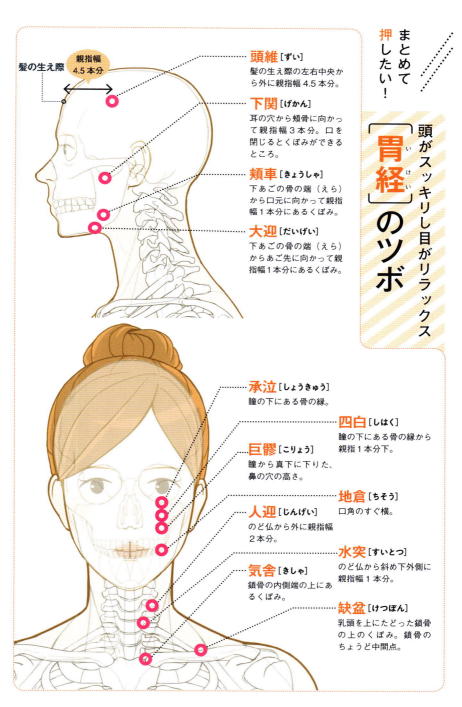

頭痛

脳や体に何の病気がないのにもかかわらず繰り返される慢性的な頭痛は、大きく「緊張型頭痛」と「片頭痛」に分けられます。ツボ押しでこりを和らげ血流を改善することで、症状の緩和が期待できるでしょう。

緊張型頭痛

ストレスや負担のかかる姿勢、疲労などが原因で、頭から背中にかけての筋肉が緊張し、血液循環が悪化することで起こる。締めつけられるような圧迫感、重苦しい鈍痛が特徴。

頭部のトラブルに効く万能ツボ

列缺［れっけつ］

肺経

ツボの位置

手首の横じわの親指側から親指幅 1.5 本分ひじ寄り。

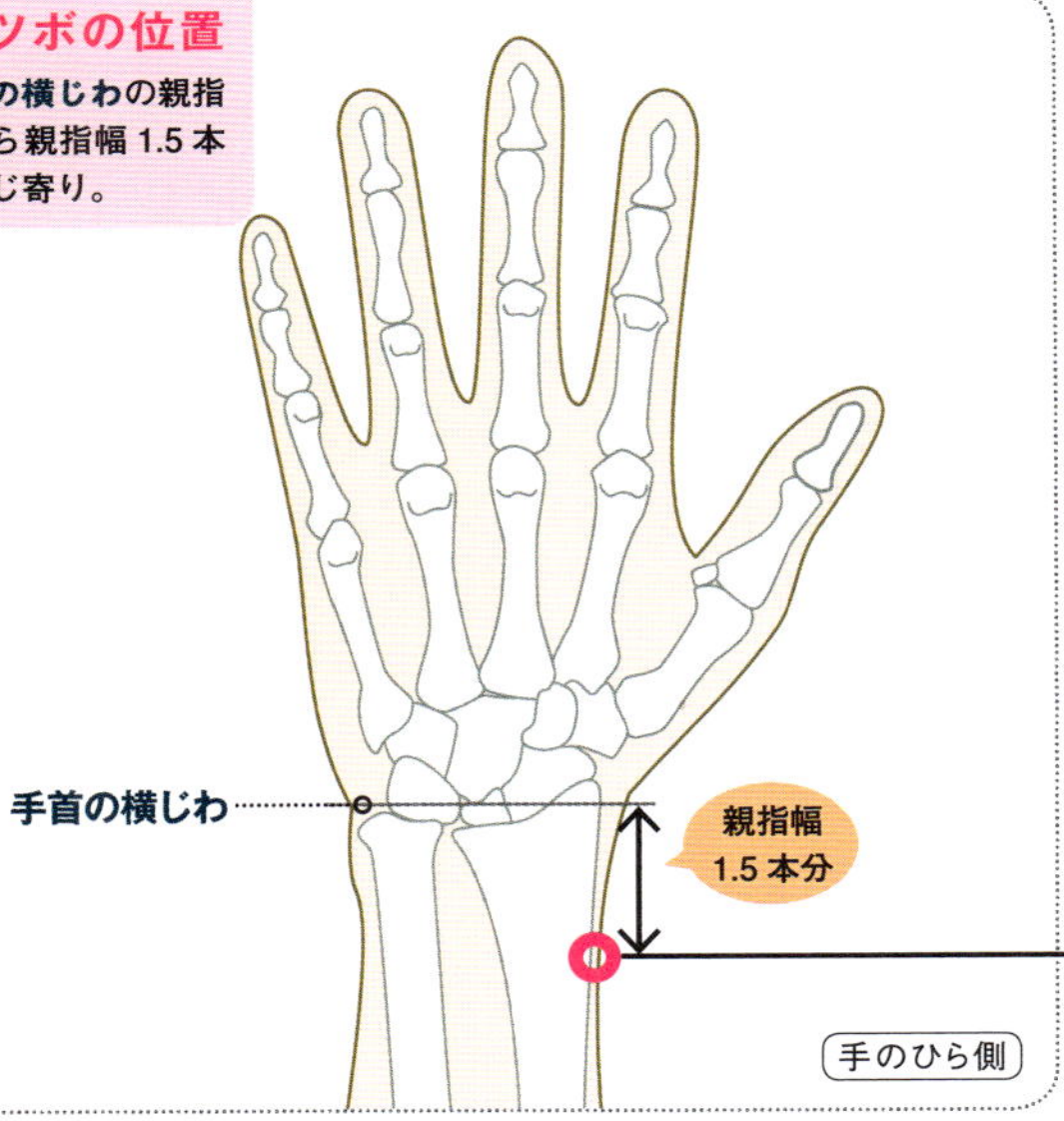

経絡の通りをよくし、気を循環

陽陵泉［ようりょうせん］

胆経

ツボの位置

ひざの下外側の出っ張った骨（腓骨頭）の前方下にあるくぼみ。

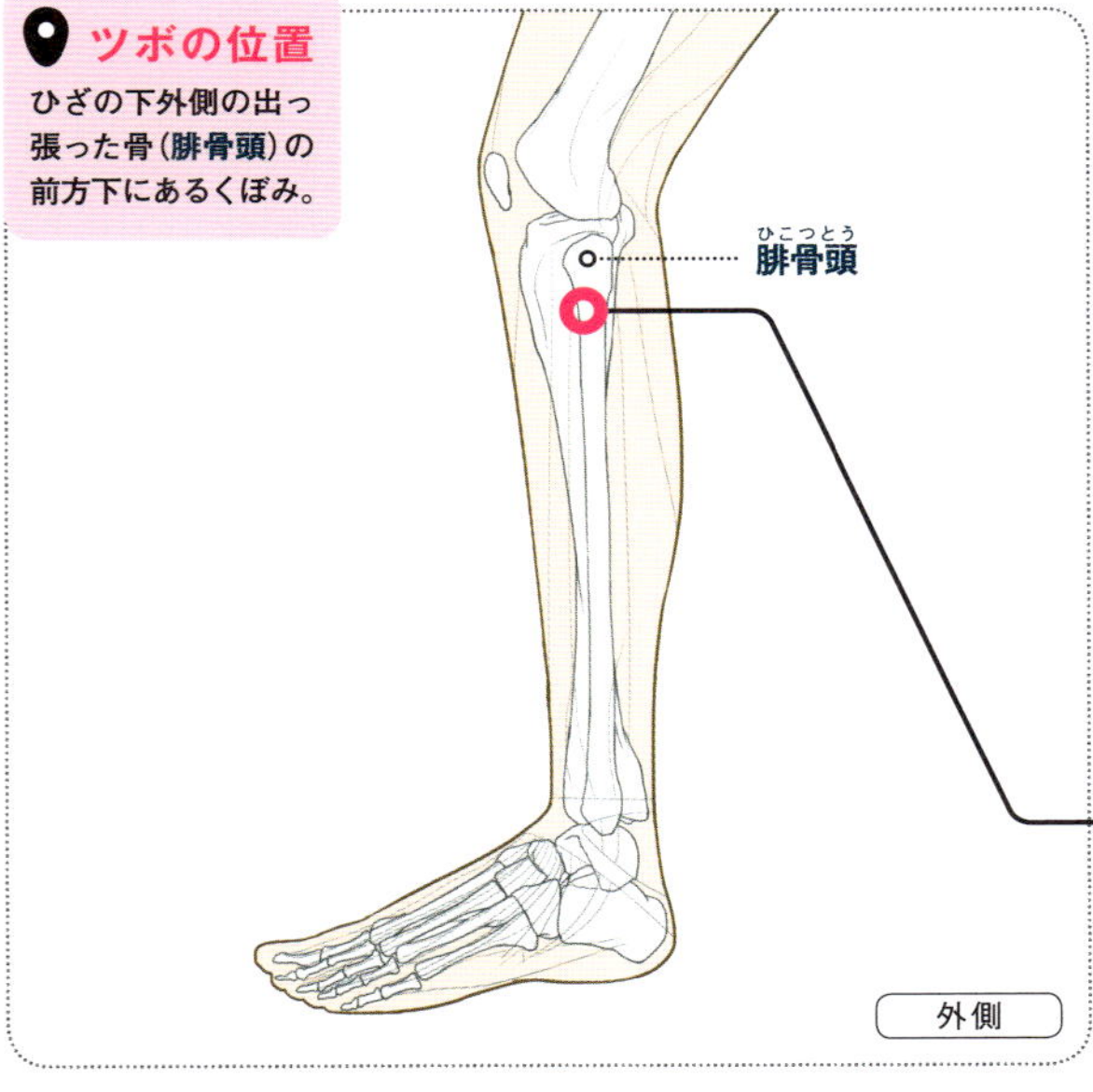

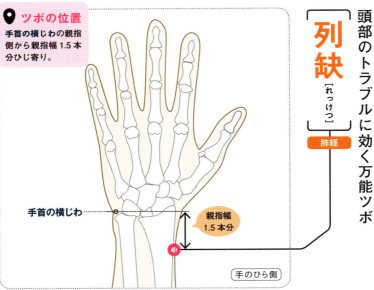

まとめて押したい！

側頭部の緊張性頭痛におすすめ「三《さん》焦《しょう》経《けい》」のツボ

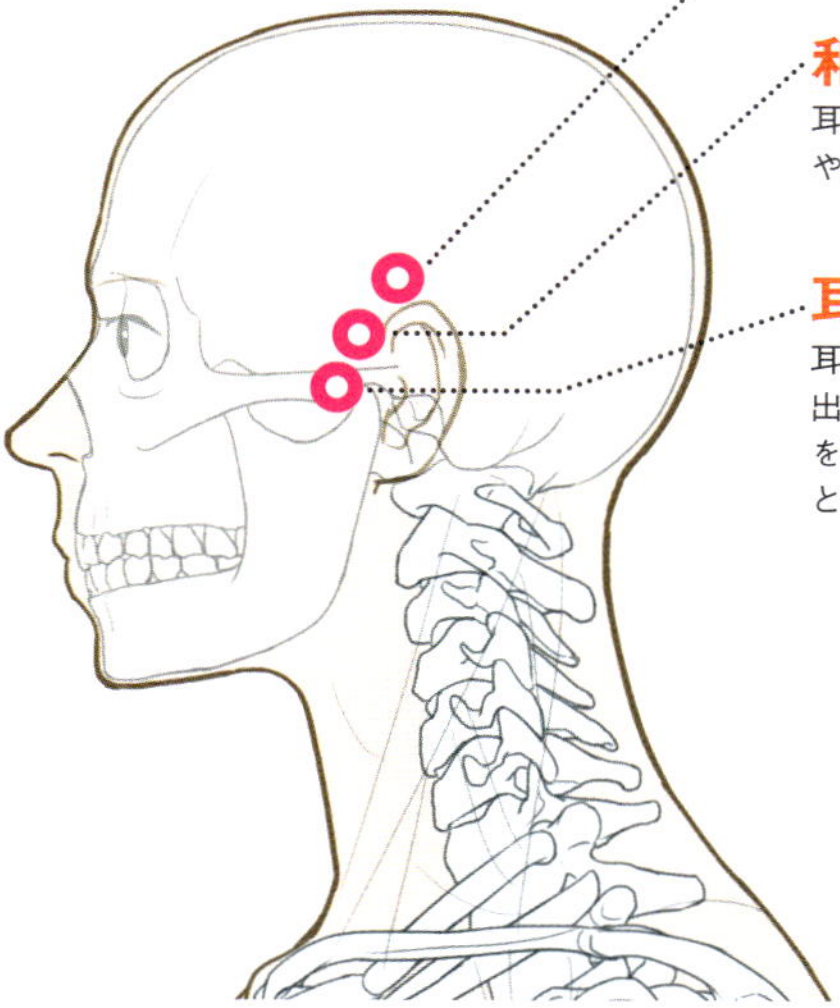

角孫[かくそん]
耳を前に折ると耳の一番上が当たるところ。

和髎[わりょう]
耳の付け根最上部のやや前方。

耳門[じもん]
耳の穴のすぐ前にある出っ張りの付け根。口を軽く開けるとへこむところ。

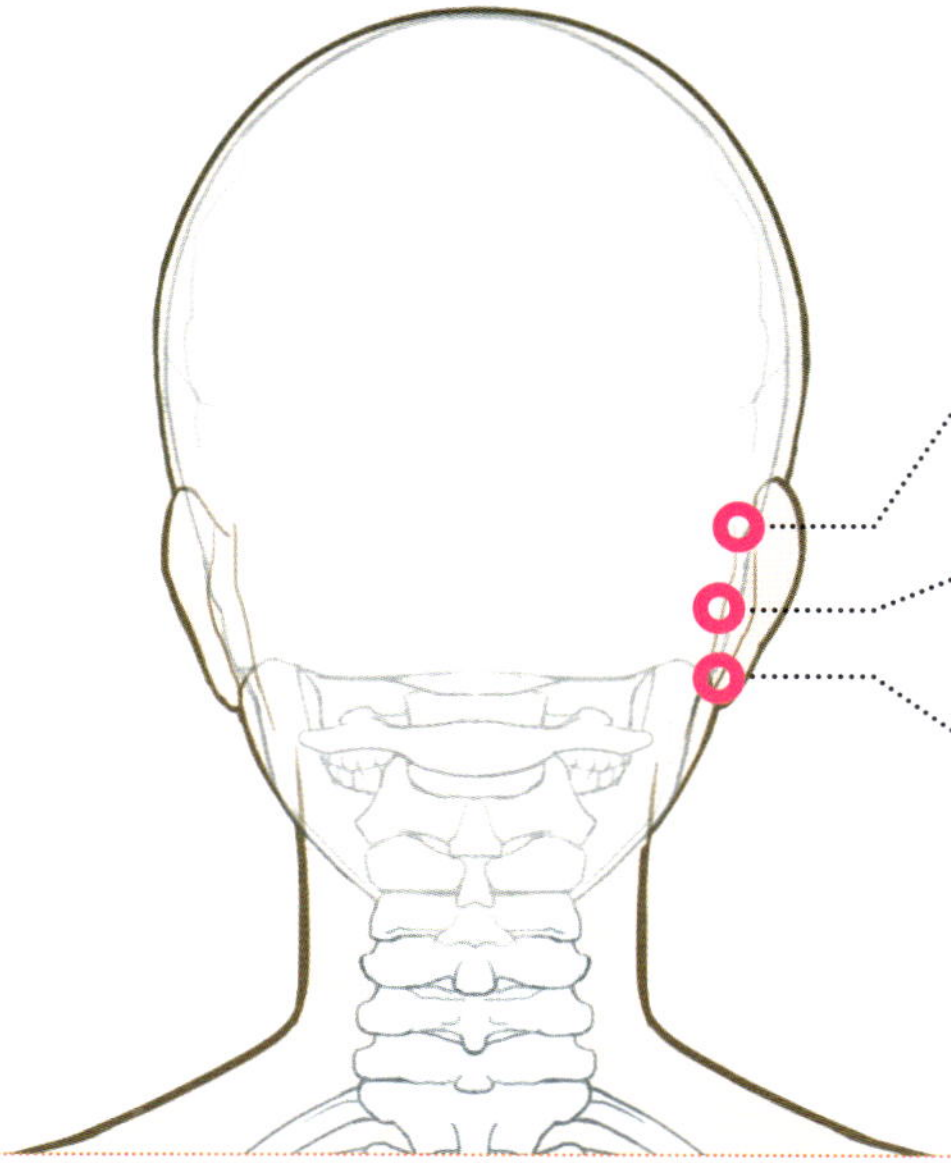

顱息[ろそく]
耳の裏側の付け根、上から１／３のところ。

瘈脈[けいみゃく]
耳の裏側の付け根、下から１／３のところ。

翳風[えいふう]
耳たぶの裏側のくぼみ。

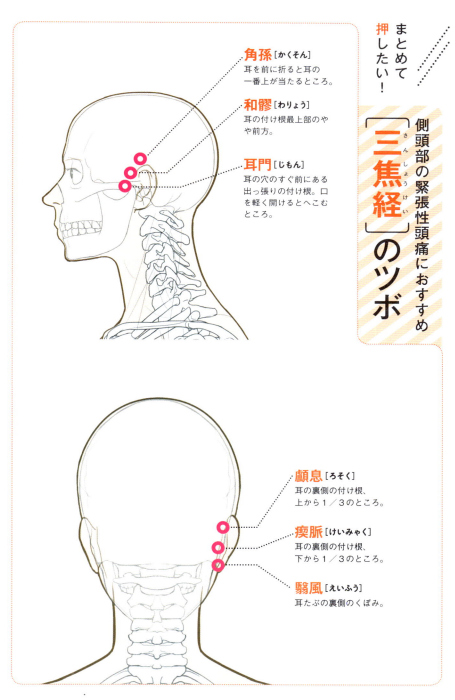

片頭痛

頭の血管拡張と、脳神経の炎症が原因で起こるとされる頭痛で、「血管性頭痛」とも呼ばれる。頭の片方がズキズキと脈打つように痛み、吐き気やおう吐をともなうことも。

頭や顔の痛みに効く
列缺［れっけつ］
肺経

ツボの位置
手首の横じわの親指側から親指幅 1.5 本分ひじ寄り。

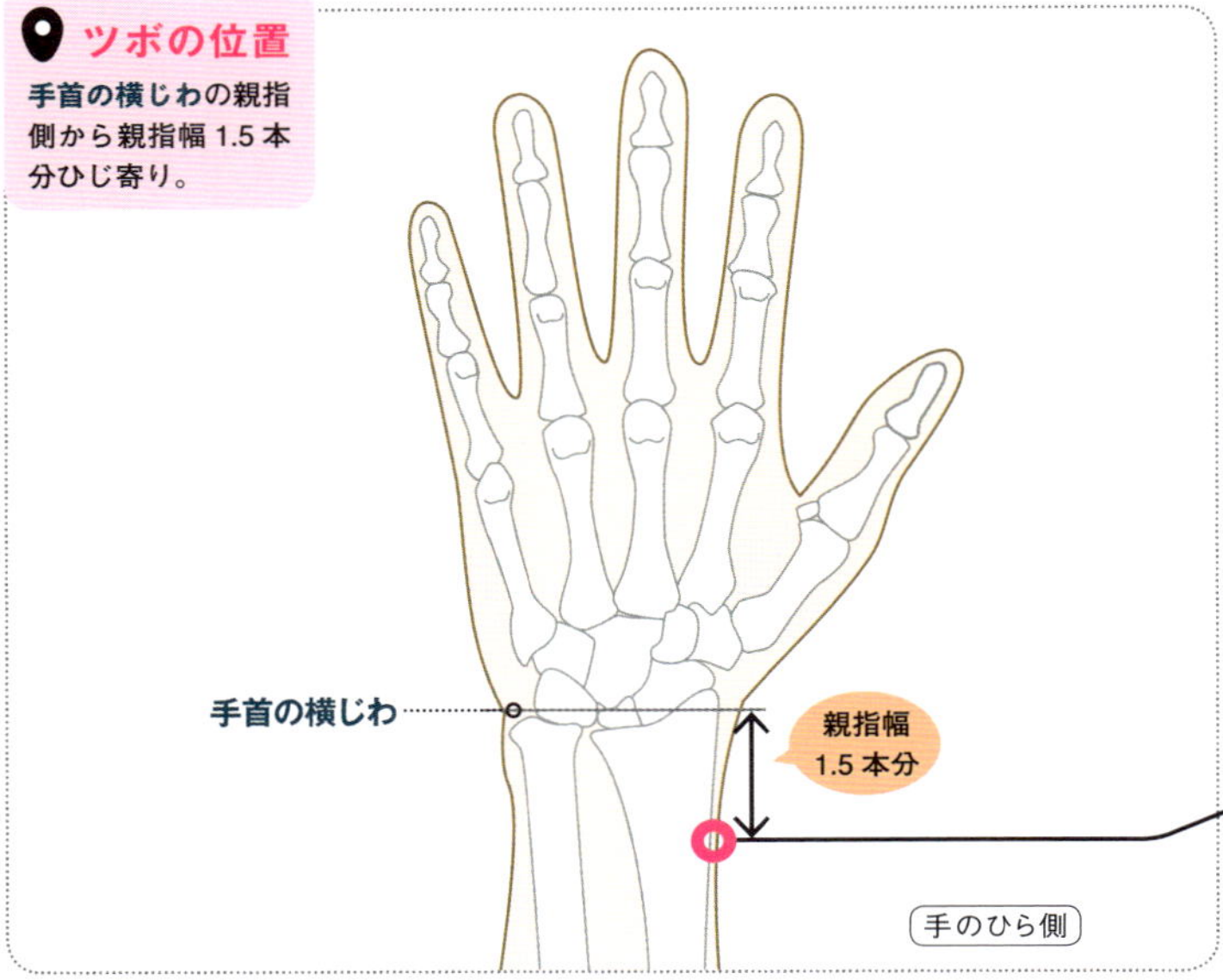

「血」の巡りを改善するツボ
膈兪［かくゆ］
膀胱経

ツボの位置
体の左右中央にある**第7胸椎**（左右の肩甲骨の下端を結んだ高さ）の出っ張りの下のへこみから、外に親指幅 1.5 本分。

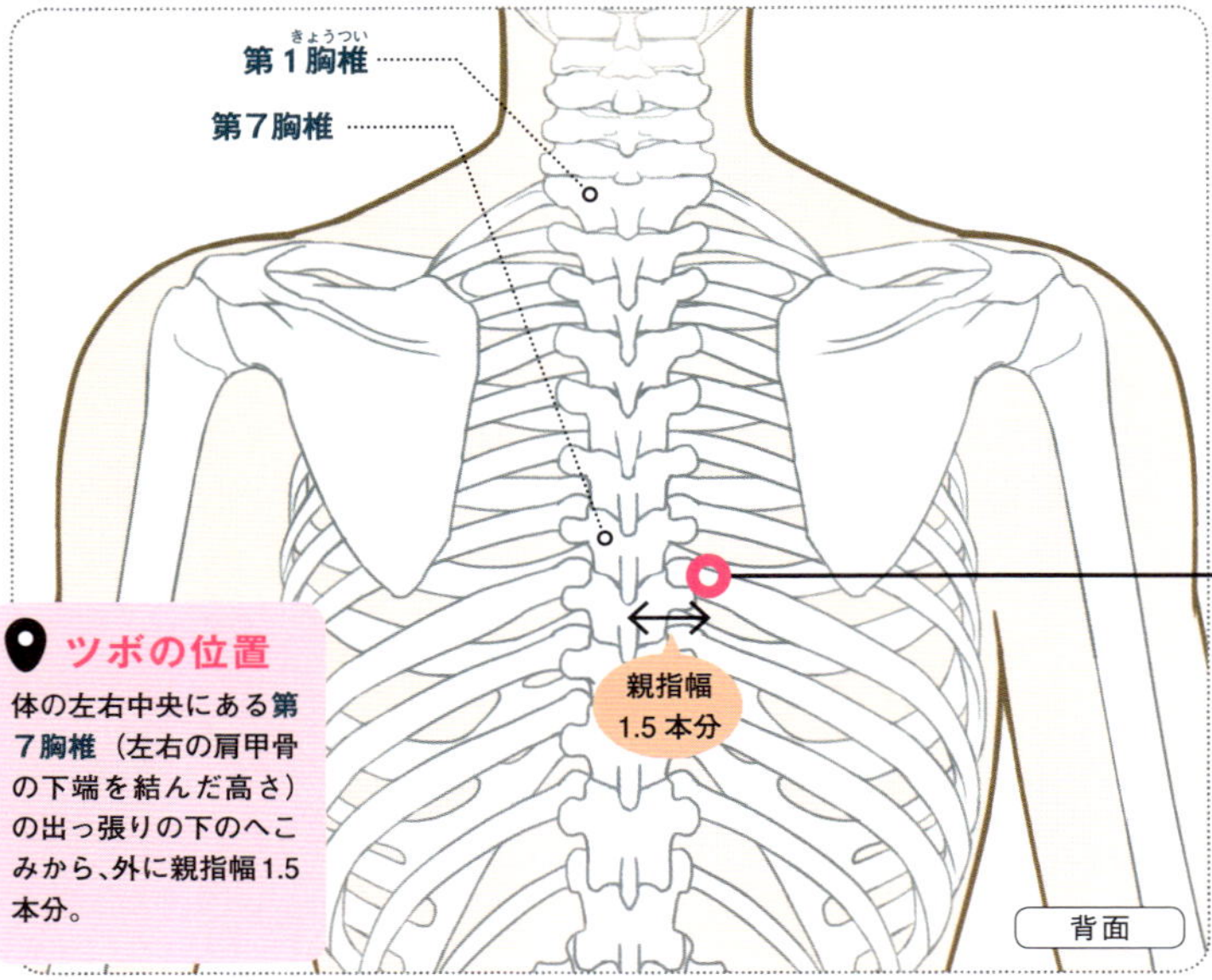

まとめて押したい！

頭のセンターラインを刺激し痛みを沈静「督《とく》脈《みゃく》」のツボ

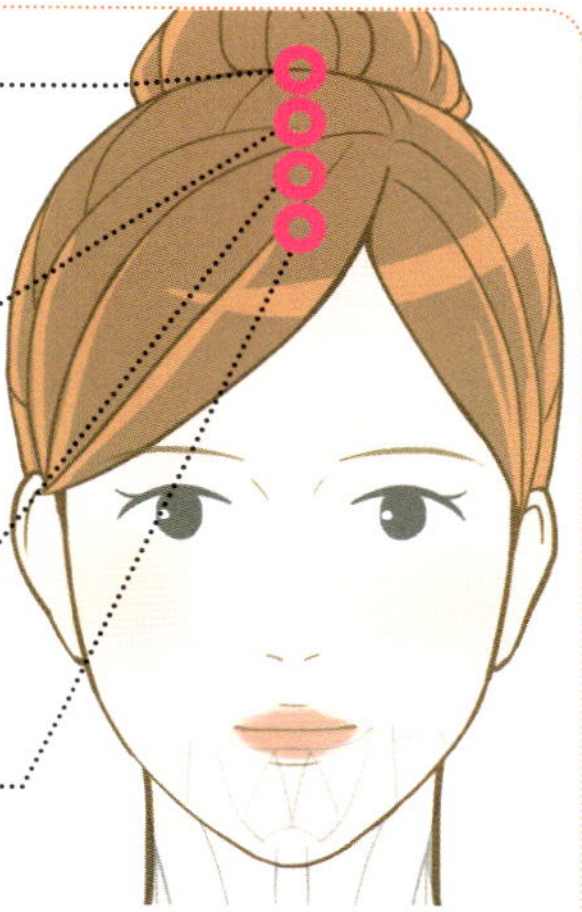

前頂［ぜんちょう］
額の左右中央の髪の生え際から上に親指幅3.5本分。

顖会［しんえ］
額の左右中央の髪の生え際から上に親指幅2本分。

上星［じょうせい］
額の左右中央の髪の生え際から上に親指幅1本分。

神庭［しんてい］
額の左右中央の髪の生え際から上に親指幅1／2本分。

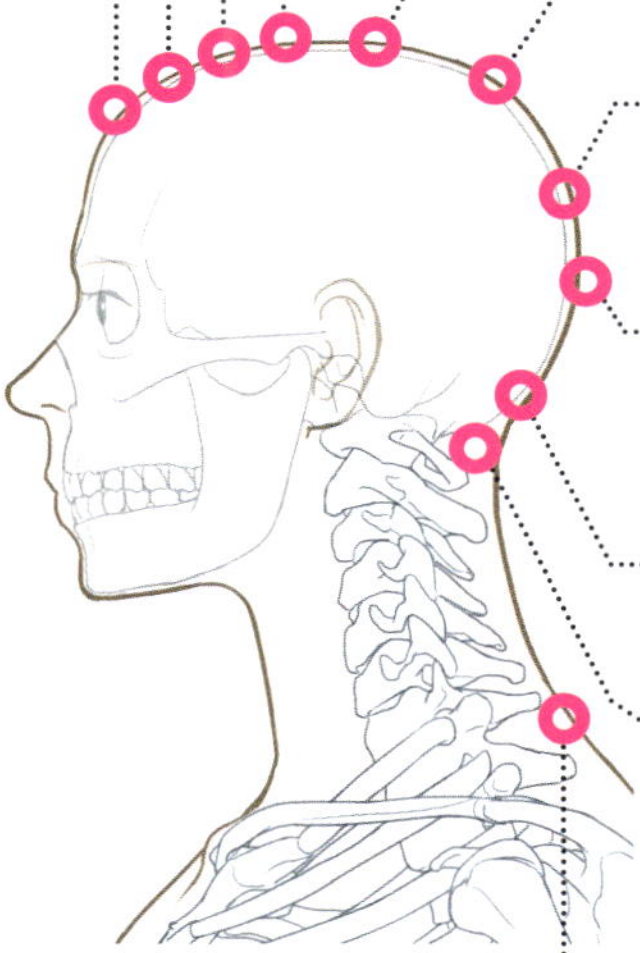

百会［ひゃくえ］
頭のてっぺんを通って両耳の上端を結んだ線上の中央。

後頂［ごちょう］
「強間」から上に親指幅1.5本分。

強間［きょうかん］
首の真後ろの髪の生え際から上に親指幅4本分。

脳戸［のうこ］
後頭部を通って両耳の上先端を結んだ線上の中央。

風府［ふうふ］
「瘂門」から親指幅1／2本分上。

瘂門［あもん］
後頭部の首の上にある「ぼんのくぼ」と呼ばれるくぼみの中央。

大椎［だいつい］
首を前に曲げると出っ張る、首の後ろの骨（第7頸椎棘突起）の下のくぼみ。

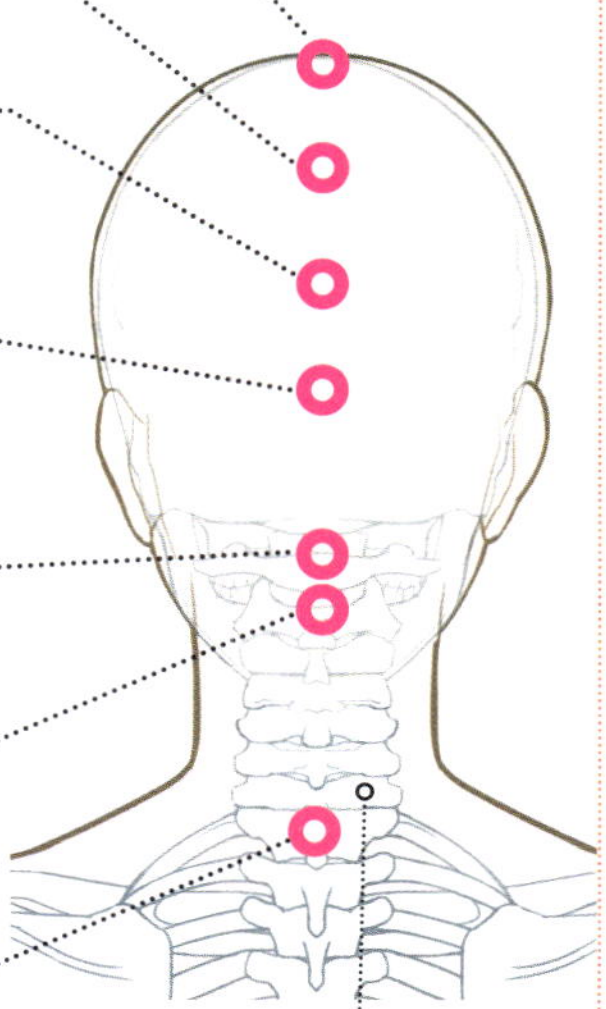

第7頸椎棘突起《けいついきょくとっき》

押し方のコツ▶ 両手で頭をかかえ込むようにして、中指で押していく。体の中央線上を押していくとまんべんなくツボが押せる。

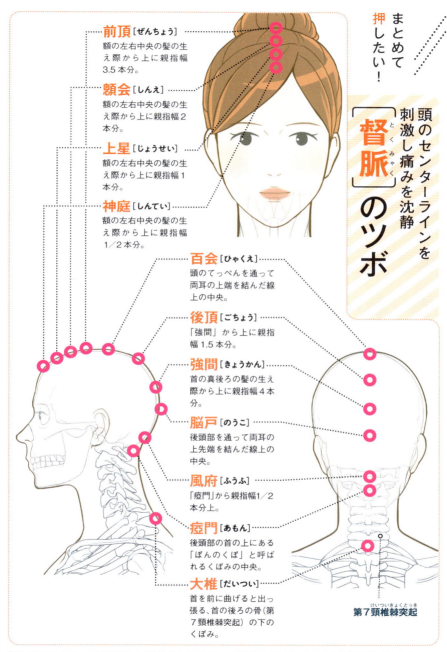

顔のむくみ

体を巡っているリンパの流れが停滞し、老廃物や余分な水分が滞ることで生じる顔のむくみ。首や頭、肩まわりの血液循環不足のほか、内臓機能の低下や塩分の摂りすぎなども原因の1つ。気の巡りを調整するツボがおすすめ。

「気」を巡らせる胸のツボ

膻中［だんちゅう］

任脈

ツボの位置
体の左右中心で、乳頭と同じ高さにある**第4肋間**（肋骨と肋骨のあいだ）と同じ高さ。**胸骨体**上。

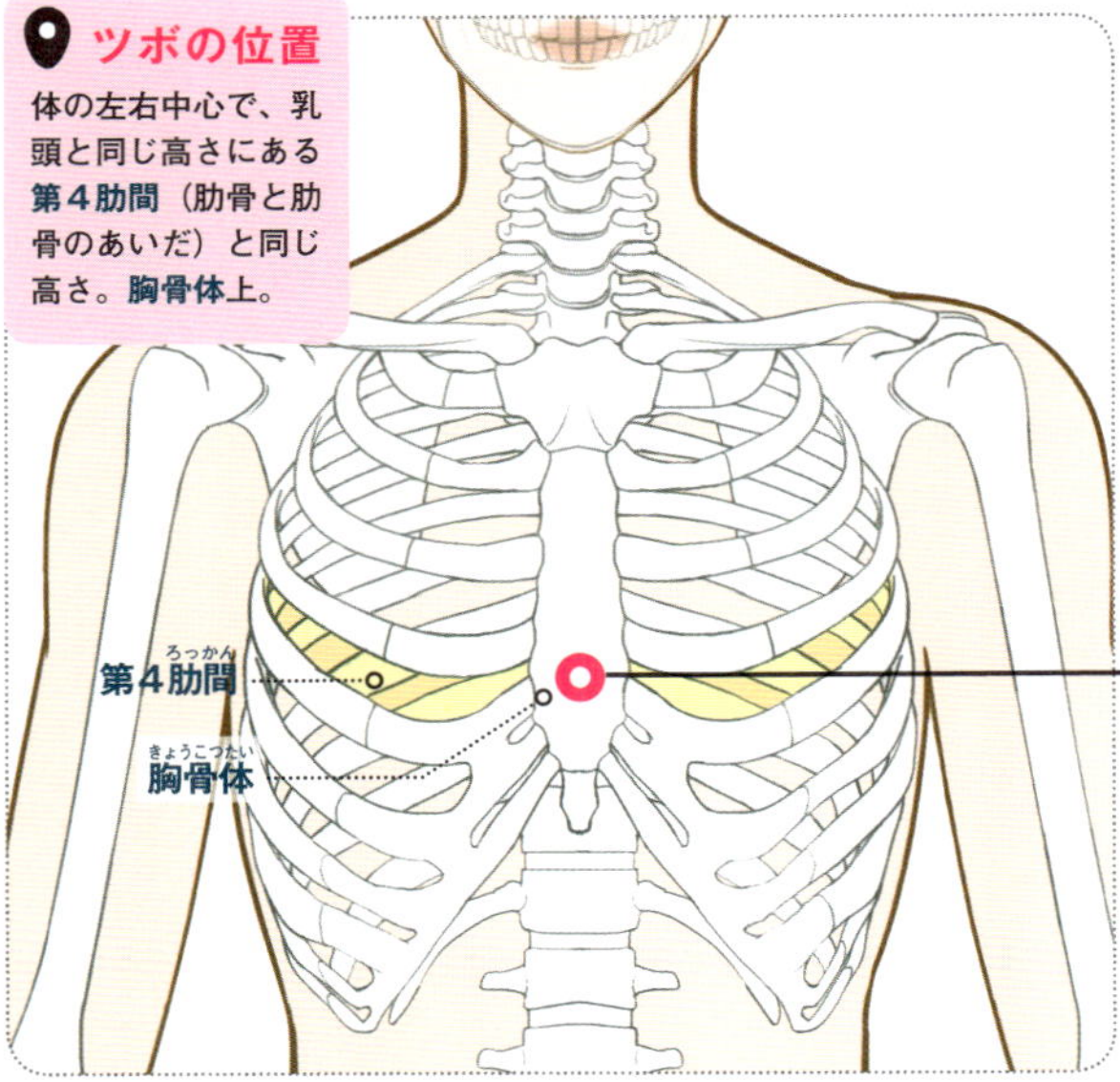

押し方のコツ▶ 中指を立て、息を吐きながら押し込む。できれば仰向けで寝そべって行う。

水分の循環を高めてむくみをオフ

膈兪［かくゆ］

膀胱経

ツボの位置
体の左右中央にある**第7胸椎**（左右の肩甲骨の下端を結んだ高さ）の出っ張りの下のへこみから、外に親指幅1.5本分。

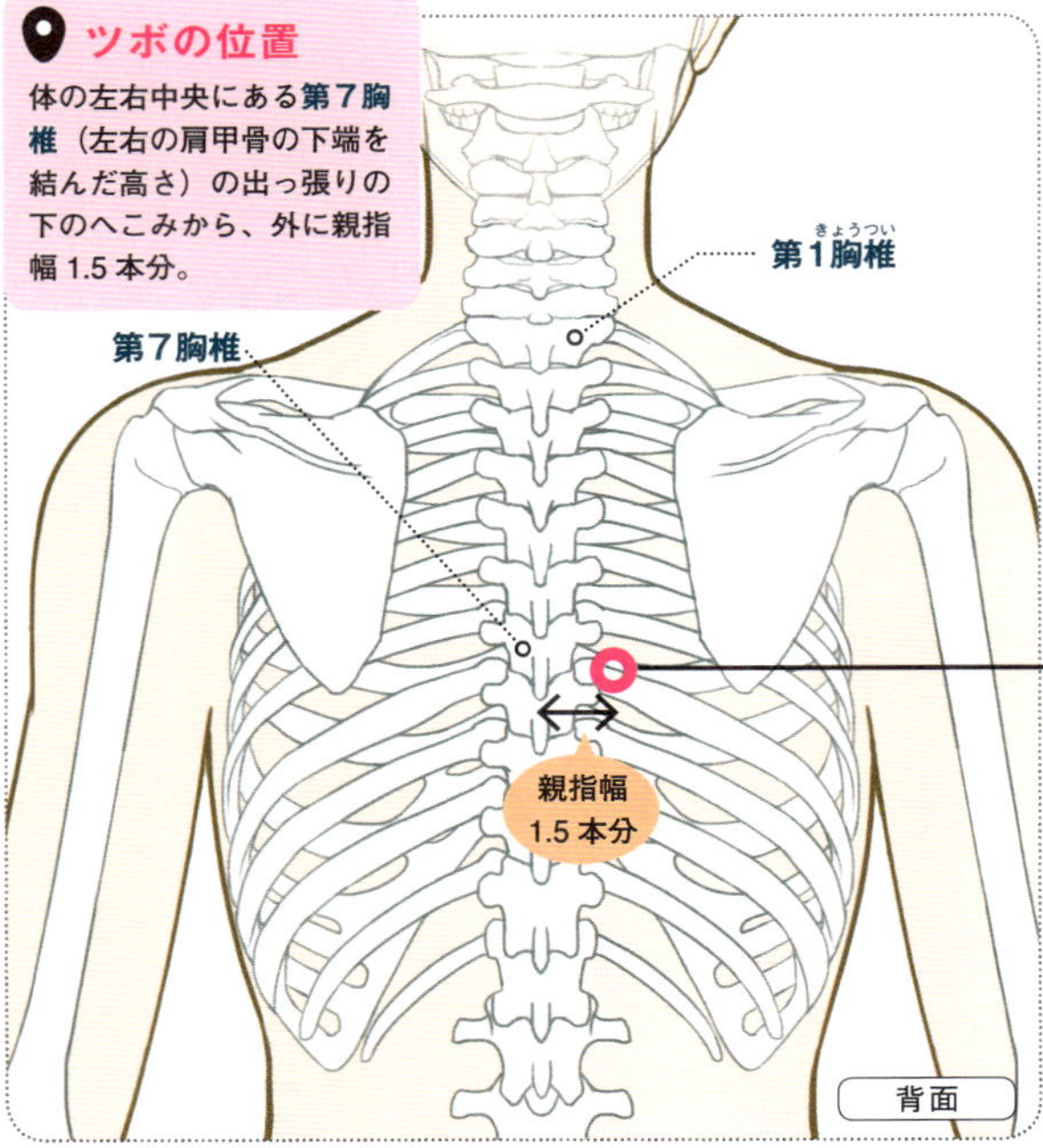

Case.4

顔のほてり

顔だけが熱くほてるのは、血行不良のせいです。手先が冷えて血管が収縮すると、血液が体の上部や頭に集中し、顔の血液量が増えて顔がほてります。生活習慣を整え、自律神経の切り替えがスムーズになるように心掛けましょう。

沈静効果で気持ちを落ち着ける

神門［しんもん］

心経

ツボの位置

手首の小指寄りの端にあるくぼみ。**豆状骨**の下の際で、薬指の真下線上。

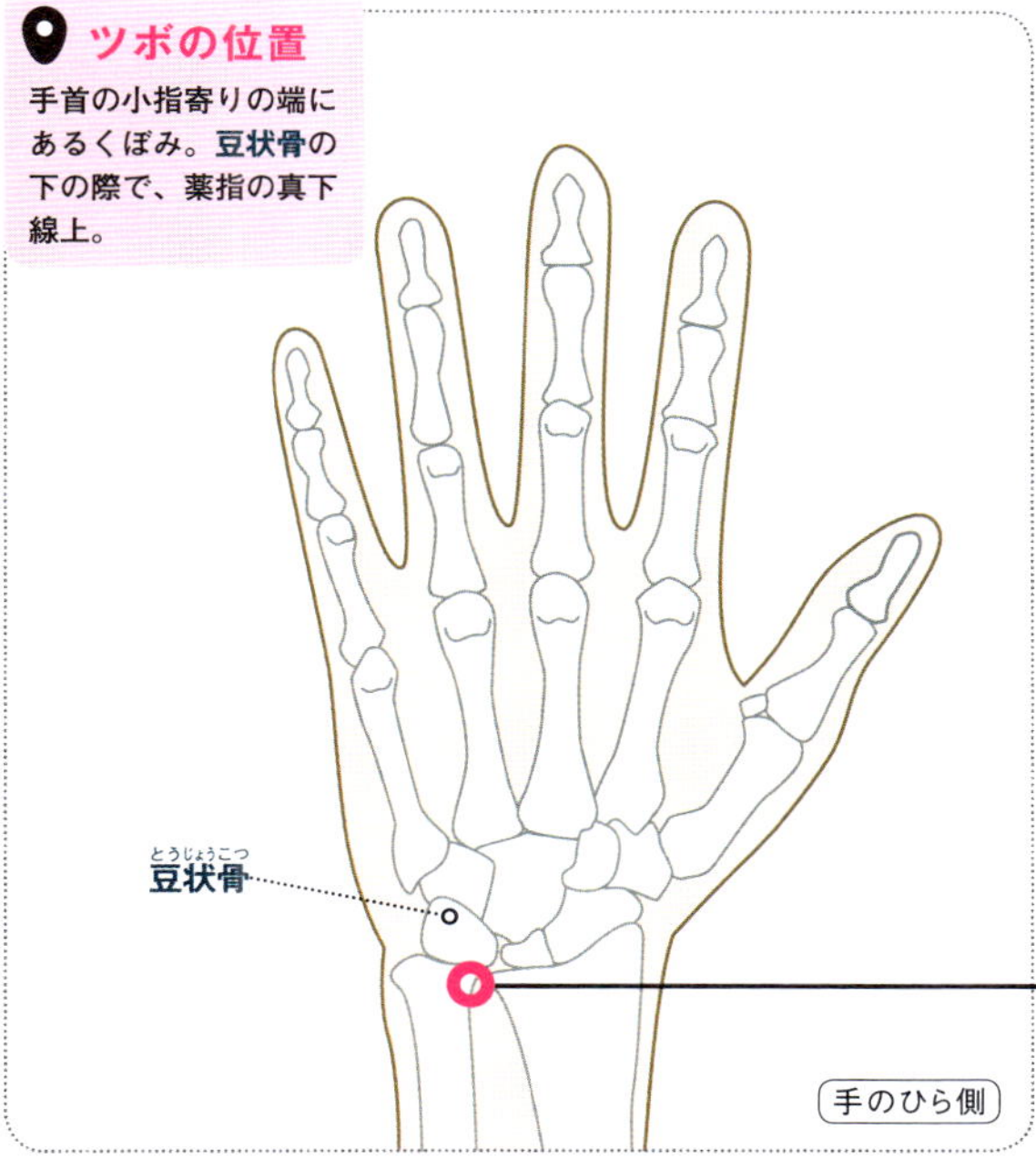
豆状骨《とうじょうこつ》
手のひら側

熱を冷ましたいときには

郄門［げきもん］

心包経

ツボの位置

手首の横じわの中央と、**ひじの横じわ**上の太い腱沿いの小指側の**くぼみ**を結んだ線上で、手首から上に親指幅５本分。

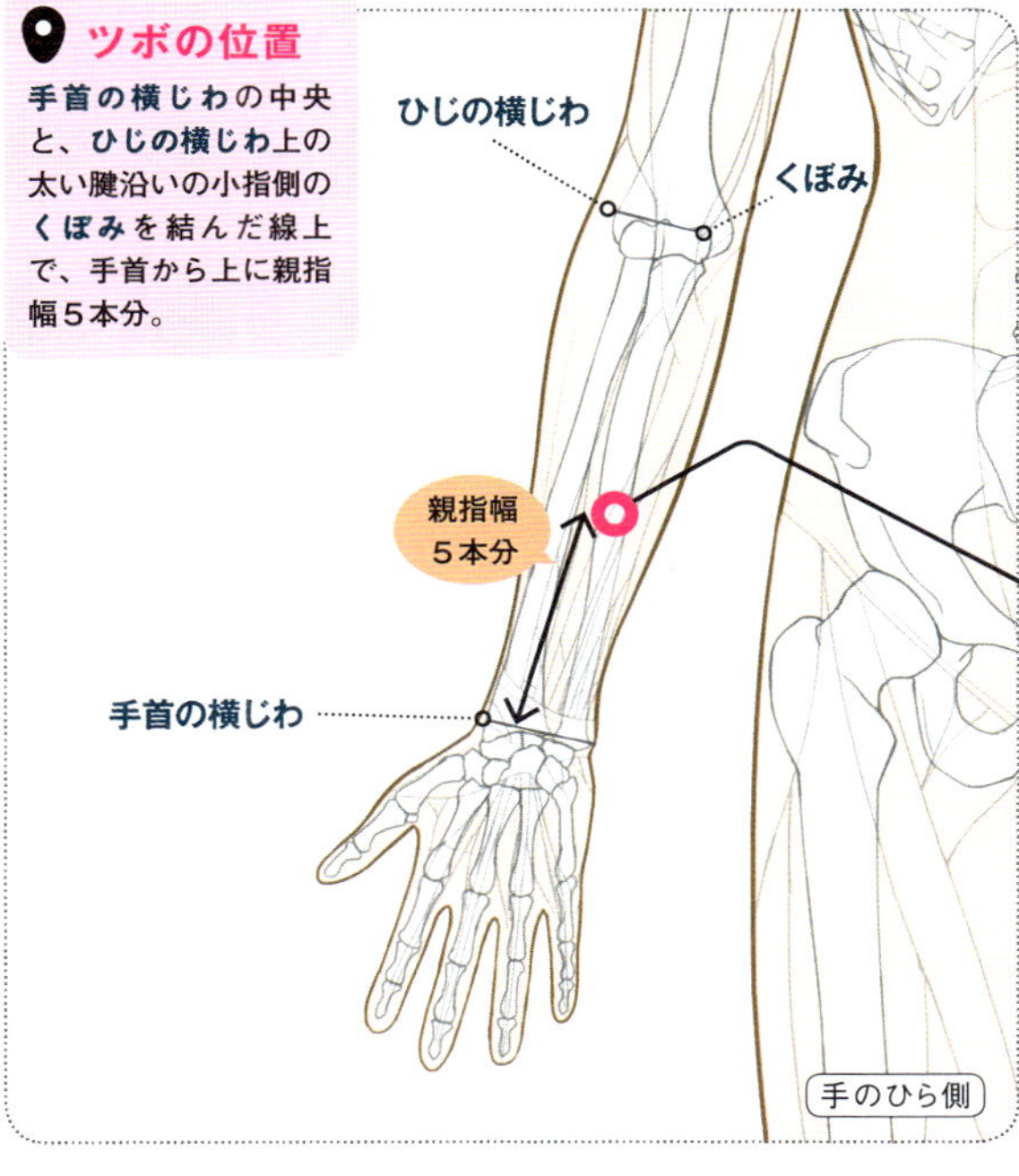
ひじの横じわ
くぼみ
親指幅
５本分
手首の横じわ
手のひら側

顔色が悪い

顔には血管が多く集まっているため、体の変調や病気のサイン、精神バランスなどが顔色としてあらわれることがあります。日頃から自分の顔色をよく見ておき、体調のバロメーターの1つとして気をつけておくとよいでしょう。

青っぽい

青白くなるのは「肝」「胆」系の不調。肝臓の血液浄化機能が弱まると、血液の流れが滞り黒ずむため、皮膚を通すと青く見える。「肝」の変調は眼精疲労となって出ることも。

太衝 ［たいしょう］

肝臓の異常を落ち着かせる

肝経

ツボの位置

第1中足骨と第2中足骨のあいだにあるくぼみ。

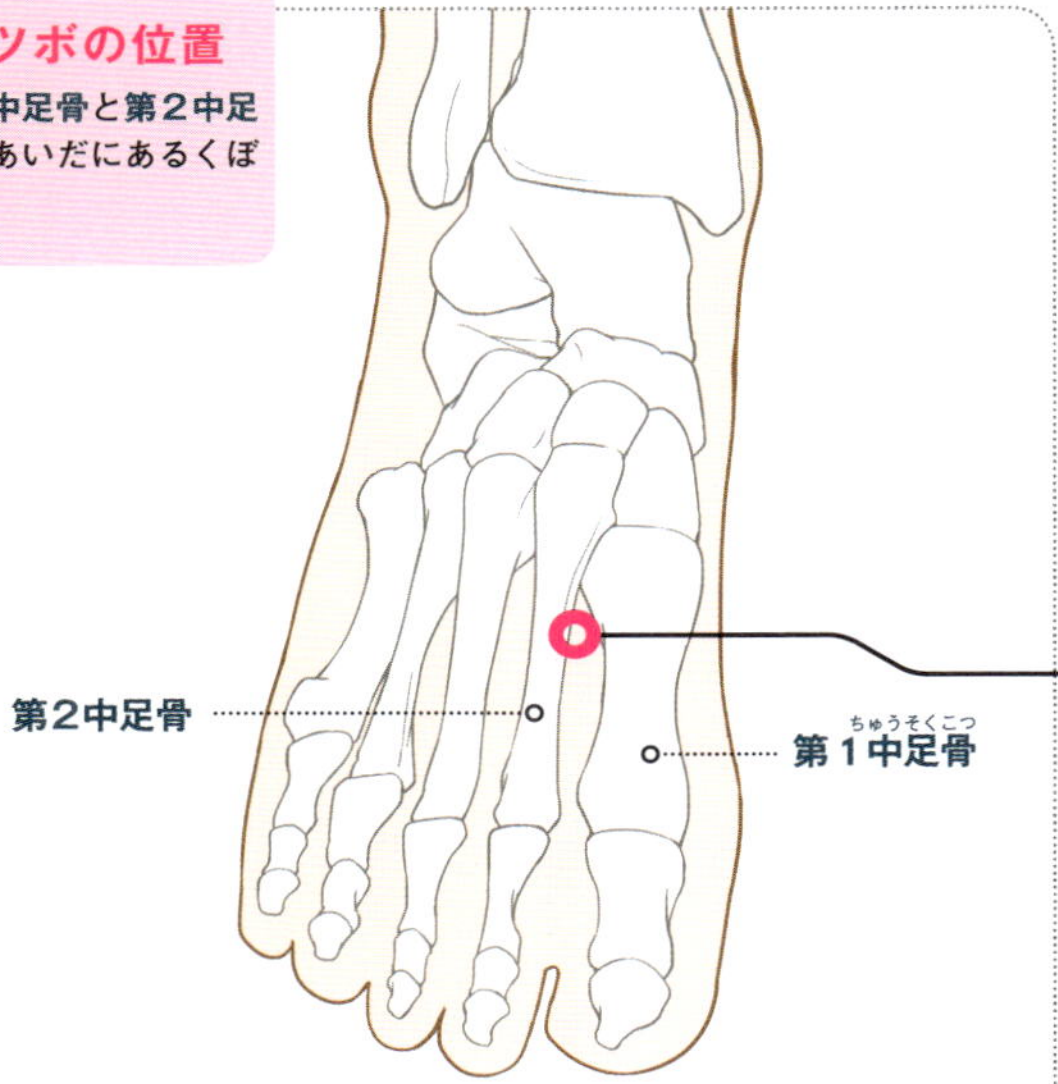
第2中足骨
第1中足骨《ちゅうそくこつ》

丘墟 ［きゅうきょ］

「肝」における気の停滞を解消する

胆経

ツボの位置

足の外くるぶしの前方、下寄りのくぼみあたり。足首を外側に曲げたとき一番へこむところが目安。

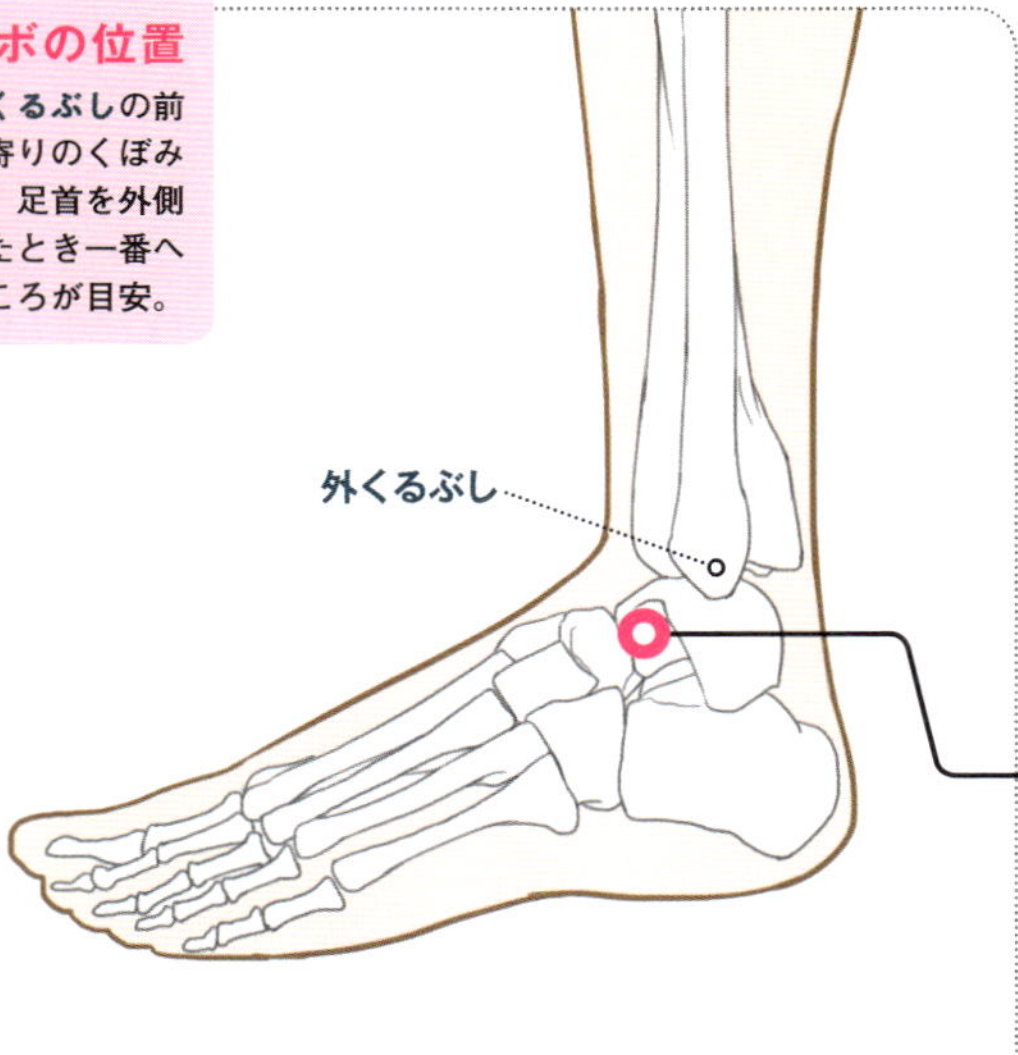
外くるぶし
外側

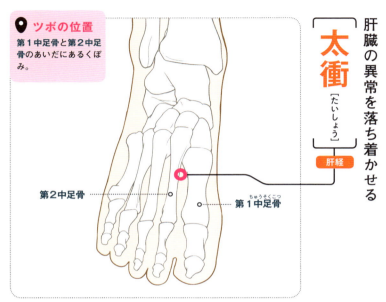

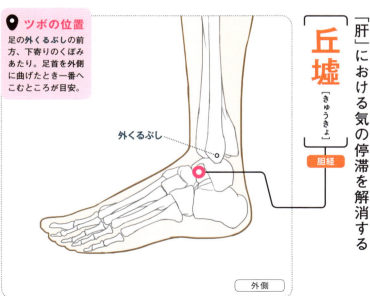

赤っぽい

「心」「小腸」の変調の可能性。心機能が乱れると、血が頭へのぼり、高血圧や動脈硬化なども心配される。不足がちな水分を補って、過剰な熱を発散するとよい。

沈静と安定のツボでクールダウン

神門［しんもん］

心経

ツボの位置

手首の小指寄りの端にあるくぼみ。**豆状骨**の下の際で、薬指の真上線上。

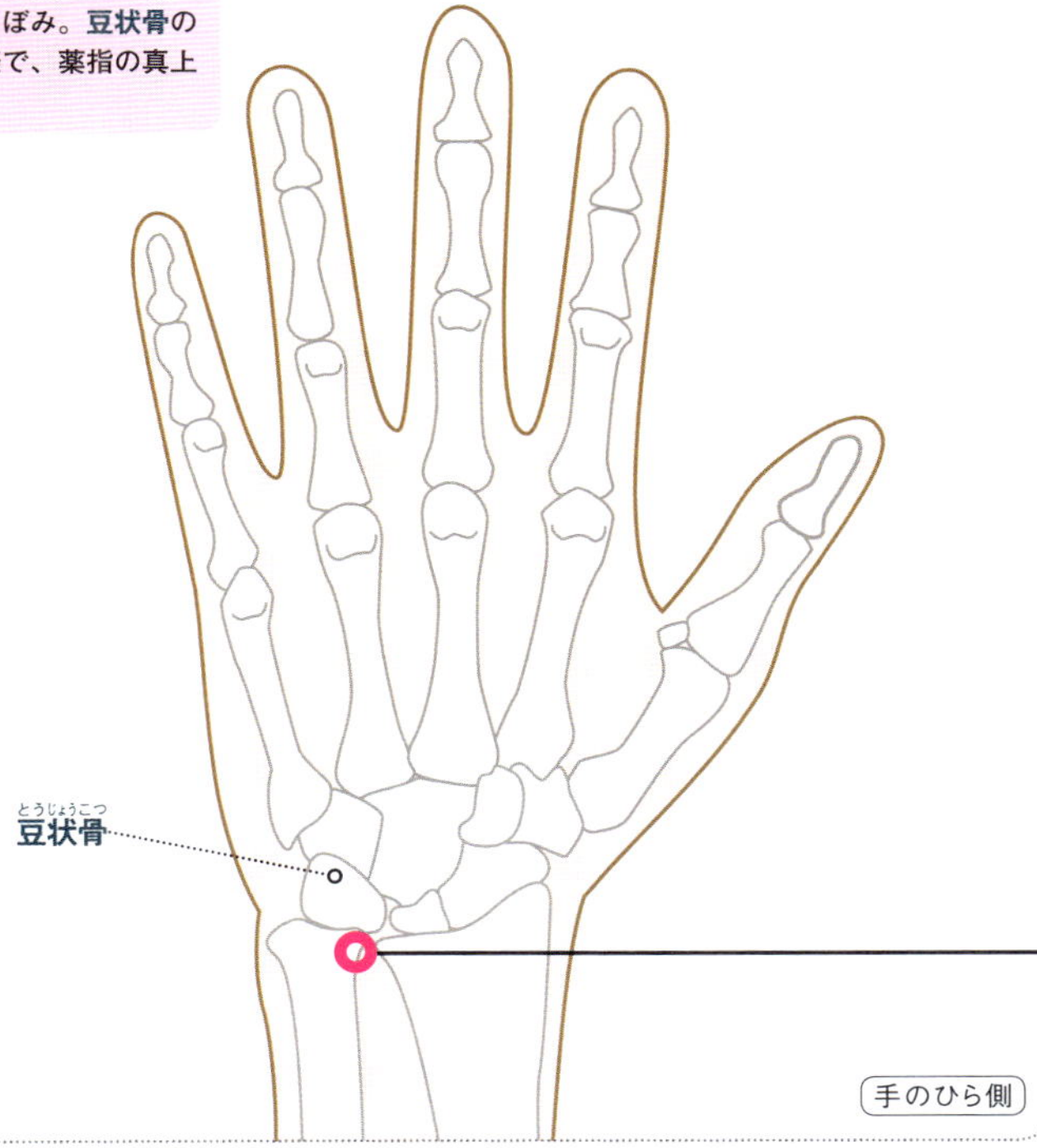

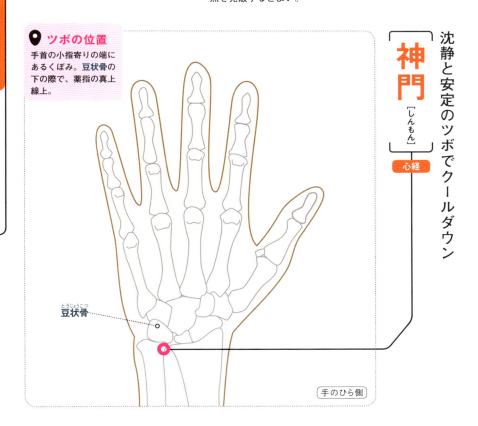

黄色っぽい

「脾」や「胃」などの消化器を患っていると、消化吸収がうまくいかず、貧血状態に。貧血になると、血中の赤血球が減り、皮膚の赤みが薄くなって肌が黄色っぽく見えてくる。

消化機能アップのツボ

太白［たいはく］

脾経

ツボの位置

第1中足指節関節の後ろにあるくぼみで、足底と足の甲の境目。

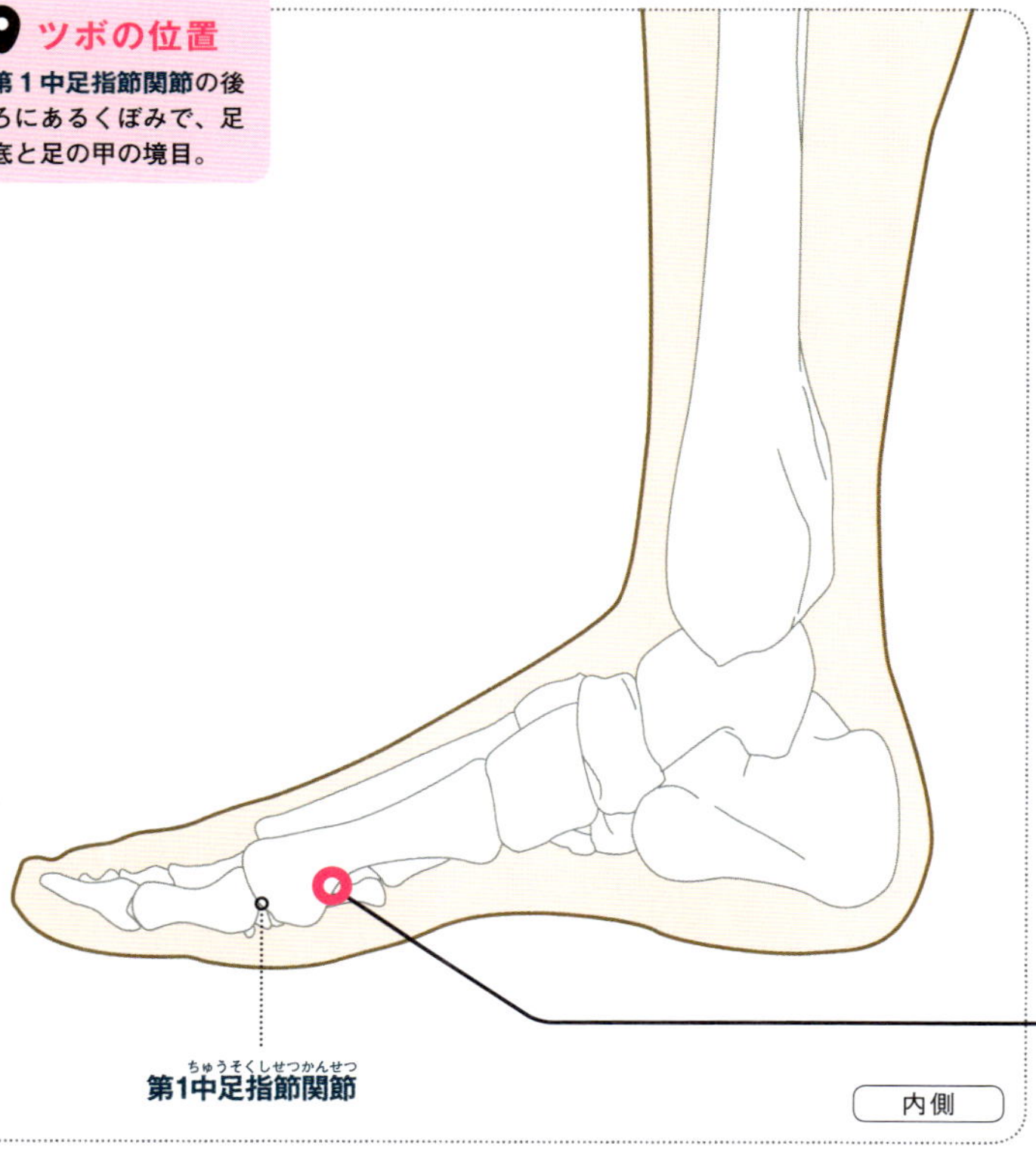

白っぽい

顔が白っぽく、ツヤがない場合には「肺」と「大腸」の不調を疑う。特に肺や呼吸器が弱い人は、肌のトラブルが多く、メラニン色素をつくる機能が低いため、色白な傾向が強い。

ツボの位置

手首の横じわと、親指の外側の縁が交わるところ。

肺の不調を取り除く

太淵［たいえん］

肺経

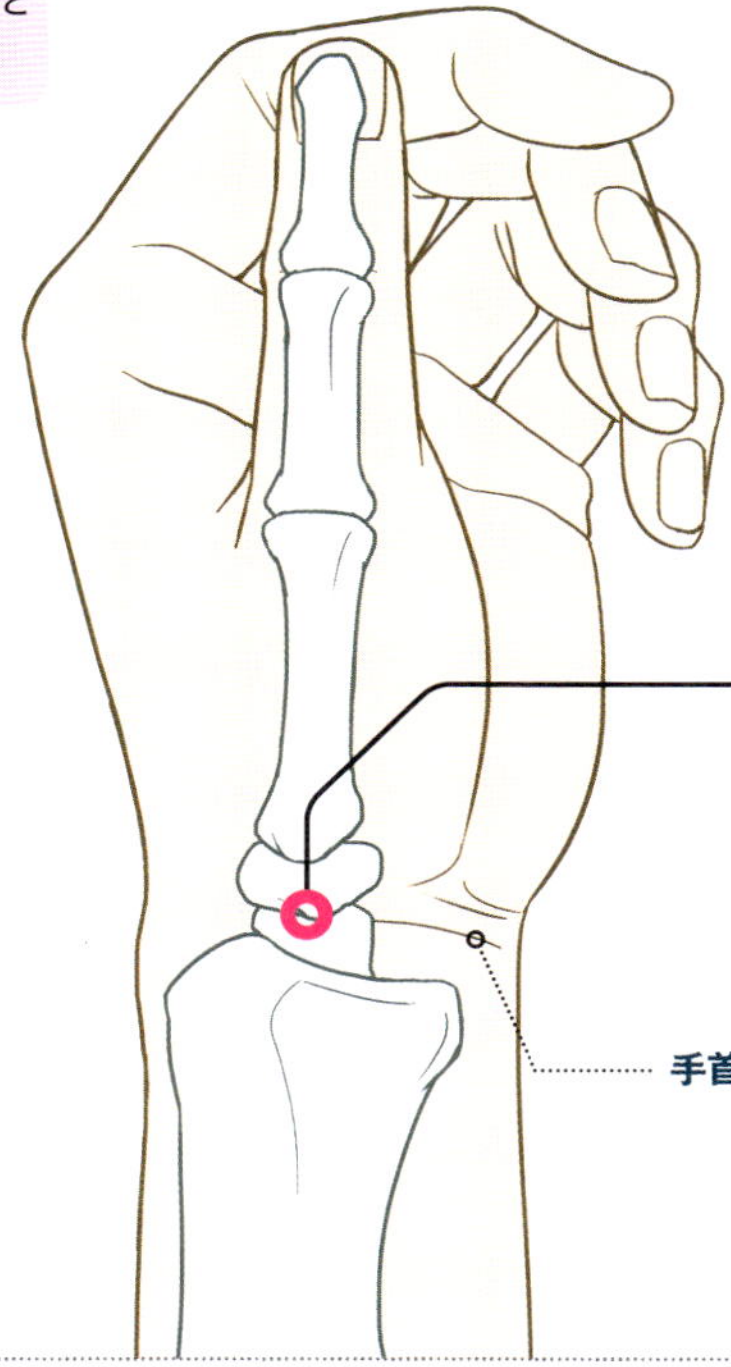

MEMO

顔色と五行説

古代中国の哲学である五行説（P.38）では、顔色も5つに分類され、体調や特定の臓腑の変調に反応し変化すると考えられています。青白いのは「肝」「胆」の変調。赤く紅潮が続くのは「心」「小腸」。黄色みがかるのは「脾」「胃」。血の気がなく白っぽくなるのは「肺」「大腸」。浅黒くなるのは「腎」「膀胱」の不調です。対応する経絡上のツボを刺激し、臓腑の働きを活性化させましょう。

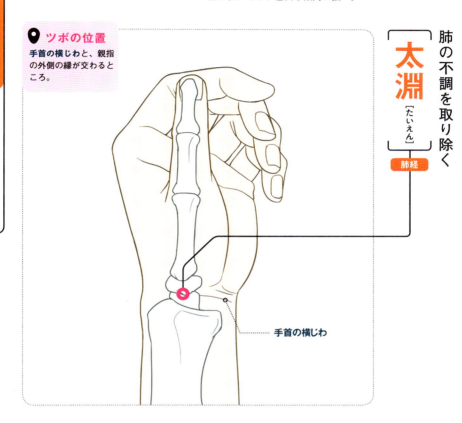

黒っぽい

「腎」と「膀胱」の不調のサイン。血液をろ過する腎臓の働きが衰えると、体内に老廃物が溜まり、皮膚が黒ずむ。足腰の衰え、皮膚の乾燥、目のまわりの黒ずみも兆候の１つ。

余分な水分を排出し、巡りのよい体へ

太谿［たいけい］

腎経

ツボの位置

内くるぶしの後方真横、アキレス腱の手前のくぼみ。

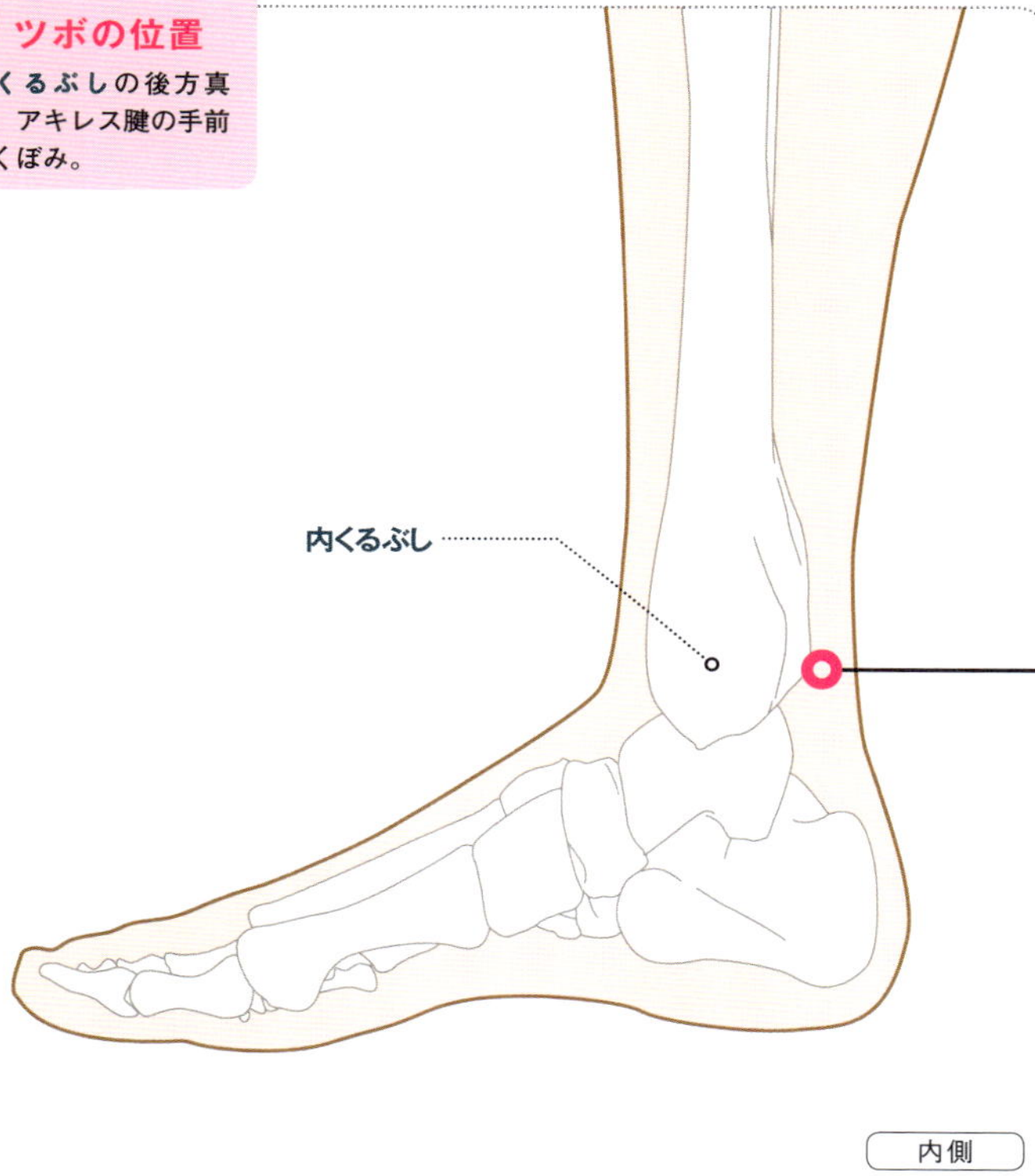

その他

顔に紫色の血管が浮き出る、体がだるくて冷えやほてりなどが気になる、といった場合には、甲状腺などのホルモントラブルの可能性も。婦人科の不調を疑ってみて。

女性には特におすすめのツボ

陽池［ようち］

三焦経

ツボの位置
手首の甲側にできる横じわの中心よりやや小指側。

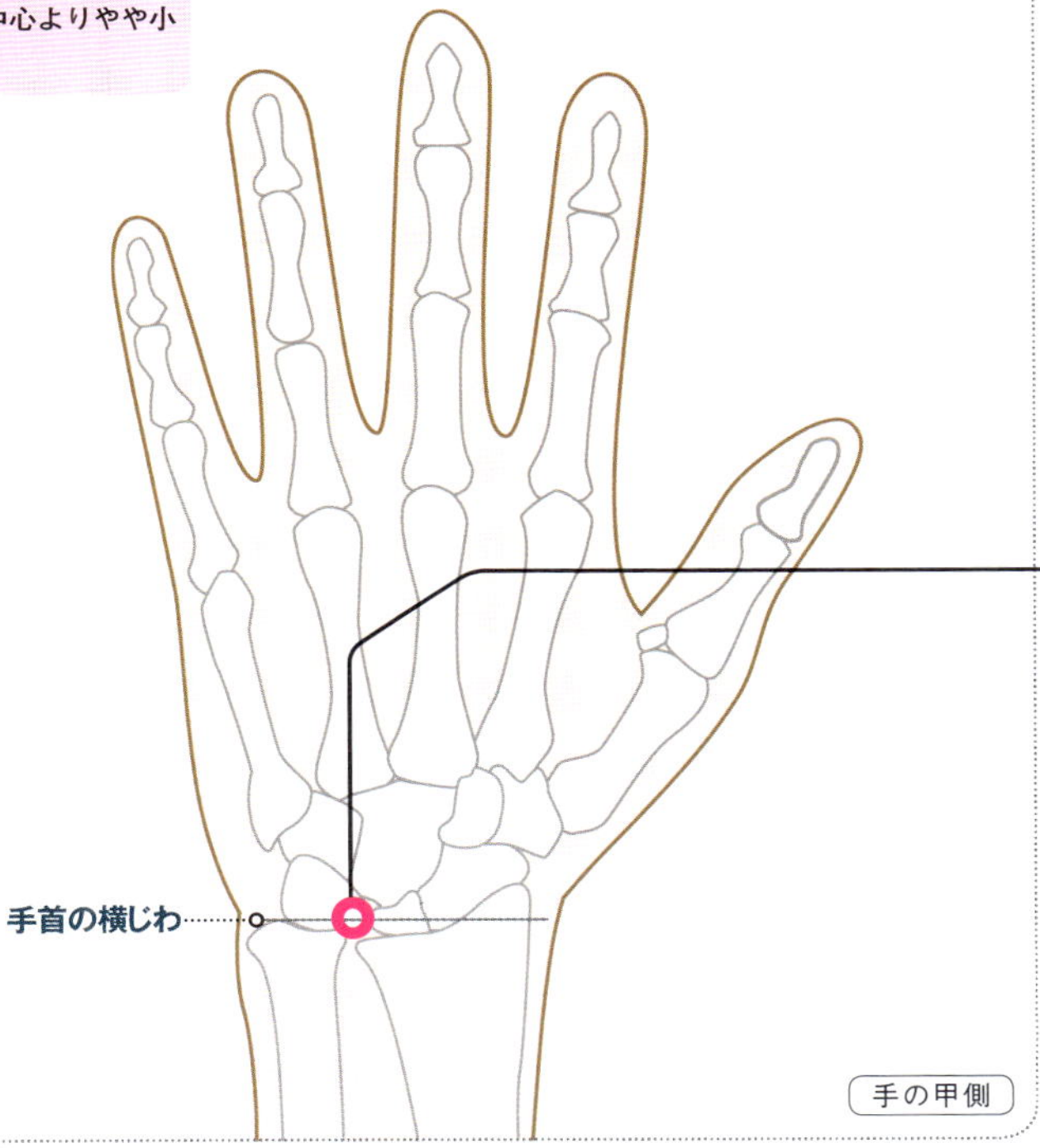

MEMO

女性にとっての万能ツボ

冷えや生理痛など、女性の悩み全般に効果的で、簡単に押せるおすすめのツボが「陽池《ようち》」です。手首の甲側にあるツボで、何といっても気づいたときにサッと押すことができるのが魅力。親指の腹でゆっくりと押し込んでみましょう。女性は、右手で左手の「陽池」を押すのがおすすめ。中国の思想である陰陽論（P.35）では、女性は「陰」に属します。左は「陽」に属するため、左側のツボを刺激することで「陽」が高まり、全体の陰陽バランスが整うと考えられています。

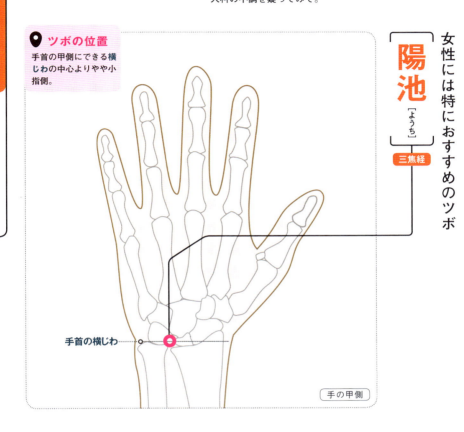

Case.6

目のトラブル

目のかゆみ、痛み、充血や視力低下など目のトラブルを緩和するためには、周辺の筋肉や神経を休ませて緊張を解き、血行をよくすることが重要。頭や顔にはたくさんのツボがあるので、気持ちよいと感じるところを押してみましょう。

「枕の当たる位置」にあるツボ

玉枕［ぎょくちん］

膀胱経

ツボの位置

後頭部の左右中央にある**出っ張り**の下にある縁から、外に親指幅１本分と少し。

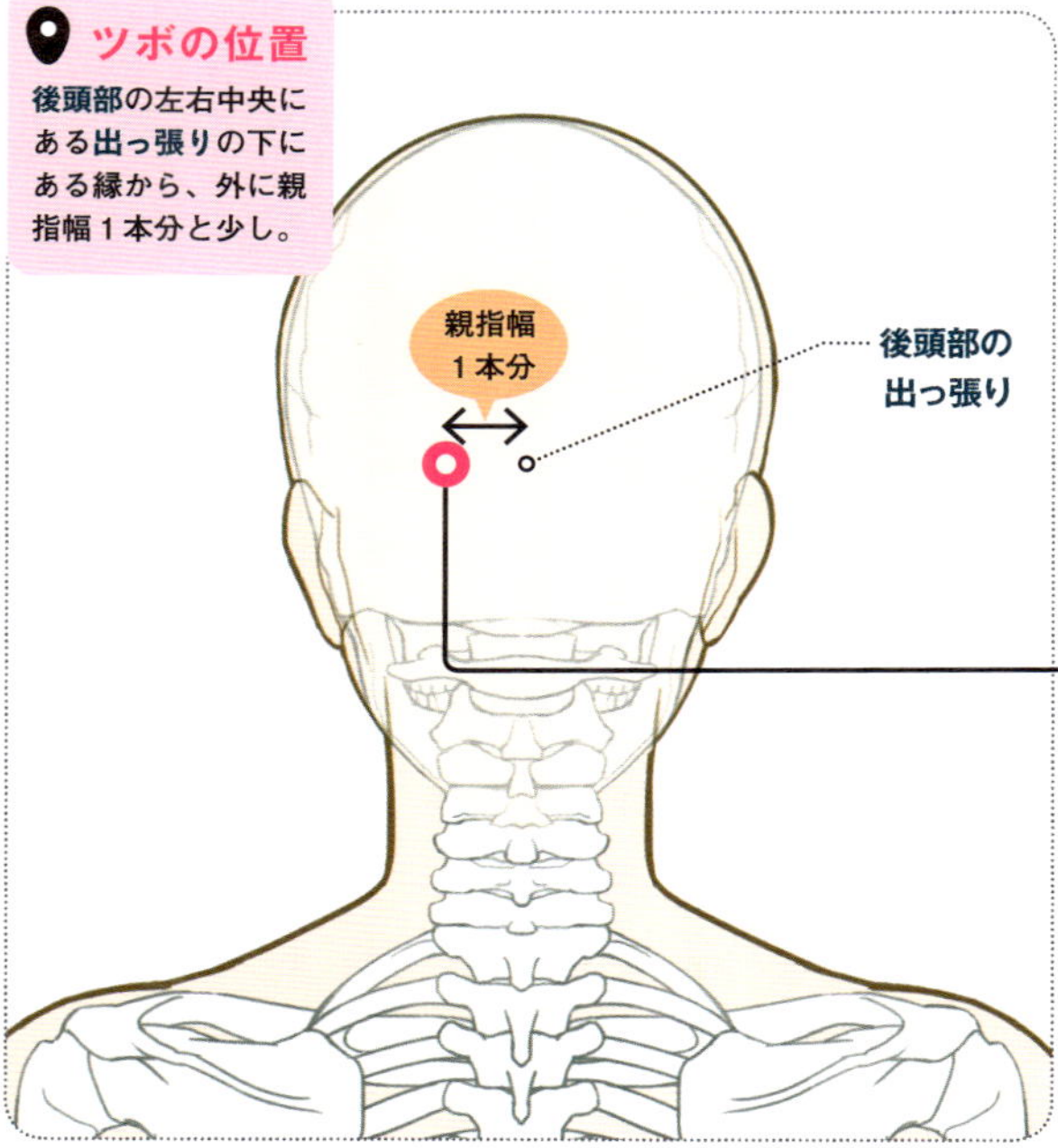

後頭部のこわばりを解消する

通天［つうてん］

膀胱経

ツボの位置

額の左右中央の髪の生え際から後方に親指幅４本分、外に親指幅 1.5 本分。

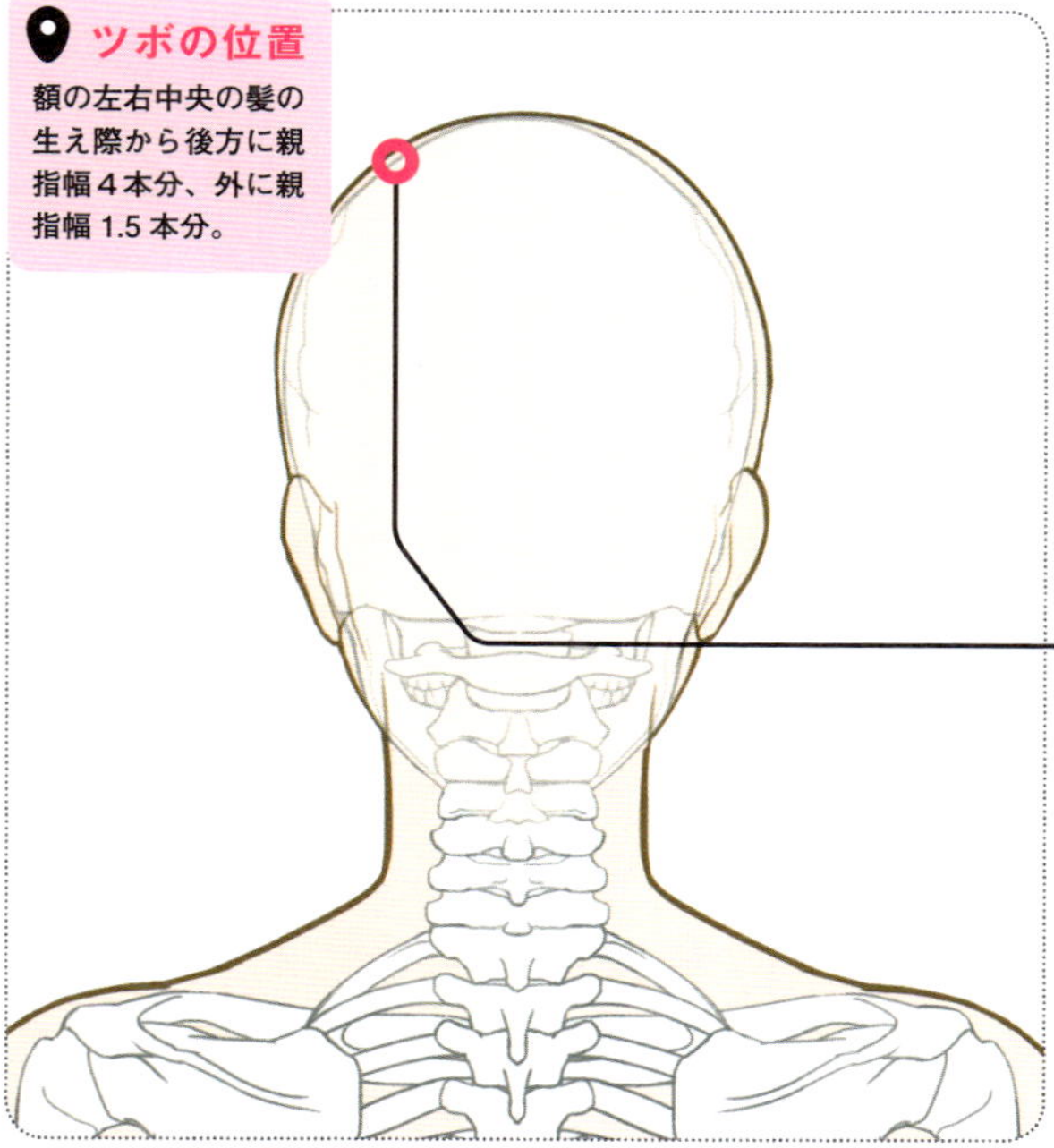

まとめて押したい！

目の際から後頭部の緊張を取る「膀《ぼう》胱《こう》経《けい》」のツボ

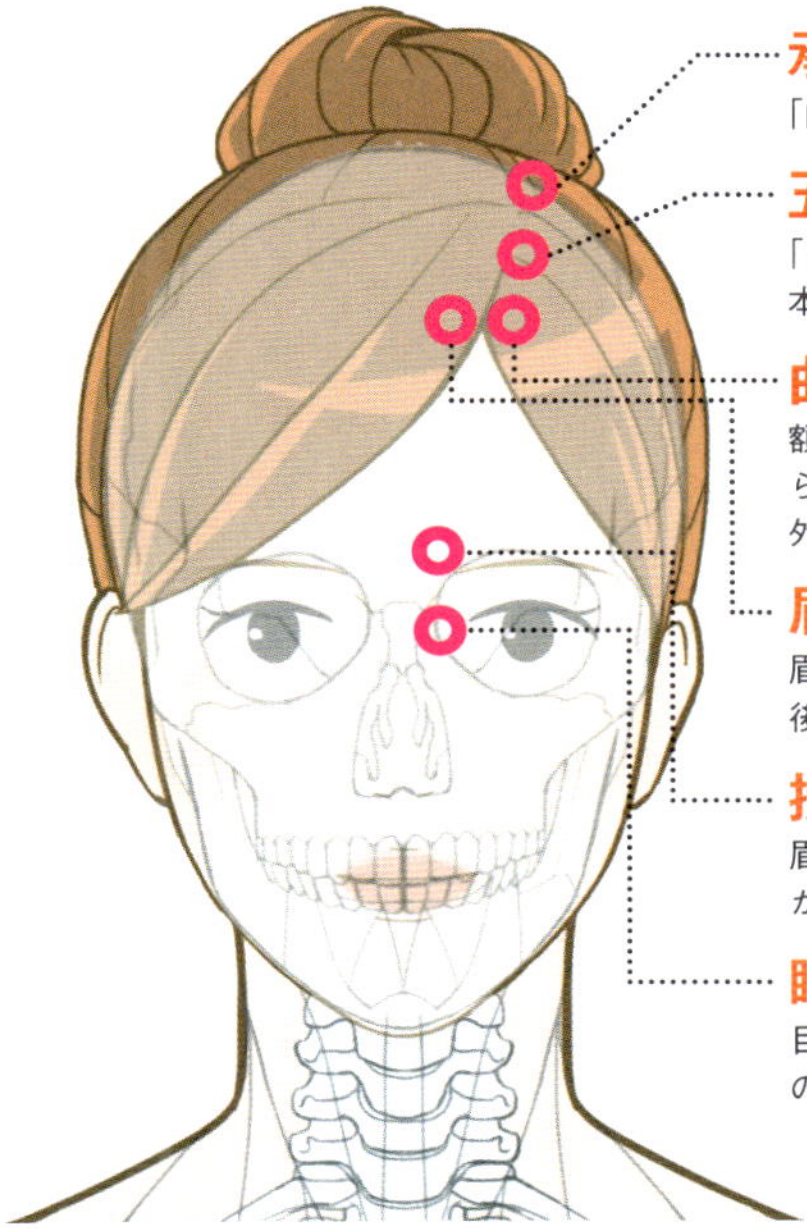

承光［しょうこう］
「曲差」の直上、親指幅２本分。

五処［ごしょ］
「曲差」の直上、親指幅１／２本分。

曲差［きょくさ］
額の左右中央の髪の生え際から後方に親指幅１／２本分、外に親指幅 1.5 本分。

眉衝［びしょう］
眉頭の真上、髪の生え際から後方に親指幅１／２本分。

攅竹［さんちく］
眉頭付近を指でさぐると見つかるくぼみ。

睛明［せいめい］
目頭と鼻の付け根の骨との間のくぼみ。

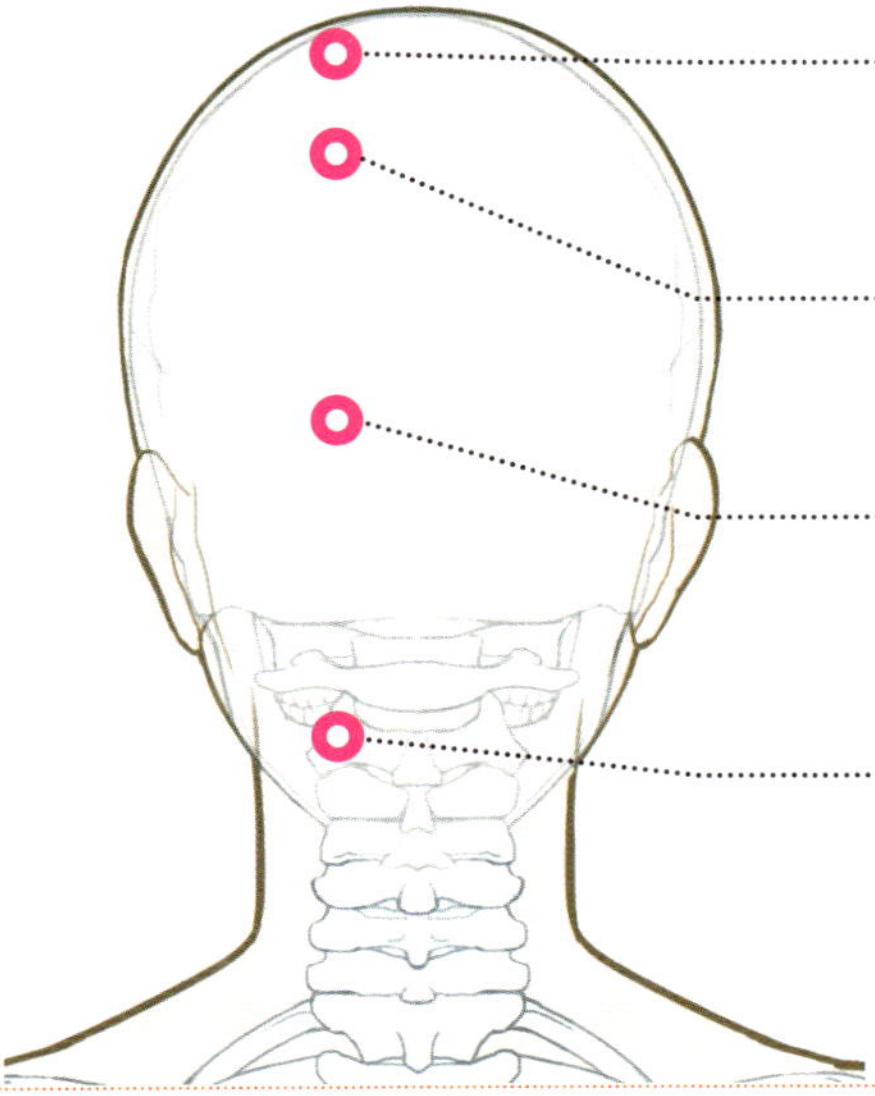

通天［つうてん］
「承光」から後ろに、親指幅 1.5 本分。

絡却［らっきゃく］
「通天」から後ろに、親指幅 1.5 本分。

玉枕［ぎょくちん］
後頭部にある出っ張りの下にある縁から、外に親指幅１本分と少し。

天柱［てんちゅう］
「ぼんのくぼ」と呼ばれるくぼみのちょうど中央から外に親指幅１本分と少し。

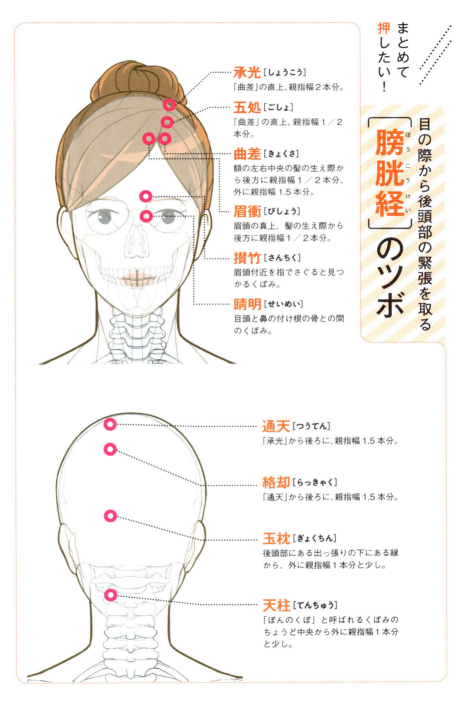

Case.7

耳鳴り

耳鳴りの原因はさまざまで、耳の病気をともなったものや脳神経や自律神経の問題とかかわるものもあるので、専門医の判断が必要です。慢性的な耳鳴りには、胆経のツボが効果的。じっくりと押して、血液の循環を促しましょう。

頭部の血流を促し頭がスッキリ

完骨［かんこつ］

胆経

ツボの位置

耳の後ろにある出っ張った骨の下端で、少し後ろに入ったところのくぼみ。

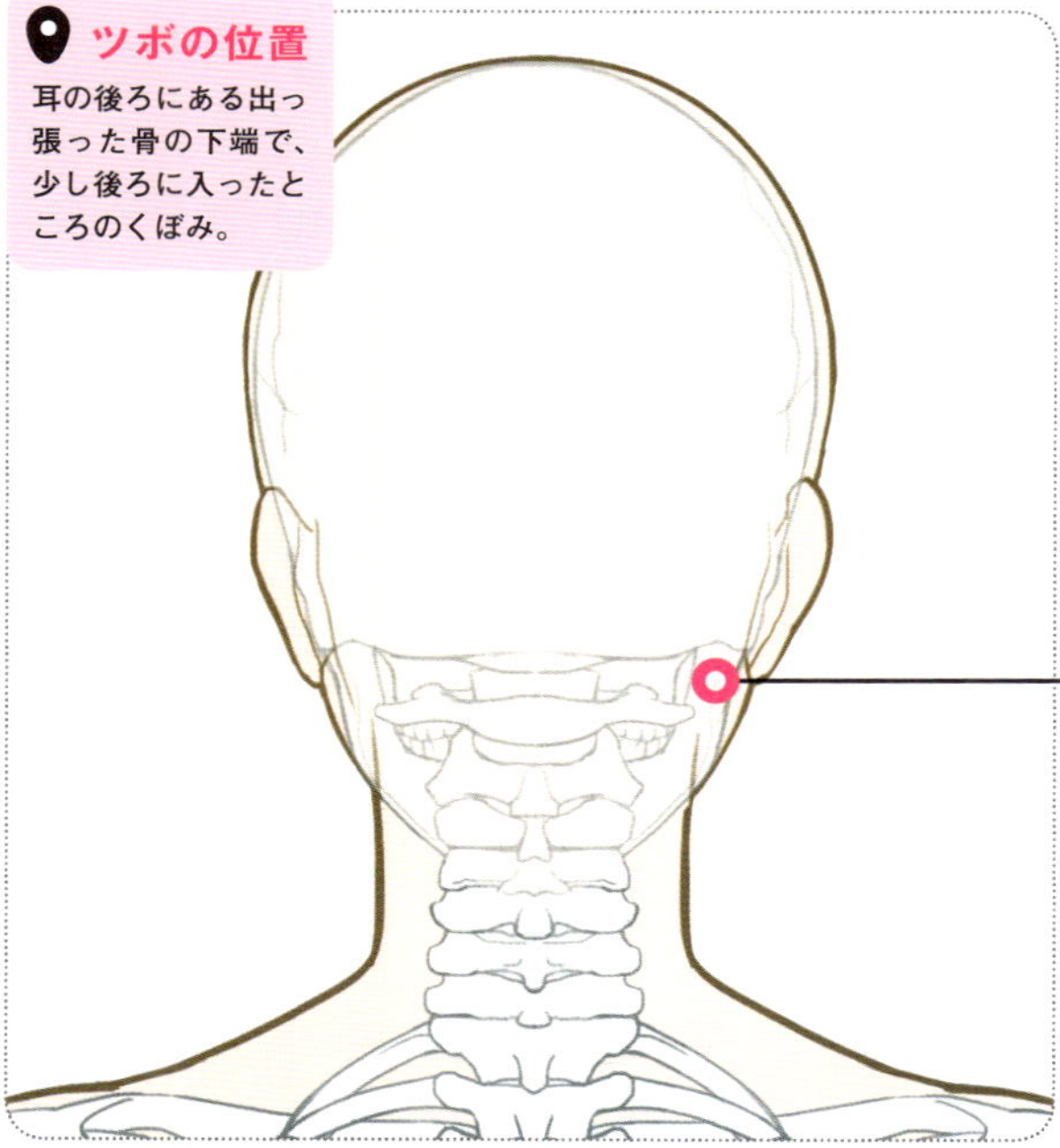

自律神経の調子を整える

風池［ふうち］

胆経

ツボの位置

両耳の下を結んだ線上で、耳から後ろに親指幅２本分。

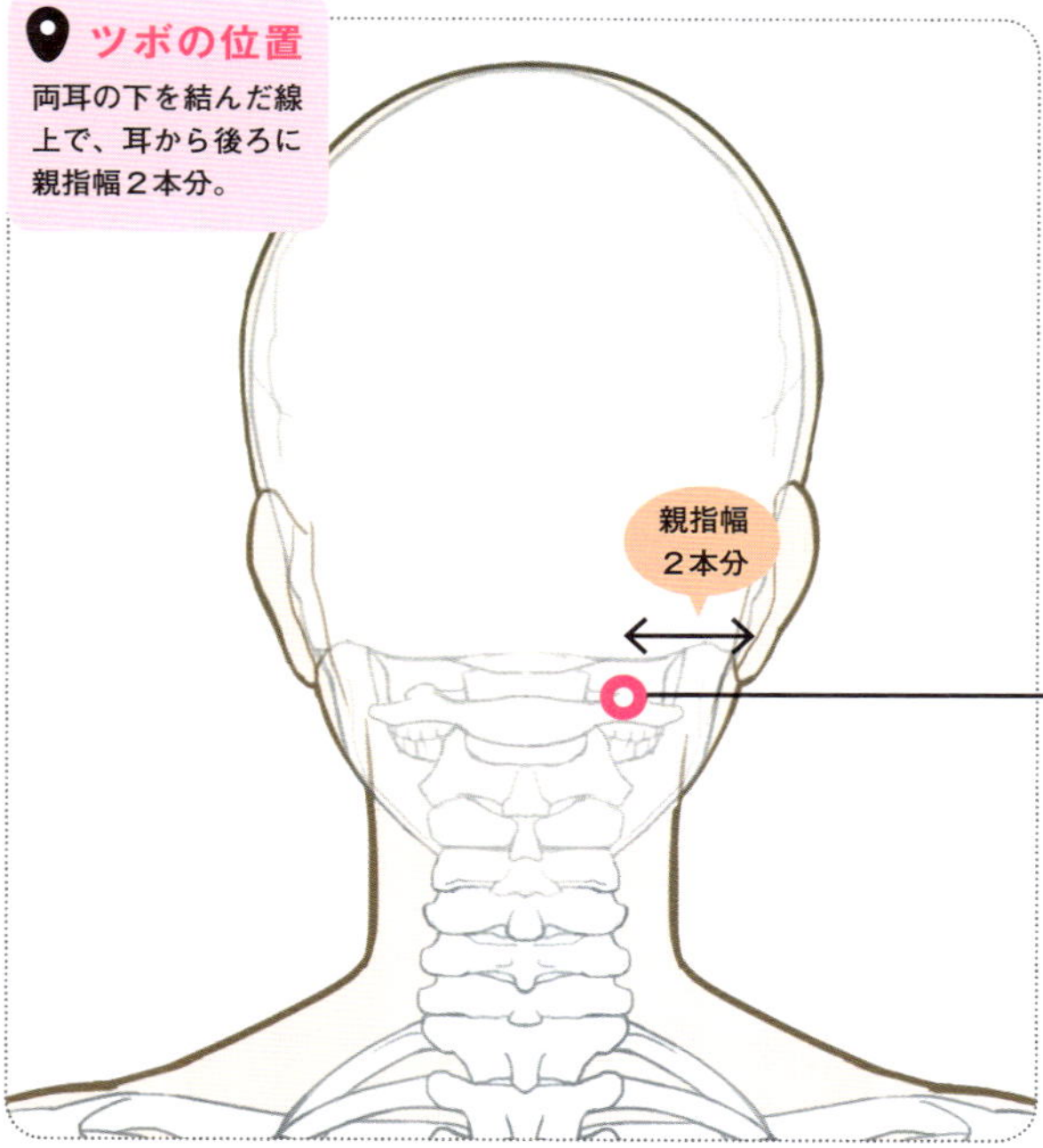

Case.8

耳だれ・外《がい》耳《じ》炎《えん》

耳の穴から鼓膜までを外耳と呼び、この部分に炎症が起こるのが外耳炎です。かゆみやヒリヒリ感、分泌物が出る耳だれといった症状がみられることも。2～3日経っても症状がおさまらない場合には、専門医を受診しましょう。

耳の症状の特効ツボ

耳門［じもん］

三焦経

ツボの位置

耳の穴のすぐ前にある出っ張りの付け根の上側。口を軽く開けるとへこむところ。

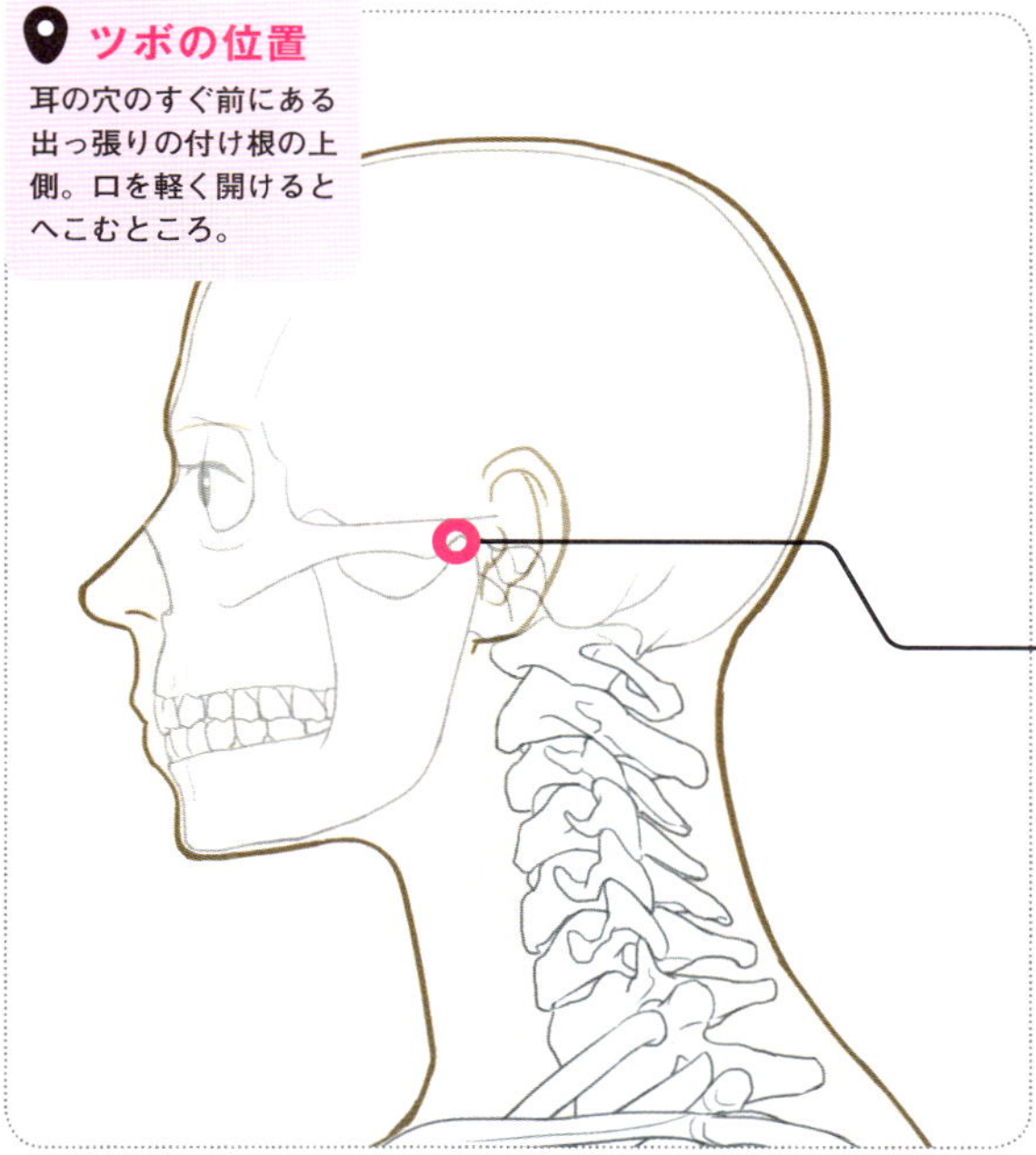

余分な水分の排出を止める

水分［すいぶん］

任脈

ツボの位置

へそから上に親指幅1本分。

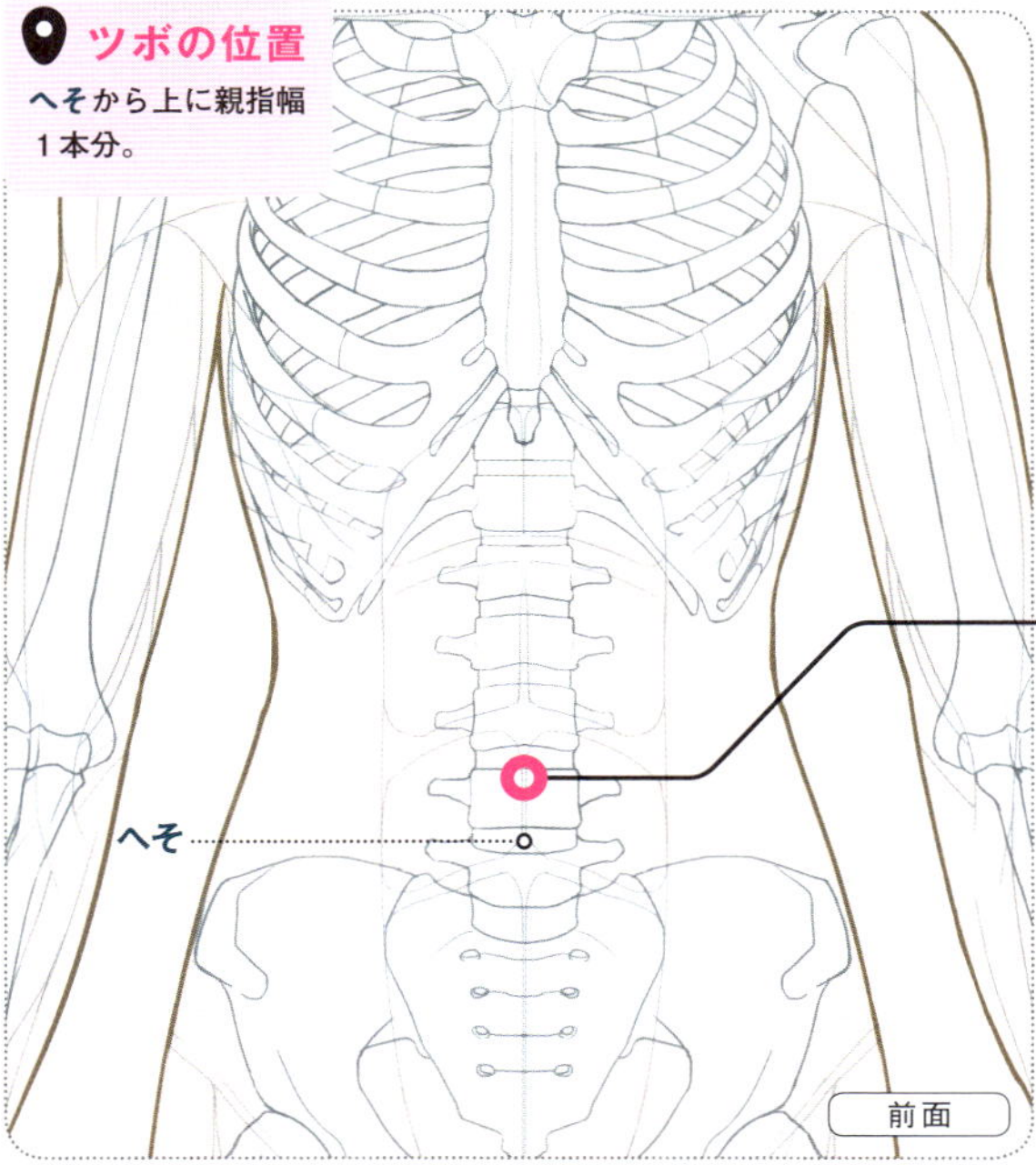

Case.9

難聴

雑音が聞こえたり、耳が詰まったような感じがしたりする原因は、ウイルス、風邪、疲れ、ストレスなど。慢性の場合は専門医の診断を受けましょう。突発性の場合には、ツボ押しで血流を促し、自己治癒力を高めるのが有効です。

急性の症状に効果を発揮

温溜［おんる］

大腸経

ツボの位置

手の甲と前腕の境目にある、**手首の横じわ**の親指側端にあるくぼみの中央から、ひじに向かって親指幅５本分。

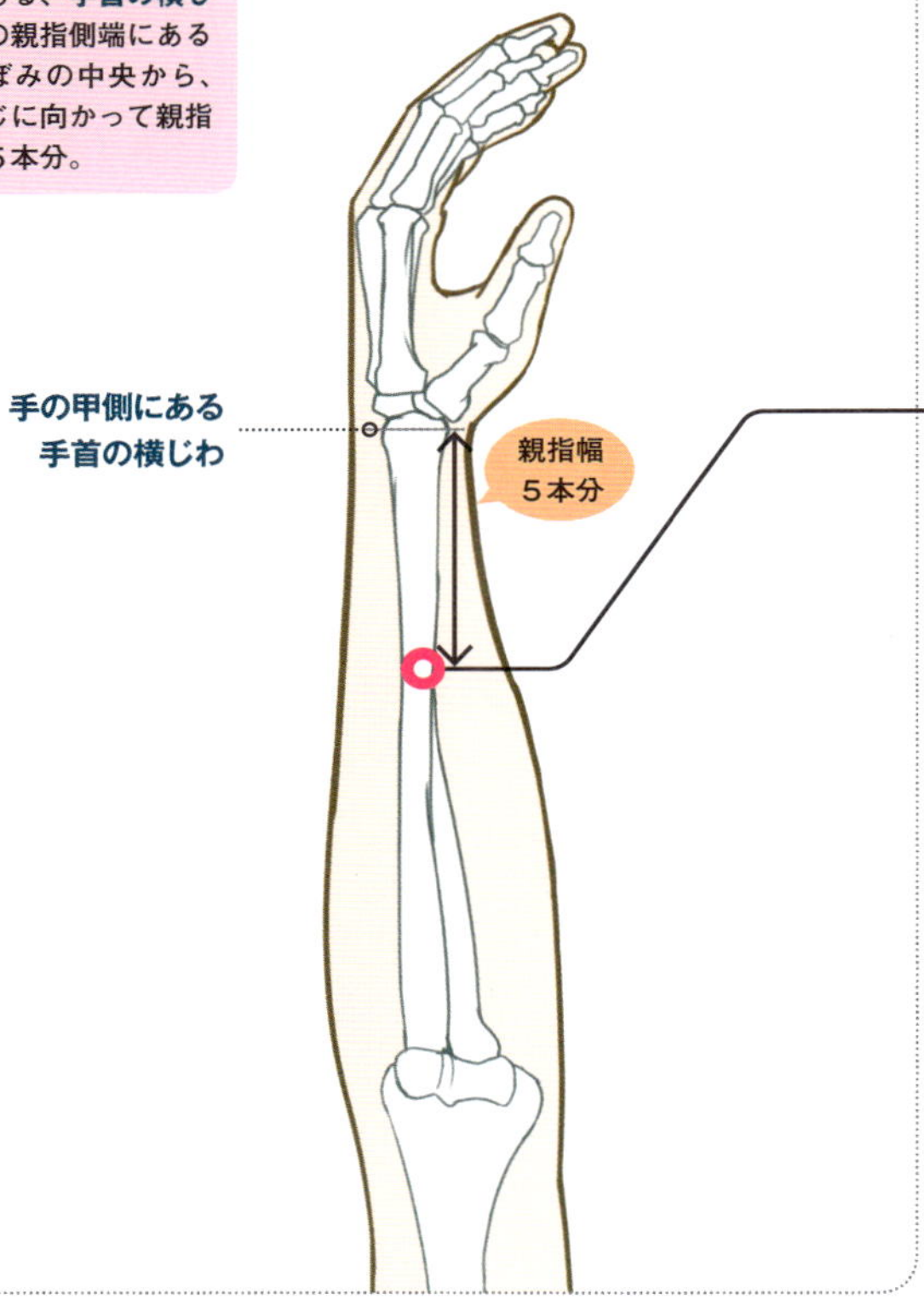

MEMO

耳の特効3ツボ

耳のトラブルによく悩まされている場合には、症状全般に有効なツボとして、耳門《じもん》（P.65）、太谿《たいけい》（P.74）、合谷《ごうこく》（P.62）の３つのツボを覚えておきましょう。

耳門は、読んで字のごとく耳と関連の深いツボです。また、足のくるぶし近くにある太谿は、腎経の原穴（P.43）。腎の状態は耳にあらわれると考える東洋医学では、耳のトラブルの特効ツボに位置づけられます。３つ目の合谷は体のさまざまな炎症や痛みを抑えるのに有効なツボ。自分の症状に合わせて、ツボを有効活用してください。

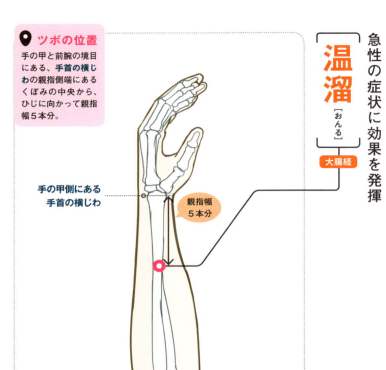

Case.10

鼻血

鼻血の原因には、ストレス、疲労、自律神経の乱れ、血圧の問題などがあります。また、子どもは大人よりも粘膜が弱く、発熱やアレルギーがきっかけで鼻血が出ることも。急な鼻血でも慌てず、落ち着いて対処することが大切です。

「血」の巡りを正常にして止血

膈兪［かくゆ］

膀胱経

ツボの位置

体の左右中央にある第7胸椎（左右の肩甲骨の下端を結んだ高さ）の出っ張りの下のへこみから、外に親指幅1.5本分。

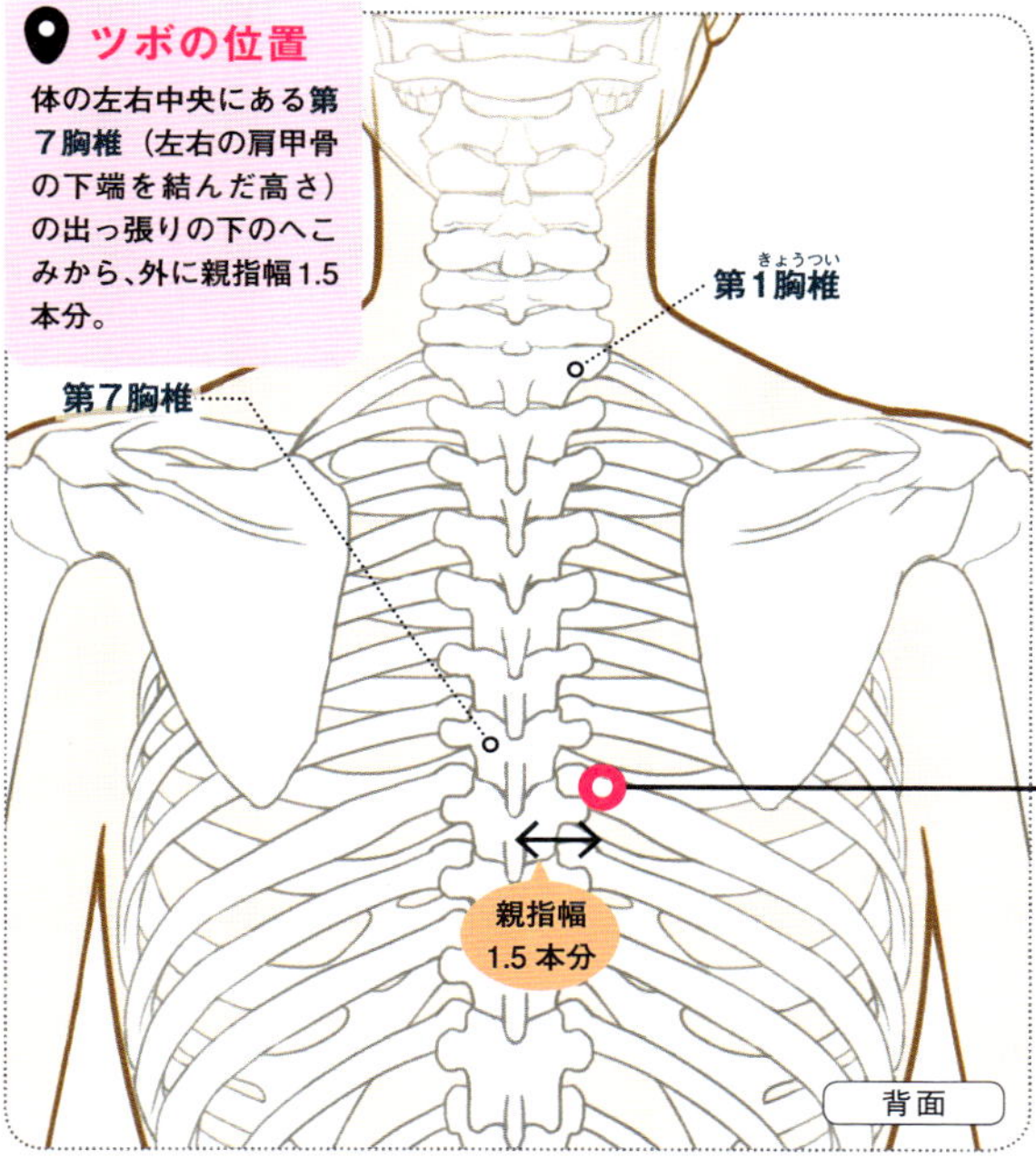

鼻血を止めたいときの特効ツボ

瘂門［あもん］

督脈

ツボの位置

後頭部の首の上にある「ぼんのくぼ」と呼ばれるくぼみの中央。

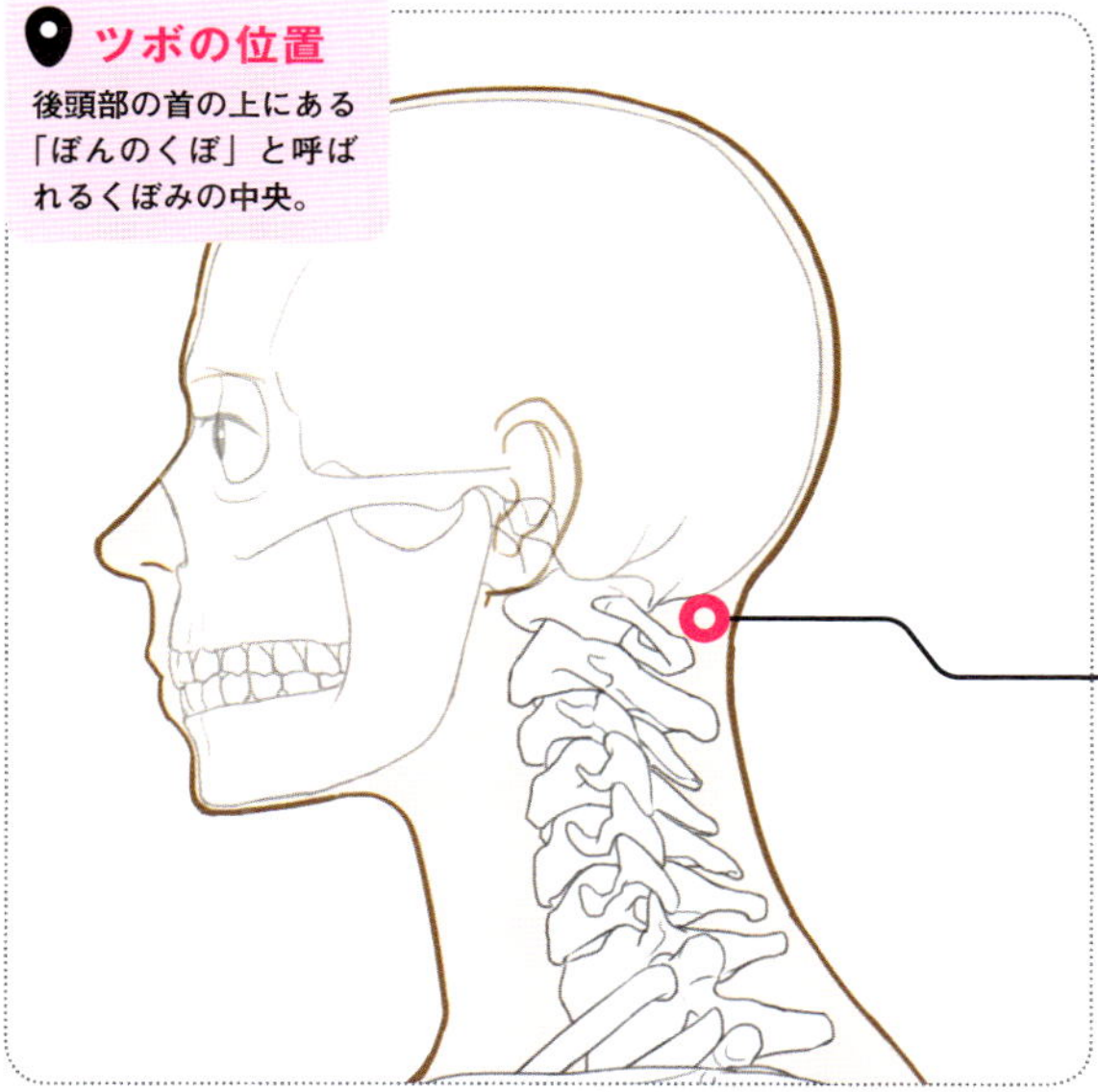

押し方のコツ▶ 中指の腹をツボに当て、頭の自重をかける要領で上を向き、ゆっくりと刺激する。

Case.11

鼻づまり

鼻の粘膜の不調により、出したいもの（鼻水）が出ていかない状態が鼻づまりです。五行説（P.38）では、鼻と関連が深いとされるツボは大腸経と肺経。鼻づまりのときは、大腸経を重点的に刺激すると、バランスが整います。

目、耳、鼻の症状にはココ

合谷 ［ごうこく］

大腸経

ツボの位置

手の甲、**第２中手骨**のちょうど真ん中の親指側。親指と人差し指の付け根のあいだあたり。

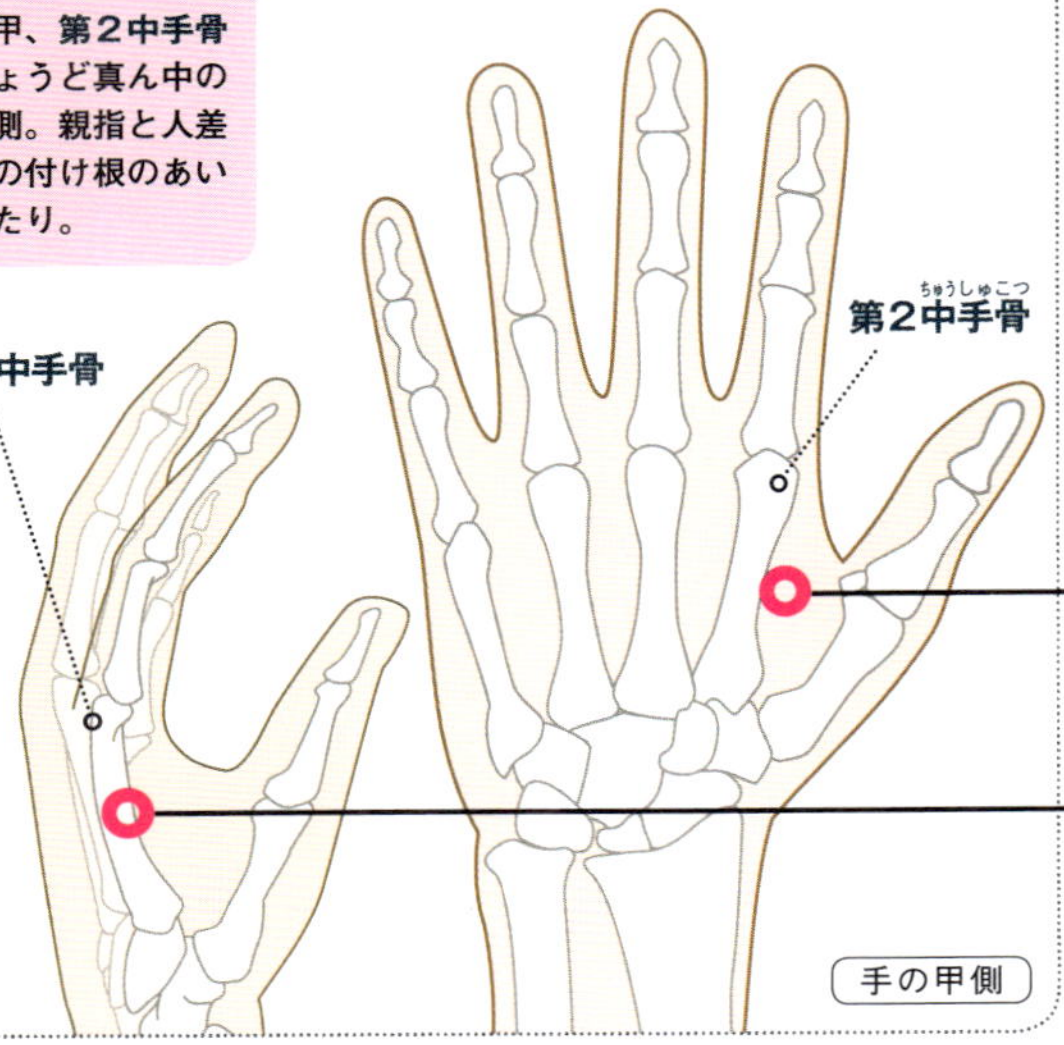

押し方のコツ▶ 親指で骨際を押し込むように強く押す。

つかえを取り去る万能ツボ

膻中 ［だんちゅう］

任脈

ツボの位置

体の左右中心で、乳頭と同じ高さにある**第４肋間**（肋骨と肋骨のあいだ）と同じ高さ。**胸骨体上。**

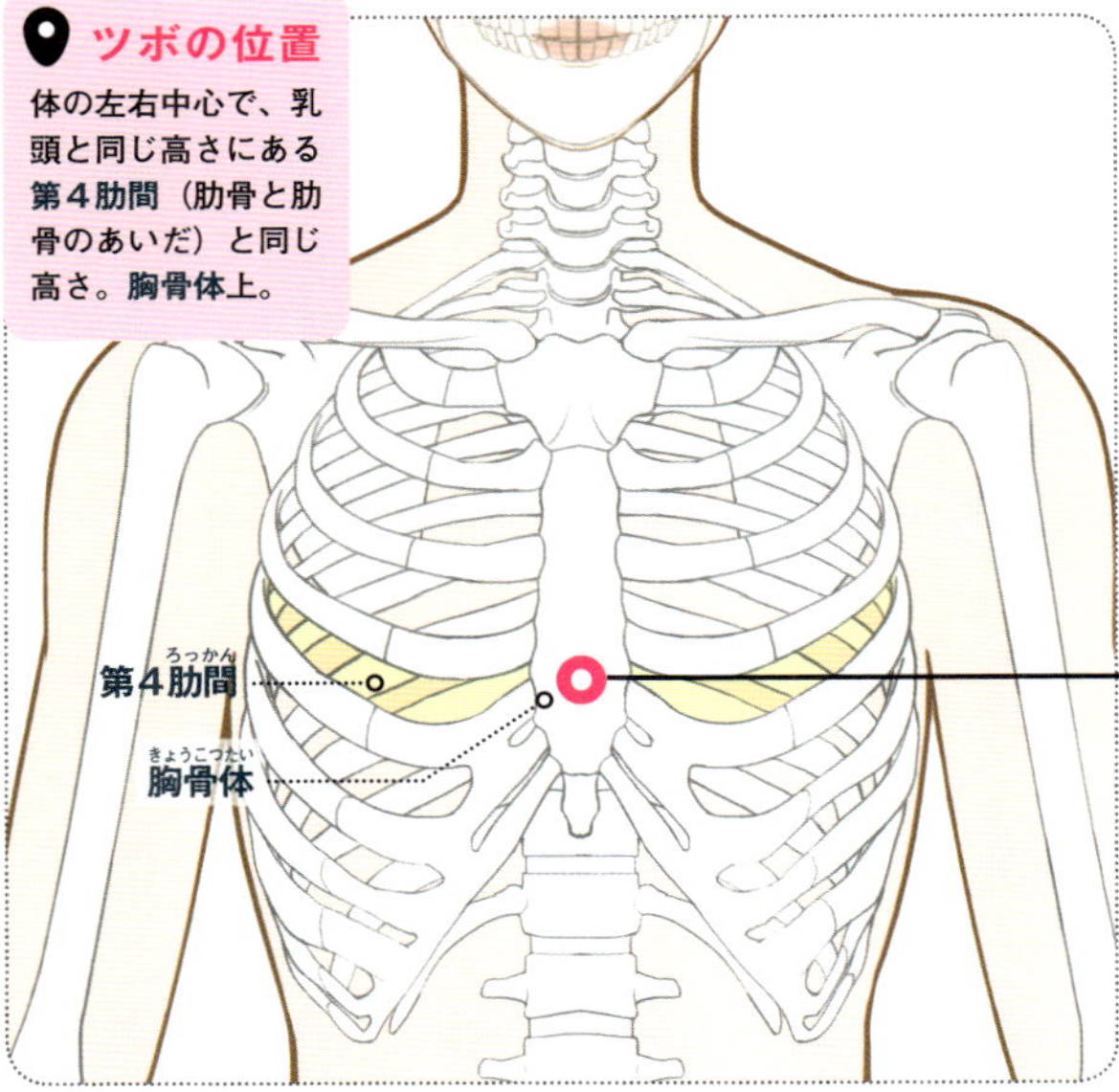

押し方のコツ▶ 中指を立て、息を吐きながら押し込む。できれば仰向けで寝そべって行う。

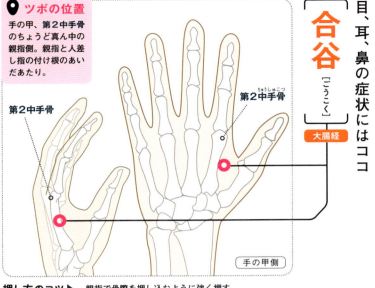

大腸経のツボとセットで押したい

太淵［たいえん］

肺経

ツボの位置

手首の横じわと、親指の外側の縁が交わるところ。

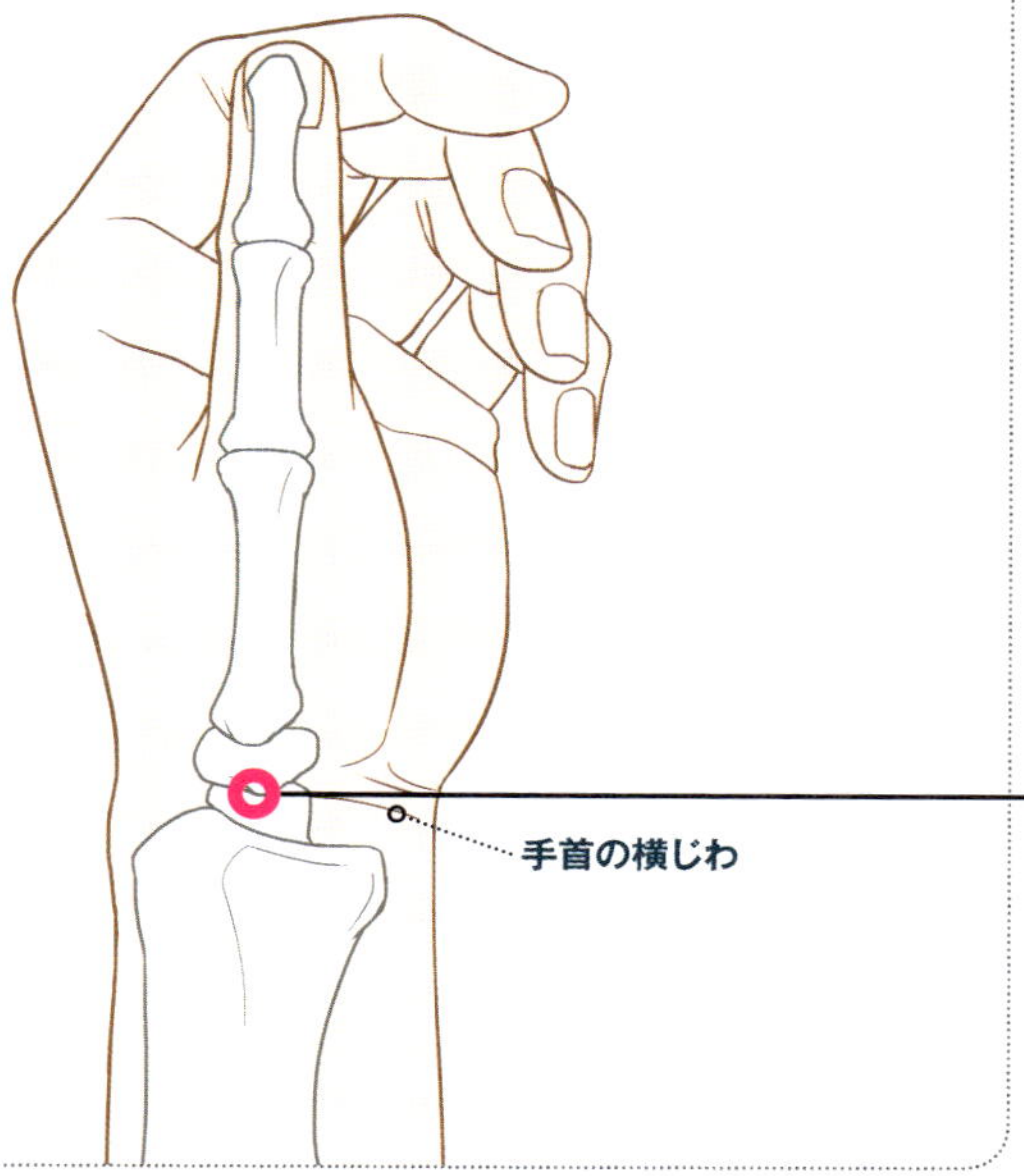

不調の原因となる「邪」を取り払う

偏歴［へんれき］

大腸経

ツボの位置

手の甲と前腕の境目にある、**手首の横じわ**の親指側端にあるくぼみの中央から、ひじに向かって親指幅３本分。

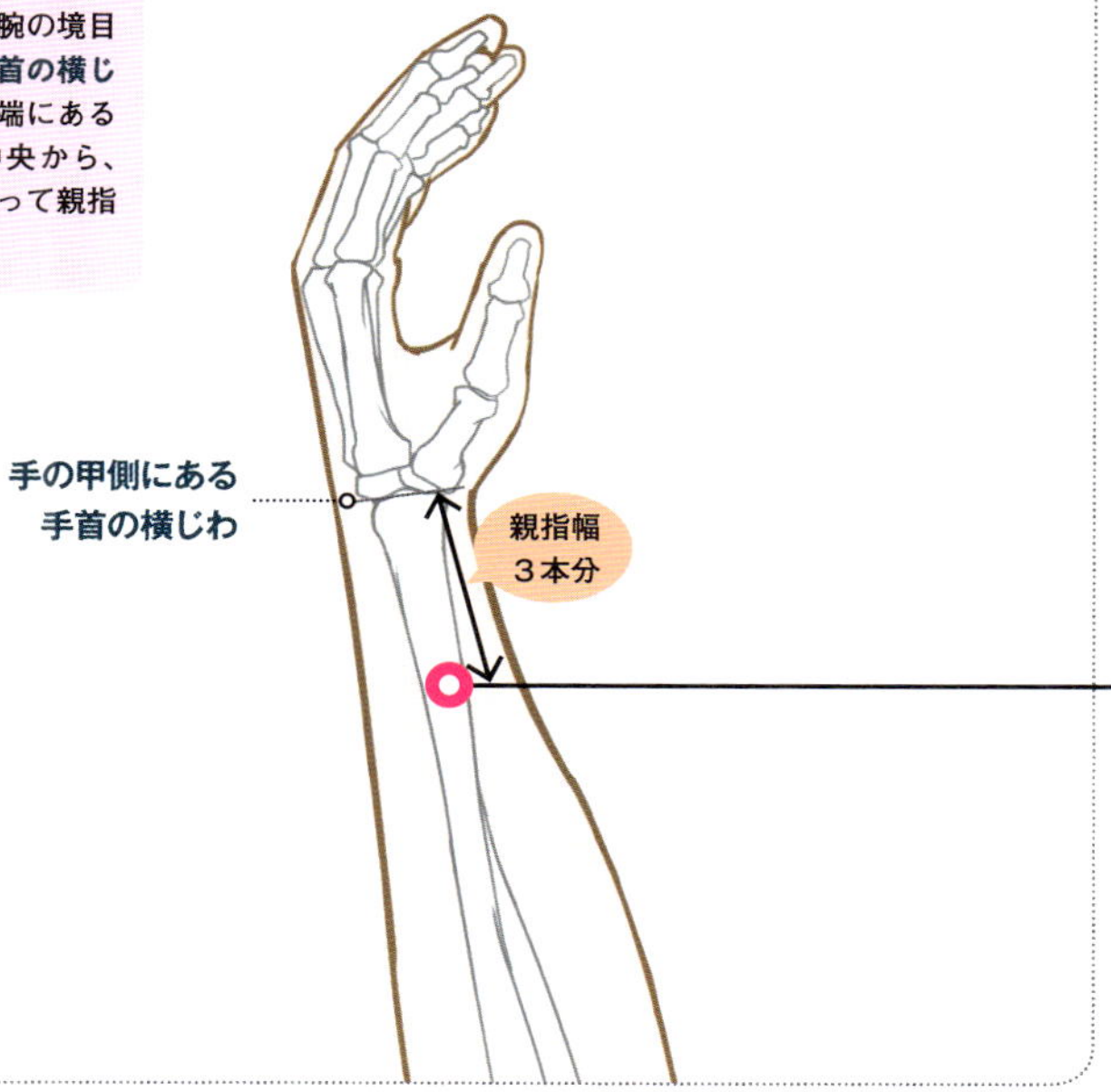

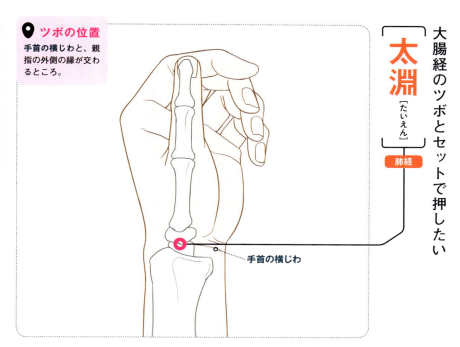

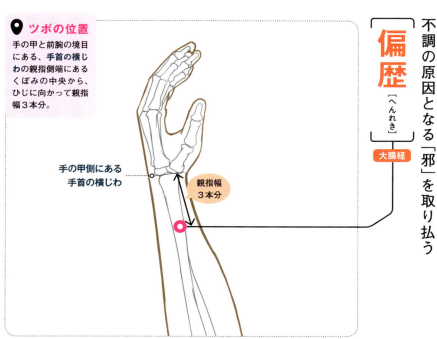

Case.12

鼻水

通常無意識に飲み込んでいる鼻水が、過剰に分泌されてしまっているときには、五行説（P.38）で鼻と関連が深いとされる大腸経と肺経のツボを押します。鼻水を止めたい場合は、肺経を重点的に刺激しましょう。

鼻の悩みにも有効な万能ツボ

合谷［ごうこく］

大腸経

ツボの位置
手の甲、**第2中手骨**のちょうど真ん中の**親指側**。**親指と人差し指の付け根のあいだ**あたり。

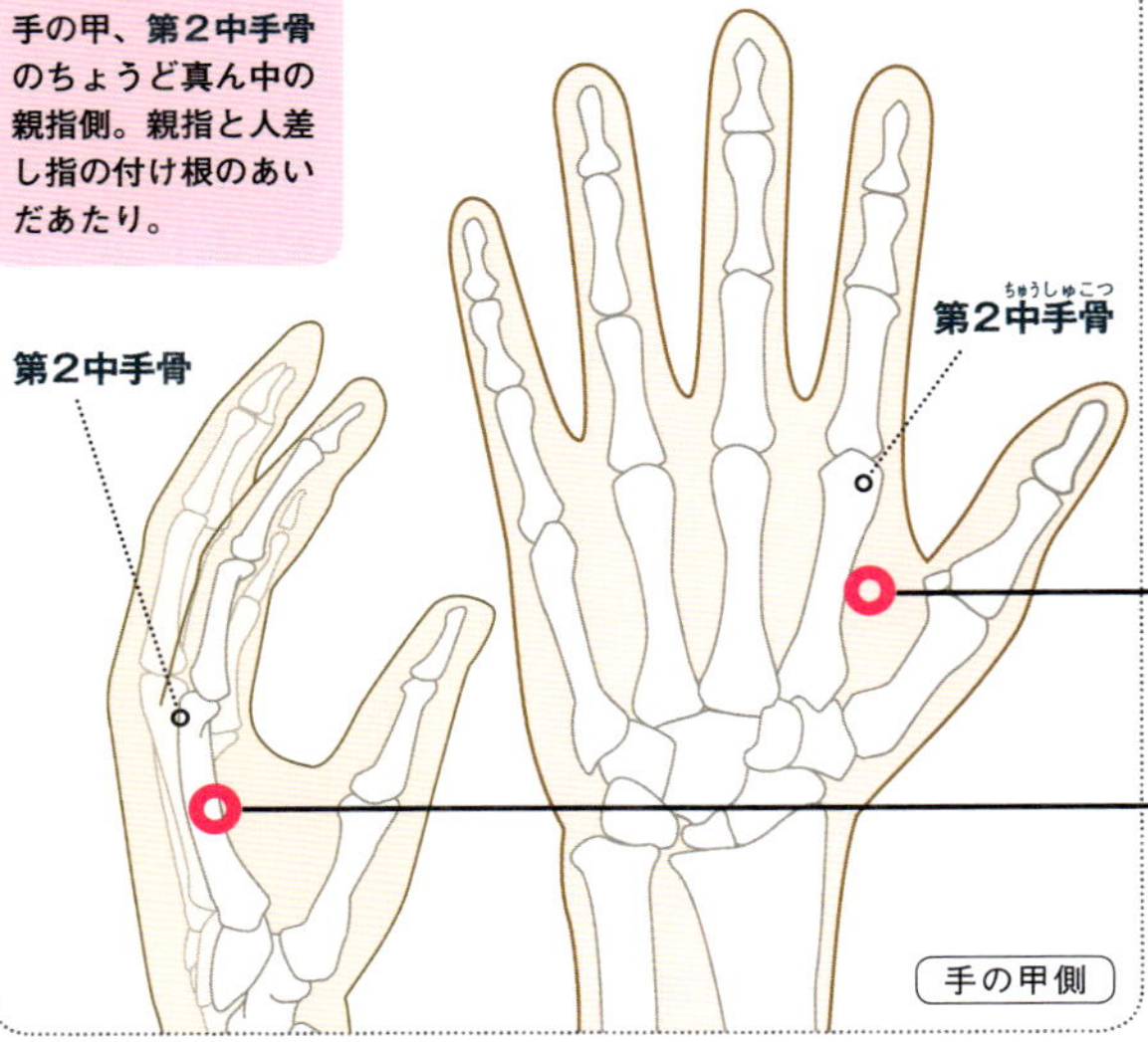

押し方のコツ▶ 親指で骨際を押し込むように強く押す。

息苦しさを解消し気持ちをラクに

膻中［だんちゅう］

任脈

ツボの位置
体の左右中心で、乳頭と同じ高さにある**第4肋間**（肋骨と肋骨のあいだ）と同じ高さ。**胸骨体**上。

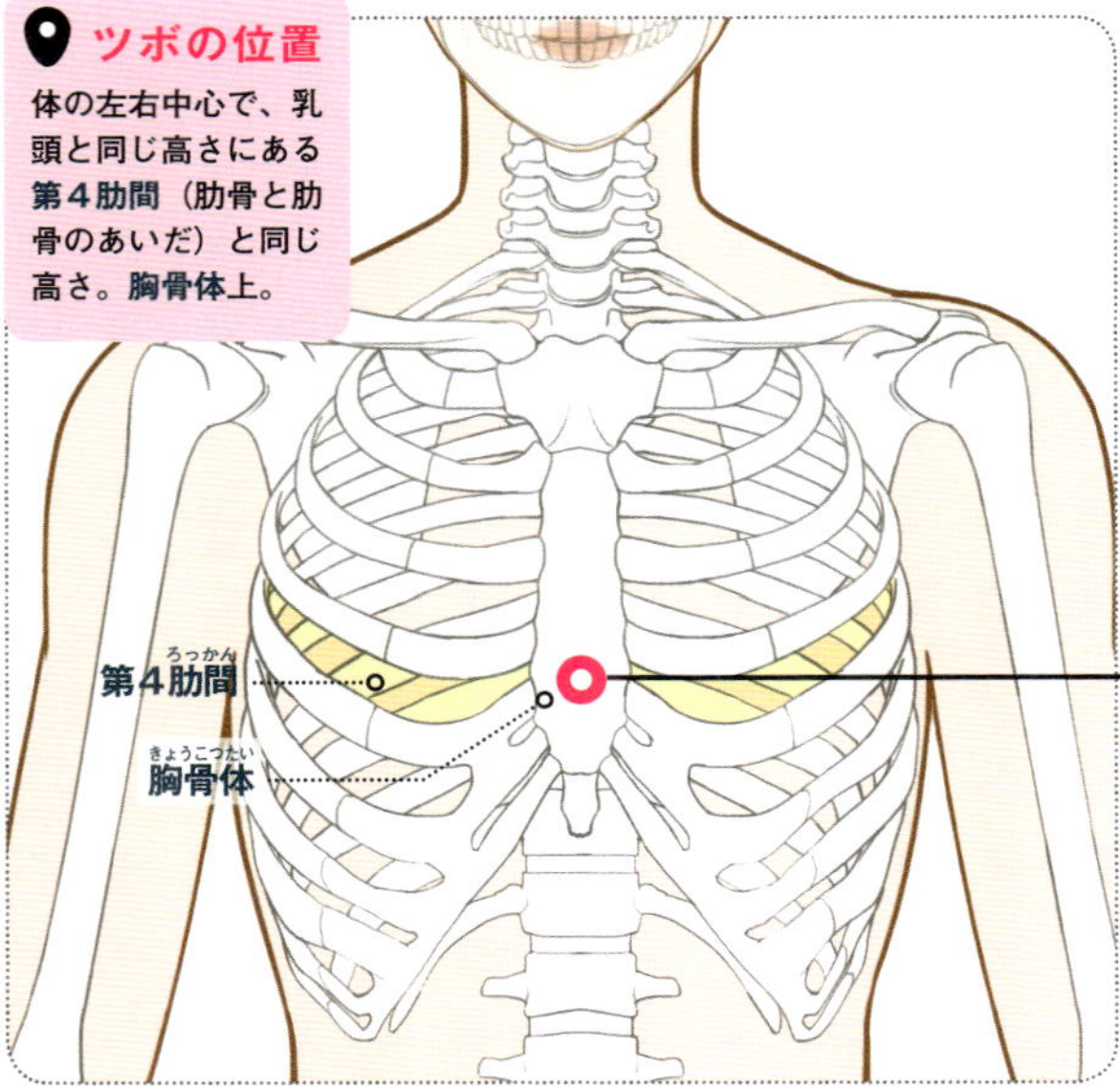

押し方のコツ▶ 中指を立て、息を吐きながら押し込む。できれば仰向けで寝そべって行う。

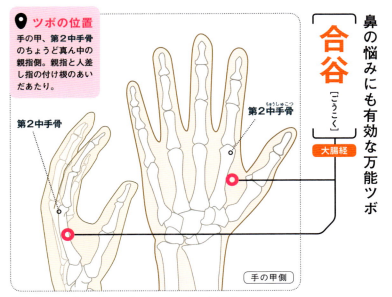

呼吸器機能の改善に

太淵［たいえん］

肺経

ツボの位置

手首の横じわと、親指の外側の縁が交わるところ。

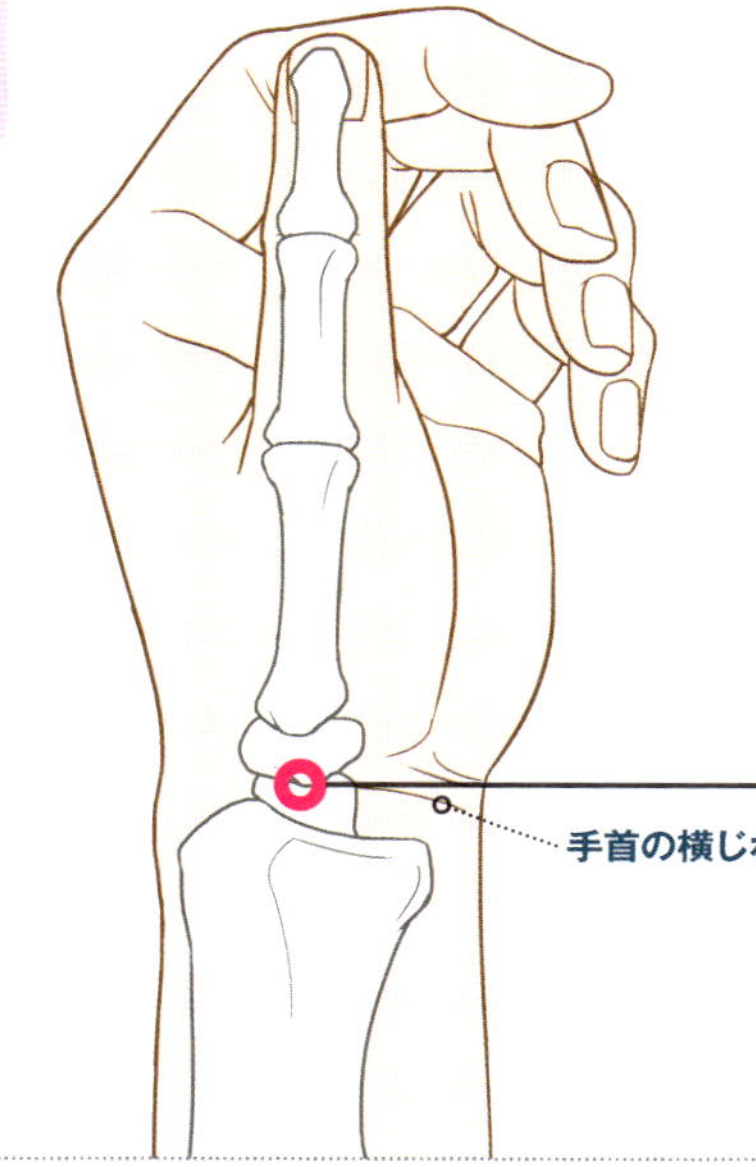

即効性の高い便利なツボ

孔最［こうさい］

肺経

ツボの位置

ひじの横じわと手首を線で結んだ線上のひじから約1／3の点を目安に、中心から少し親指側へずれたところ。

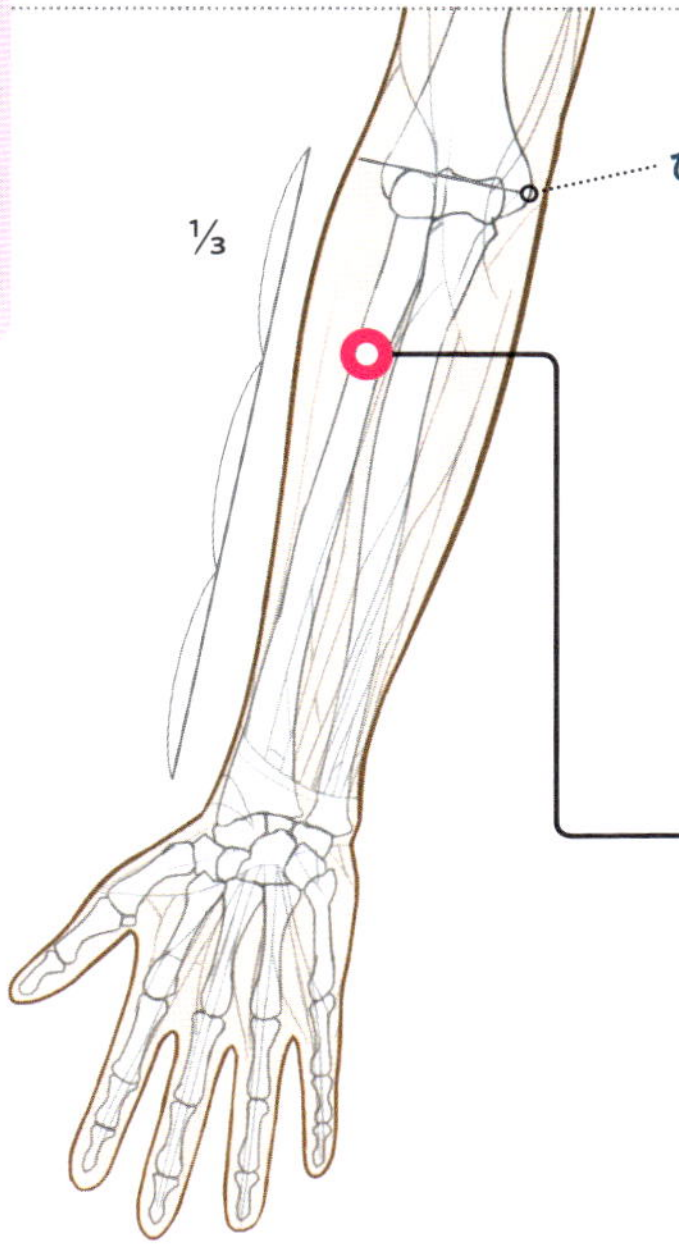

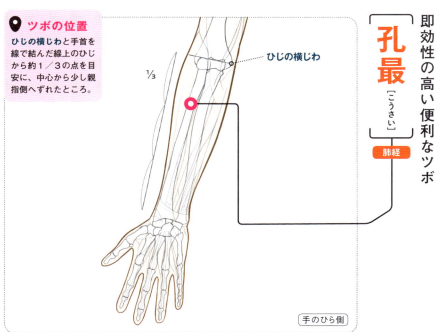

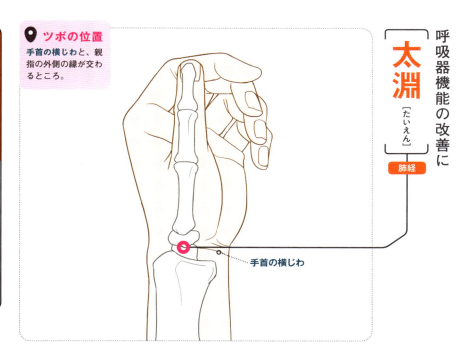

Case.13

匂いに鈍感

嗅覚減退の理由として考えられるのが、単純な鼻づまり、加齢による感覚機能の衰え、ストレスによる防衛本能などです。思わぬ疾患が原因となっている場合もあるため、異変を感じたら、できるだけ早めに専門医を受診しましょう。

のどの痛みや嗅覚減退に効く

天柱

［てんちゅう］

膀胱経

ツボの位置

「ぼんのくぼ」と呼ばれるくぼみのちょうど中央から外に親指幅１本分と少し。

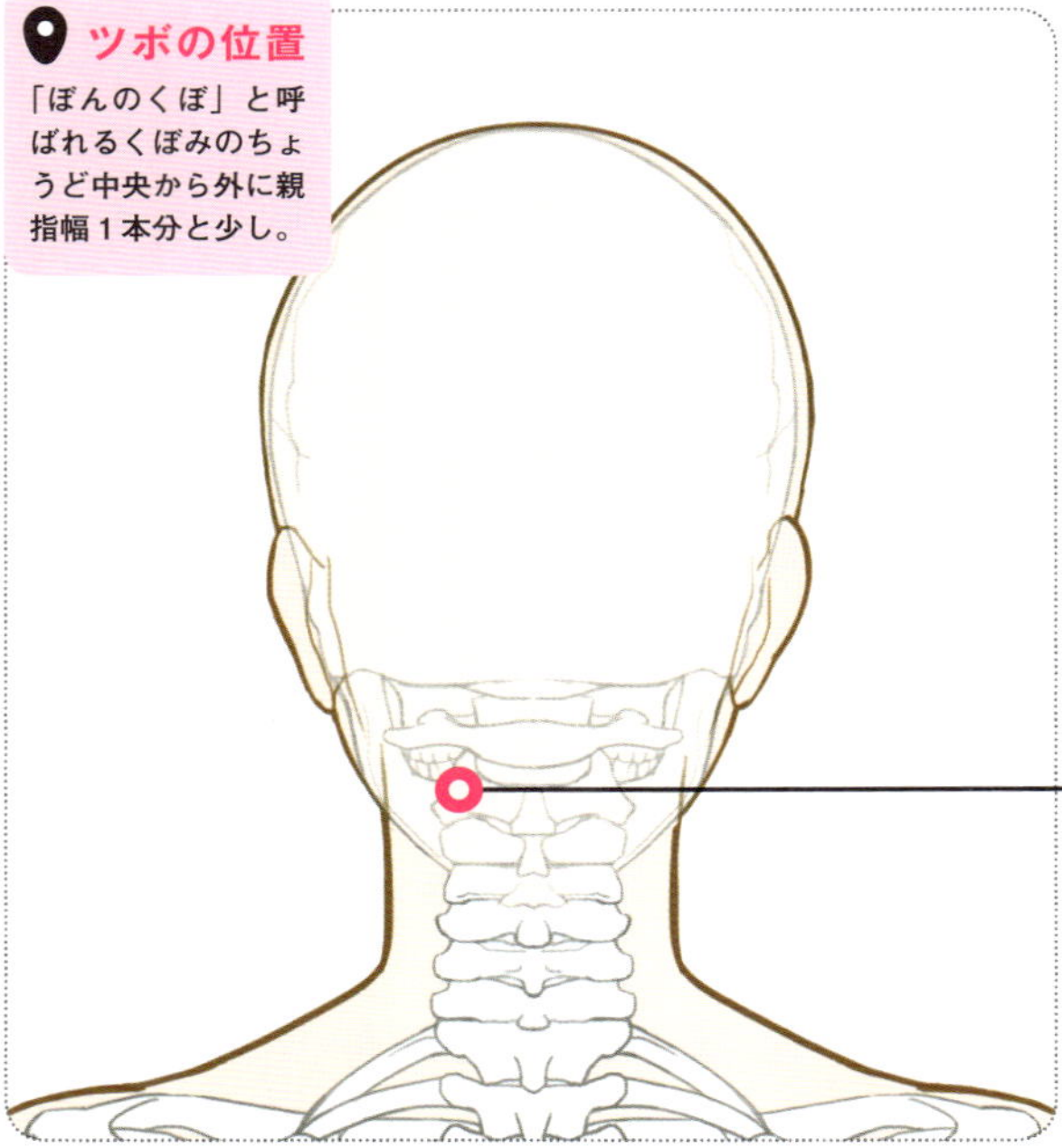

MEMO

鼻の特効5ツボ

鼻のトラブル全般に有効なツボとして、合谷《ごうこく》（P.62）、膻中《だんちゅう》（P.62）、太淵《たいえん》（P.73）、偏歴《へんれき》（P.83）、孔最《こうさい》（P.85）の5つが挙げられます。嗅覚に異常がある場合にもこれらのツボを用いるとよいでしょう。自律神経の不調によって、嗅覚に変調をきたしているときには、陽池（P.75）がおすすめ。ホルモンバランスを整える三焦系の代表ツボです。

Case.14

味に鈍感

食生活の偏りや鼻づまりなど、日常生活がきっかけで味に鈍感になってしまったときには、感覚機能と関係が深い心経や心包経のツボが有効。病気に起因する場合もあるため、症状がひどいときには専門医を受診しましょう。

自律神経を整え感覚を正常に

神門［しんもん］

心経

ツボの位置

手首の小指寄りの端にあるくぼみ。**豆状骨**の下の際で、薬指の真下線上。

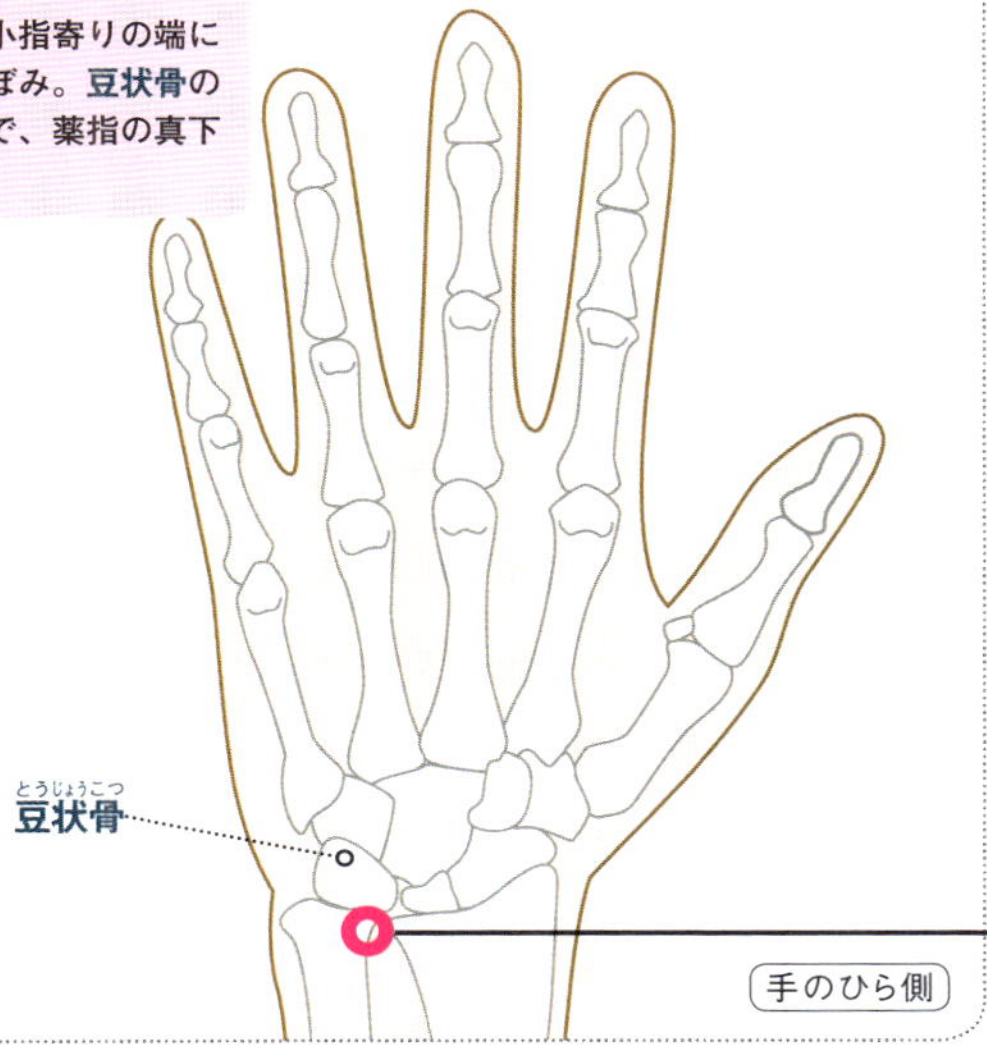
豆状骨《とうじょうこつ》
手のひら側

まとめて押したい！

前腕のマッサージでストレスをオフ

［心包経《しんぽうけい》］のツボ

郄門［げきもん］
手首の横じわの中央と、ひじの横じわ上の太い腱沿いの小指側のくぼみを結んだ線上で、手首から上に親指幅５本分。

間使［かんし］
手首の横じわの中央から「郄門」に向かって親指幅３本分。

内関［ないかん］
手首の横じわの中央から「郄門」に向かって親指幅２本分。

大陵［だいりょう］
手首の横じわの中央。

労宮［ろうきゅう］
グーを握って手のひらに当たる人差し指と中指の先の中間。第２中手骨と第３中手骨のあいだ。

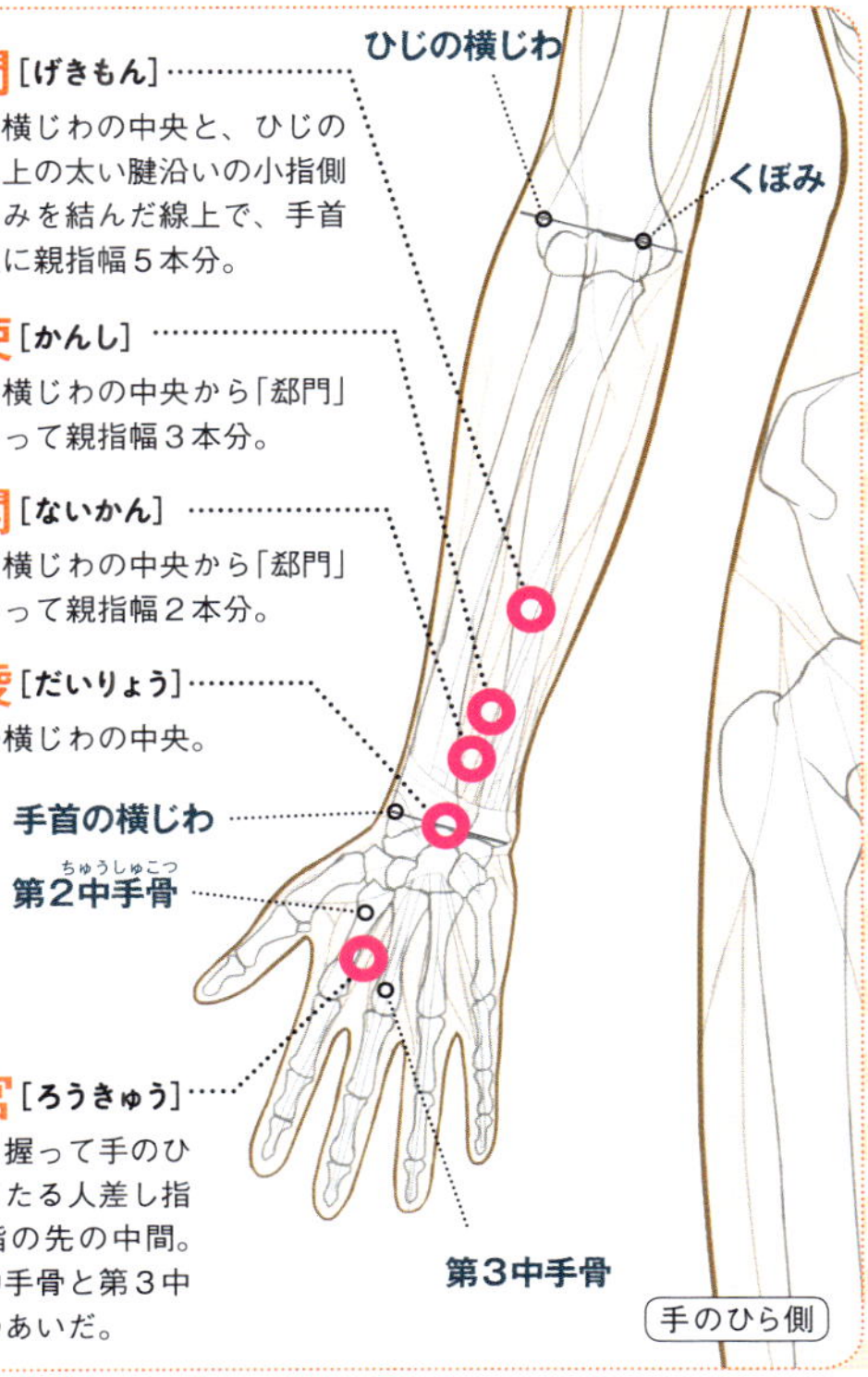
ひじの横じわ
くぼみ
手首の横じわ
第２中手骨《ちゅうしゅこつ》
第３中手骨
手のひら側

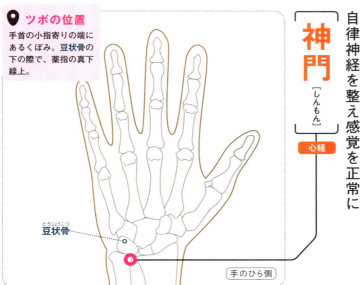

舌のもつれ

舌が滑らかに動かないと、ろれつが回らず、言葉が不明瞭になります。ストレスや疲労、舌と口まわりの筋肉の衰えなどが原因ですが、なにか重篤な疾患の予兆の可能性もあるので、不安な場合には専門医の判断を仰ぎましょう。

小腸経の代表ツボ

腕骨

［わんこつ］

小腸経

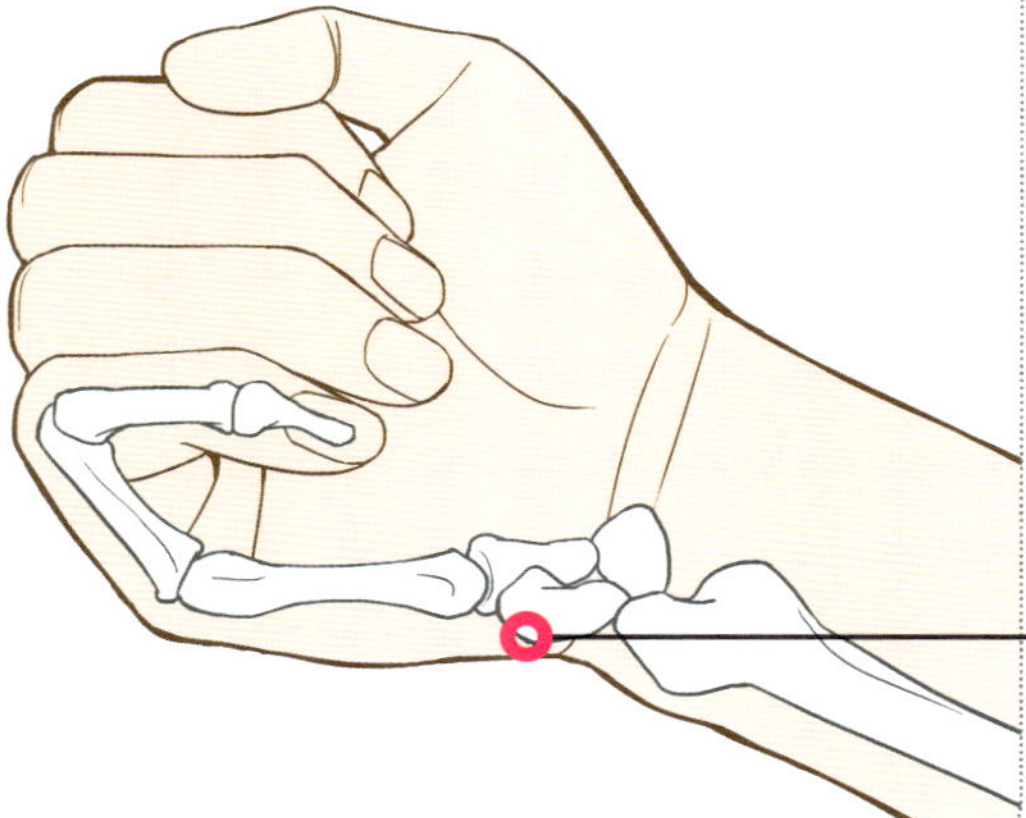

ツボの位置

手の小指側の側面を手首に向かってたどるとぶつかる骨の切れ目。

MEMO

「しゃべり」の不調に効果的な経絡

舌のもつれというと、一見口の問題に思えますが、「言葉をつむぐ」ということは頭を使って行っています。つまり、うまく舌が回らなくて軽快にしゃべれないときには、頭と関連の深い（五行説→P.38）心経と小腸経のツボ押しが有効です。

小腸系のツボ「腕骨《わんこつ》」は、お年寄りに用いるのにも最適なツボです。物忘れが進む、言葉がうまく出てこないといった老化現象に対しては、手のひらの小指側を押し揉むのがよいでしょう。

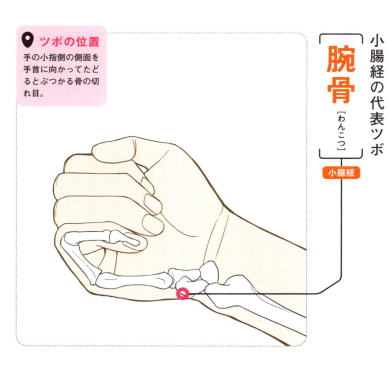

まとめて押したい！

手のひらの小指側を押し揉む「心《しん》経《けい》」のツボ

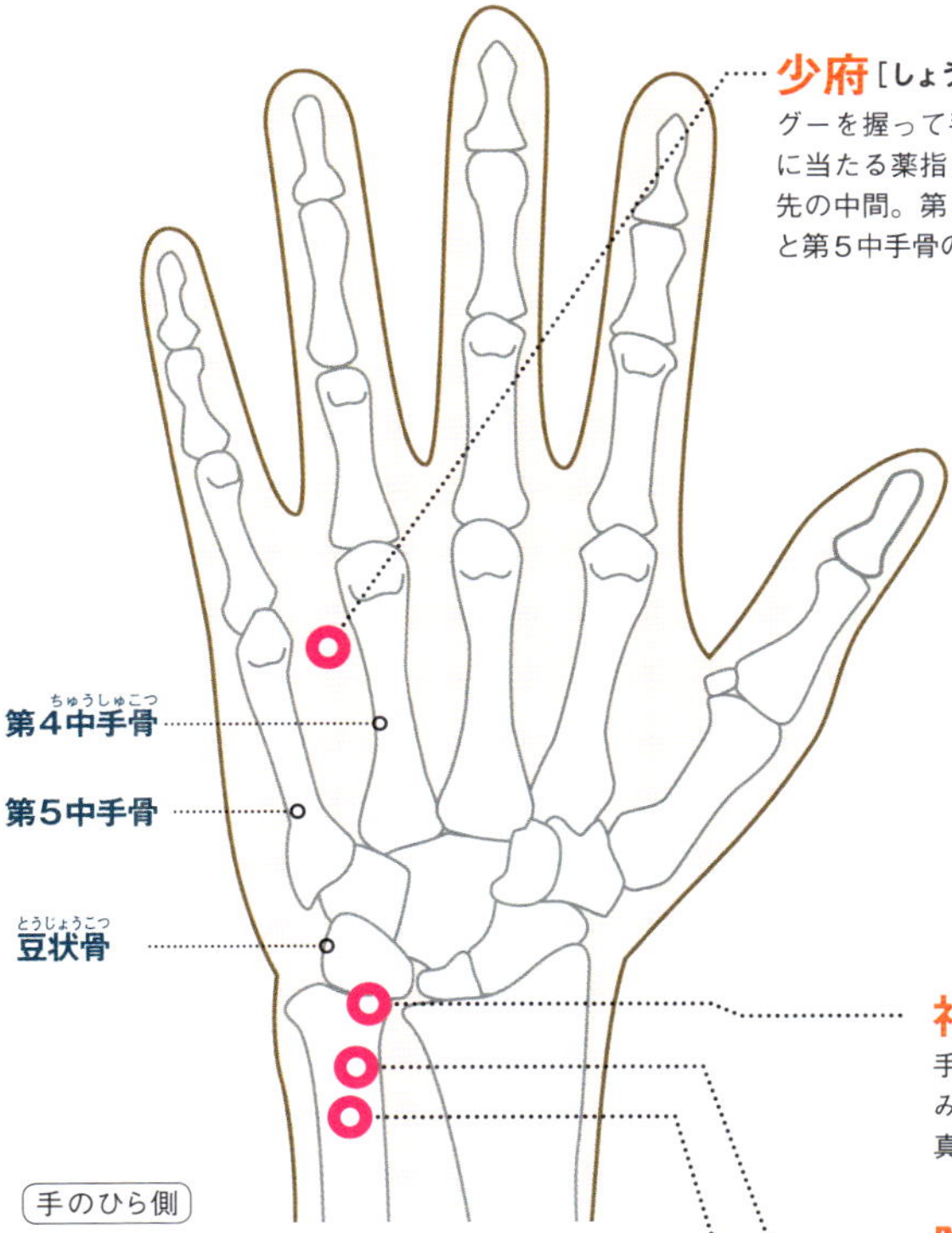

少府［しょうふ］
グーを握って手のひらに当たる薬指と小指の先の中間。第４中手骨と第５中手骨のあいだ。

神門［しんもん］
手首の小指寄りの端にあるくぼみ。豆状骨の下の際で、薬指の真下線上。

陰郄［いんげき］
「神門」からひじの横じわの小指側に向かって親指幅１／２本分。

通里［つうり］
「神門」からひじの横じわの小指側に向かって親指幅１本分。

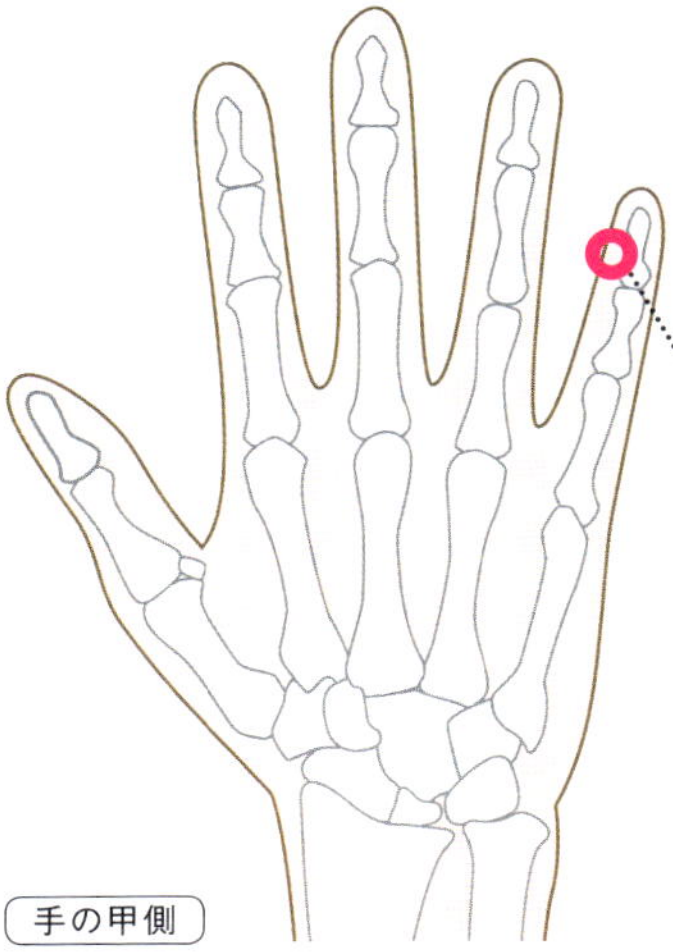

少衝［しょうしょう］
小指の爪の生え際の、薬指側の縁。

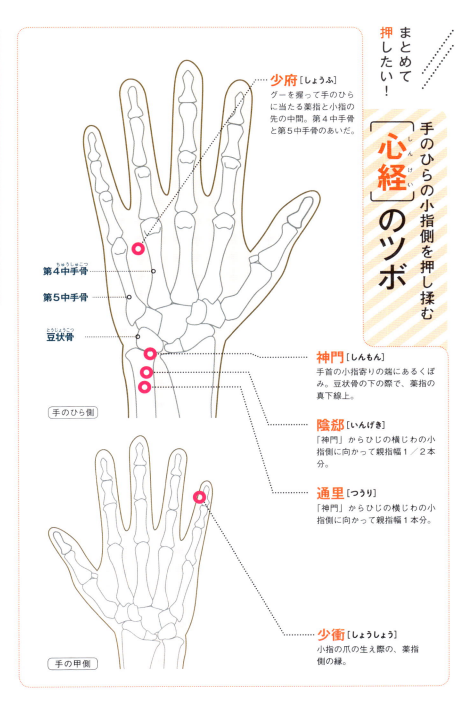

Case.16

口内炎

口の粘膜にできる炎症反応が口内炎です。原因は、ストレスや疲労による免疫力の低下、睡眠不足、栄養不足などさまざま。食べ物の消化に関連する症状なので、胃経、脾系のツボを刺激し、症状改善を目指しましょう。

消化機能を高める「胃経」の代表ツボ

衝陽［しょうよう］

胃経

ツボの位置
第2中足骨と中間楔状骨とのあいだにある足の甲の拍動部。

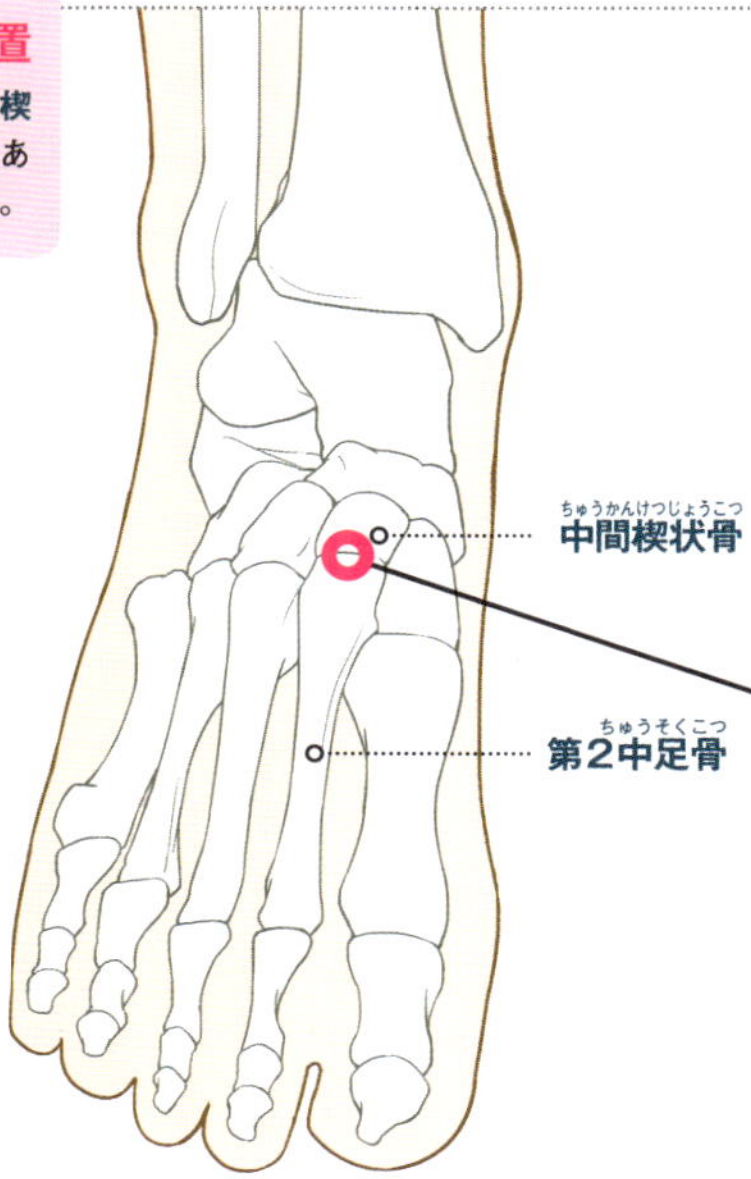

スムーズな消化を助ける

太白［たいはく］

脾経

ツボの位置
第1中足指節関節の後ろにあるくぼみで、足底と足の甲の境目。

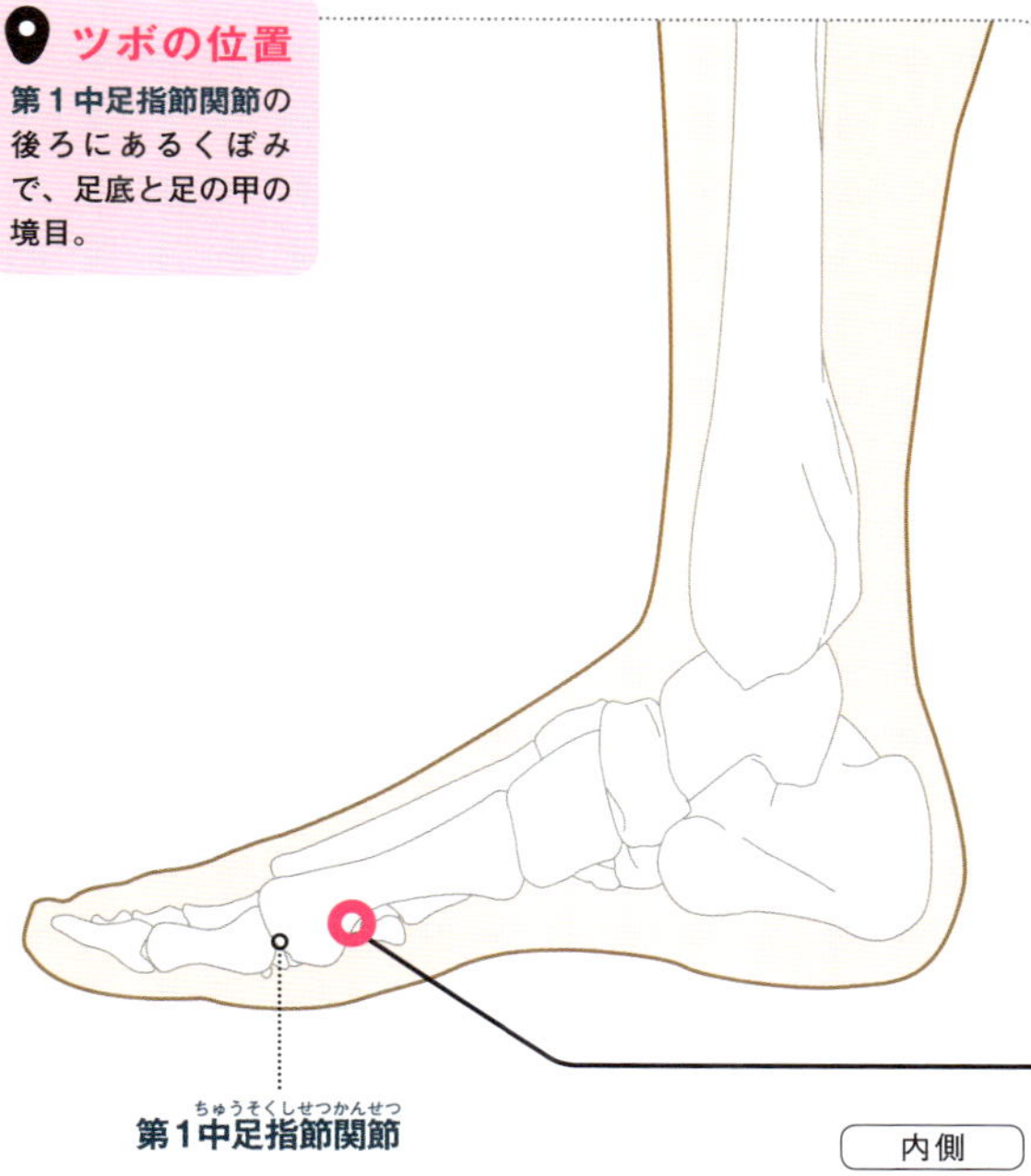

Case.17

口の開閉障害

あごの関節に問題があると、辛い症状に悩まされます。口を開きにくい、そしゃくすると痛い、歯ぎしりをするなどがその例です。主な原因は骨格のゆがみ、あごの筋力不足、首や肩のこりからくるこわばりなど個人差があります。

顔面をほぐす、気持ちよいツボ

下関［げかん］

胃経

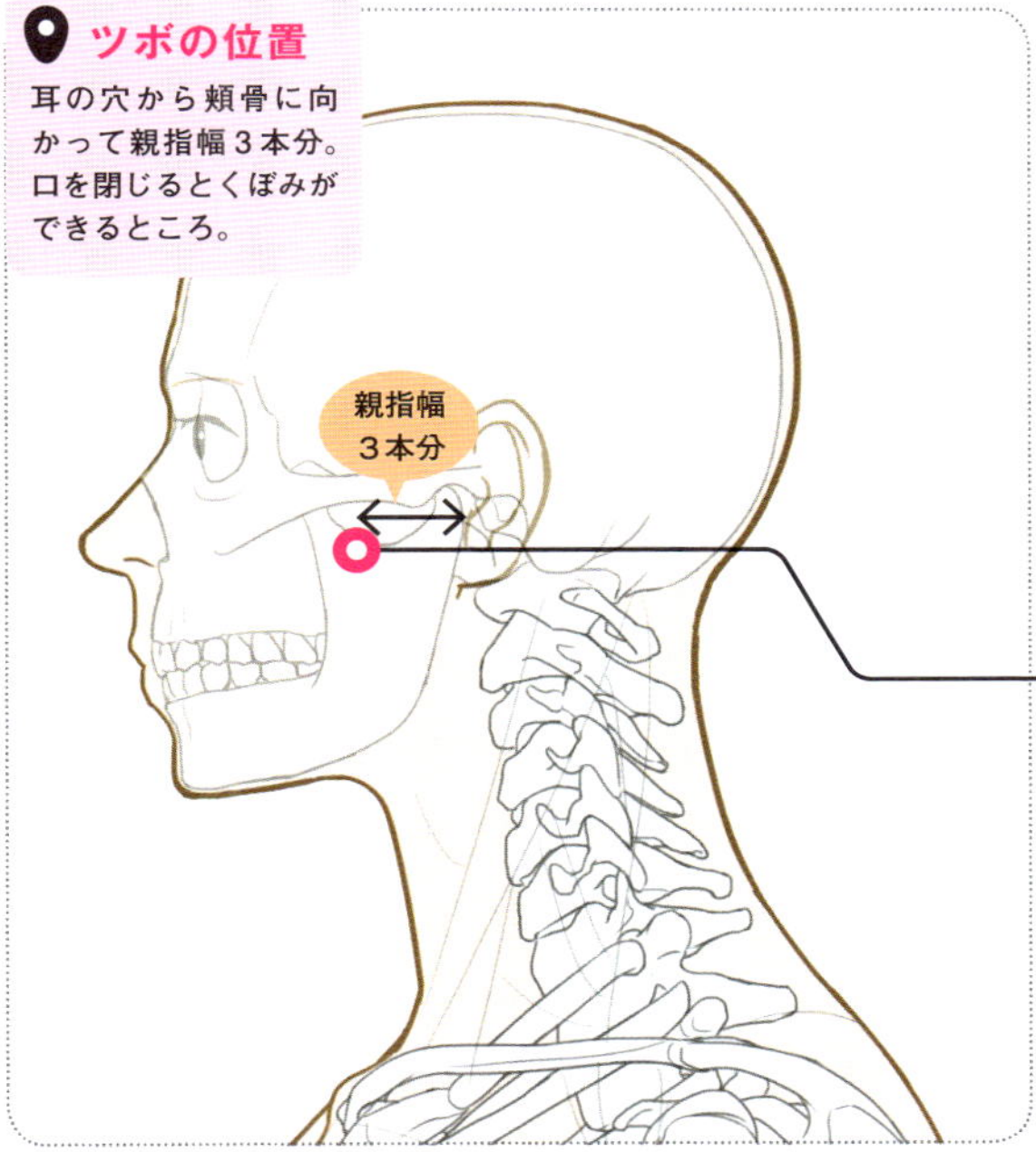

ツボの位置

耳の穴から頬骨に向かって親指幅３本分。口を閉じるとくぼみができるところ。

あごまわりのこわばりを解消する

頬車［きょうしゃ］

胃経

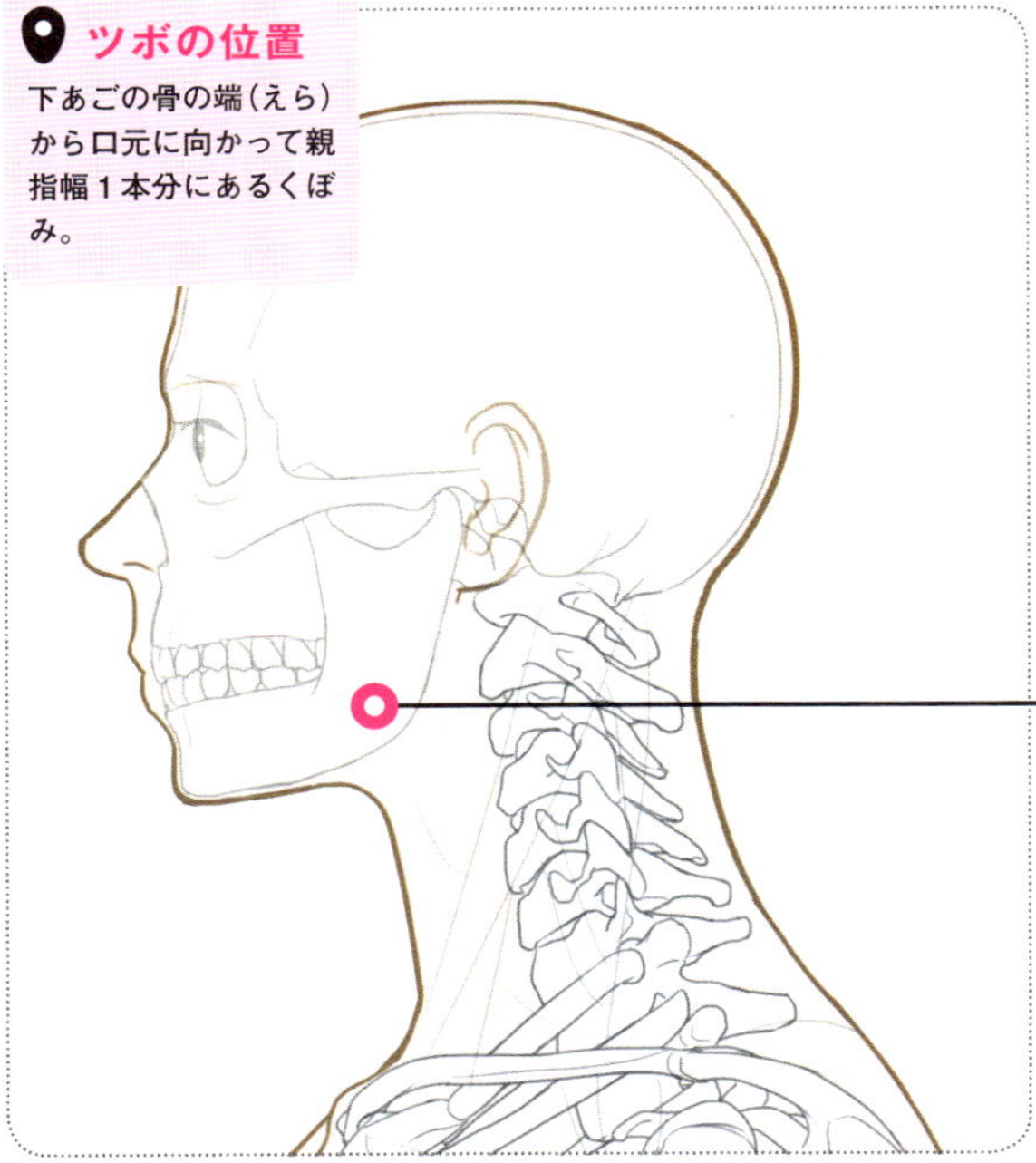

ツボの位置

下あごの骨の端（えら）から口元に向かって親指幅１本分にあるくぼみ。

口臭・ドライマウス

口の中の乾燥（ドライマウス）による口臭は、ツボ押しで唾液分泌を促すことで改善できる症状です。喫煙、不規則な食生活、口呼吸などの生活習慣を改善し、水分をたくさん摂ることを心掛けると、なおよいでしょう。

頬車［きょうしゃ］

胃経

あごへの刺激で唾液分泌を促す

ツボの位置

下あごの骨の端（えら）から口元に向かって親指幅１本分にあるくぼみ。

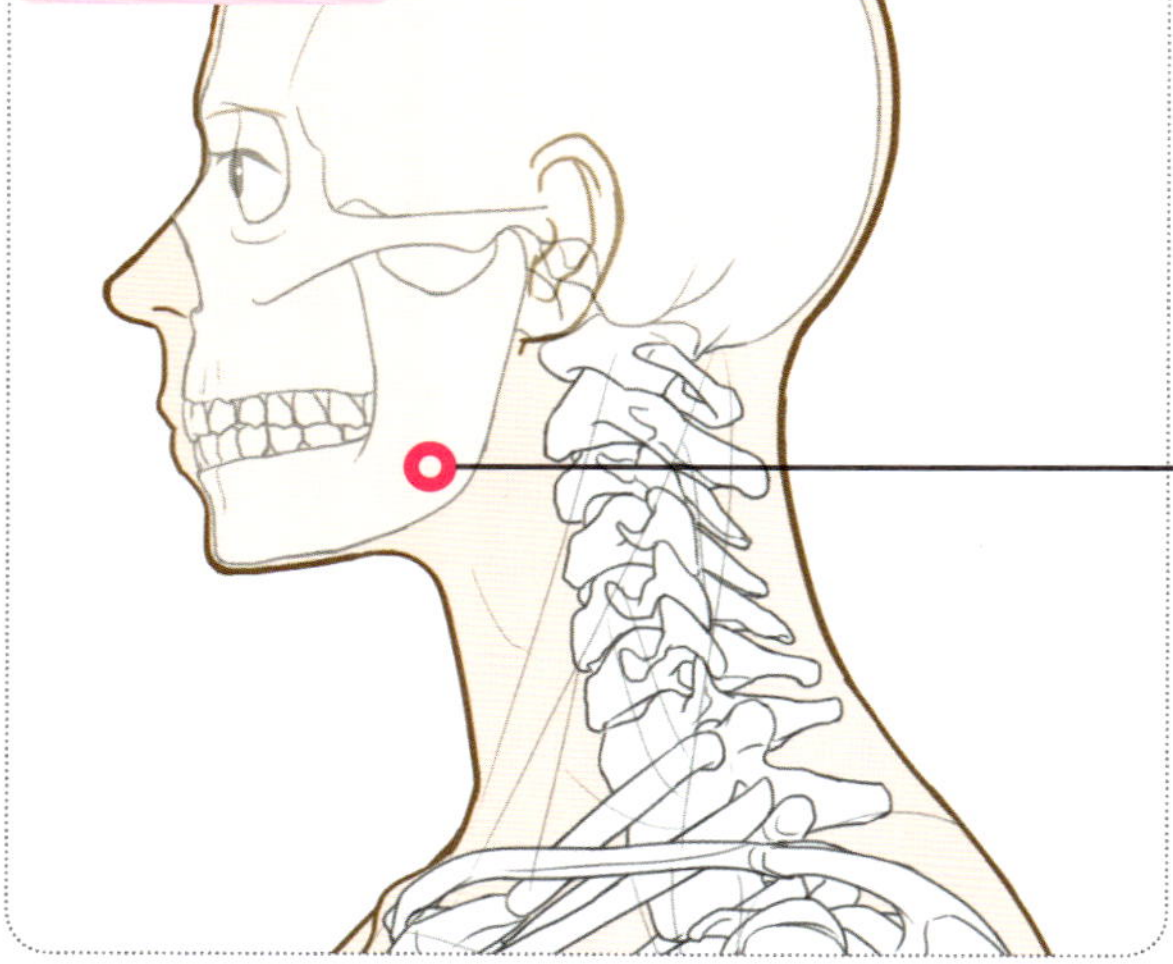

耳門［じもん］

三焦経

顔のこりをとり、口をうるおす

ツボの位置

耳の穴のすぐ前にある出っ張りの付け根の上側。口を軽く開けるとへこむところ。

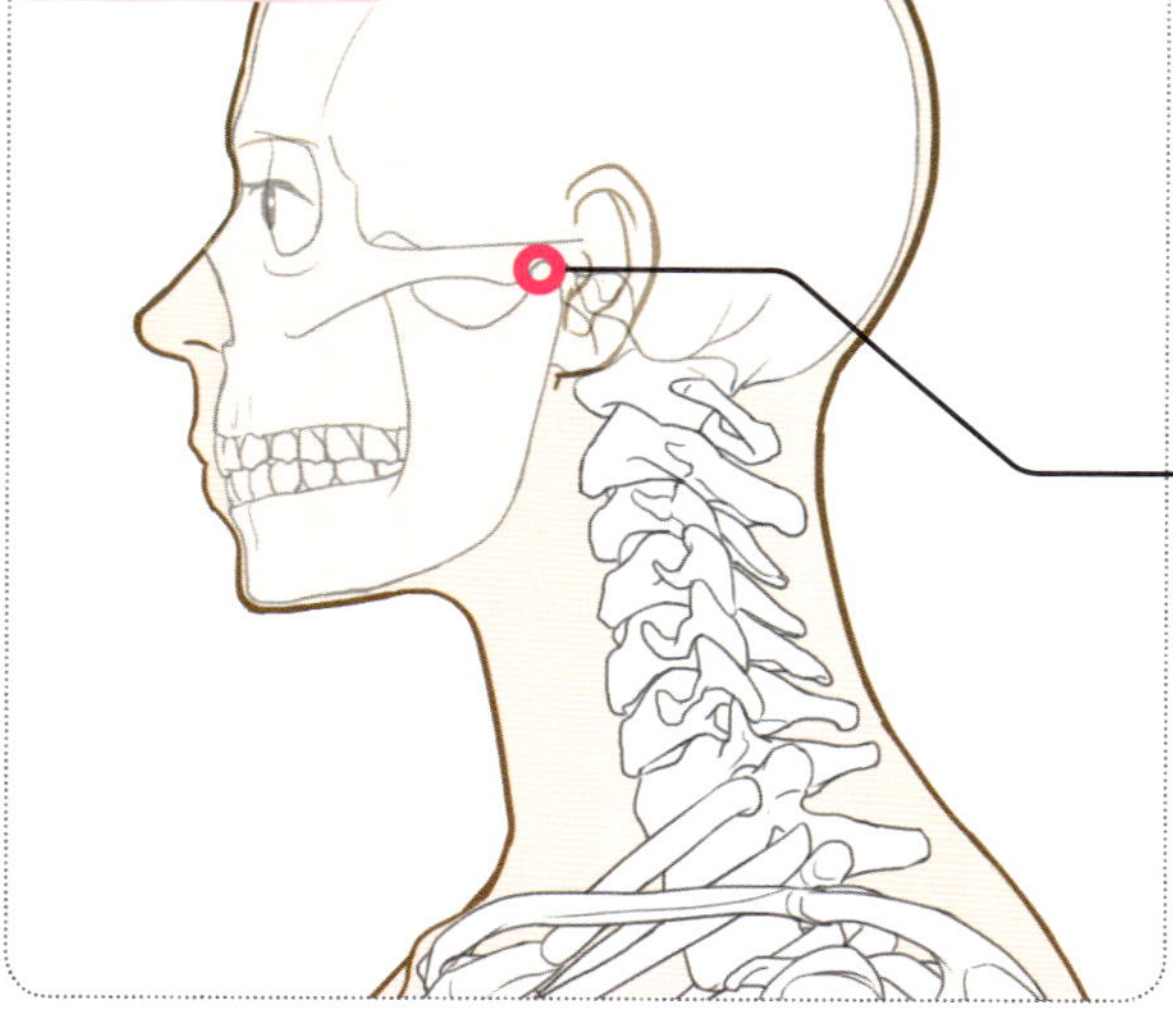

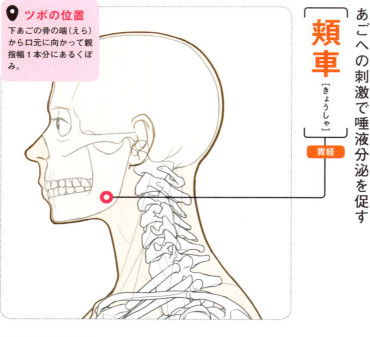

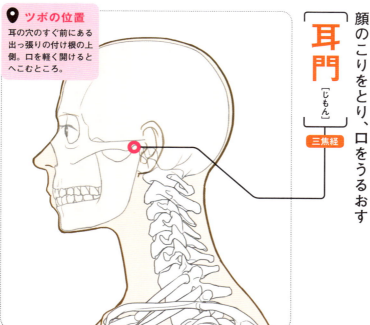

Case.19

歯の痛み

歯の痛みは日常的に経験する痛みのなかでも強いもの。鎮痛作用のある薬を飲んだり、冷やしたりする対処法のほかに、ツボ押しで痛みを紛らわせる方法もあります。一時的な対応なので、病院での根本治療を心掛けましょう。

こりや痛みに効果ばつぐん

合谷［ごうこく］

大腸経

ツボの位置
手の甲、第２中手骨のちょうど真ん中の親指側。親指と人差し指の付け根のあいだあたり。

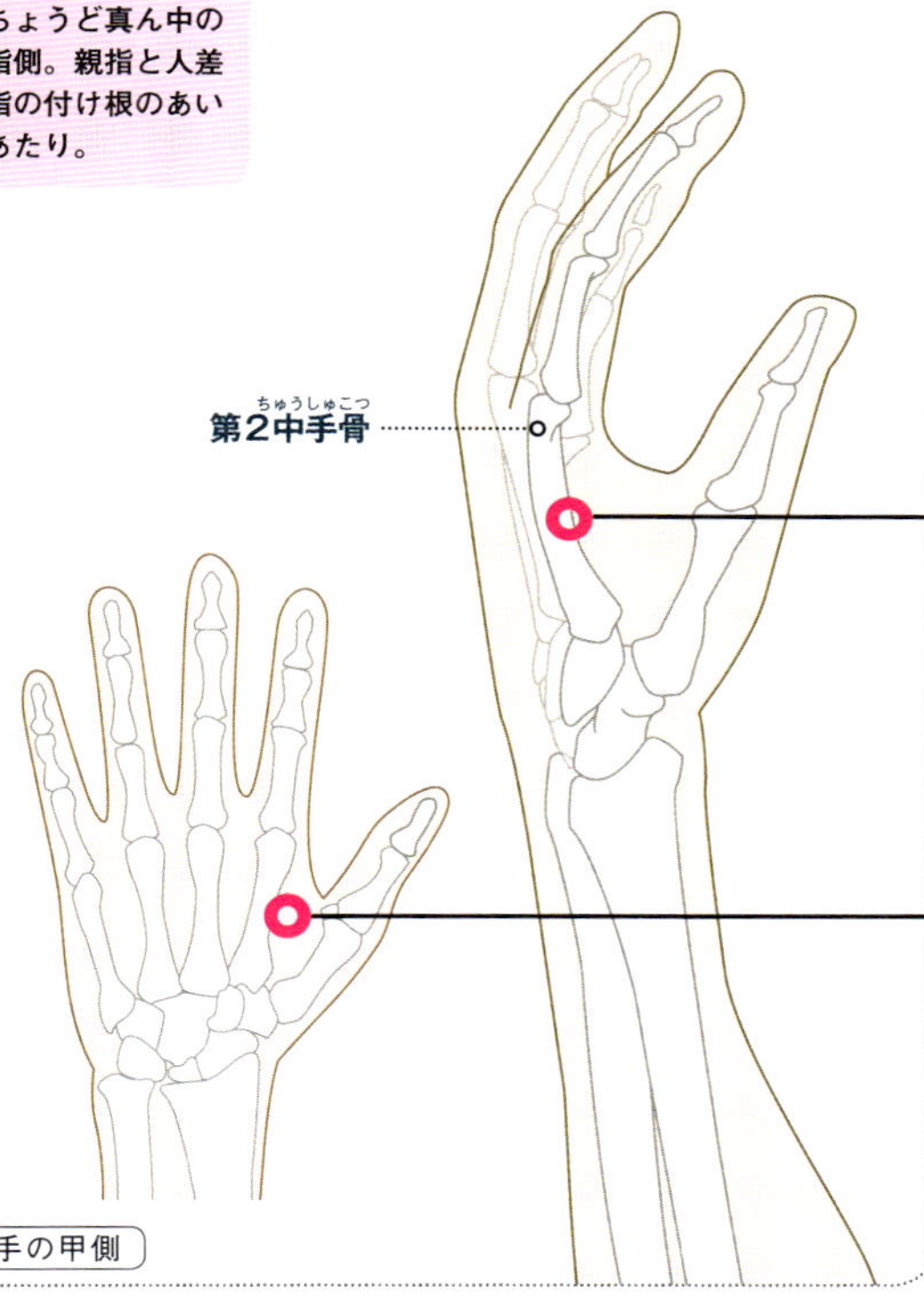

押し方のコツ▶ 親指で骨際を押し込むように強く押す。

MEMO

痛みを和らげるツボ

「合谷《ごうこく》」は、痛みを緩和するツボとして知られています。特に、頭痛、歯痛、腕や手の痛みに有効です。押し方のコツは、ジーンとした痛みを感じるまで親指でグーッと強く押し込むこと。刺激が脳に伝わりやすいツボなので、痛気持ちいい感覚を実感しやすいことでしょう。

逆の発想をすると、「合谷」は体調のバロメーターにもなるということ。体がこり固まっていたり、疲労を溜め込んだりしていると、こわばりや強い痛みが出やすいツボといわれています。

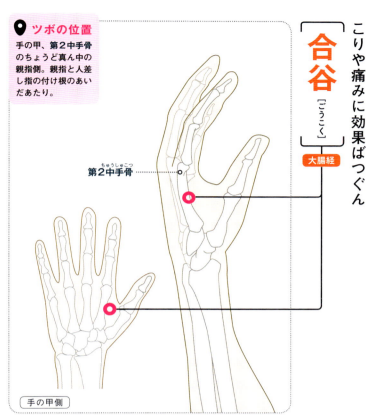

Case.20

顔の筋肉のけいれん

目のまわりなどの筋肉の一部が一時的にピクピクとけいれんを起こすのは、眼精疲労や睡眠不足が原因です。ツボ押しやマッサージで血行不良を緩和するとともに、なるべく酷使しないように、目をいたわりましょう。

顔をゆるませ筋肉を弛緩させる

眉衝［びしょう］

膀胱経

ツボの位置

眉頭の真上、髪の生え際から後方に親指幅1／2本分。

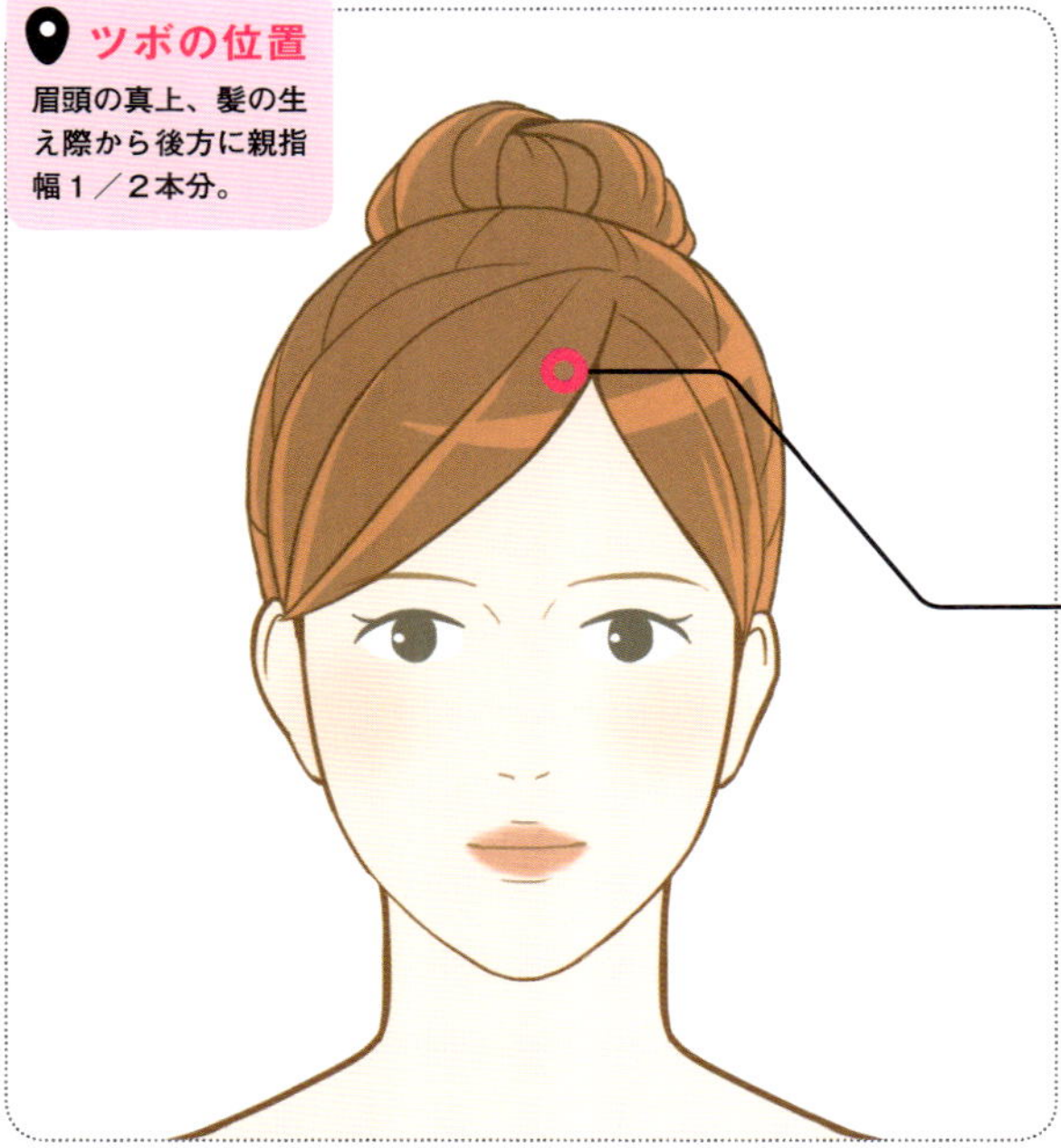

顔の筋肉をほぐして目の疲れを解消

瞳子髎［どうしりょう］

胆経

ツボの位置

目じりから外に親指幅1／2本分。

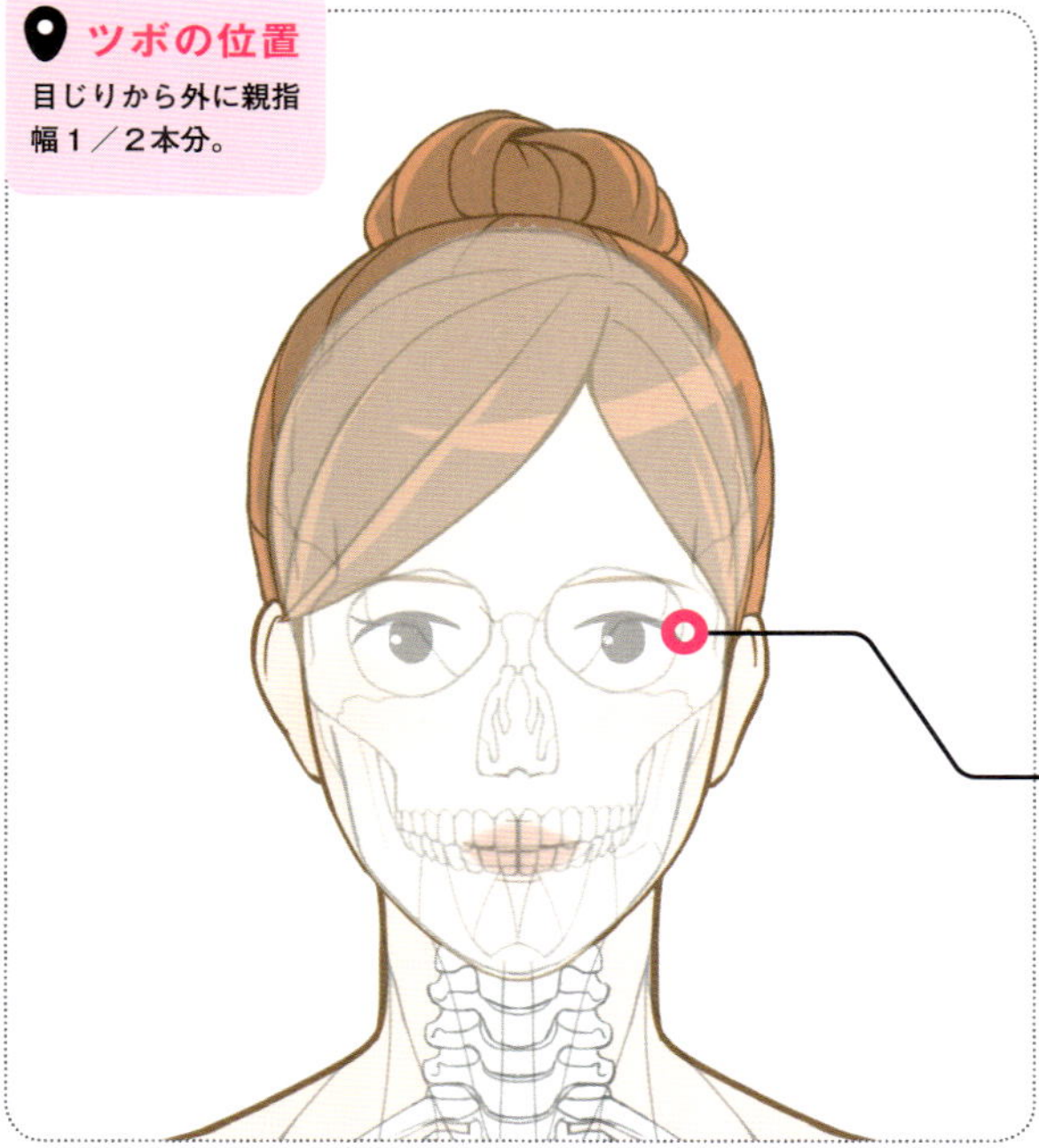

まとめて押したい！

目から口のラインを刺激し顔の疲労をオフ「胃《い》経《けい》」のツボ

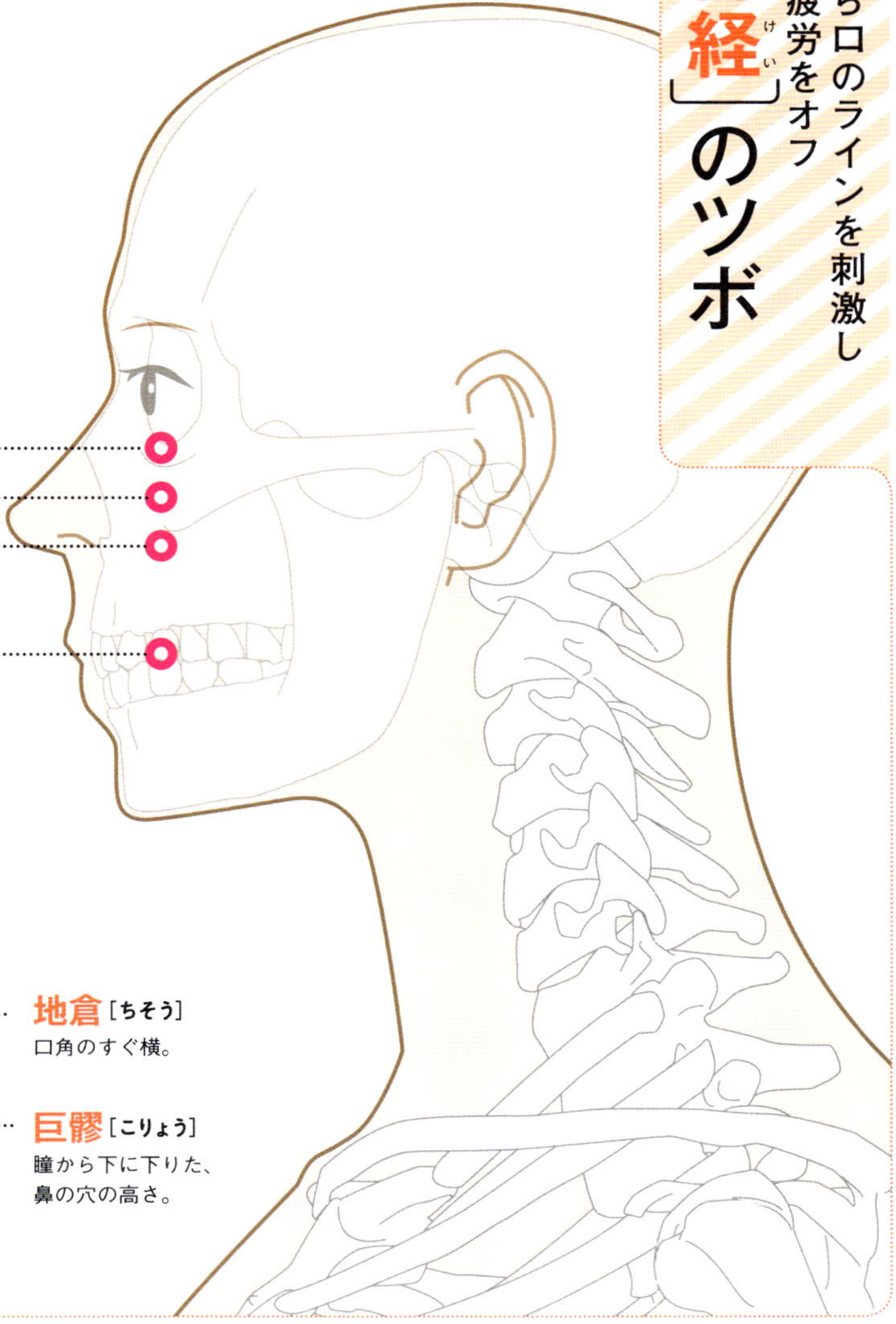

四白［しはく］
瞳の下にある骨の縁から親指幅１本分下。

承泣［しょうきゅう］
瞳の下にある骨の縁。

地倉［ちそう］
口角のすぐ横。

巨髎［こりょう］
瞳から下に下りた、
鼻の穴の高さ。

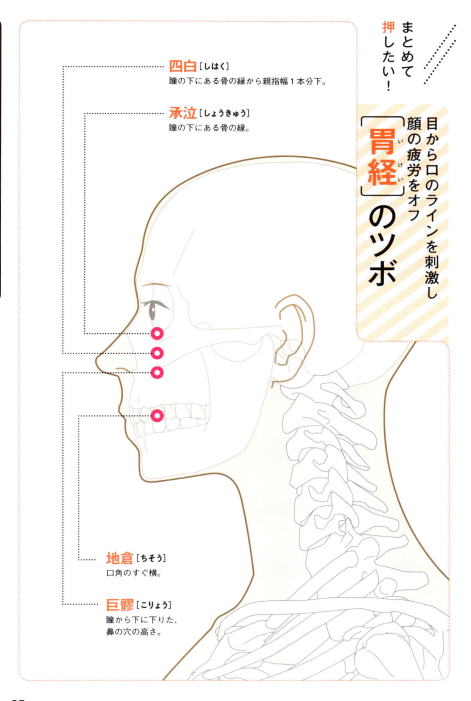

Case.21

のどの痛み

細菌やウイルスがのどに侵入してくると、免疫反応としてのどが炎症を起こし、痛みを感じます。不調を感じたら、のどをうるおすことを心掛け、アルコールやタバコなど、のどの粘膜を刺激するものを控えましょう。

のどの不調を感じたら押したい

天突［てんとつ］

任脈

ツボの位置

体の左右中心で、鎖骨と鎖骨のあいだのくぼみ。

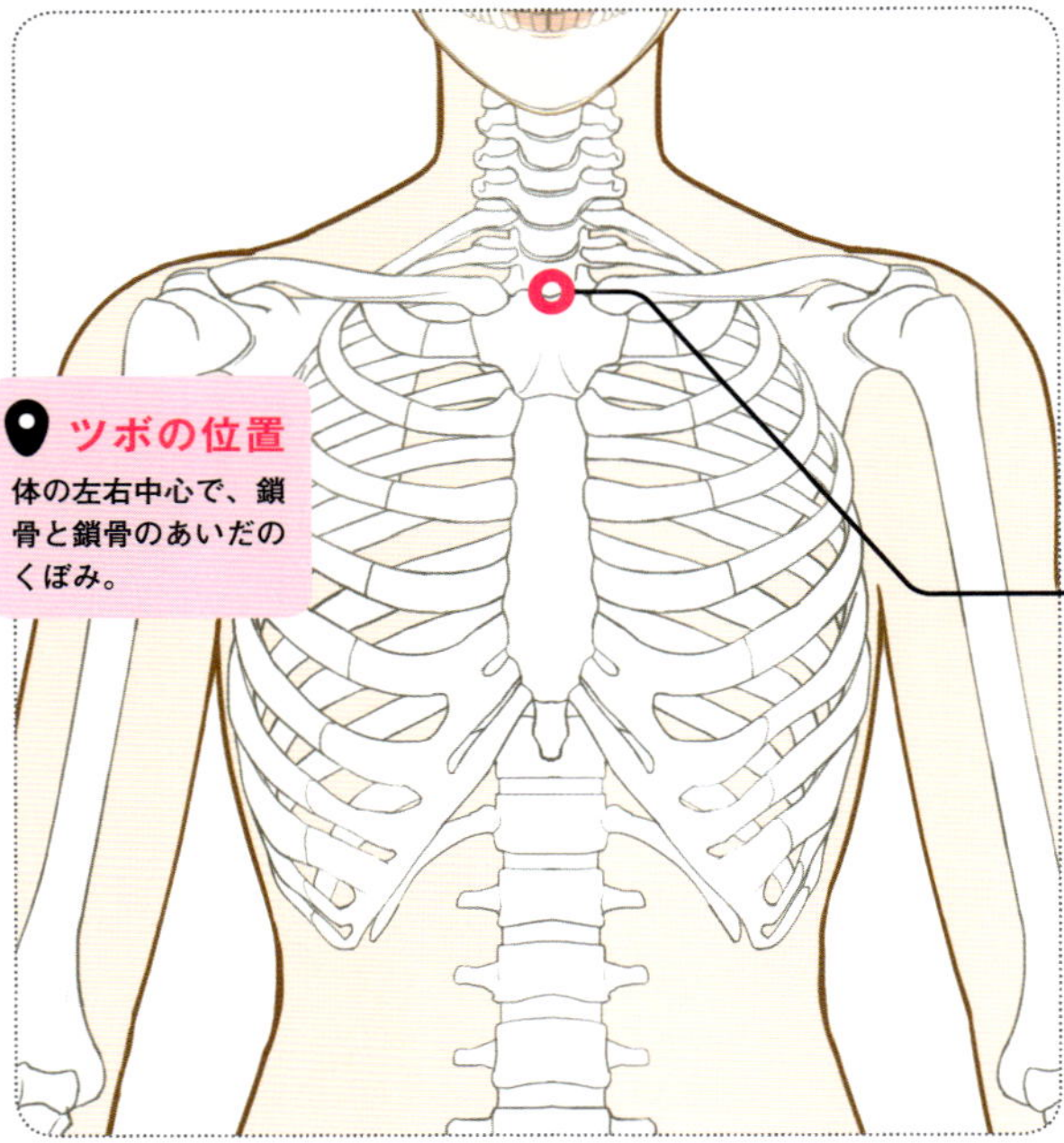

腫れや熱を抑えるツボ

天鼎［てんてい］

大腸経

ツボの位置

のど仏上の縁から、下に親指幅１本分、さらに外に親指幅３本分。

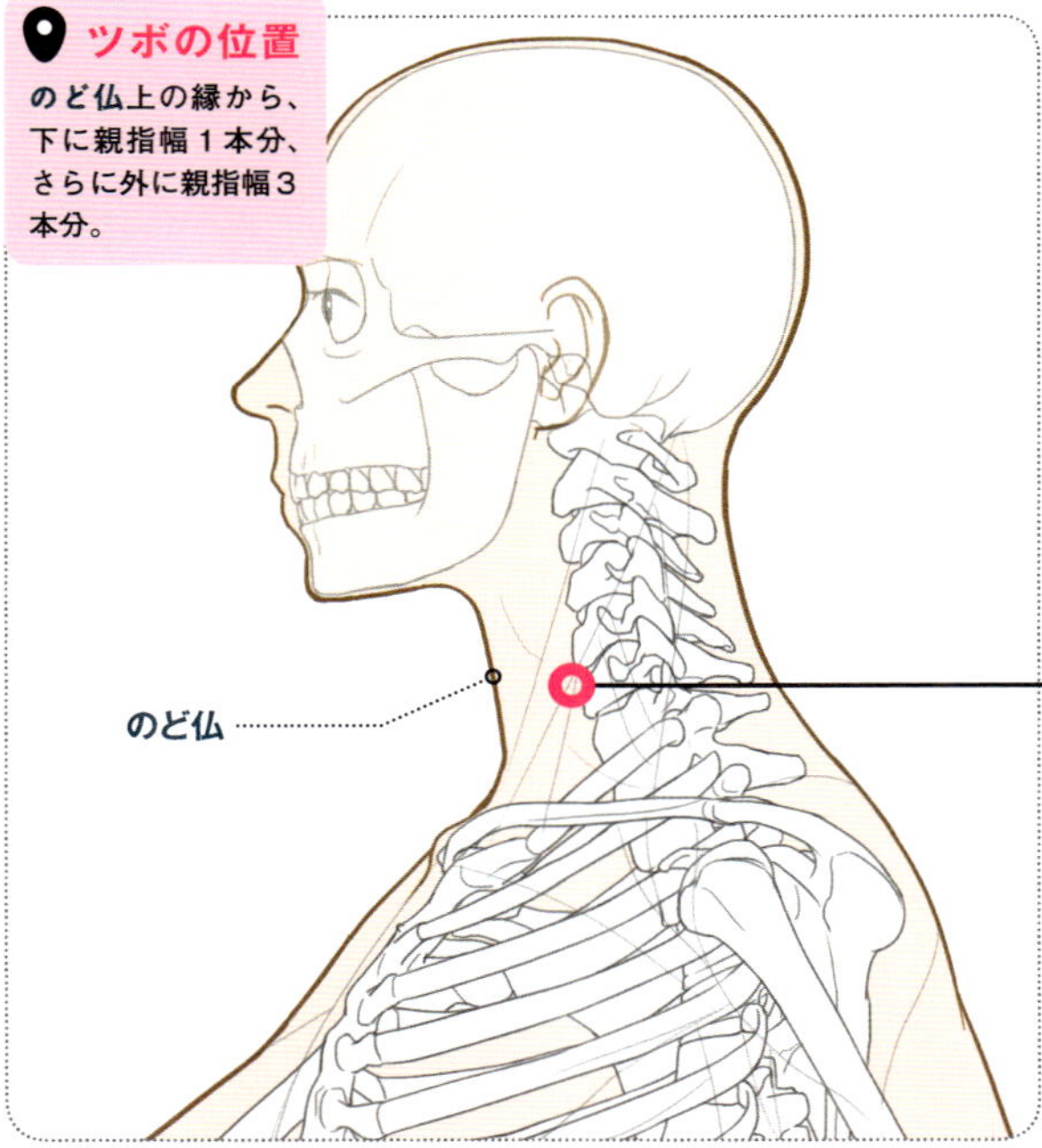

まとめて押したい！

のどまわりをやさしく押し揉む「胃経《いけい》」のツボ

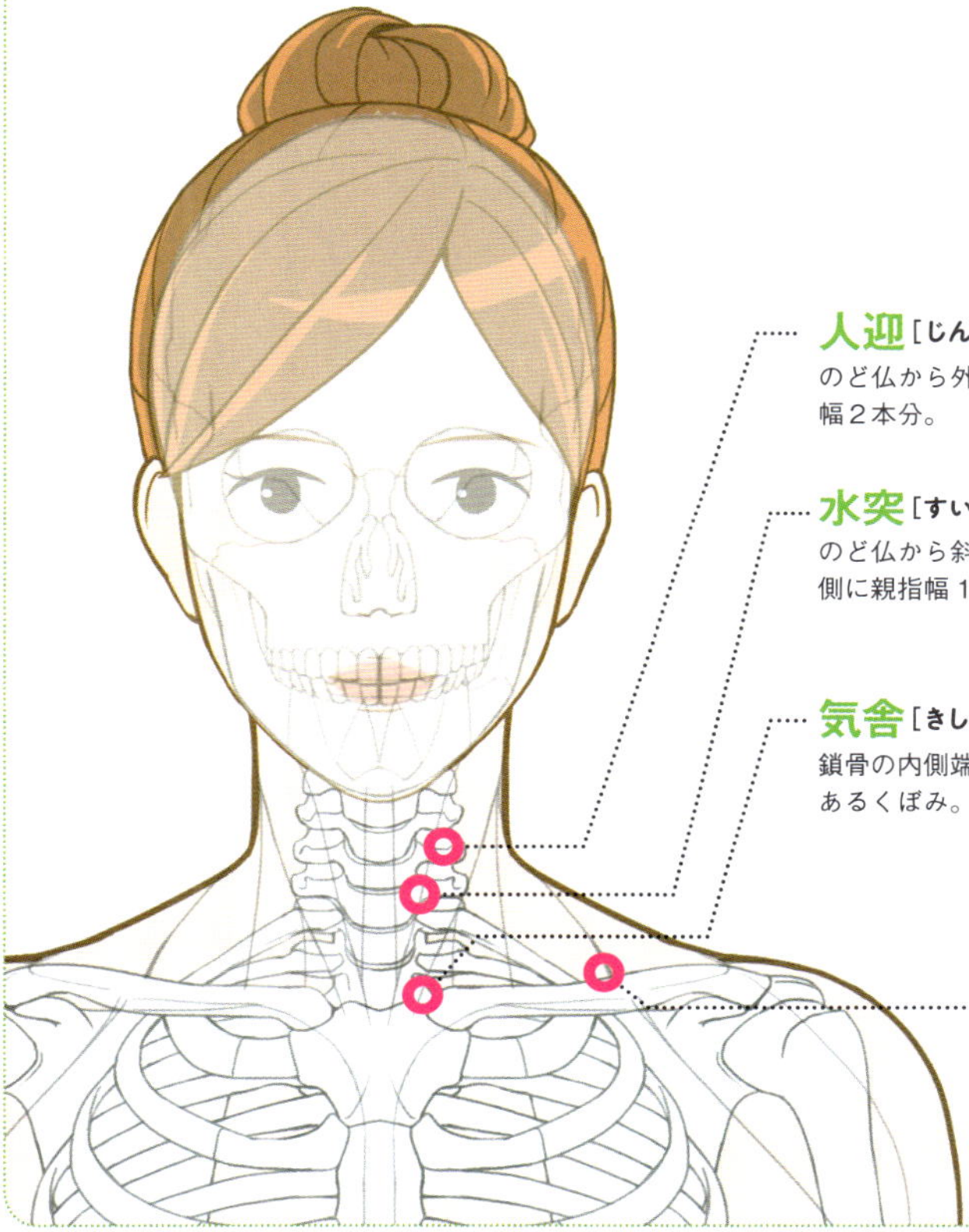

人迎［じんげい］
のど仏から外に親指幅２本分。

水突［すいとつ］
のど仏から斜め下外側に親指幅１本分。

気舎［きしゃ］
鎖骨の内側端の上にあるくぼみ。

缺盆［けつぼん］
乳頭を上にたどった鎖骨の上のくぼみ。鎖骨のちょうど中間点。

押し方のコツ▶ 首の周辺は、親指と人差し指でのど仏の上下をつまむようにしてやさしく押し揉む。

MEMO

のどのまわりのツボ

首自体には、ツボはそう多くありませんが、のど仏周辺には、頭のほうにも通ずる重要なツボが集まっています。気づいたときに、人差し指と親指で、つまむようにしてやさしく刺激をするとよいでしょう。また、鎖骨に近い位置にある「気舎《きしゃ》」や「缺盆《けつぼん》」（上記）は、のどの痛みのほか、血圧のトラブルにもよいツボです。のどは、急所といわれているように、骨格筋が少なく、簡単に鍛えられる部位ではありません。気管支、食道など内側から調子を整えるとともに、外側から覆って守るとよいとされています。のどの不調を感じたら、ハイネックのセーターや、えりのついた衣服、ストール、マフラーなどで首を覆い、温めましょう。

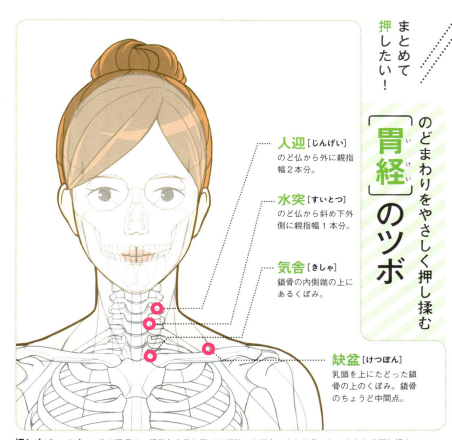

せき・たん

せきは、侵入してきた細菌やウイルス、ほこりなどを取り除こうとする反応です。感染が起こると、気道の分泌物が増えて、粘り気の増したたんとなります。症状が長引く場合には、医療機関を早めに受診することをおすすめします。

せきやぜんそくで苦しいときには

天突［てんとつ］

任脈

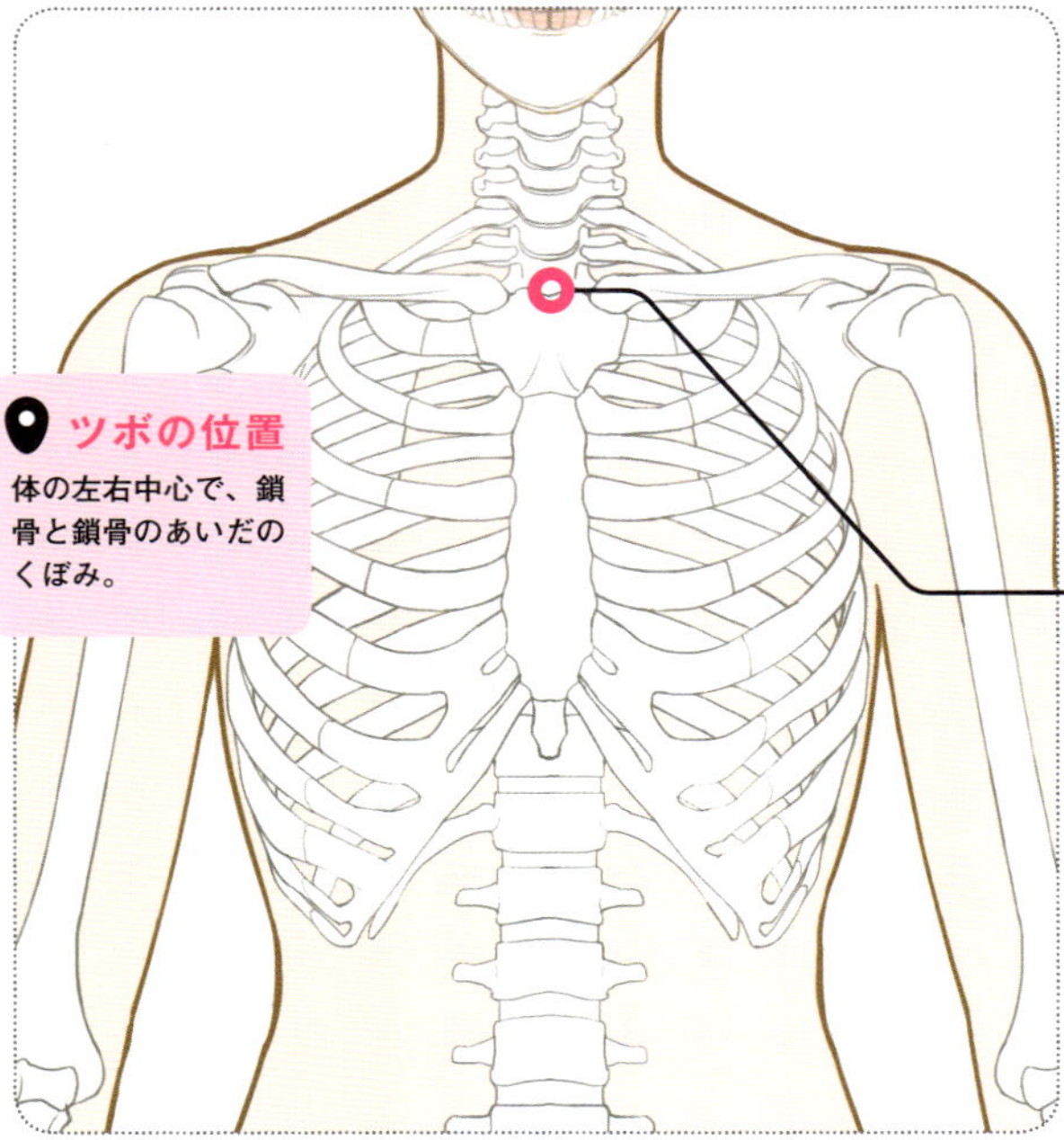

ツボの位置
体の左右中心で、鎖骨と鎖骨のあいだのくぼみ。

体の熱を冷まし、のどを開く

天鼎［てんてい］

大腸経

ツボの位置
のど仏上の縁から、下に親指幅1本分、さらに外に親指幅3本分。

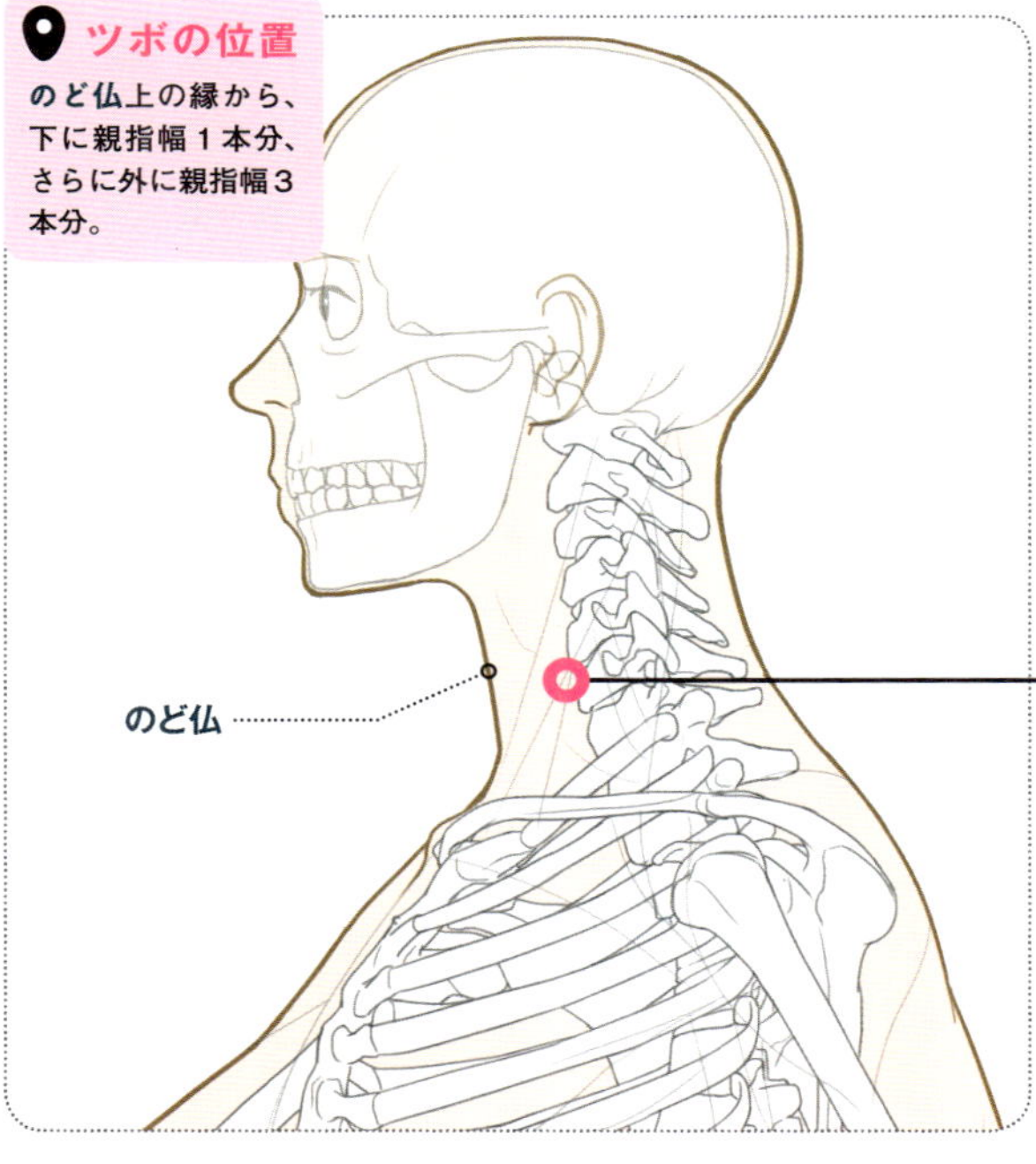

Case.23

のどが絞まる

のどに何かつかえているような異物感や、のどが絞まるような息苦しさ。こうしたのどの違和感は、不安や緊張などストレスが原因として考えられます。几帳面で真面目な性格の人、女性に多く見られるのが特徴です。

承泣［しょうきゅう］

胃経

目、鼻、のどをリラックス

ツボの位置
瞳の下にある骨の縁。

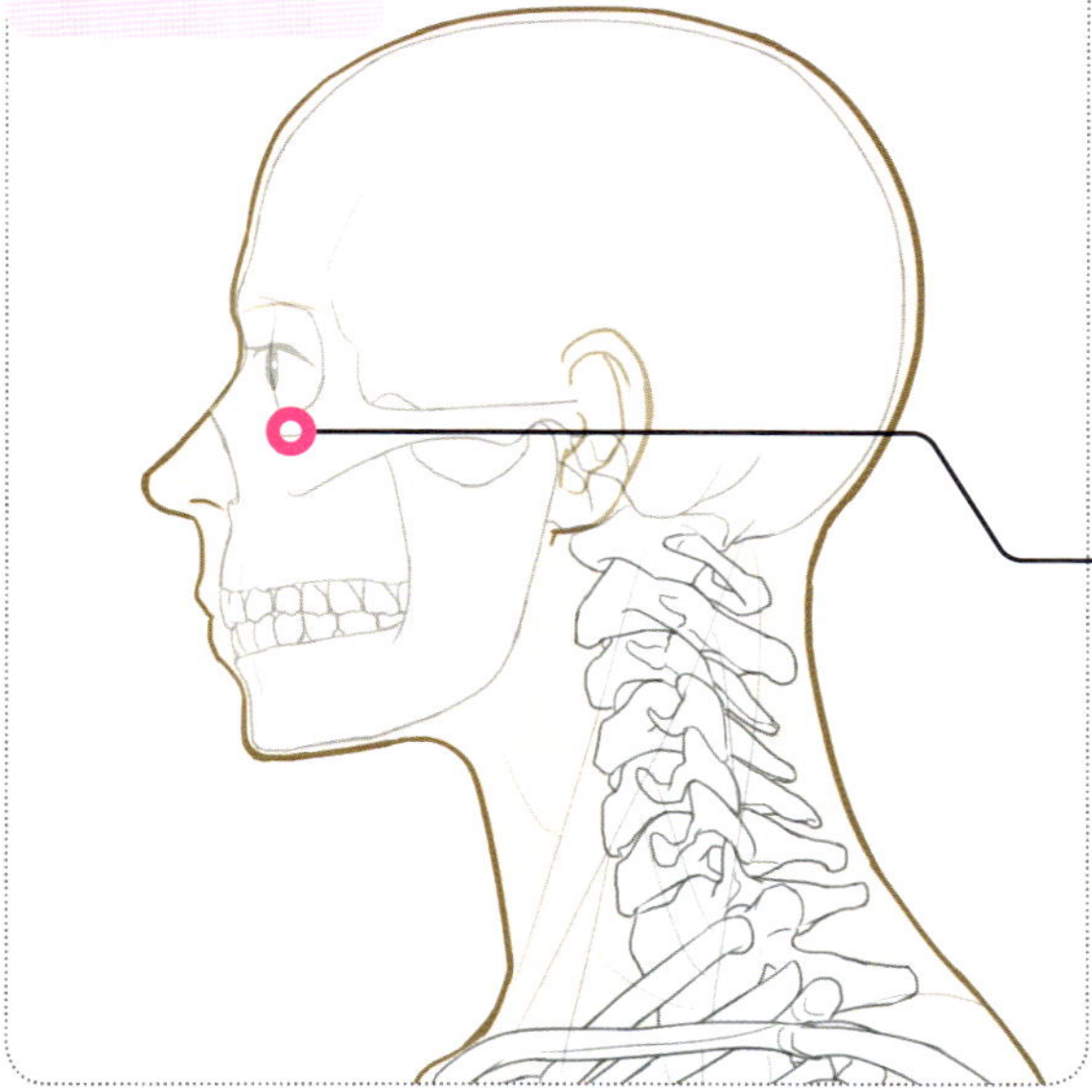

四白［しはく］

胃経

唾液分泌を促し、のどを開く

ツボの位置
瞳の下にある骨の縁から親指幅１本分下。

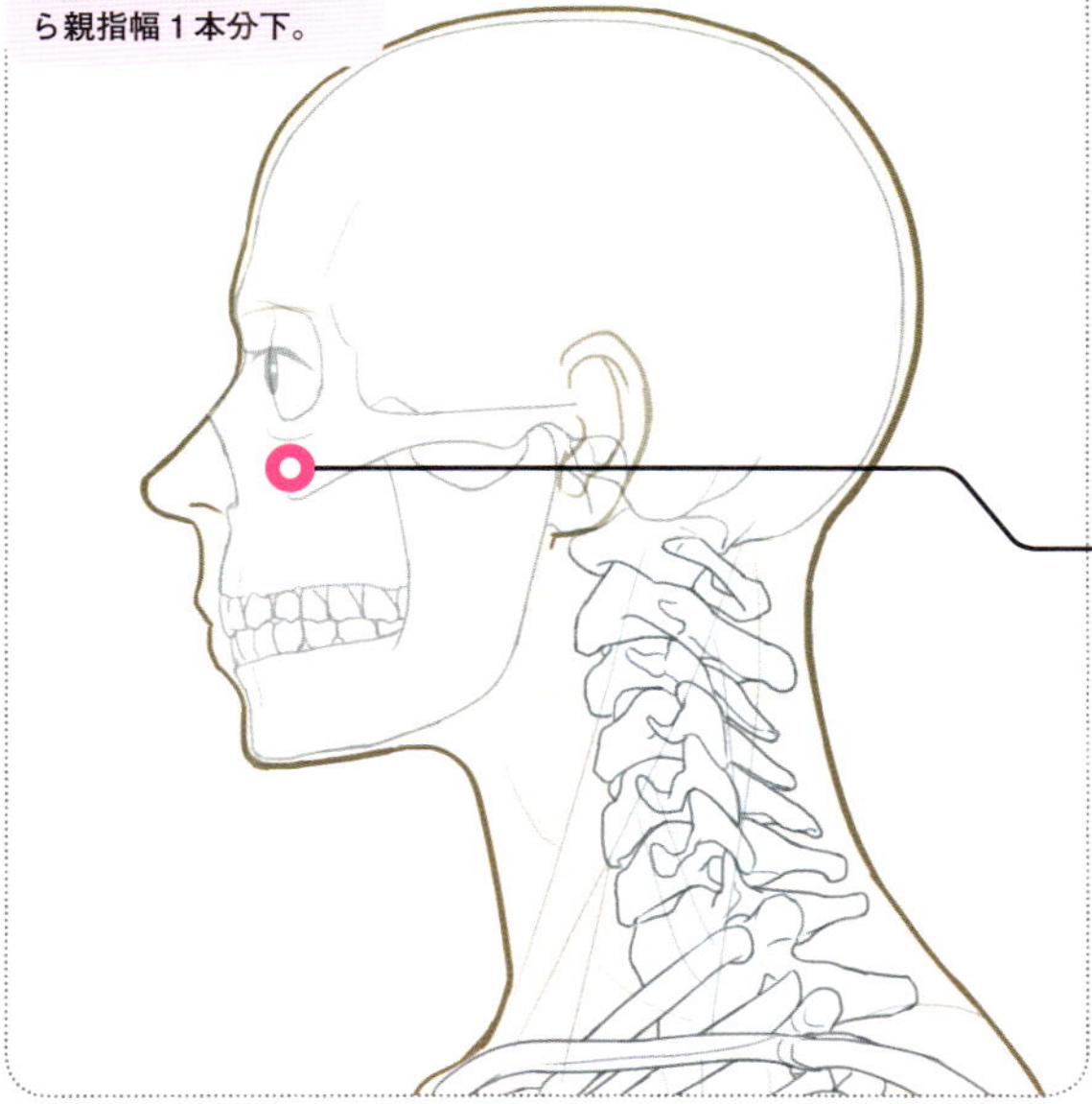

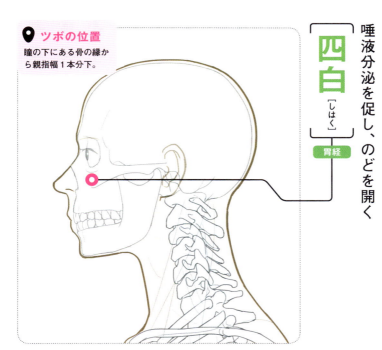

Case.24

首こり

肩こりとも関連が深い首こり。悪化させると、頭痛やめまいなどの症状を引き起こします。最近では、スマートフォンの長時間使用によるうつむき姿勢が原因で、慢性的な首の不調に悩まされるケースが増えてきています。

大椎［だいつい］

見つけやすく押しやすい、こりのツボ

督脈

ツボの位置

首を前に曲げると出っ張る、首の後ろの骨（**第7頸椎棘突起**）の下のくぼみ。

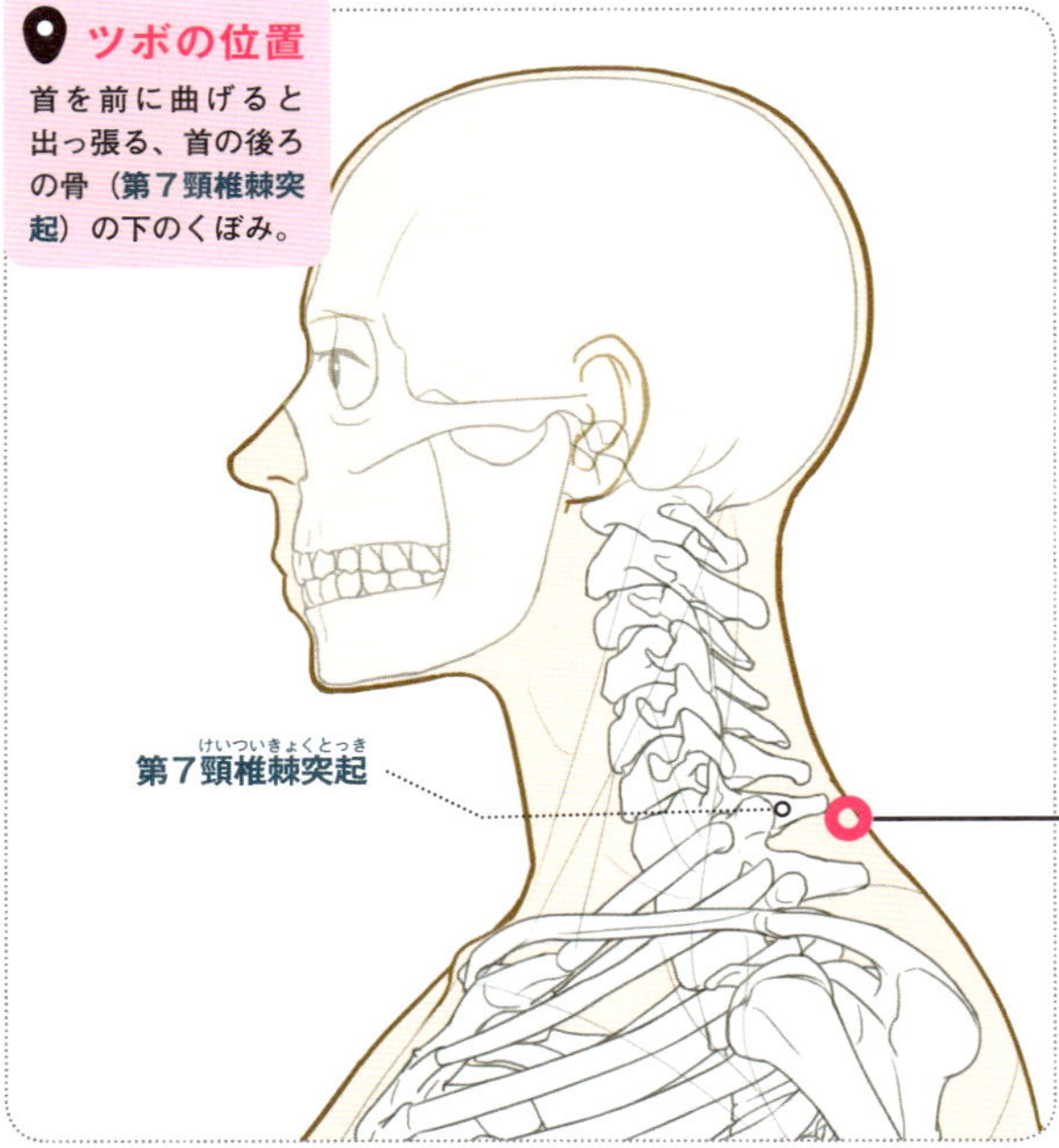

天柱［てんちゅう］

あらゆる疲労に効果を発揮

膀胱経

ツボの位置

「ぼんのくぼ」と呼ばれるくぼみのちょうど中央から外に親指幅1本分と少し。

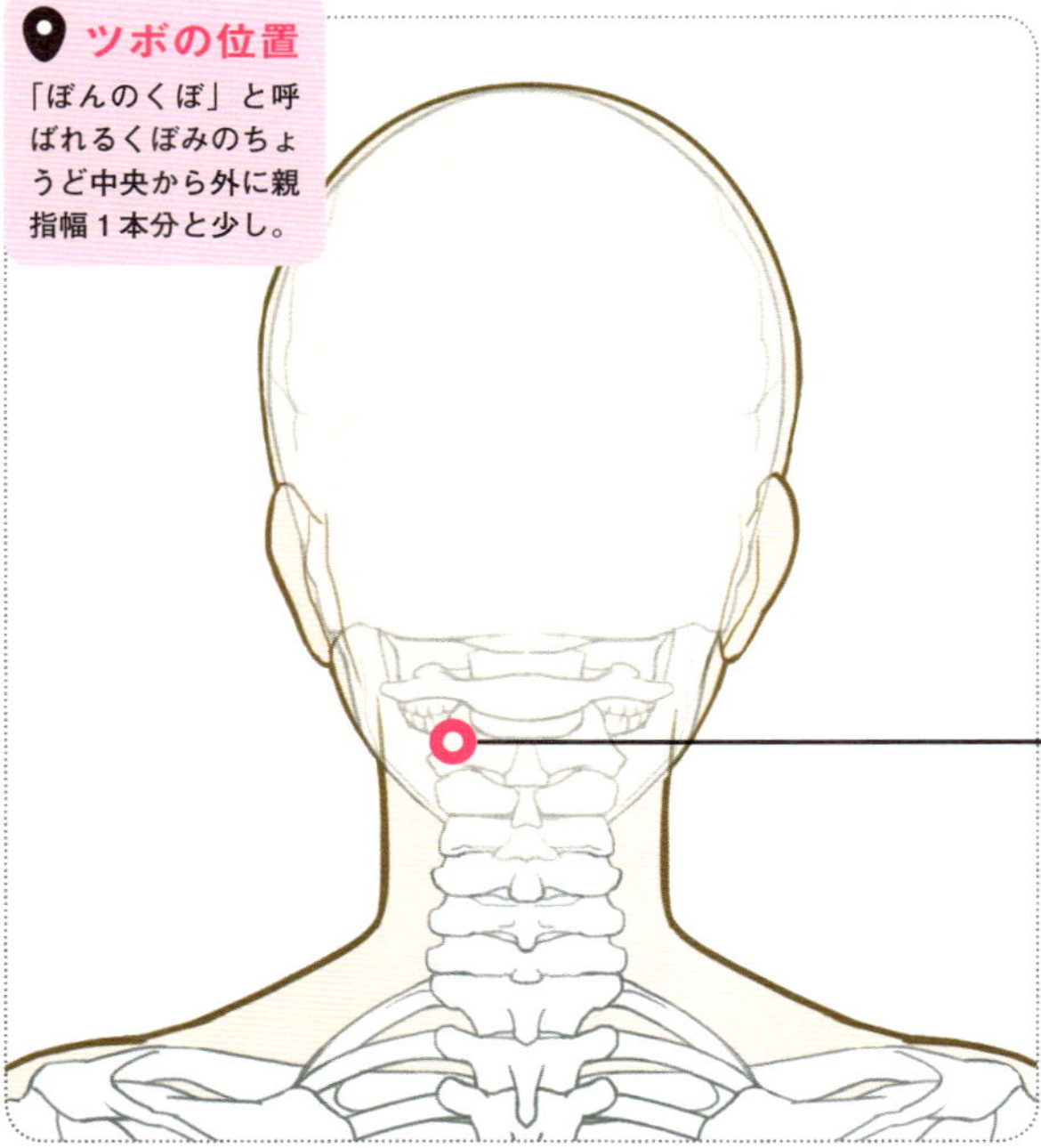

頭部の血流を促し、こりを解消

完骨［かんこつ］

胆経

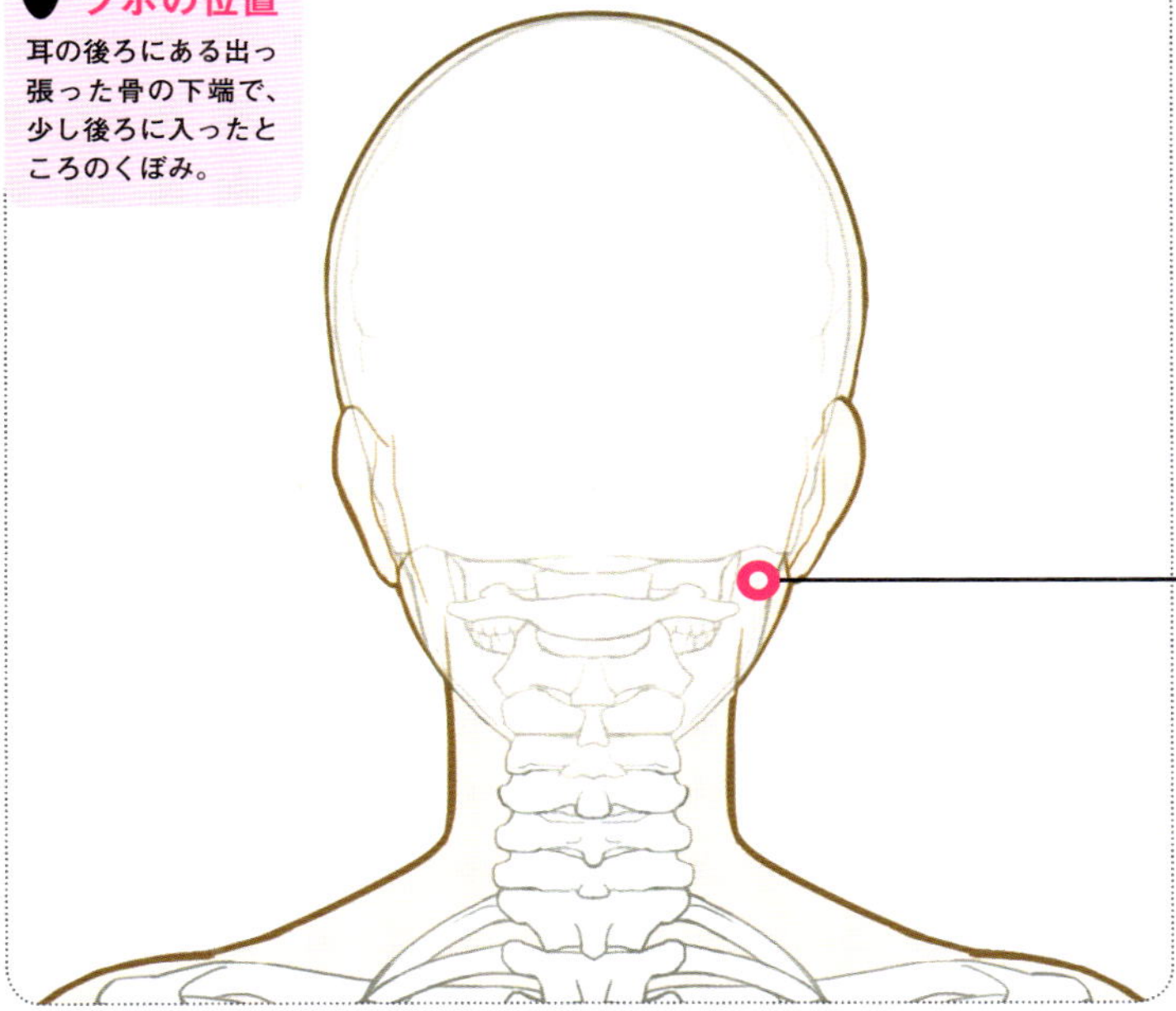

ツボの位置

耳の後ろにある出っ張った骨の下端で、少し後ろに入ったところのくぼみ。

頭部や目の血液循環をよくする

風池［ふうち］

胆経

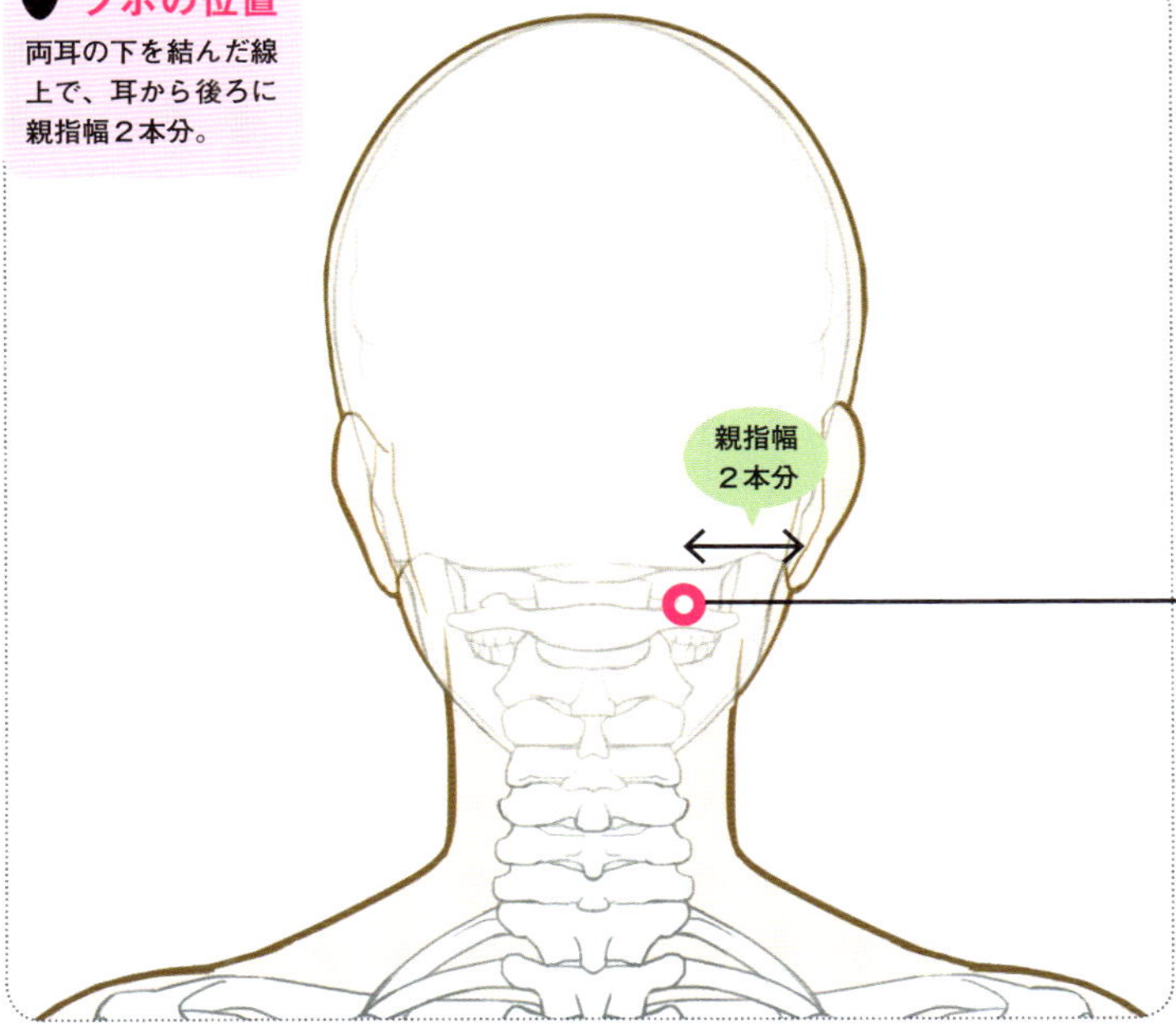

ツボの位置

両耳の下を結んだ線上で、耳から後ろに親指幅2本分。

Case.25

肩こり

多くの人が悩まされている肩こり。筋肉の疲れや血行不良、ストレスなど、原因はさまざまです。また、肩は、腕、鎖骨、肩甲骨の３つの骨が交差している複雑な構造のため、人によって反応するツボに違いがあります。

首こり肩こりにはこのツボ！

大椎［だいつい］

督脈

ツボの位置
首を前に曲げると出っ張る、首の後ろの骨（**第７頸椎棘突起**）の下のくぼみ。

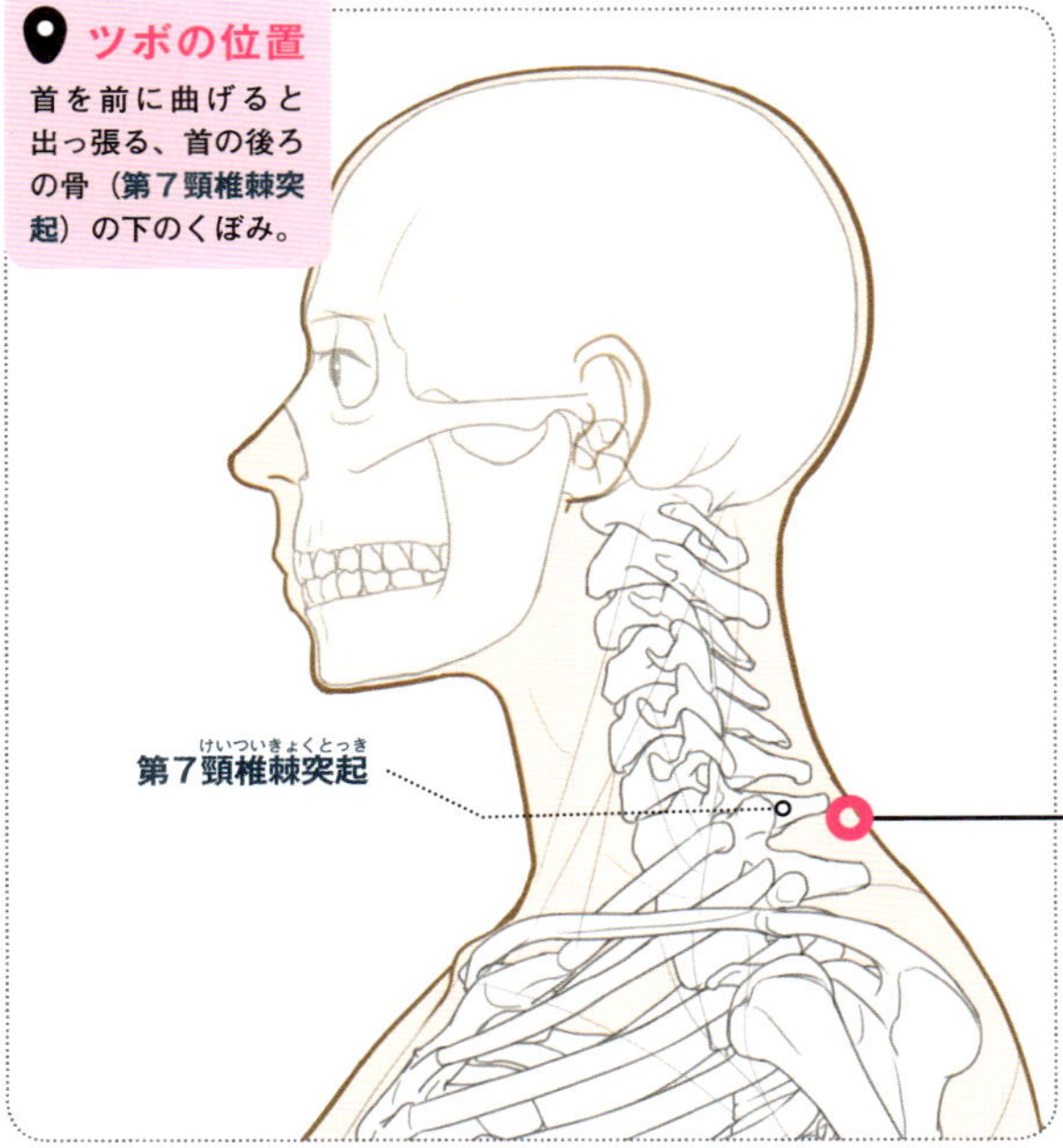

頭部や腕への血流を改善

肩井［けんせい］

胆経

ツボの位置
首の付け根と肩先の中間。

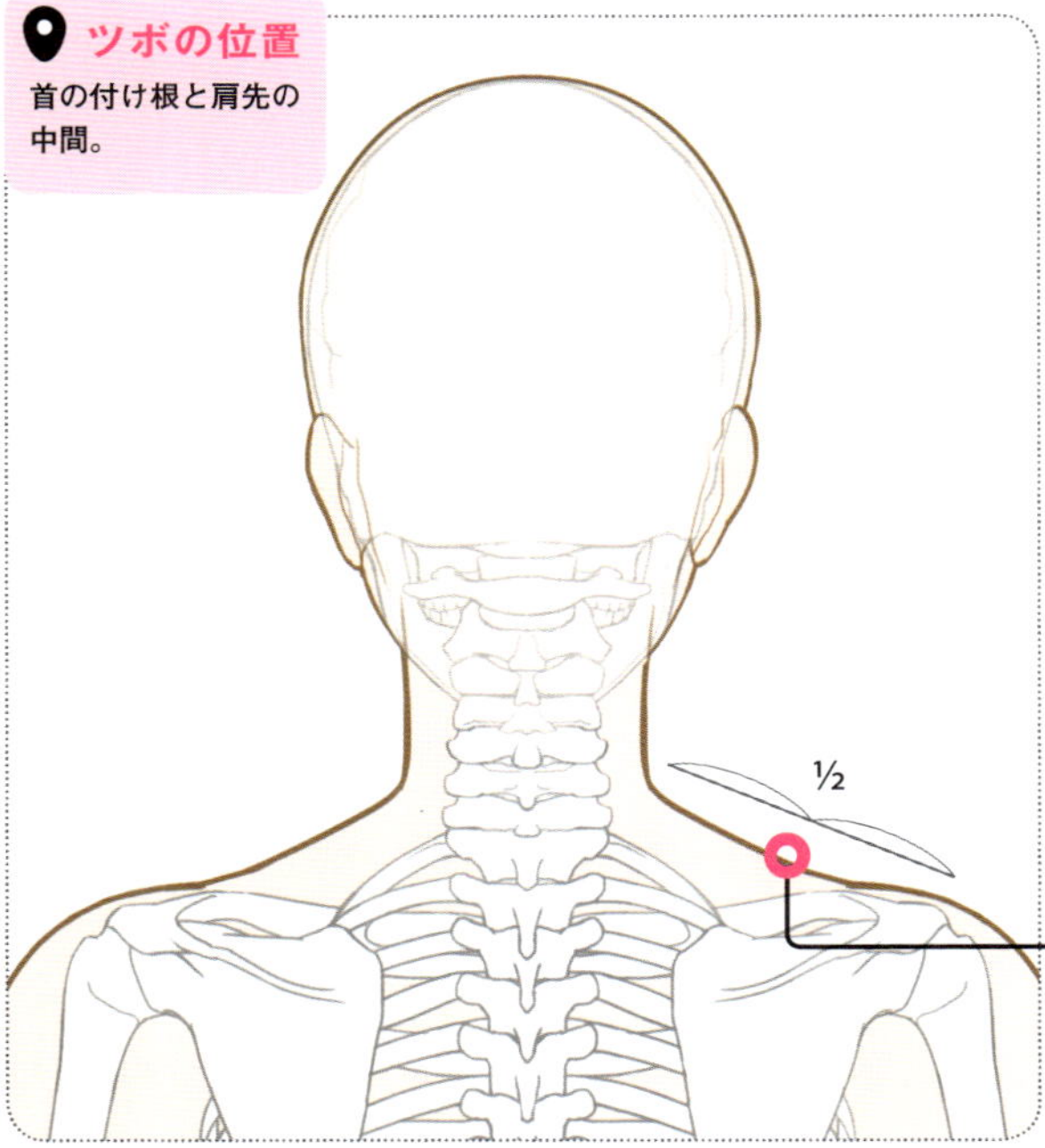

肩を局部刺激するときには

大杼［だいじょ］

膀胱経

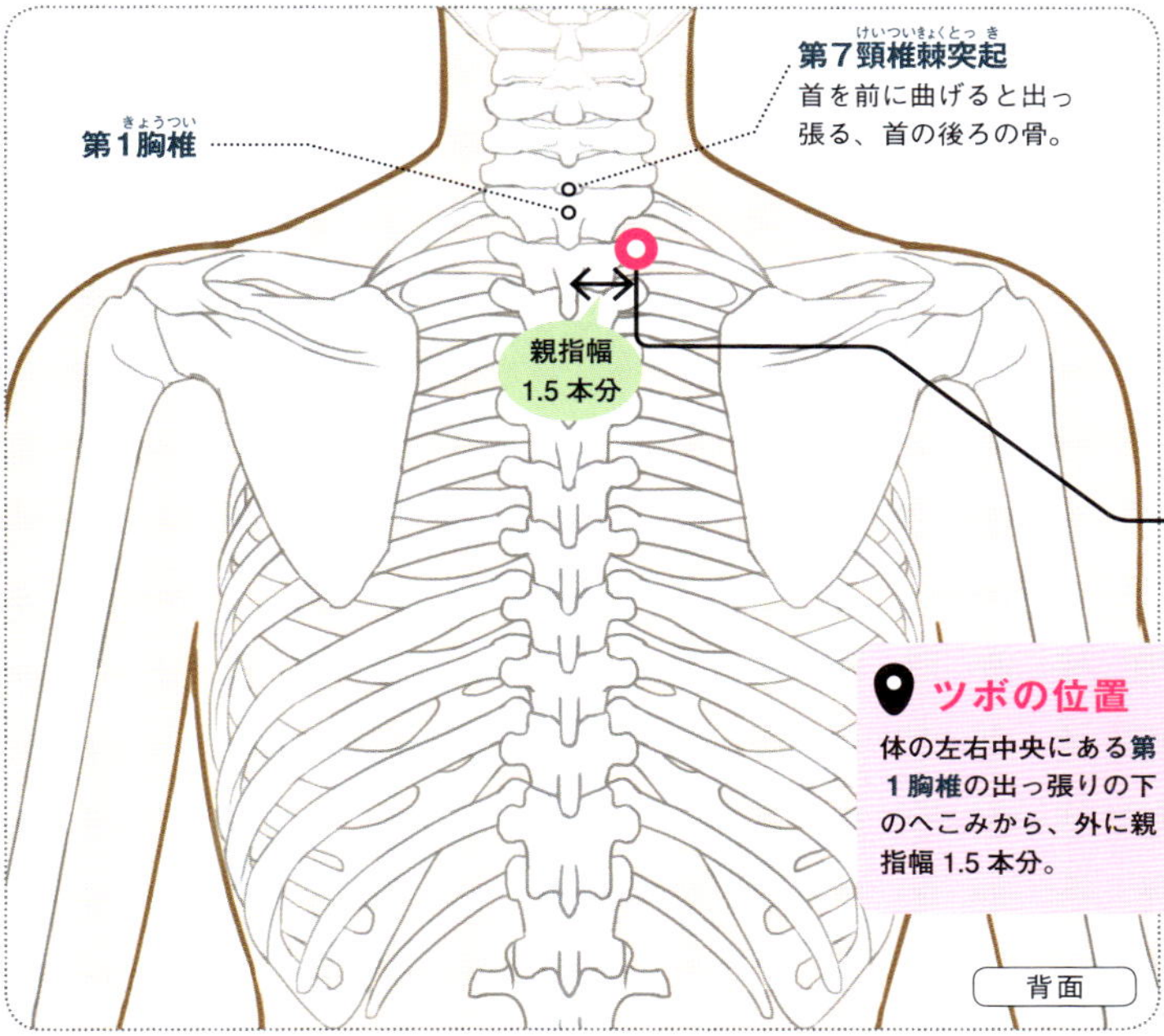

ツボの位置

体の左右中央にある第1胸椎の出っ張りの下のへこみから、外に親指幅 1.5 本分。

寝違えやしびれの解決にも

缺盆［けつぼん］

胃経

ツボの位置

乳頭を上にたどった鎖骨の上のくぼみ。鎖骨のちょうど中間点。

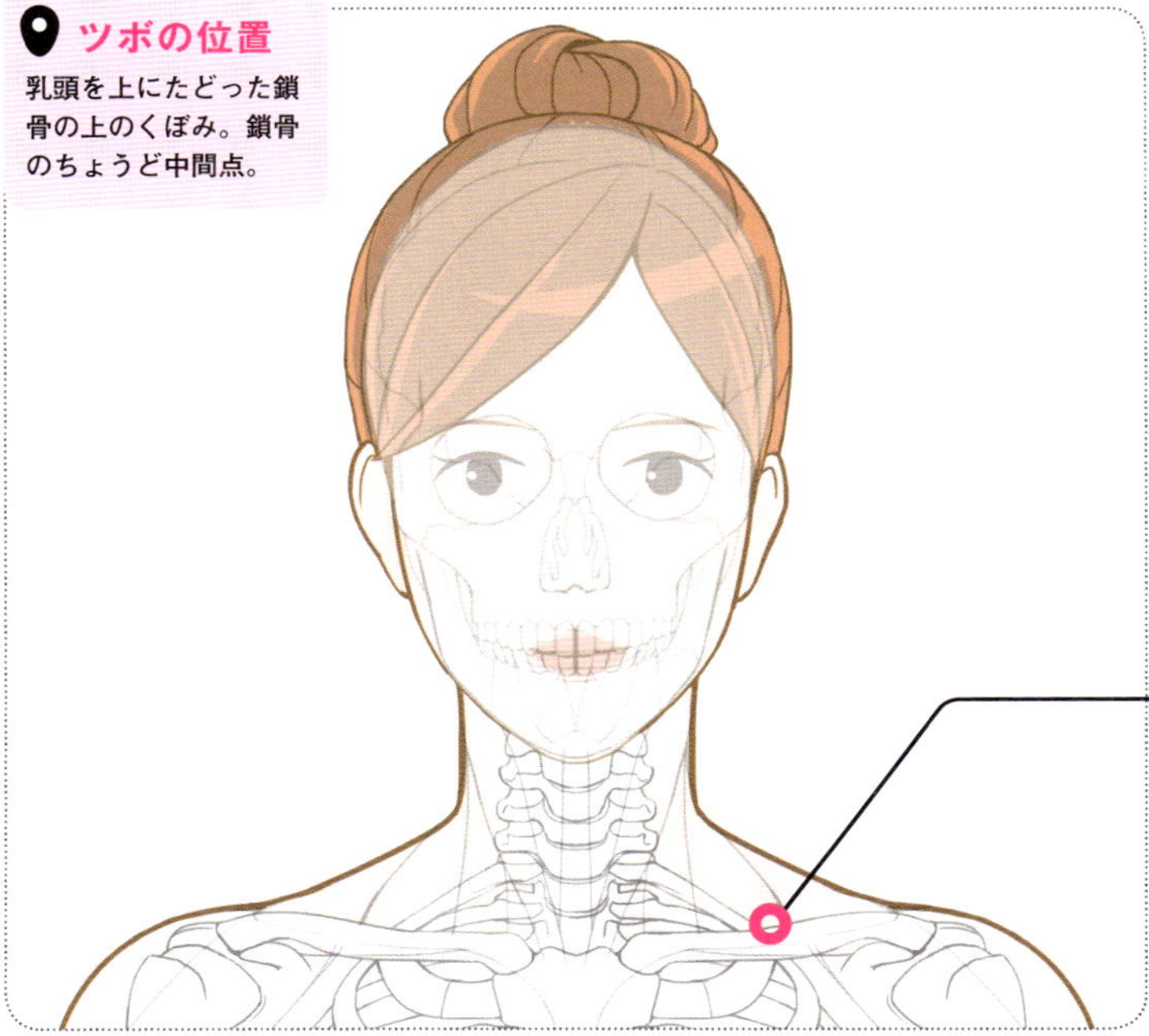

まとめて押したい！

首すじや肩、背中のこりに「膀胱経《ぼうこうけい》」のツボ

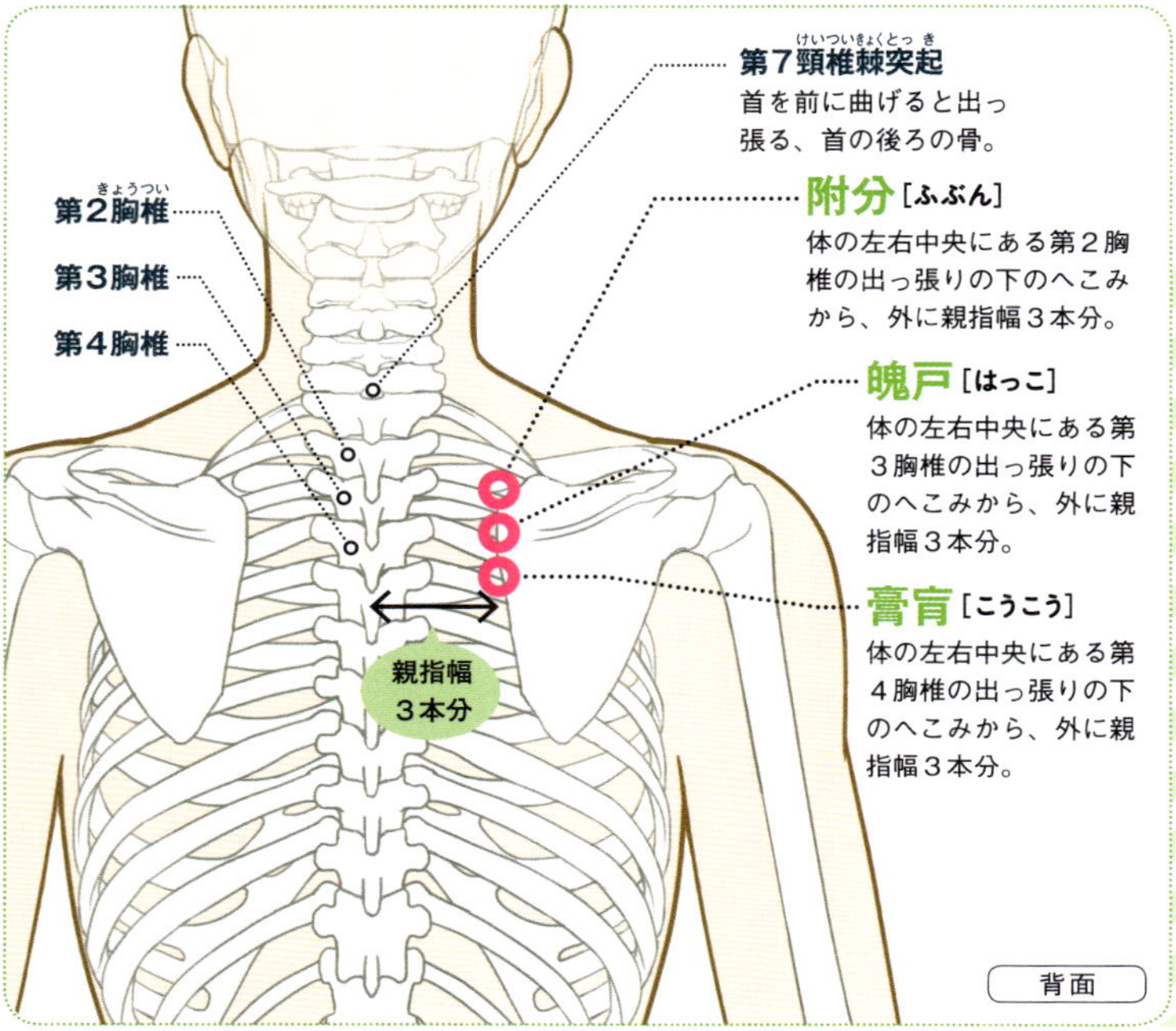

第7頸椎棘突起《けいついきょくとっき》
首を前に曲げると出っ張る、首の後ろの骨。
第2胸椎《きょうつい》
第3胸椎
第4胸椎
附分［ふぶん］
体の左右中央にある第２胸椎の出っ張りの下のへこみから、外に親指幅３本分。
魄戸［はっこ］
体の左右中央にある第３胸椎の出っ張りの下のへこみから、外に親指幅３本分。
膏肓［こうこう］
体の左右中央にある第４胸椎の出っ張りの下のへこみから、外に親指幅３本分。
親指幅
３本分
背面

まとめて押したい！

上腕から肩にかけてをほぐす「大腸経《だいちょうけい》」のツボ

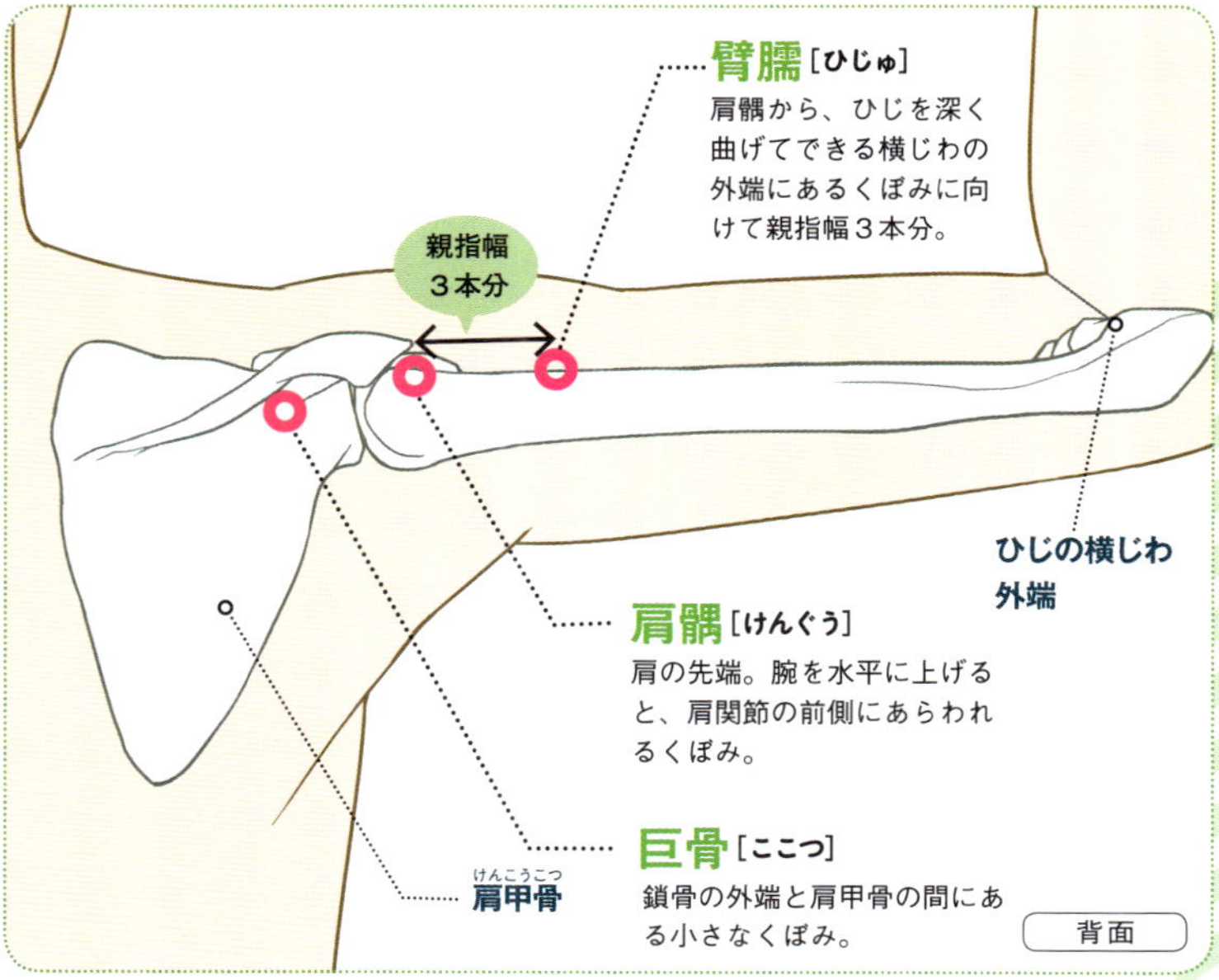

臂臑［ひじゅ］
肩髃から、ひじを深く曲げてできる横じわの外端にあるくぼみに向けて親指幅３本分。
親指幅
３本分
ひじの横じわ
外端
肩髃［けんぐう］
肩の先端。腕を水平に上げると、肩関節の前側にあらわれるくぼみ。
巨骨［ここつ］
鎖骨の外端と肩甲骨の間にある小さなくぼみ。
肩甲骨《けんこうこつ》
背面

押し方のコツ▶ 中指をツボに当て、じっくりと押し揉む。

Case.26

寝違え

不自然な姿勢で眠り続けた際に起こります。肩や首にこりを溜めていると、睡眠中にうまく寝返りをうつことができず、首の関節や筋肉に負担をかけ続けることに。寝違えを防止するためには、こりをほぐしておくことが重要です。

首や肩のこりをほぐしたいときに

大椎［だいつい］

督脈

ツボの位置

首を前に曲げると出っ張る、首の後ろの骨（第7頸椎棘突起）の下のくぼみ。

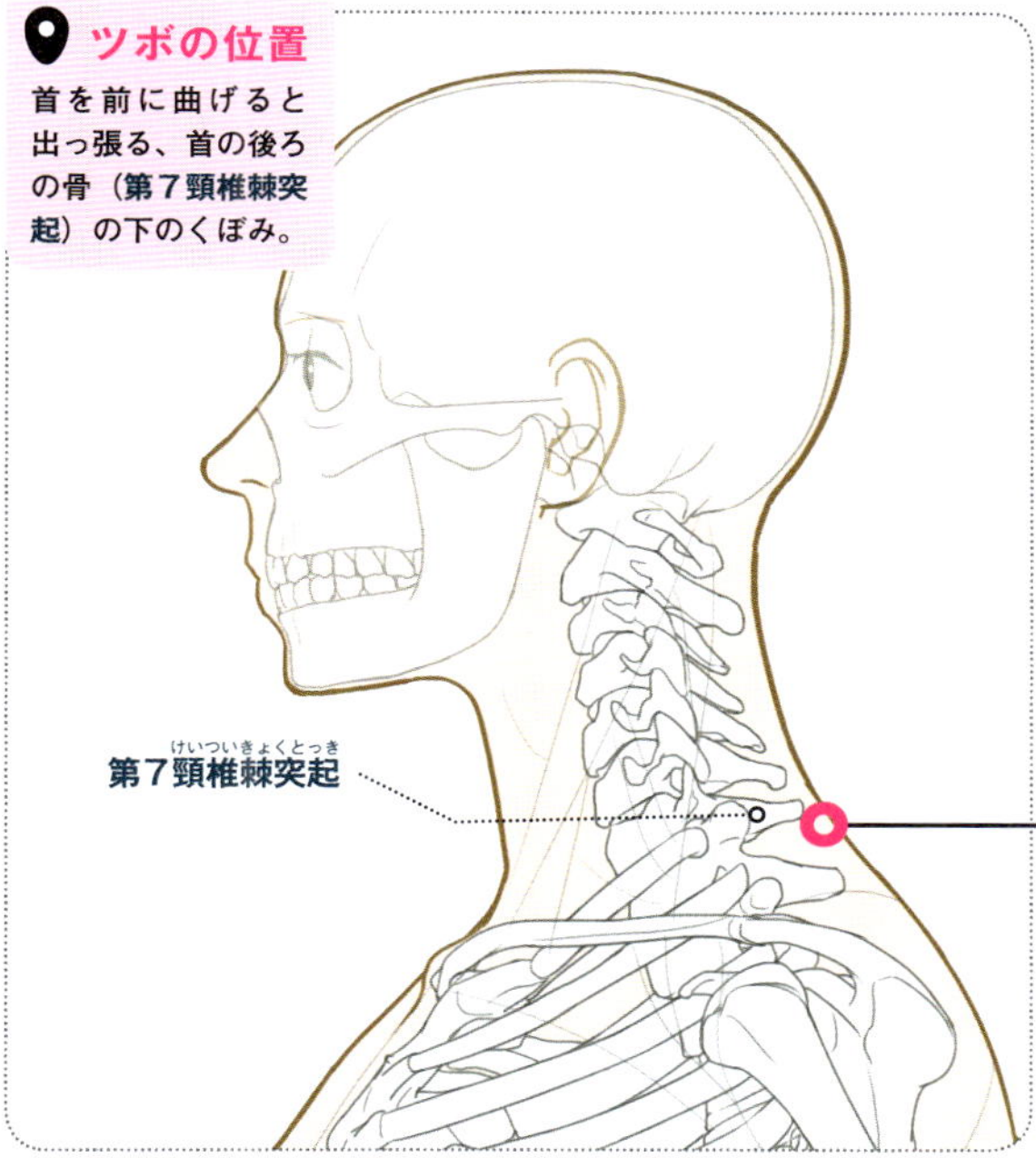

上半身のこわばり、疲労をオフ

肩井［けんせい］

胆経

ツボの位置

首の付け根と肩先の中間。

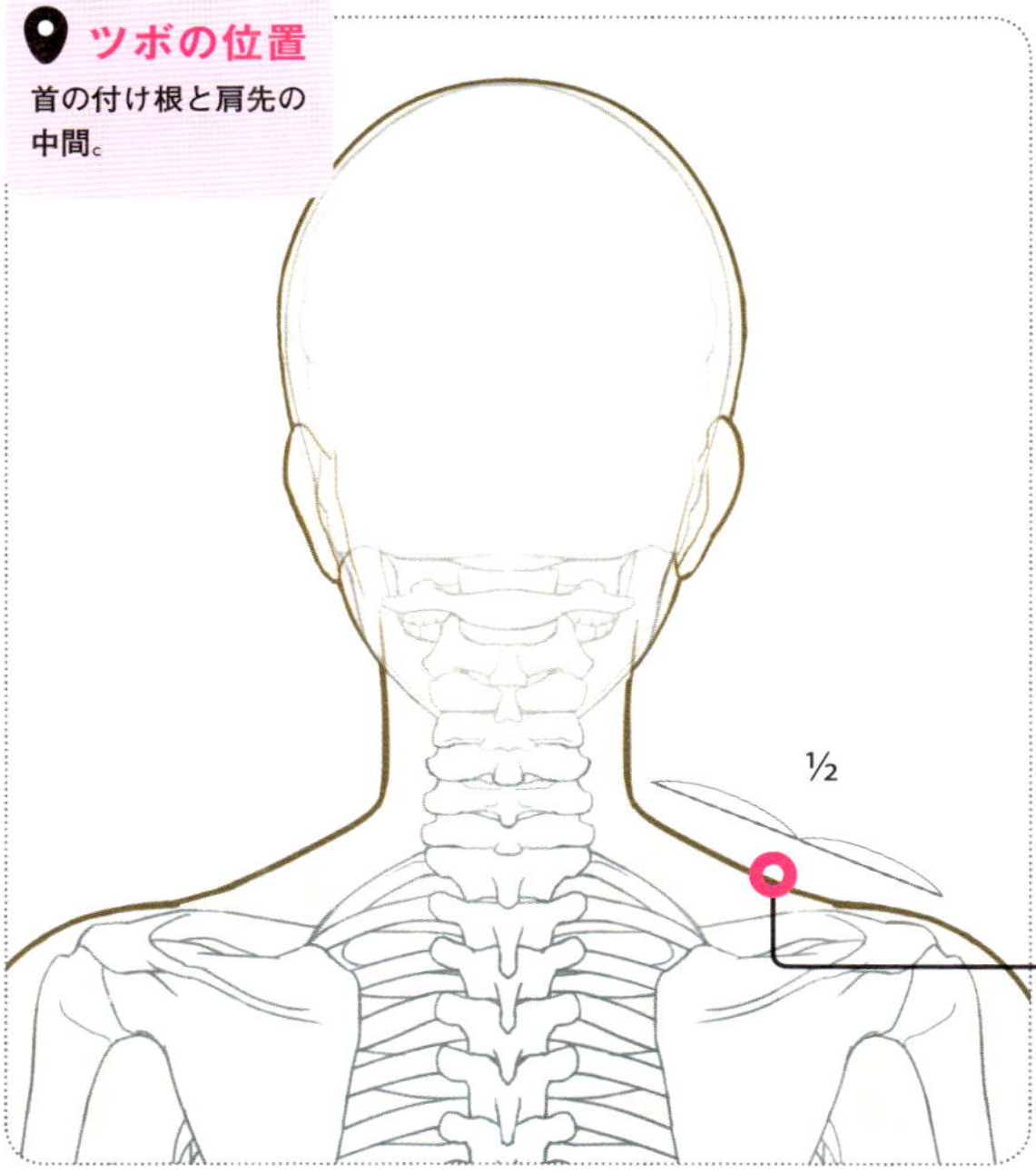

動悸

緊張や興奮、カフェインやアルコールなどの刺激物が原因で引き起こされる日常生活での動悸。症状を感じたらすぐ安静にします。心臓疾患や血圧・血糖値異常の予兆としての動悸もあるため、心配な場合はすみやかに医師の診察を。

不安を和らげ脈拍を落ち着かせる

膻中［だんちゅう］

任脈

ツボの位置

体の左右中心で、乳頭と同じ高さにある**第４肋間**（肋骨と肋骨のあいだ）と同じ高さ。**胸骨体上。**

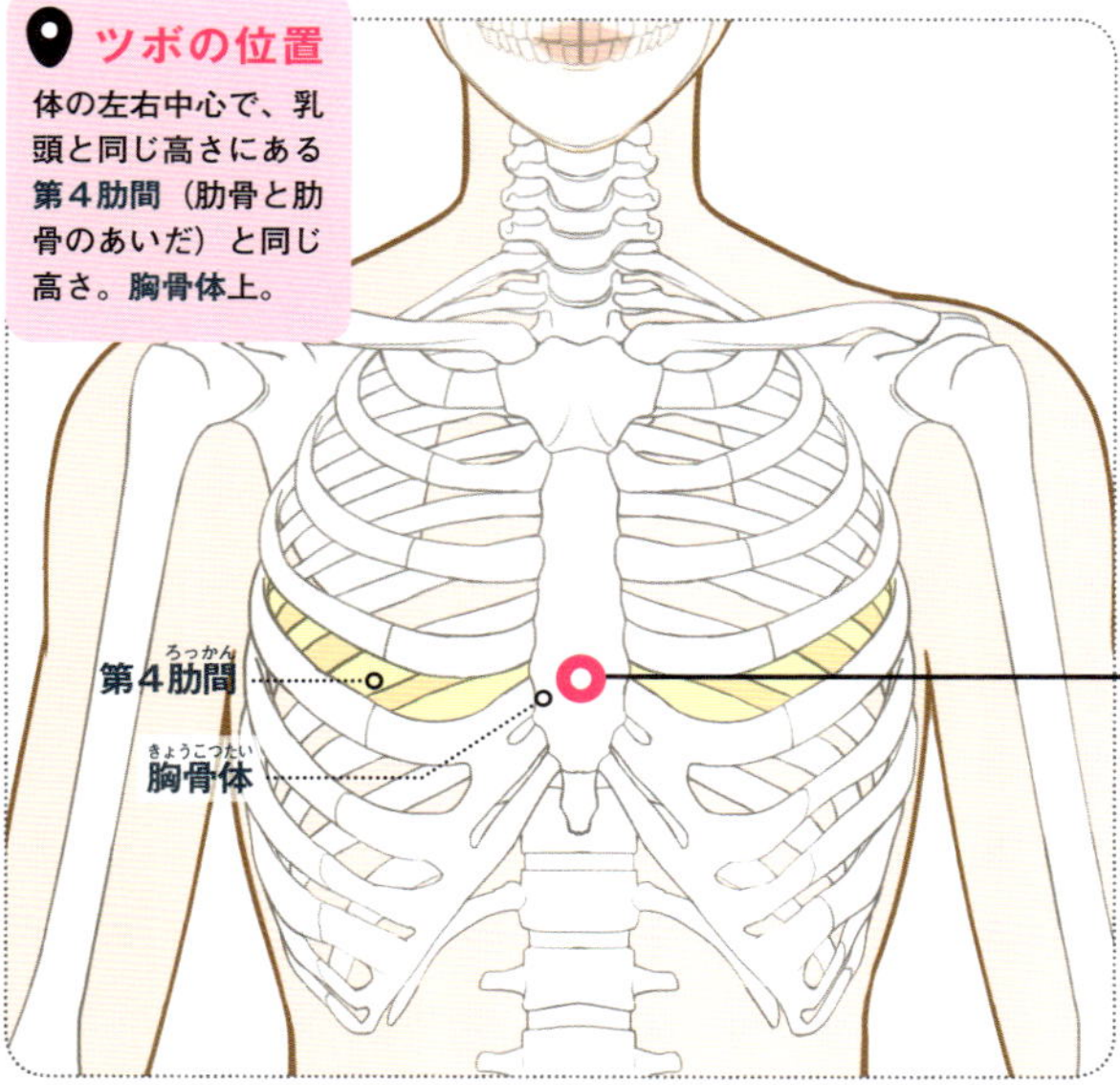

押し方のコツ▶ 中指を立て、息を吐きながら押し込む。できれば仰向けで寝そべって行う。

肺の働きを正常に整える

太淵［たいえん］

肺経

ツボの位置

手首の横じわと、親指の外側の縁が交わるところ。

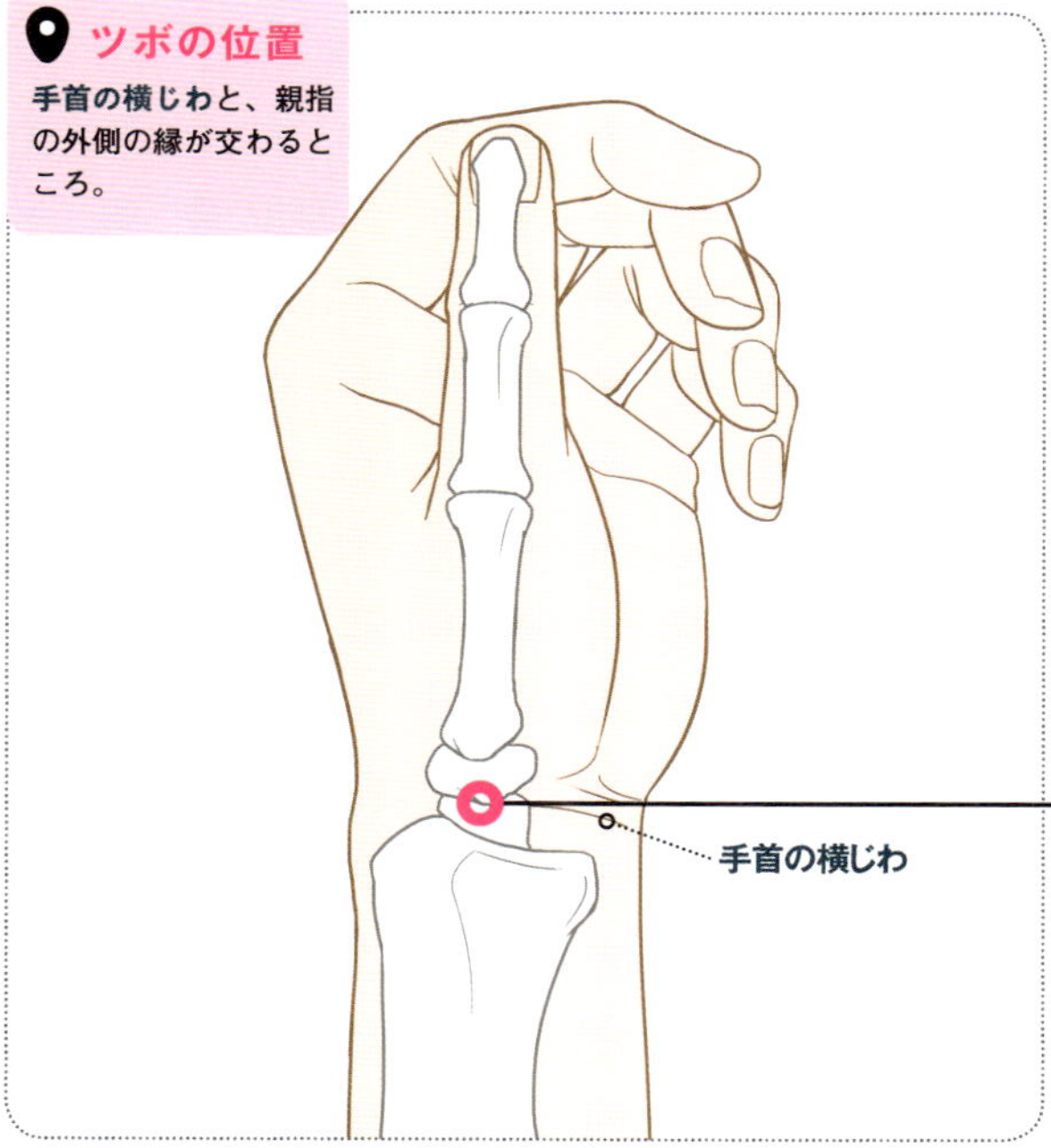

沈静と安定のツボでクールダウン

神門［しんもん］

心経

ツボの位置

手首の小指寄りの端にあるくぼみ。**豆状骨**の下の際で、薬指の真下線上。

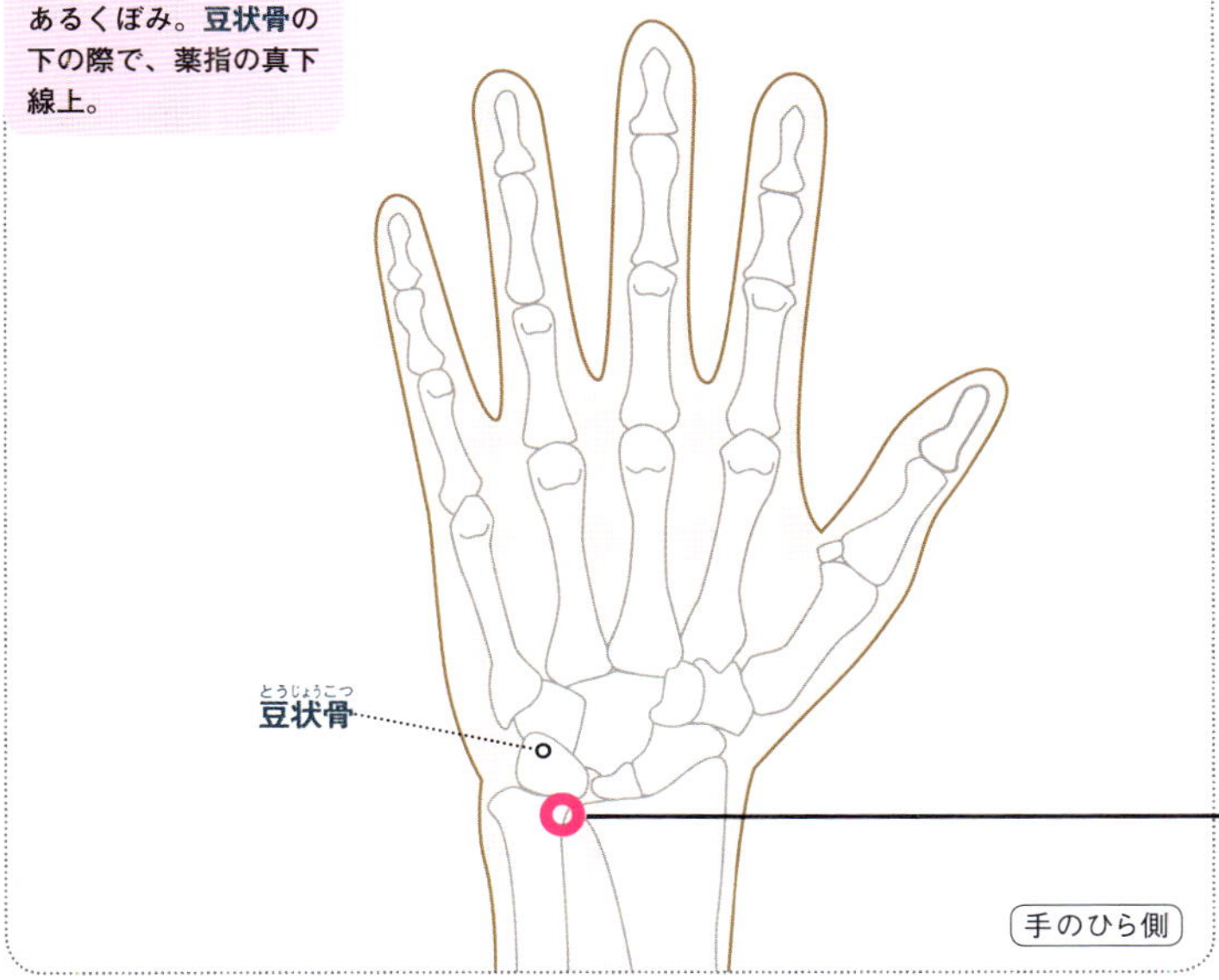

胸のつかえを取り除きリラックス

心兪［しんゆ］

膀胱経

ツボの位置

体の左右中央にある**第5胸椎**の出っ張りの下のへこみから、外に親指幅1.5本分。

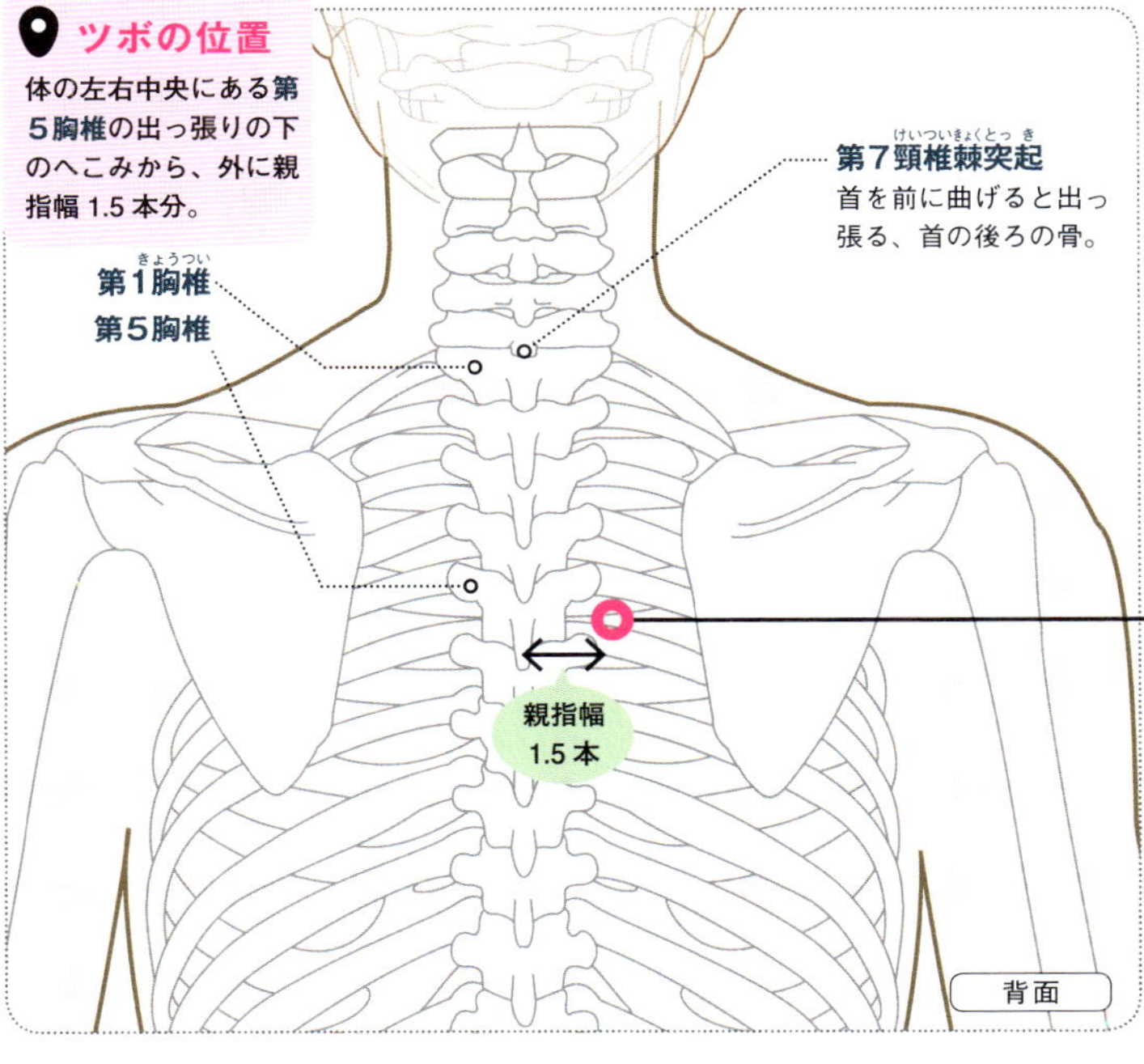

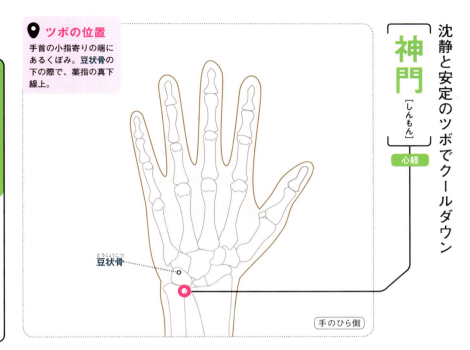

Case.28

胸（胸骨）の痛み

まず、胸骨そのものが損傷を受けている場合は、すぐに専門医を受診しましょう。ほかに、ストレスや疲労、自律神経の乱れなどによって、胸骨の奥のほうに重い痛みを感じるときはツボ押しを。肋骨まわりのストレッチも有効です。

気戸［きこ］

胃経

「大気」の「戸」をあらわすツボ

ツボの位置

鎖骨の左右中央、乳頭を上にたどった鎖骨の下のくぼみ。

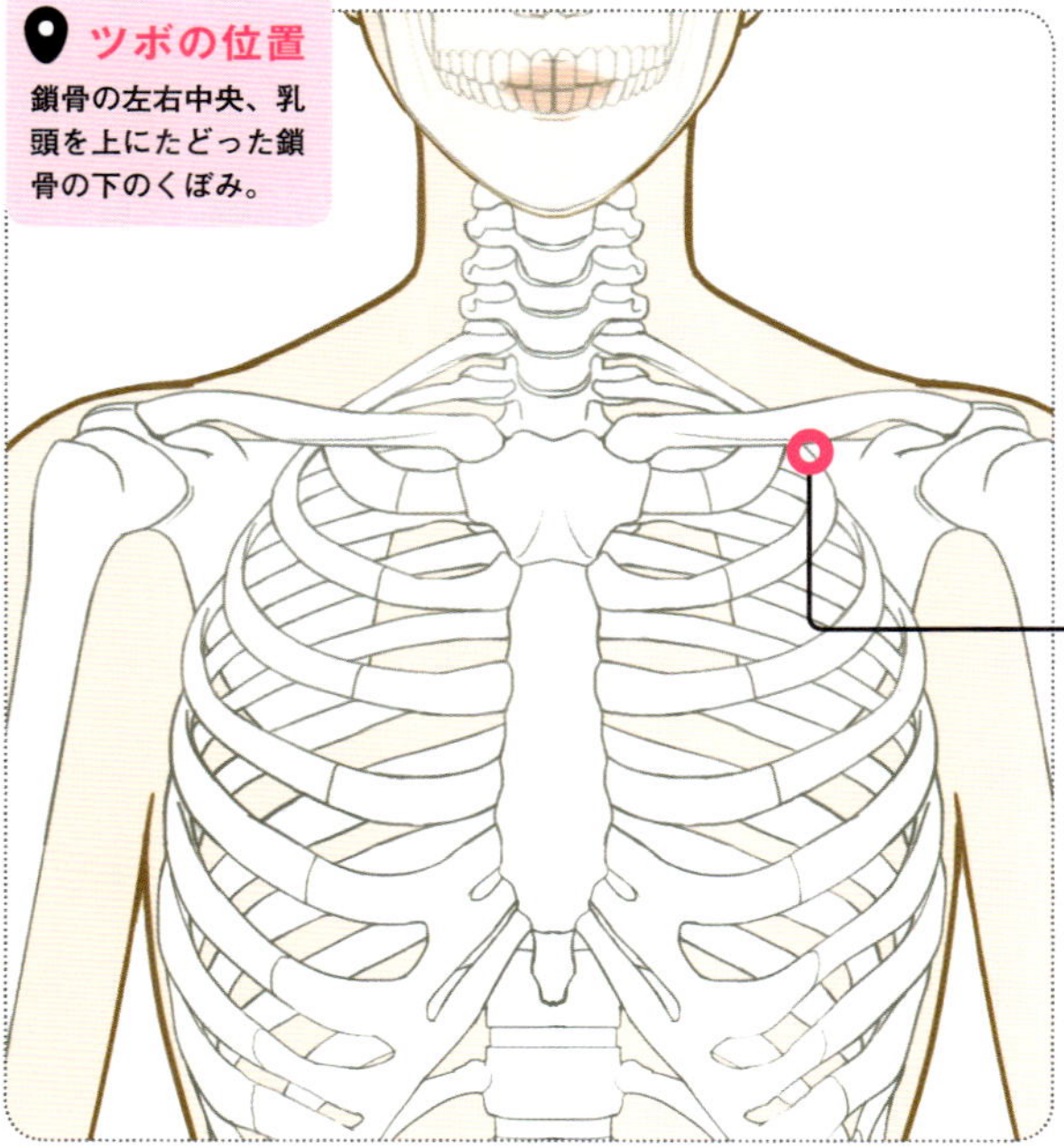

天池［てんち］

心包経

胸のつかえを取り除く

ツボの位置

乳頭と同じ高さにある**第４肋間**（肋骨と肋骨のあいだ）上で、体の中心から外に親指幅５本分。

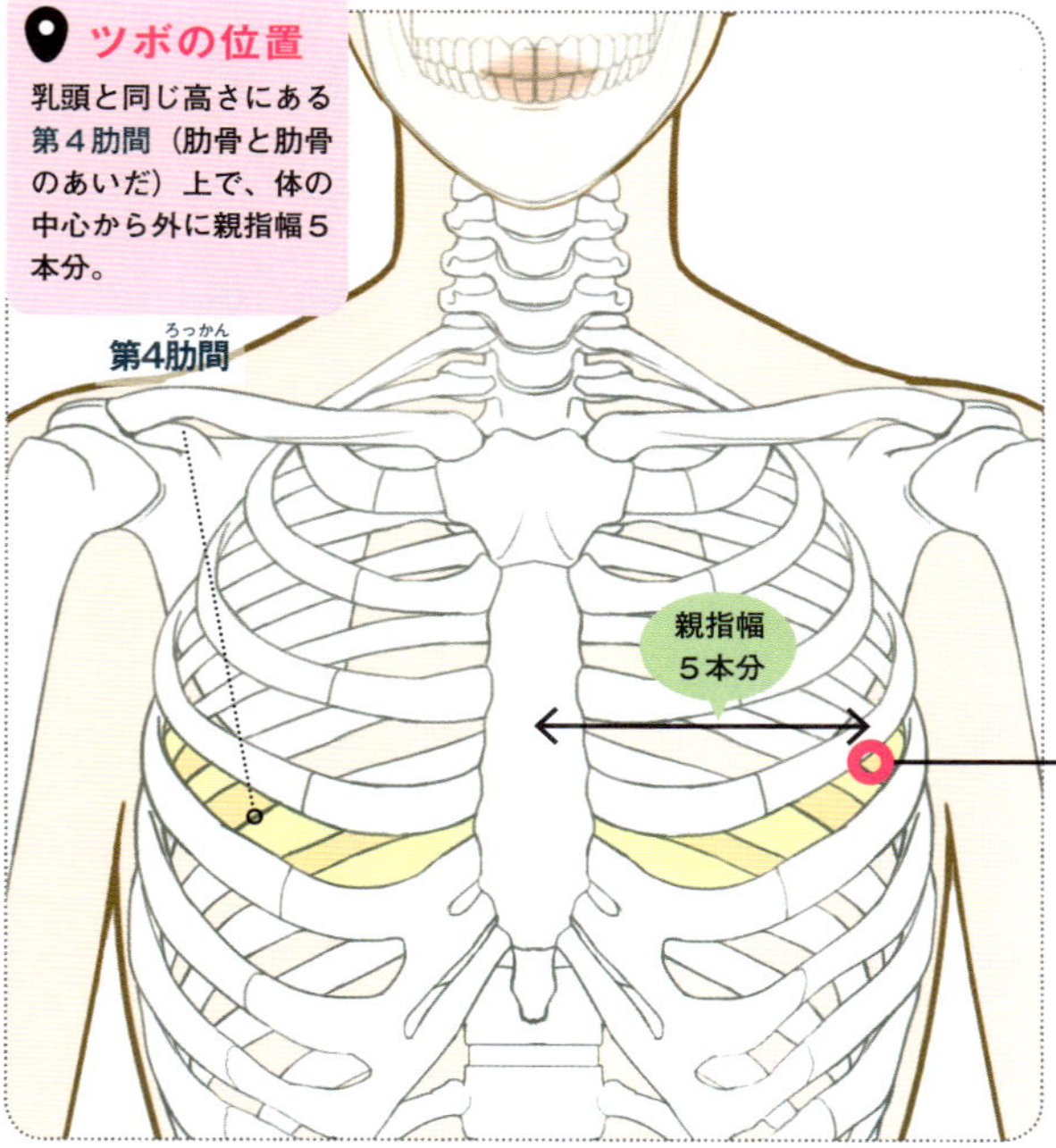

まとめて押したい！

胸骨上を下から上へ刺激 任脈《にんみゃく》のツボ

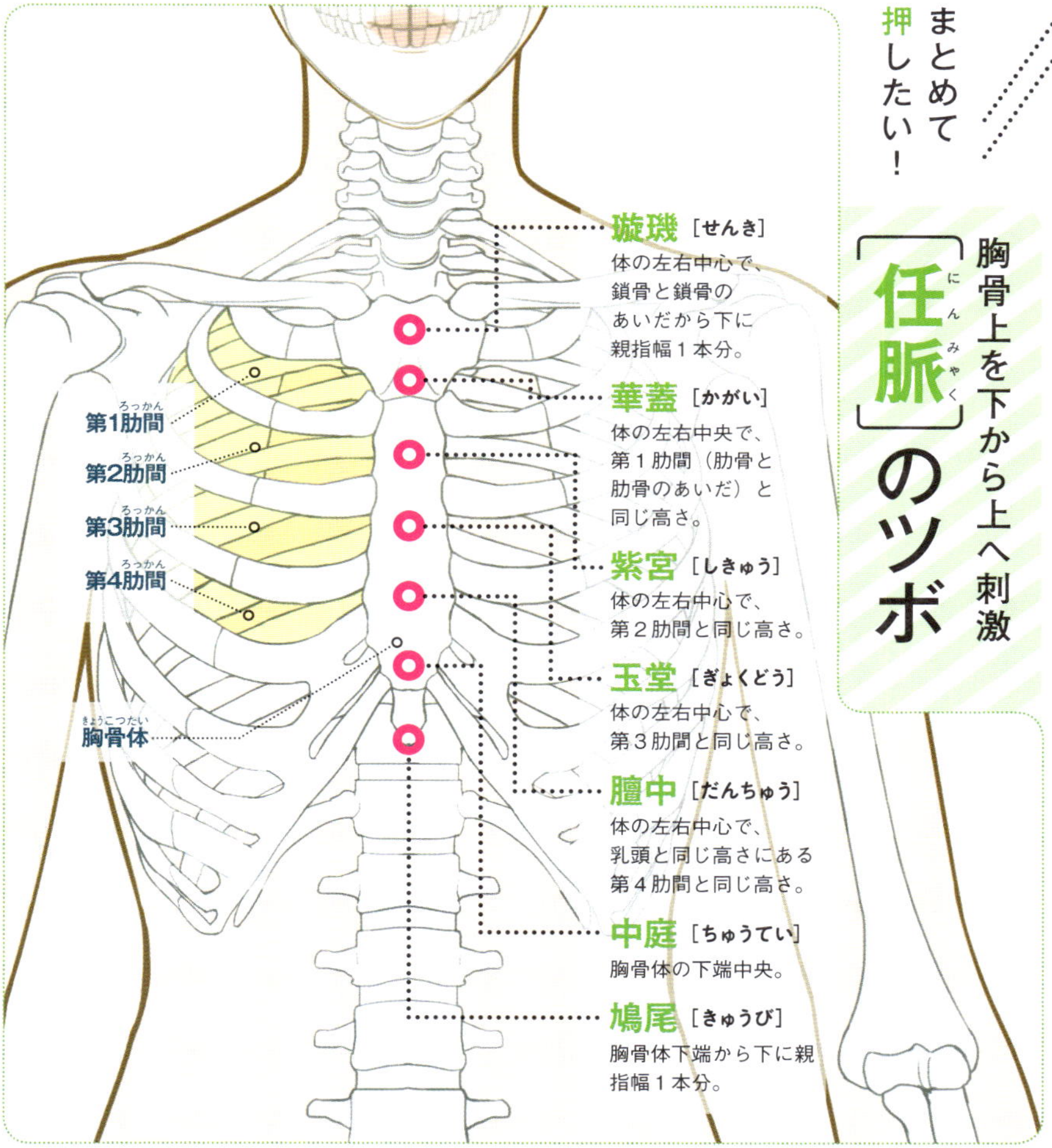
第1肋間《ろっかん》
第2肋間《ろっかん》
第3肋間《ろっかん》
第4肋間《ろっかん》
胸骨体《きょうこつたい》

璇璣［せんき］
体の左右中心で、鎖骨と鎖骨のあいだから下に親指幅１本分。

華蓋［かがい］
体の左右中央で、第１肋間（肋骨と肋骨のあいだ）と同じ高さ。

紫宮［しきゅう］
体の左右中心で、第２肋間と同じ高さ。

玉堂［ぎょくどう］
体の左右中心で、第３肋間と同じ高さ。

膻中［だんちゅう］
体の左右中心で、乳頭と同じ高さにある第４肋間と同じ高さ。

中庭［ちゅうてい］
胸骨体の下端中央。

鳩尾［きゅうび］
胸骨体下端から下に親指幅１本分。

MEMO

こり固まりやすい胸まわり

胸骨や肋骨のまわりは、呼吸のときや、運動をしたときに広がったり閉じたりと、微妙に動いている部分です。上半身を動かさないと、この運動がスムーズにいかず、胸まわりが固まりがちに。滑らかに動くように、胸を開くようにストレッチをしたり、背中をそらせて肋骨の間を広げるように深呼吸をしたりして、こまめにメンテナンスを行いましょう。姿勢がよくなって呼吸が深まるうえに、気持ちが前向きになりやる気が出るといったメンタル面への好影響があります。

Case.29

胃の痛み・胃もたれ

刺激物や薬、偏った食事やストレスが原因で胃の炎症が起きると、痛みやもたれ感を引き起こします。胃は精神的なストレスの影響を受けやすい臓器。体のシグナルに耳を傾け、胃にやさしい生活習慣を心掛けましょう。

胃の機能改善に効果あり

中脘［ちゅうかん］

任脈

ツボの位置
へそから上に親指幅4本分。

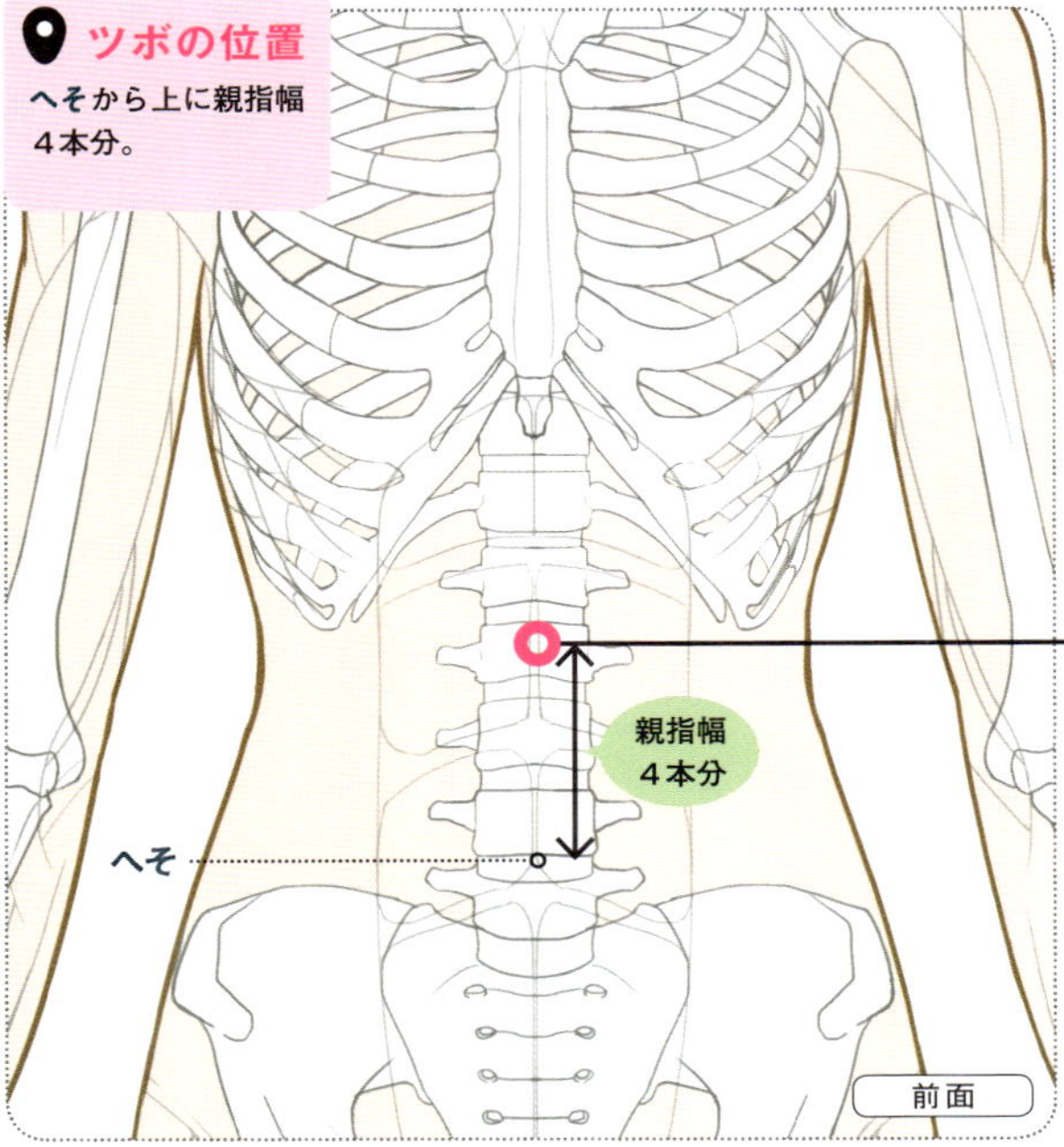

消化のトラブルにはこのツボ

足の三里［あしのさんり］

胃経

ツボの位置
膝蓋骨の下にある2つのくぼみのうち、外側のくぼみから足先に親指幅3本分。

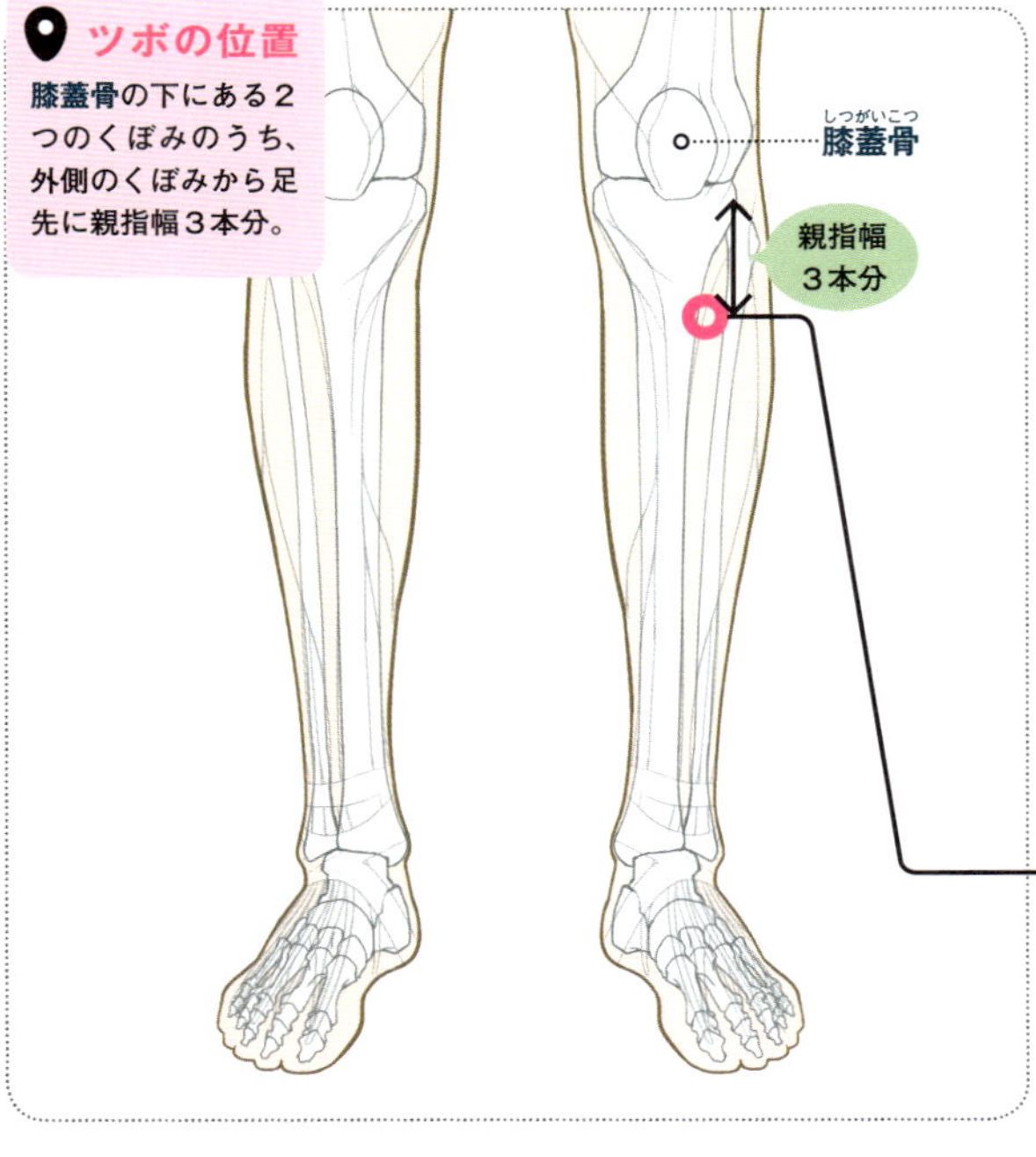

まとめて押したい！

みぞおちからへそ下までを順に刺激
［任脈《にんみゃく》］のツボ

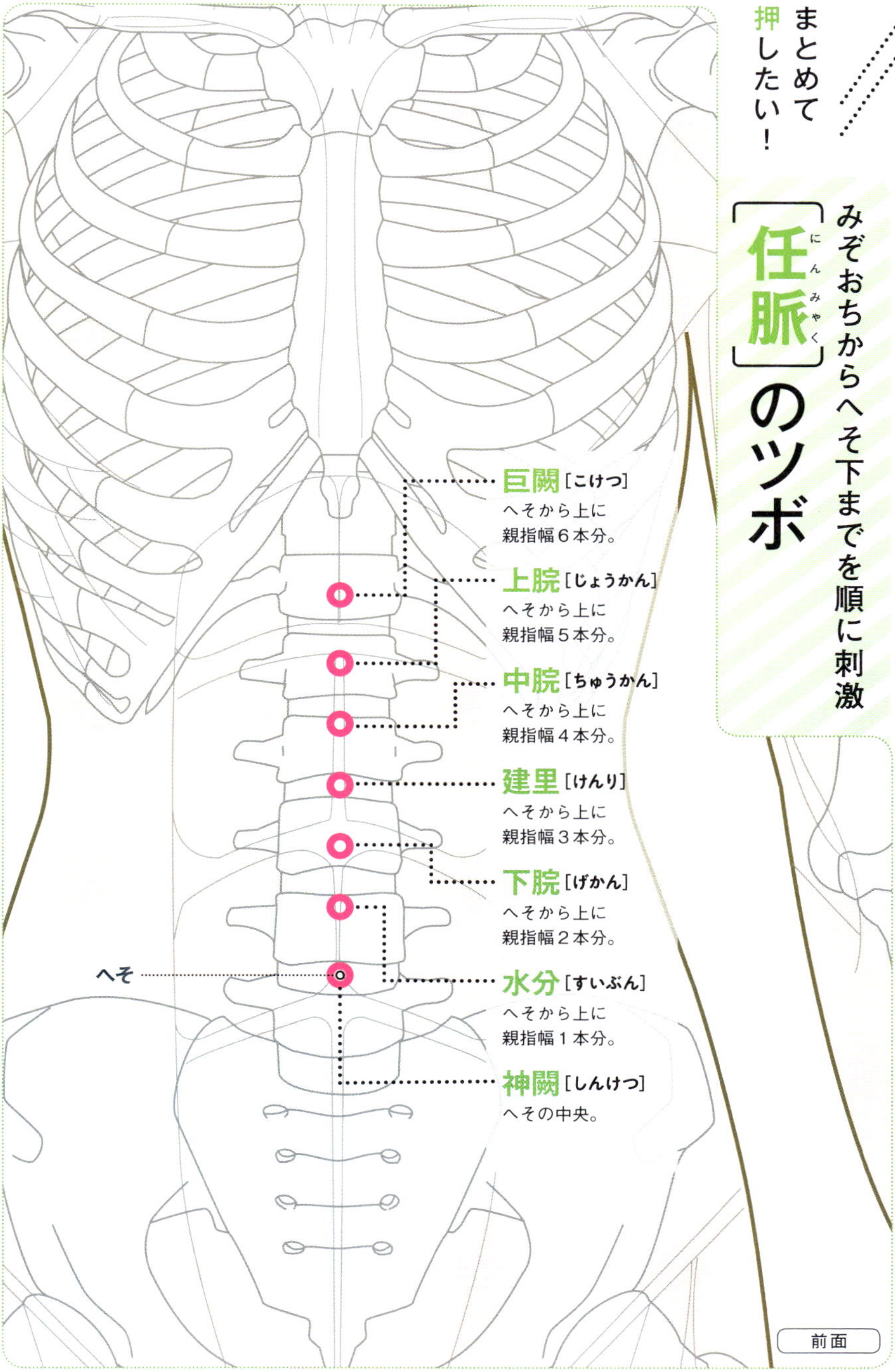

吐き気・おう吐

アルコールの飲みすぎ、食べすぎ、食中毒、風邪、乗り物酔い、そしてストレスなどによって引き起こされる吐き気とおう吐。胃の機能低下や、胃内の内圧異常、自律神経の不調なども原因の１つとして考えられます。

おう吐やお腹の張りに効くツボ

天枢［てんすう］

胃経

ツボの位置
へそから横に親指幅２本分。

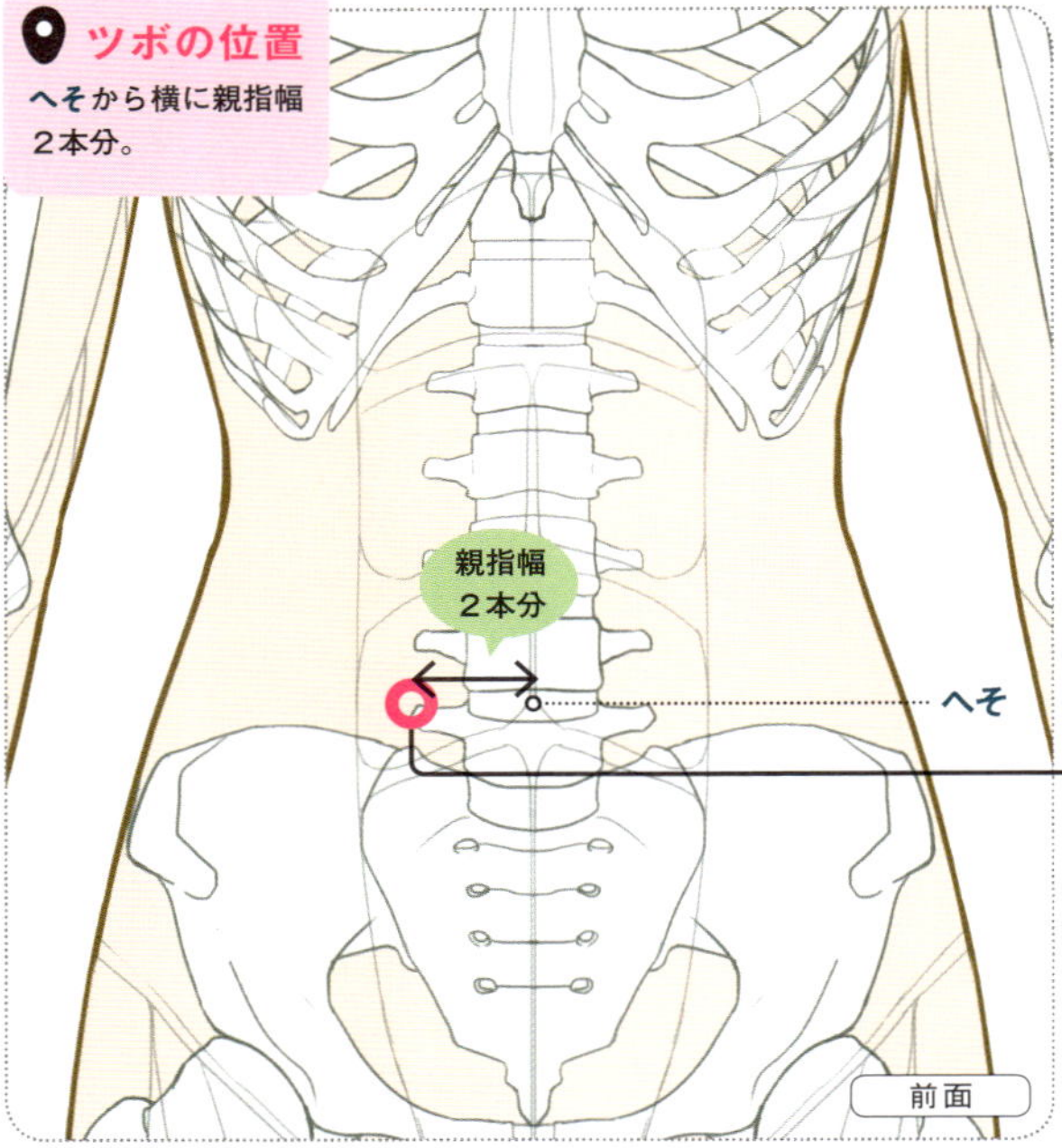

腸をうるおし、働きを助ける

肓兪［こうゆ］

腎経

ツボの位置
へそから外に親指幅１／２本分。

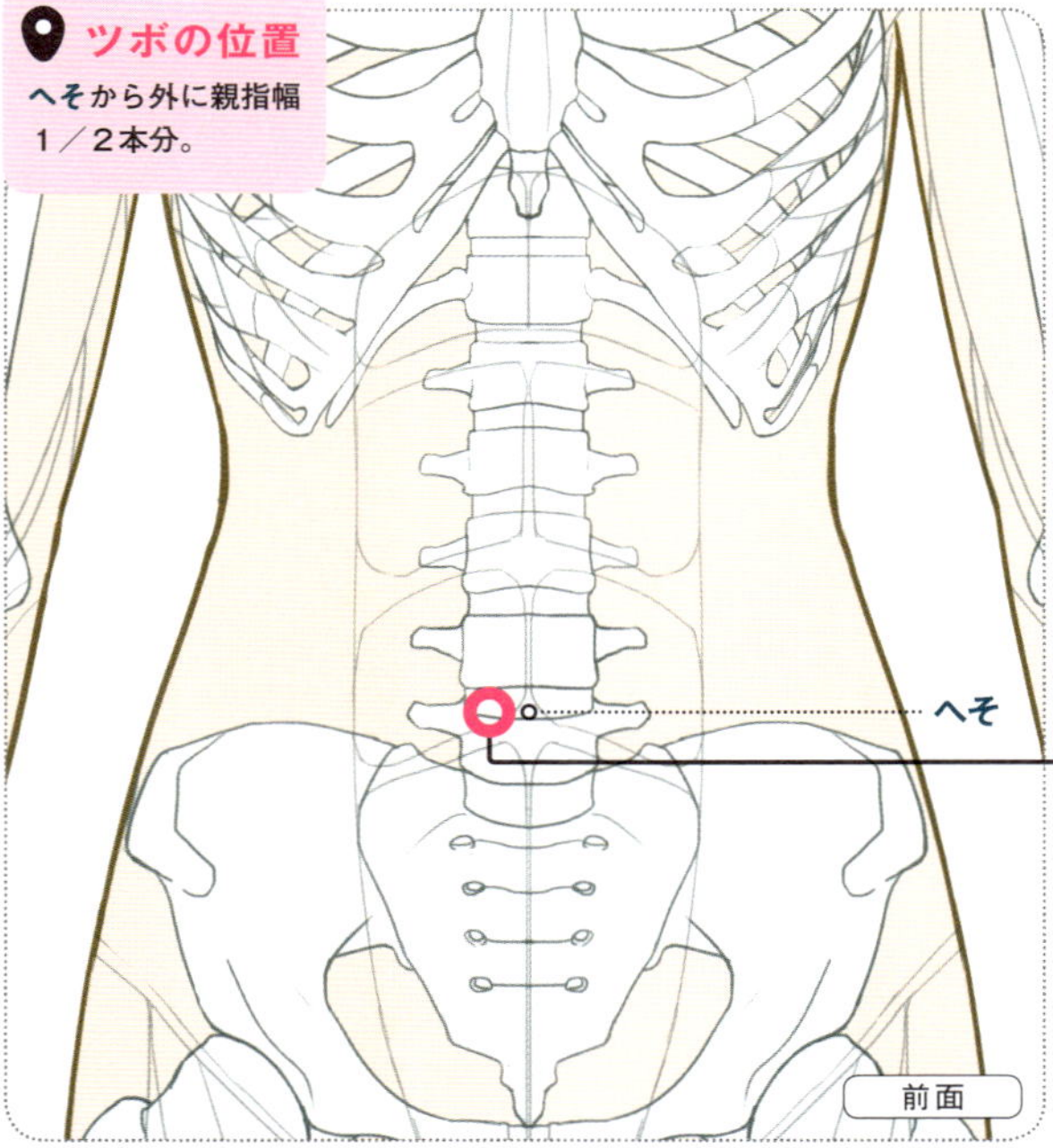

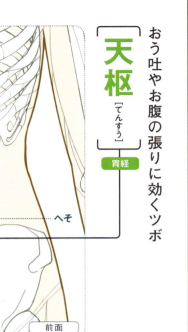

胃や腹部の疾患に有効なツボ

太乙 [たいいつ]

胃経

ツボの位置

へそから横に親指幅２本分、さらに上に親指幅２本分。

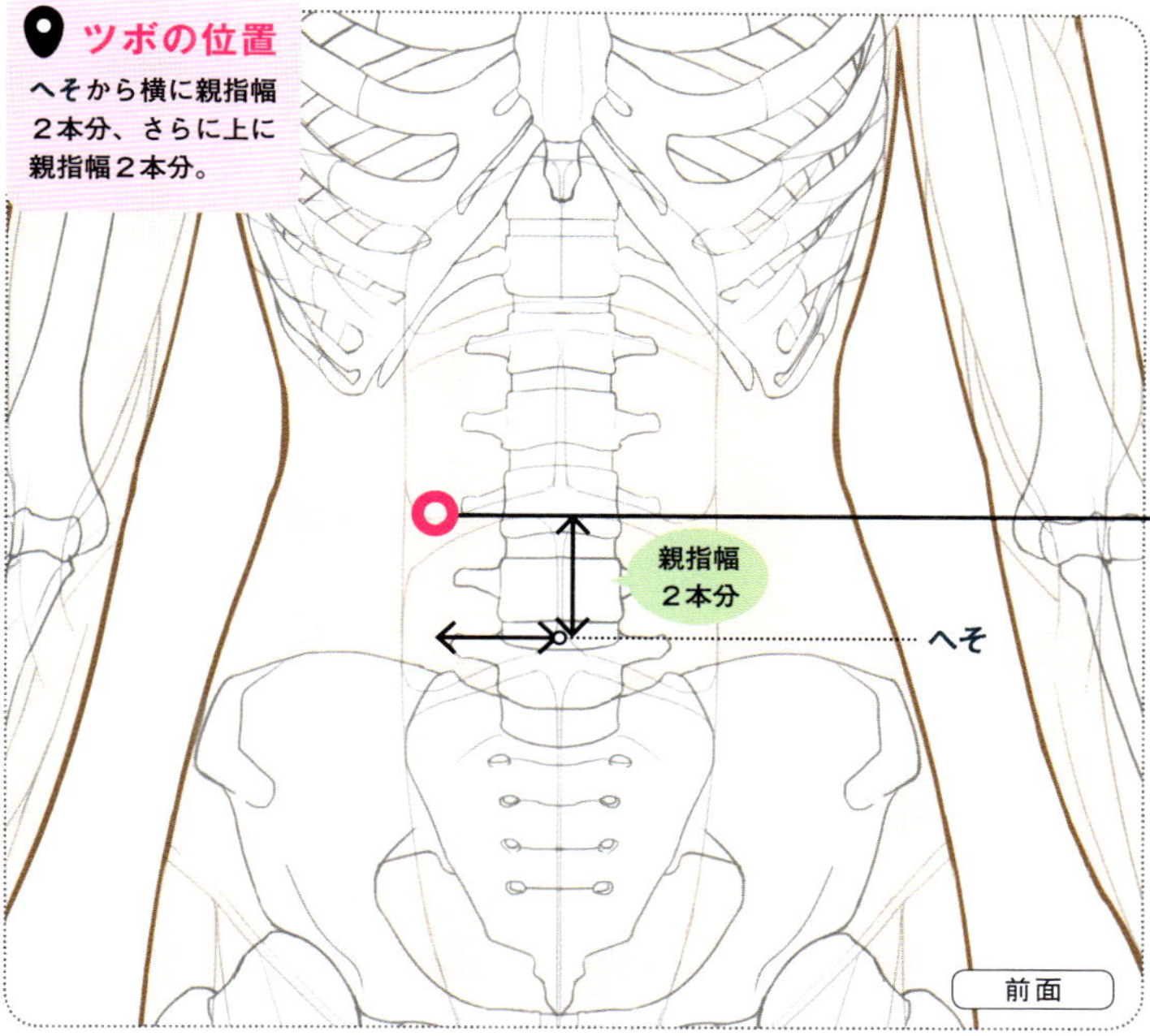

食欲不振、吐き気、胸やけにも

巨闕 [こけつ]

任脈

ツボの位置

へそから上に親指幅６本分。

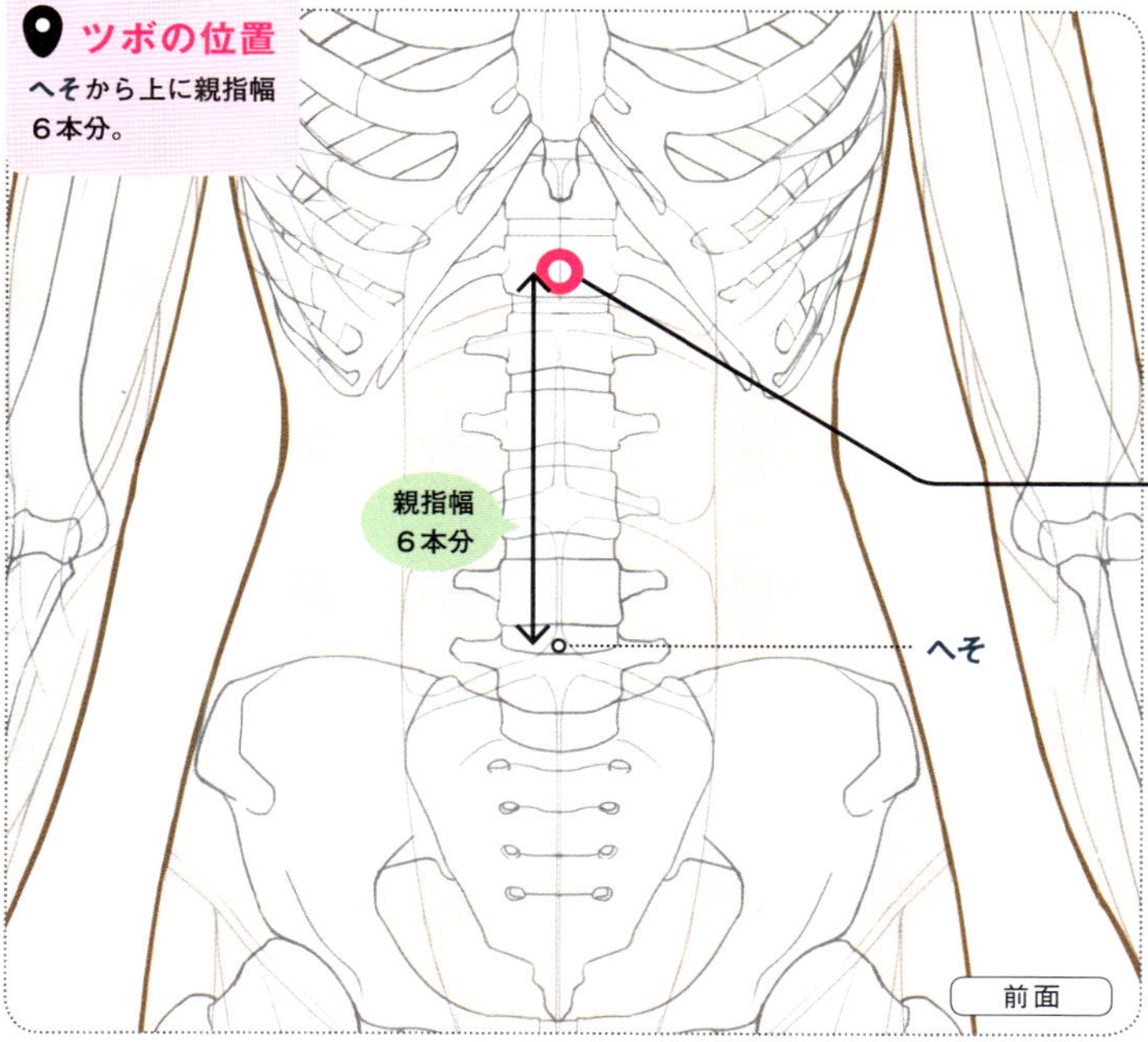

Case.31

膨満感

胃腸がふくらんで、お腹が圧迫されているように感じる膨満感。食べすぎや飲みすぎによる胃の膨張や、腸内に溜まったガスなどが原因として考えられます。食事をゆっくりよく噛んで食べることも防止策の1つです。

腸の滞りを解消したいときに

大腸兪［だいちょうゆ］

膀胱経

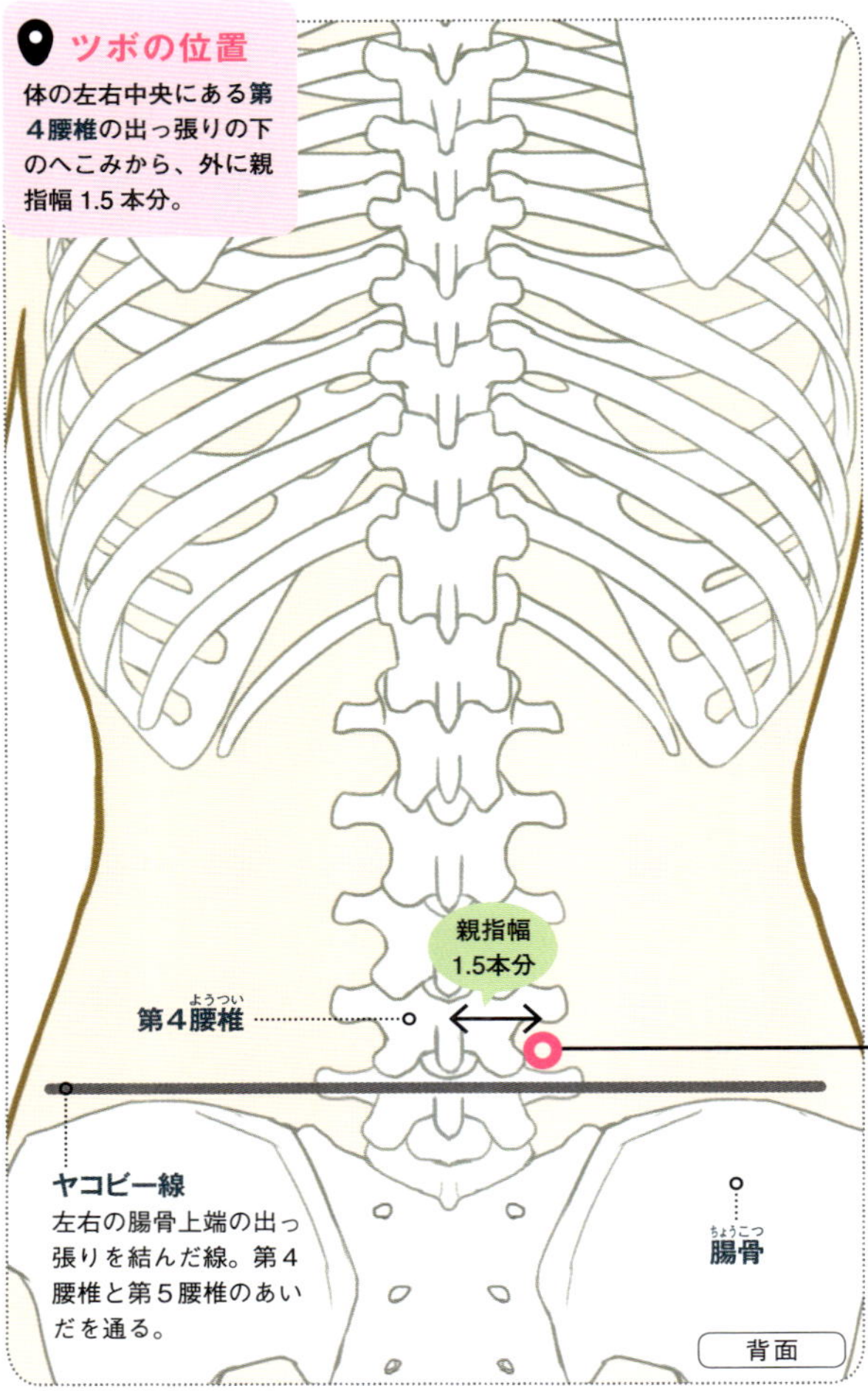

ツボの位置
体の左右中央にある第4腰椎の出っ張りの下のへこみから、外に親指幅 1.5 本分。
親指幅
1.5本分
第４腰椎《ようつい》
ヤコビー線
左右の腸骨上端の出っ張りを結んだ線。第４腰椎と第５腰椎のあいだを通る。
腸骨《ちょうこつ》
背面

MEMO

背中のツボ押しはうつ伏せがおすすめ

自分では押しにくい背中にあるツボは、家族や友人に押してもらうことをおすすめします。押してもらう場合には、平らなところにうつ伏せになり、両手の親指の腹で左右同時に押してもらうとよいでしょう。押す力に合わせて息を吐くようにするのがポイントです。背中側から押されると、お腹側にほどよい圧迫が加わります。背中の指圧と同時に、腹部の適度なマッサージ効果が得られ、内臓の活性化にとても効果的です。

Case.32

胸やけ

胸骨の後ろ側（食道部分）に焼けるような痛みを感じることがあります。胃酸が逆流し、食道が炎症を起こすことが原因で、逆流性食道炎とも呼ばれます。胃酸過多を防ぐには、規則正しい生活リズムを守ることも大切です。

胃の機能を高めて胸やけを緩和

中脘［ちゅうかん］

任脈

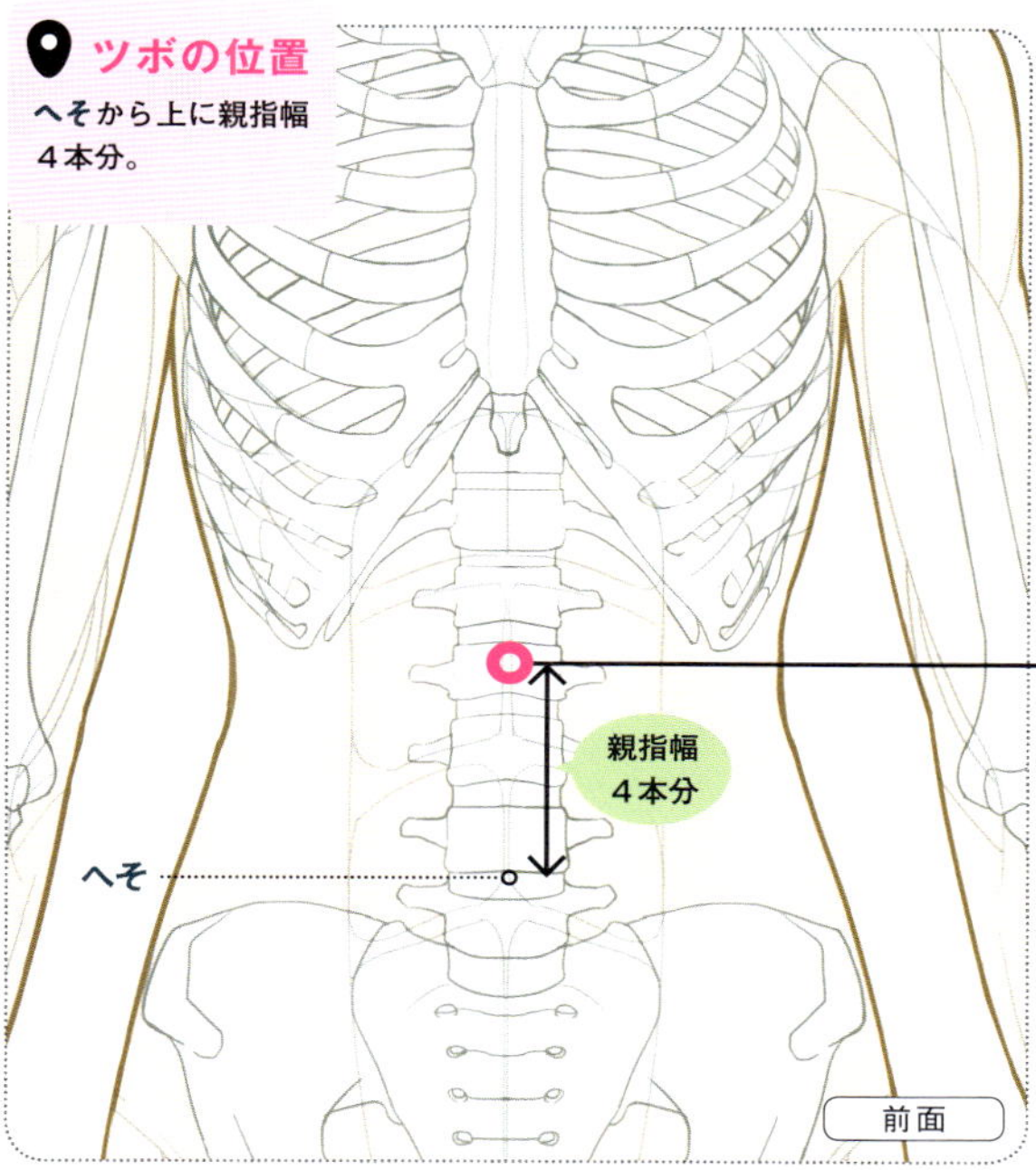

ツボの位置
へそから上に親指幅４本分。
親指幅
４本分
へそ
前面

胃の機能回復にはこのツボ

足の三里［あしのさんり］

胃経

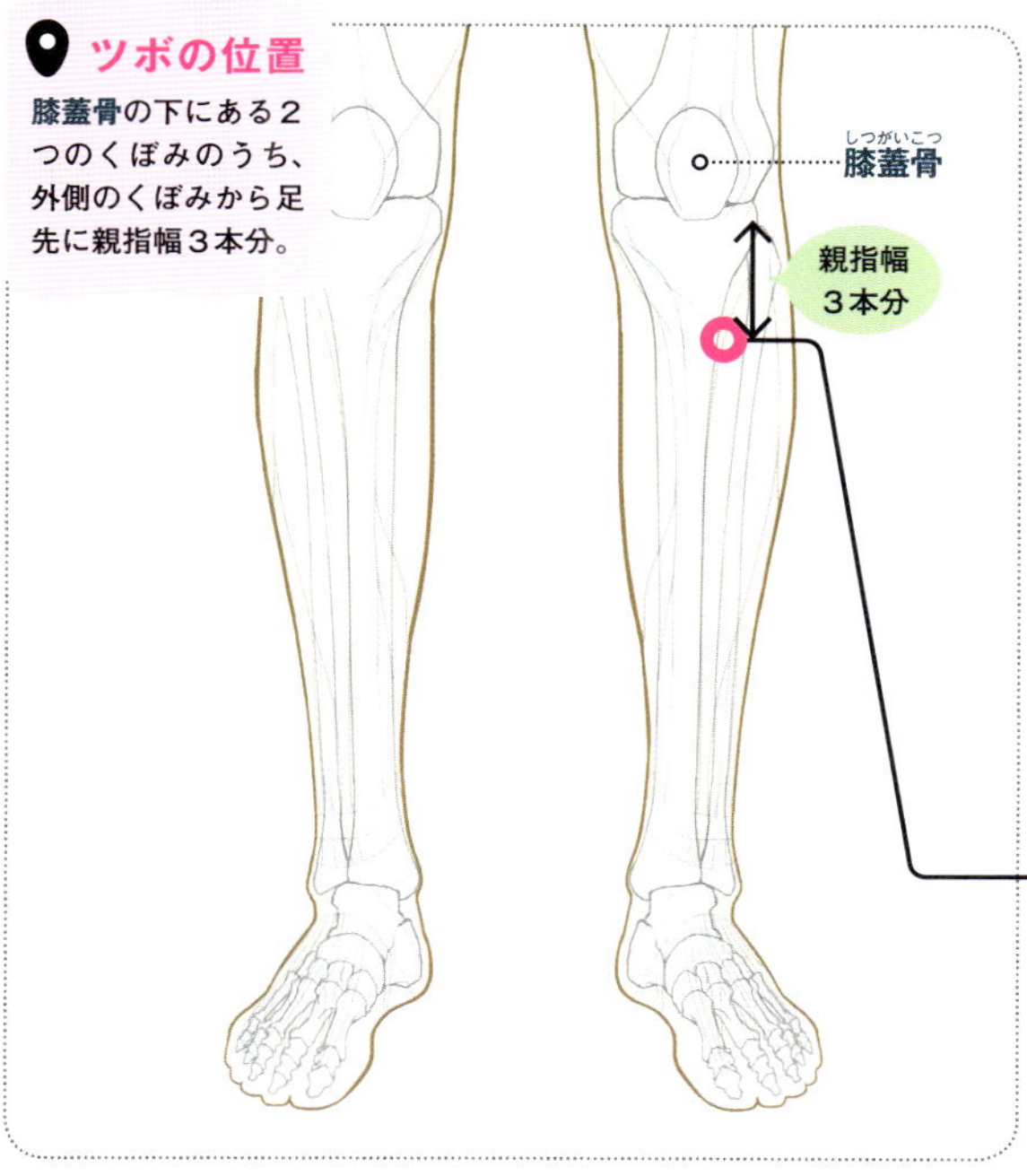

ツボの位置
膝蓋骨の下にある２つのくぼみのうち、外側のくぼみから足先に親指幅３本分。
膝蓋骨《しつがいこつ》
親指幅
３本分

Case.33

便秘・下痢・ガス溜まり

腸の働きが鈍ると、消化吸収がうまくいかず、便秘や下痢、腸にガスが溜まるといったトラブルが生じます。血行をよくし、痛みやこり、冷えを溜め込まないことが予防策。バランスのよい食事と適度な運動も腸内環境を整えます。

体に溜まったものを取り払う

偏歴［へんれき］

大腸経

ツボの位置

手の甲と前腕の境目にある、**手首の横じわ**の親指側端にあるくぼみの中央から、ひじに向かって親指幅３本分。

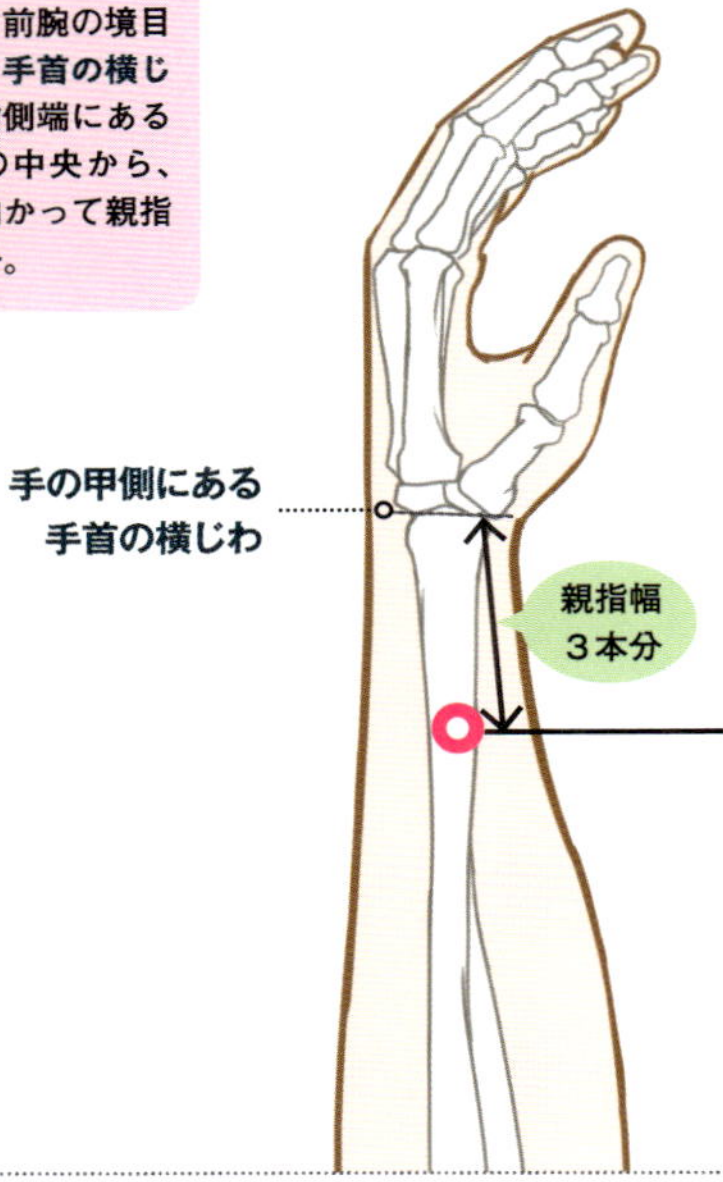

大腸の調子を整えたいときには

温溜［おんる］

大腸経

ツボの位置

手の甲と前腕の境目にある、**手首の横じわ**の親指側端にあるくぼみの中央から、ひじに向かって親指幅５本分。

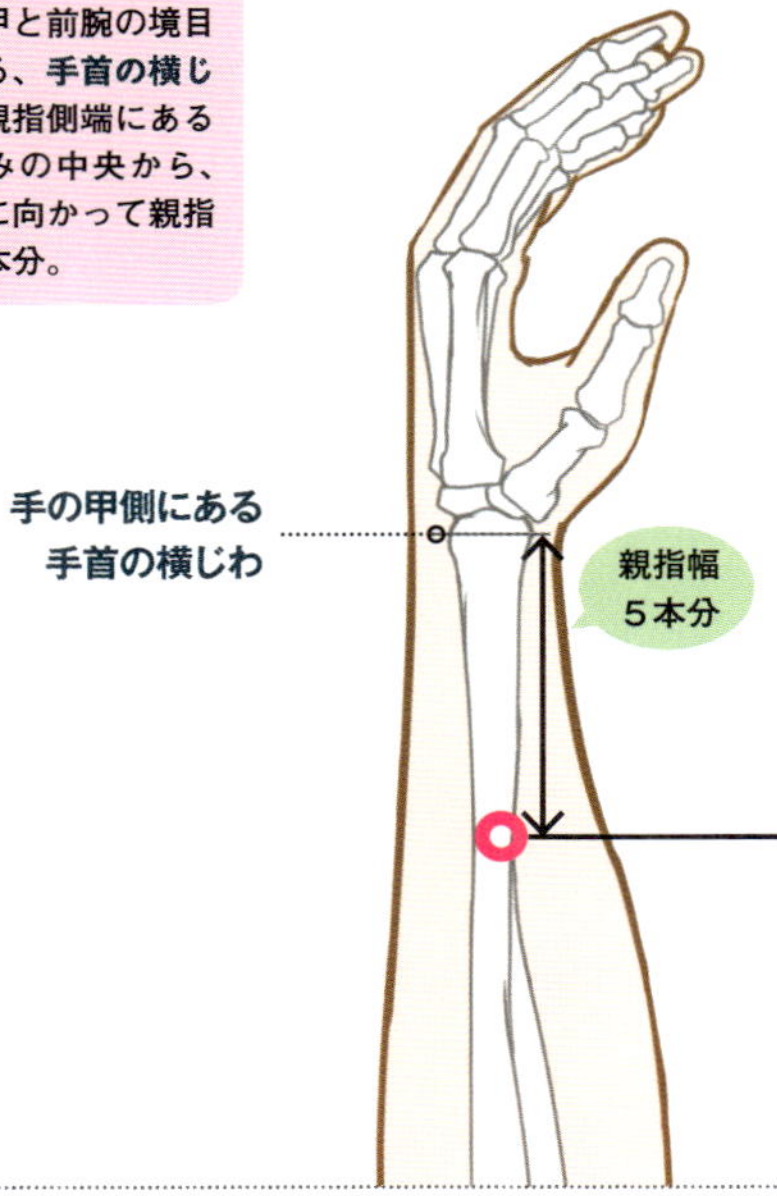

まとめて**押**したい！

へそ下をやさしく押し揉む［任脈《にんみゃく》］のツボ

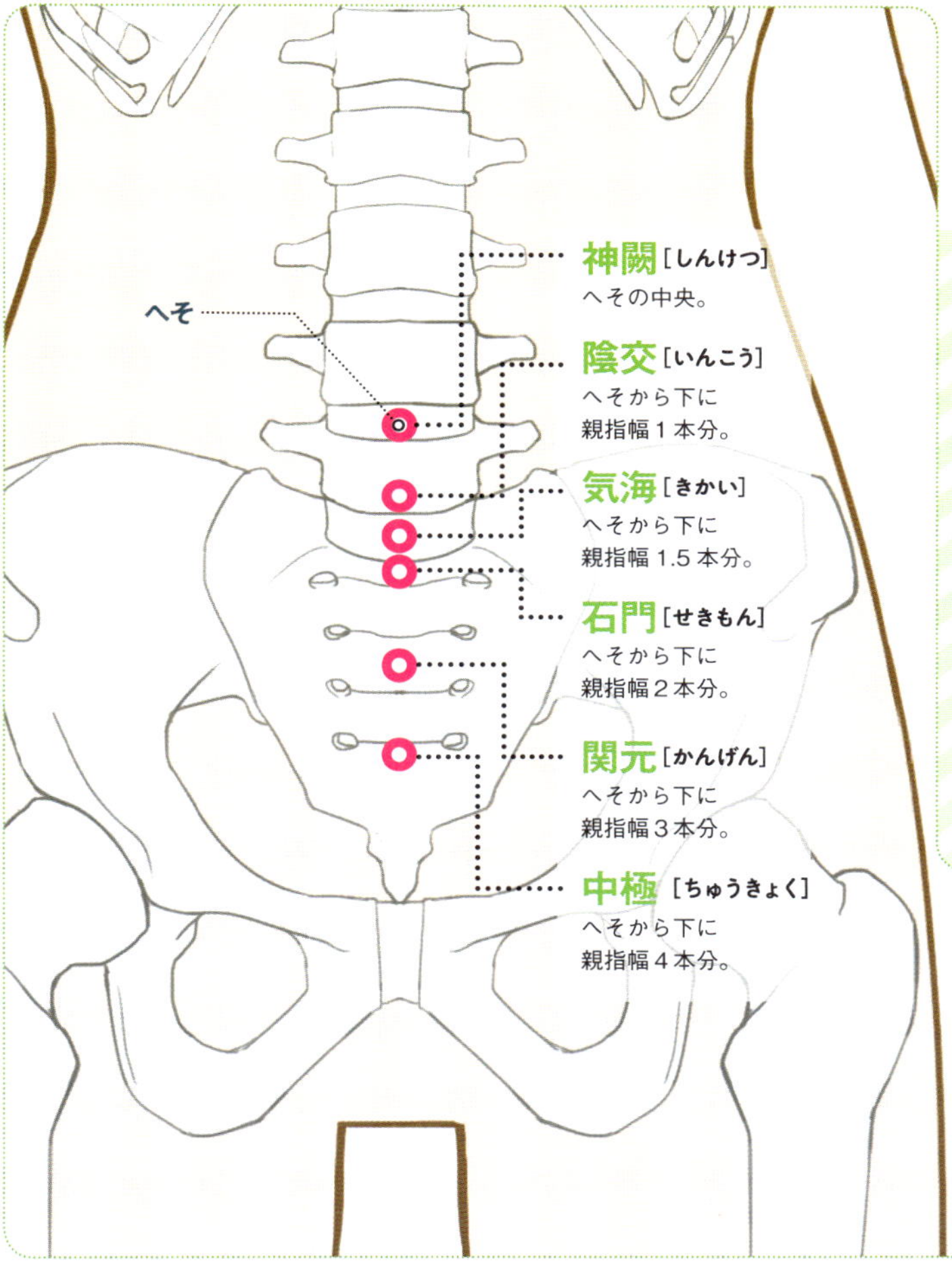
へそ
神闕［しんけつ］
へその中央。
陰交［いんこう］
へそから下に
親指幅１本分。
気海［きかい］
へそから下に
親指幅 1.5 本分。
石門［せきもん］
へそから下に
親指幅２本分。
関元［かんげん］
へそから下に
親指幅３本分。
中極［ちゅうきょく］
へそから下に
親指幅４本分。

前面

MEMO

丹田とツボ

「臍下丹田《さいかたんでん》」という言葉があります。へその下、体の深部にあるところを「丹田」と呼び、ここに意識を集中してエネルギーを集めることで、体が健やかに保たれ、やる気がみなぎると考えられているのです。ツボでいうと、関元《かんげん》、石門《せきもん》、気海《きかい》（上記）周辺がおおよそ丹田にあたります。この部分に力が入らないときには、体が虚弱状態に傾いているといえるでしょう。やる気を起こしたいときや、集中したいときは、臍下丹田に意識を集中させると「腹の据《す》わった」理想的な状態へと心身が整っていくとされています。

消化・吸収の働きを助ける
足の三里［あしのさんり］
胃経

ツボの位置

膝蓋骨の下にある２つのくぼみのうち、外側のくぼみから足先に親指幅３本分。

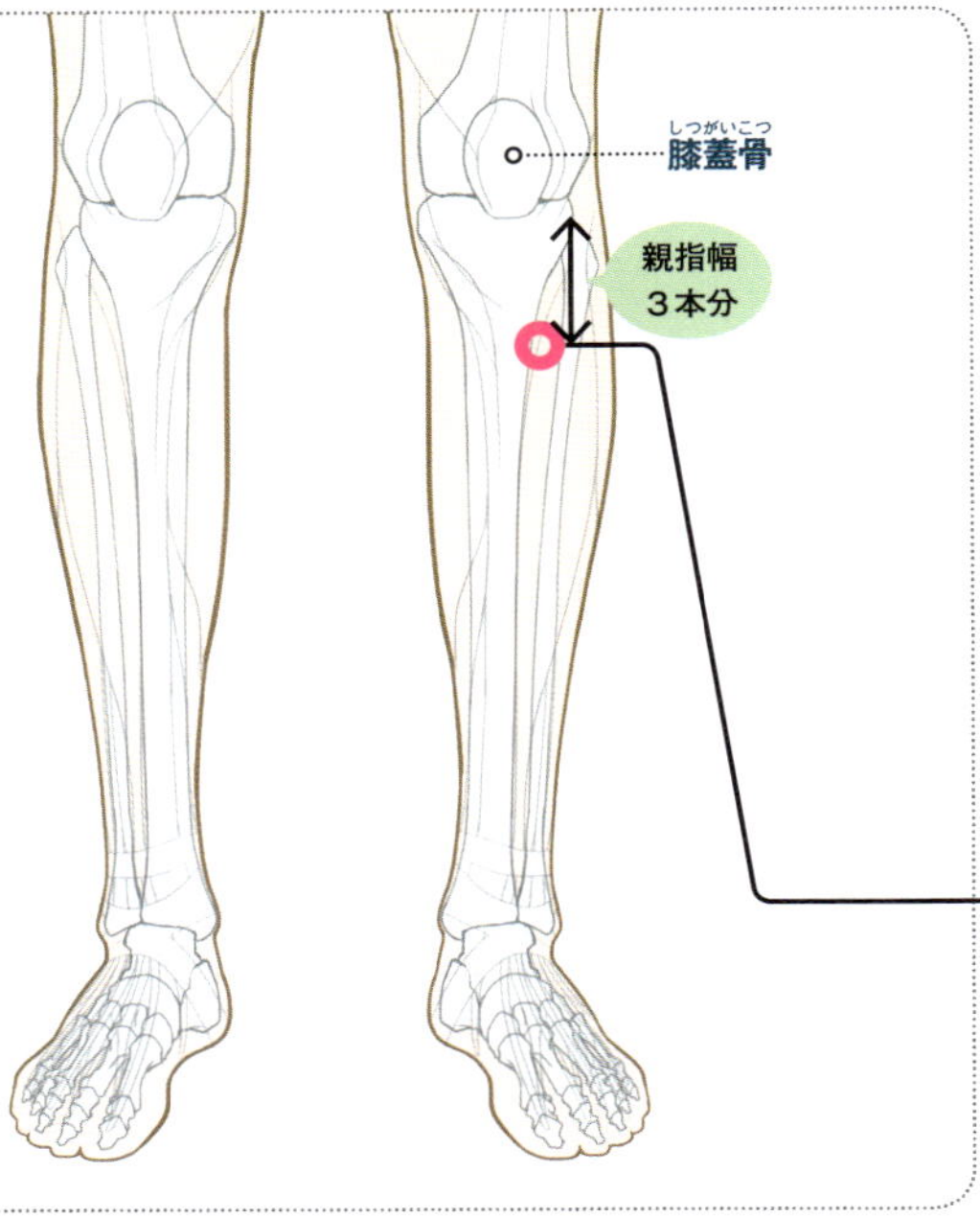

筋をゆるめ、経絡の通りをよくする
条口［じょうこう］
胃経

ツボの位置

膝蓋骨の下にある２つのくぼみのうち、外側のくぼみと足関節の前側のしわの中央を結んだ線上で、くぼみから足先に親指８本幅分。

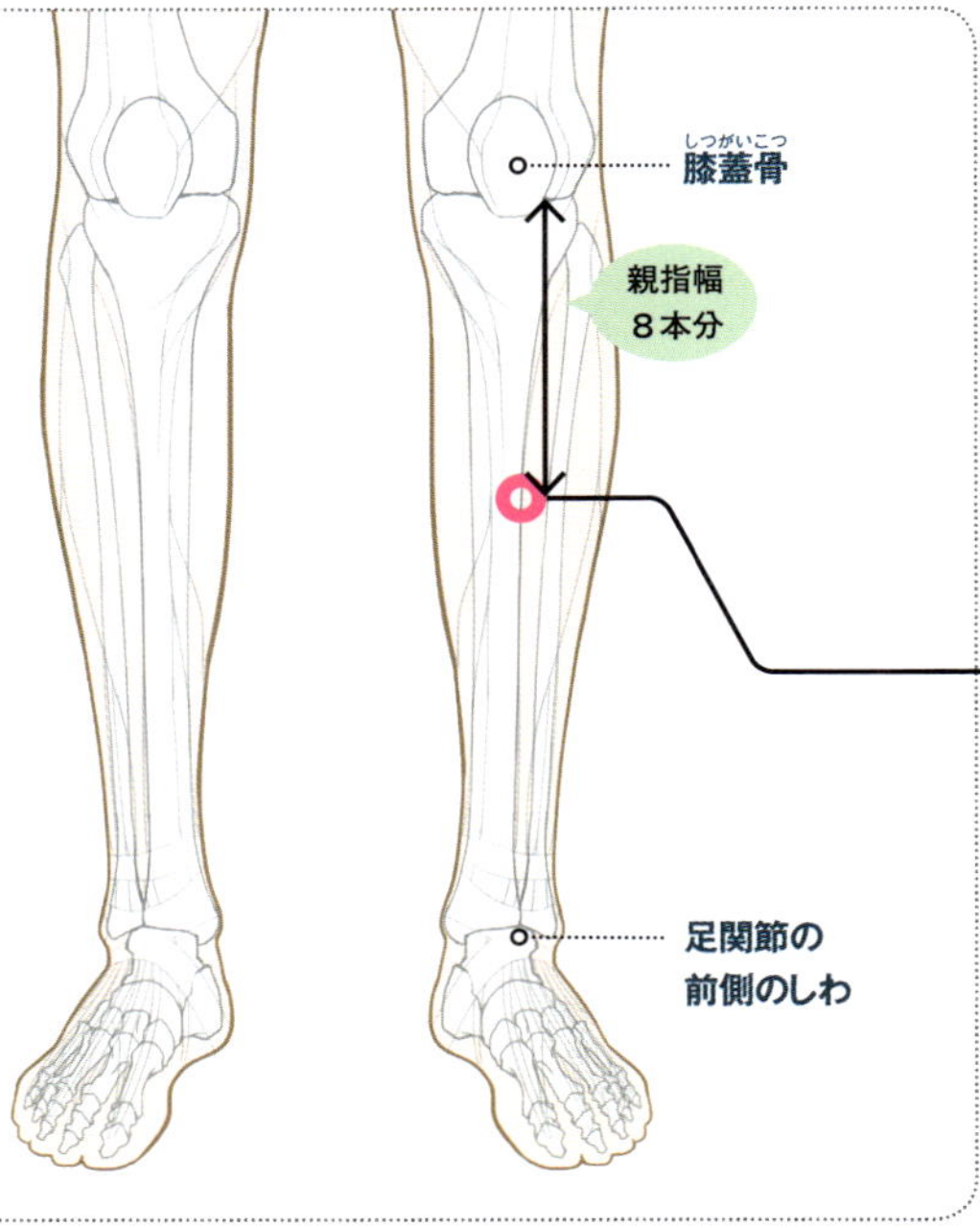

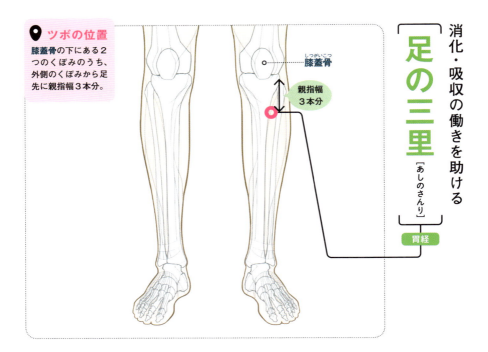

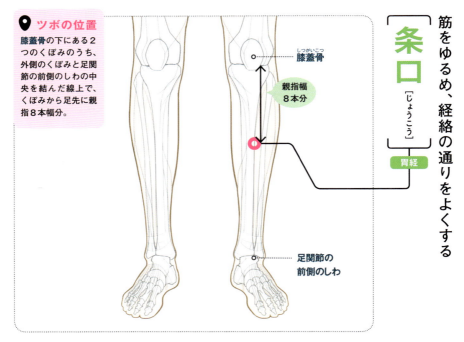

腸の滞りを解消し、便通を整える

大腸兪［だいちょうゆ］

膀胱経

ツボの位置

体の左右中央にある**第４腰椎**の出っ張りの下のへこみから、外に親指幅 1.5 本分。

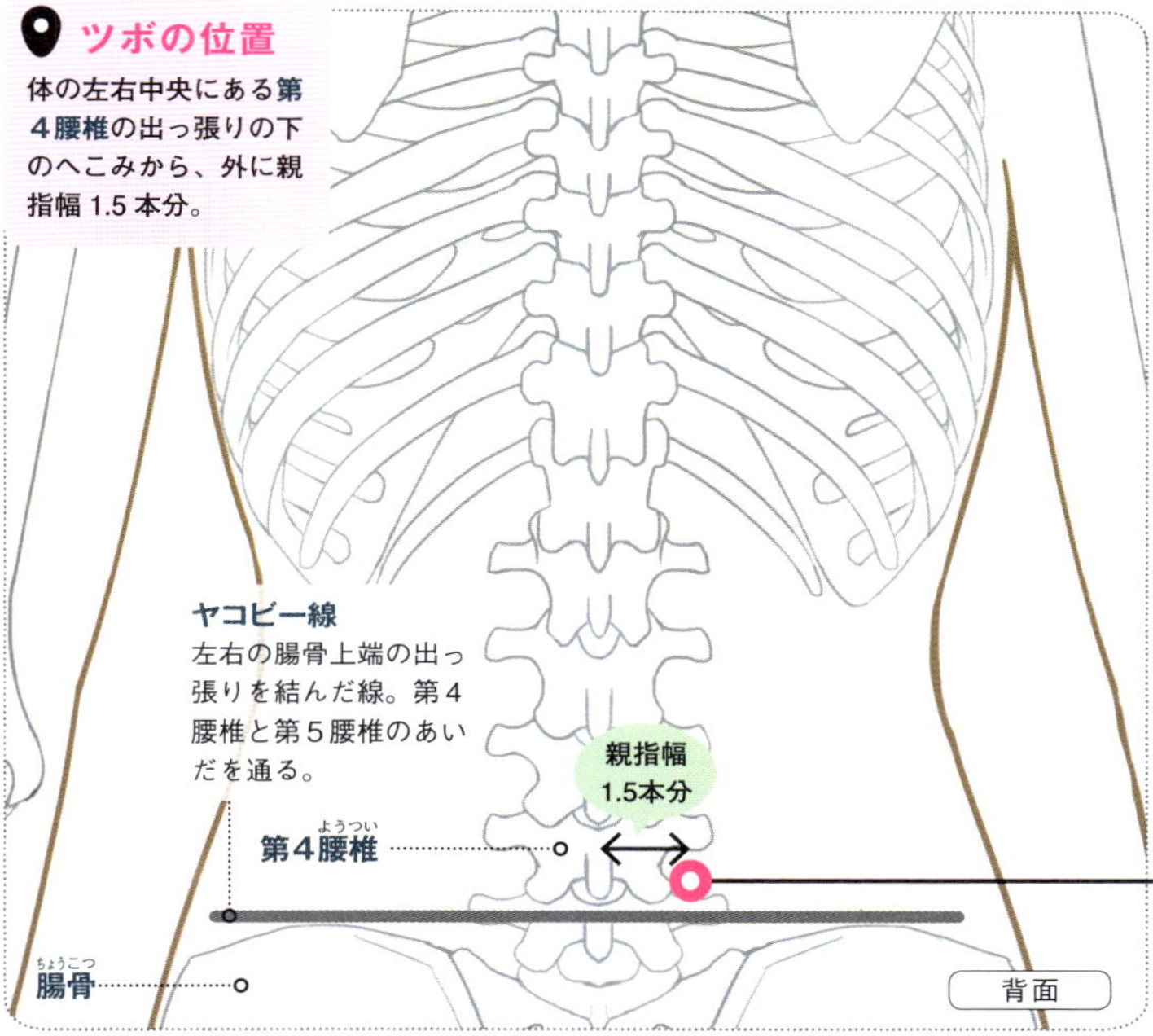
ヤコビー線
左右の腸骨上端の出っ張りを結んだ線。第４腰椎と第５腰椎のあいだを通る。
親指幅
1.5本分
第４腰椎《ようつい》
腸骨《ちょうこつ》
背面

尿と便の排泄をスムーズにする

小腸兪［しょうちょうゆ］

膀胱経

ツボの位置

おしり上部の平らな骨（仙骨）にある**第１後仙骨孔**から外に親指幅１本分。

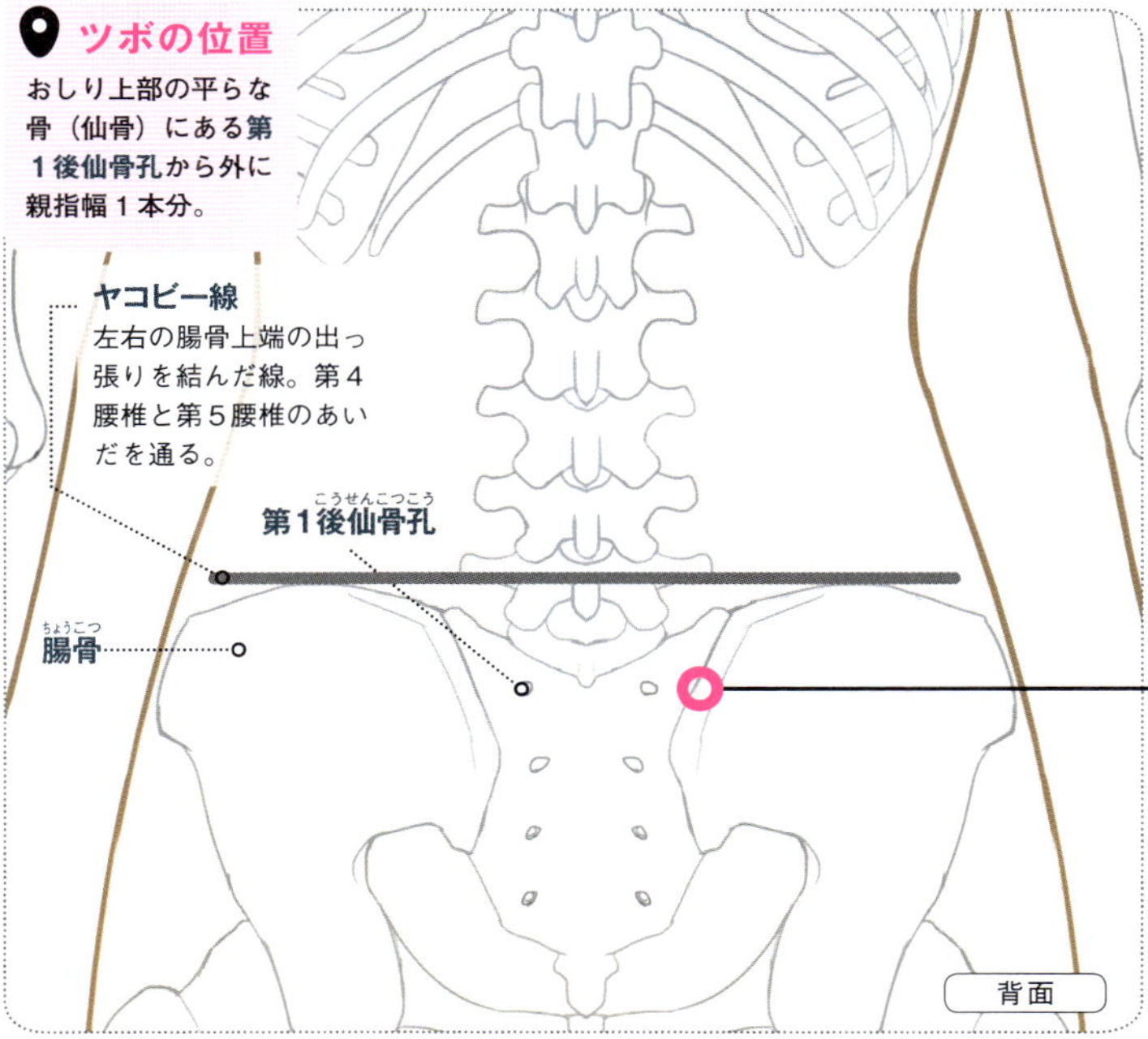
ヤコビー線
左右の腸骨上端の出っ張りを結んだ線。第４腰椎と第５腰椎のあいだを通る。
第１後仙骨孔《こうせんこつこう》
腸骨《ちょうこつ》
背面

Case.34

猫背・側《そ》わ《く》ん症

首が前に出て、背中が後方に丸く曲がった状態が猫背。側わん症とは背骨がゆがんでしまっている状態をいいます。腹筋・背筋の衰えや、内臓機能の低下、慢性的な運動不足が原因で、肩こりや肋骨のたわみなどを引き起こします。

背中・腰・脚に関する万能ツボ

委中［いちゅう］

膀胱経

ツボの位置

ひざの横じわの中央。**大腿二頭筋**と**半腱様筋**の中間。

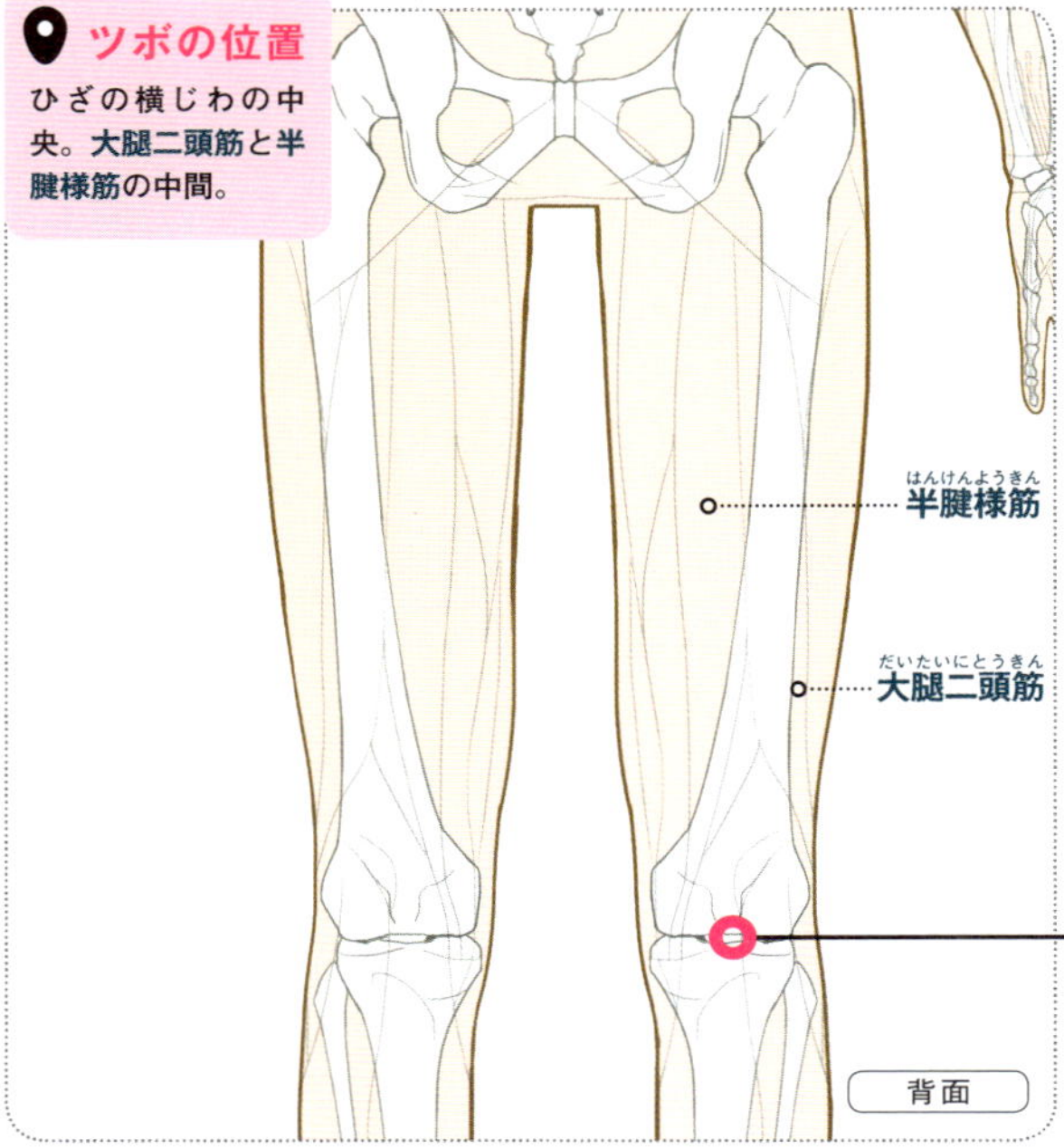

姿勢の悪さが気になるときには

大杼［だいじょ］

膀胱経

ツボの位置

体の左右中央にある**第1胸椎**の出っ張りの下のへこみから、外に親指幅 1.5 本分。

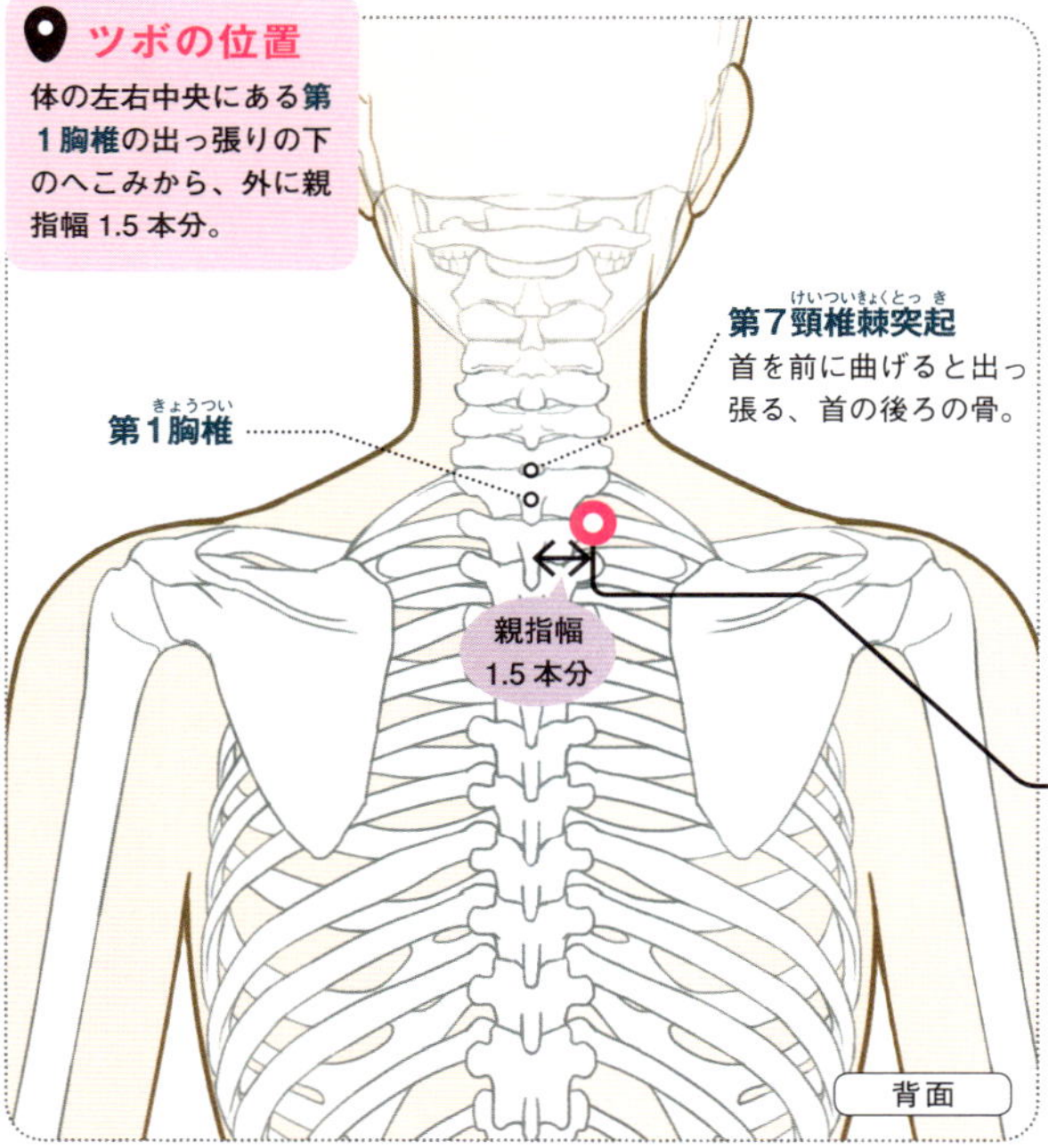

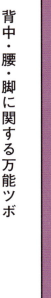

気を巡らせ、姿勢を整える

陽陵泉

［ようりょうせん］

胆経

ツボの位置

ひざの下外側の出っ張った骨（**腓骨頭**）の前方下にあるくぼみ。

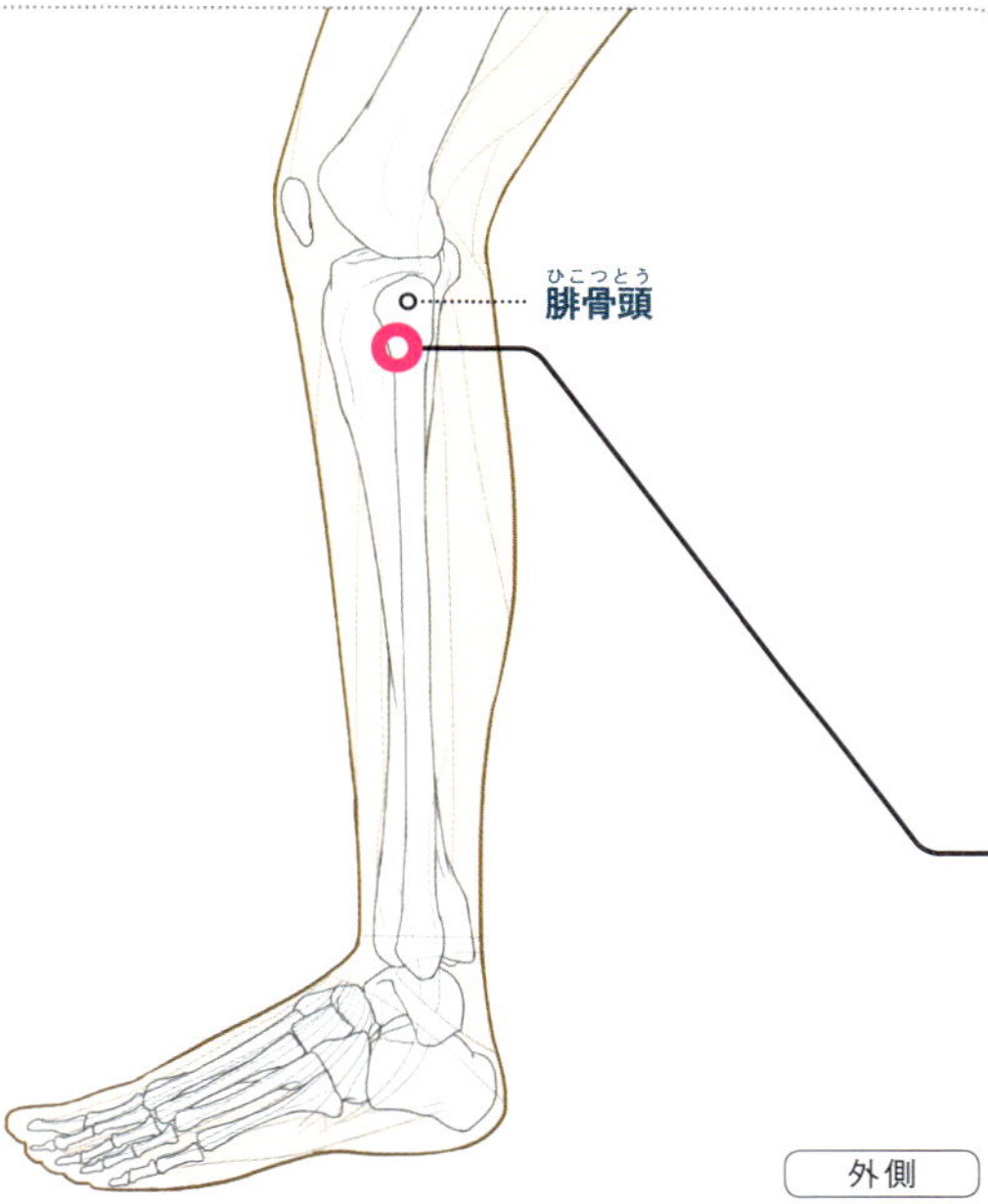
腓骨頭《ひこつとう》
外側

「大杼」とセットで押すと効果的

身柱

［しんちゅう］

督脈

ツボの位置

体の左右中央にある**第3胸椎**の出っ張りの下のへこみ。

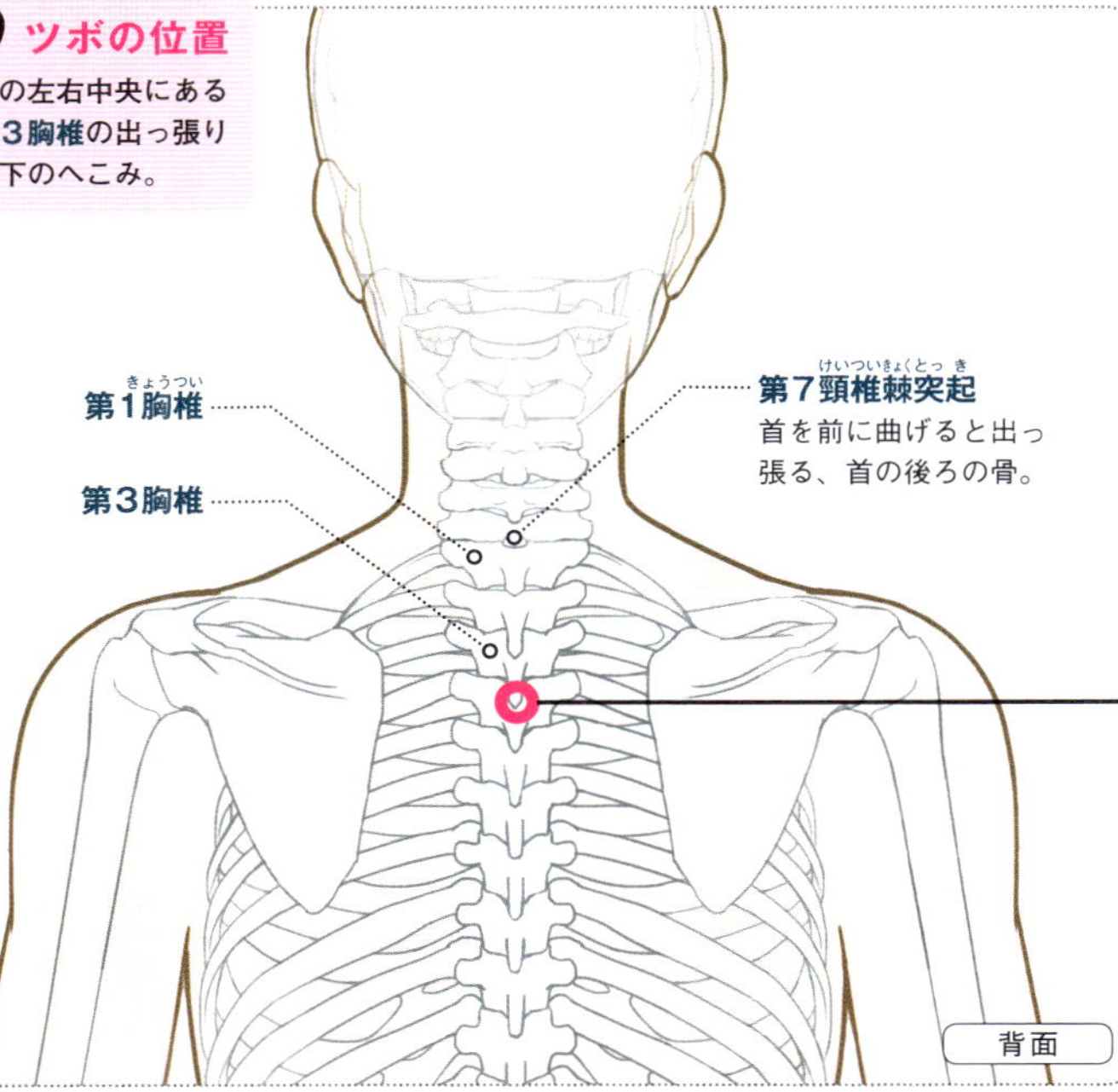
第1胸椎《きょうつい》
第3胸椎
第7頸椎《けいつい》棘《きょく》突《とっ》起《き》
首を前に曲げると出っ張る、首の後ろの骨。
背面

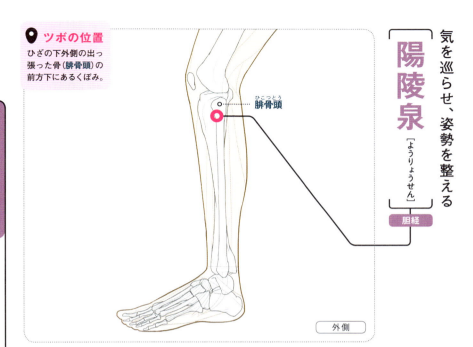

背中の痛み

筋肉の痛みやこり、姿勢の悪さ、内臓の張りが関係する背中の痛み。風邪っぽさが抜けきらないときにも症状があらわれることがあります。適度に筋肉を鍛え、ストレッチで緊張をほぐす、姿勢を整えるといった予防策が大切です。

肩甲骨と背骨の中間のツボ

肺兪［はいゆ］

膀胱経

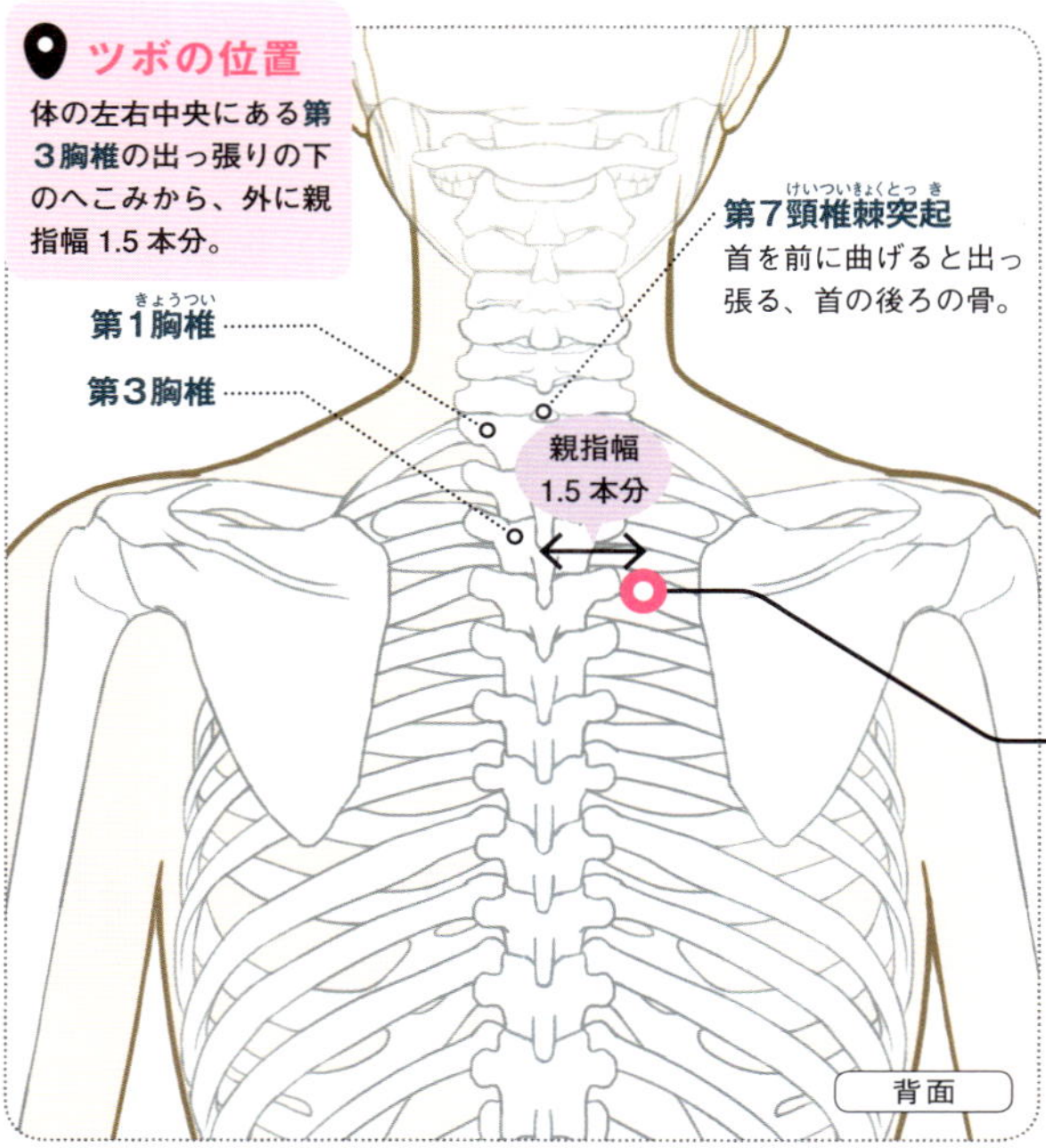

ツボの位置
体の左右中央にある第3胸椎の出っ張りの下のへこみから、外に親指幅1.5本分。
第7頸椎《けいつい》棘突起《きょくとっき》
首を前に曲げると出っ張る、首の後ろの骨。
第1胸椎《きょうつい》
第3胸椎
親指幅
1.5本分
背面

胸のつかえを取る背中のツボ

厥陰兪［けついんゆ］

膀胱経

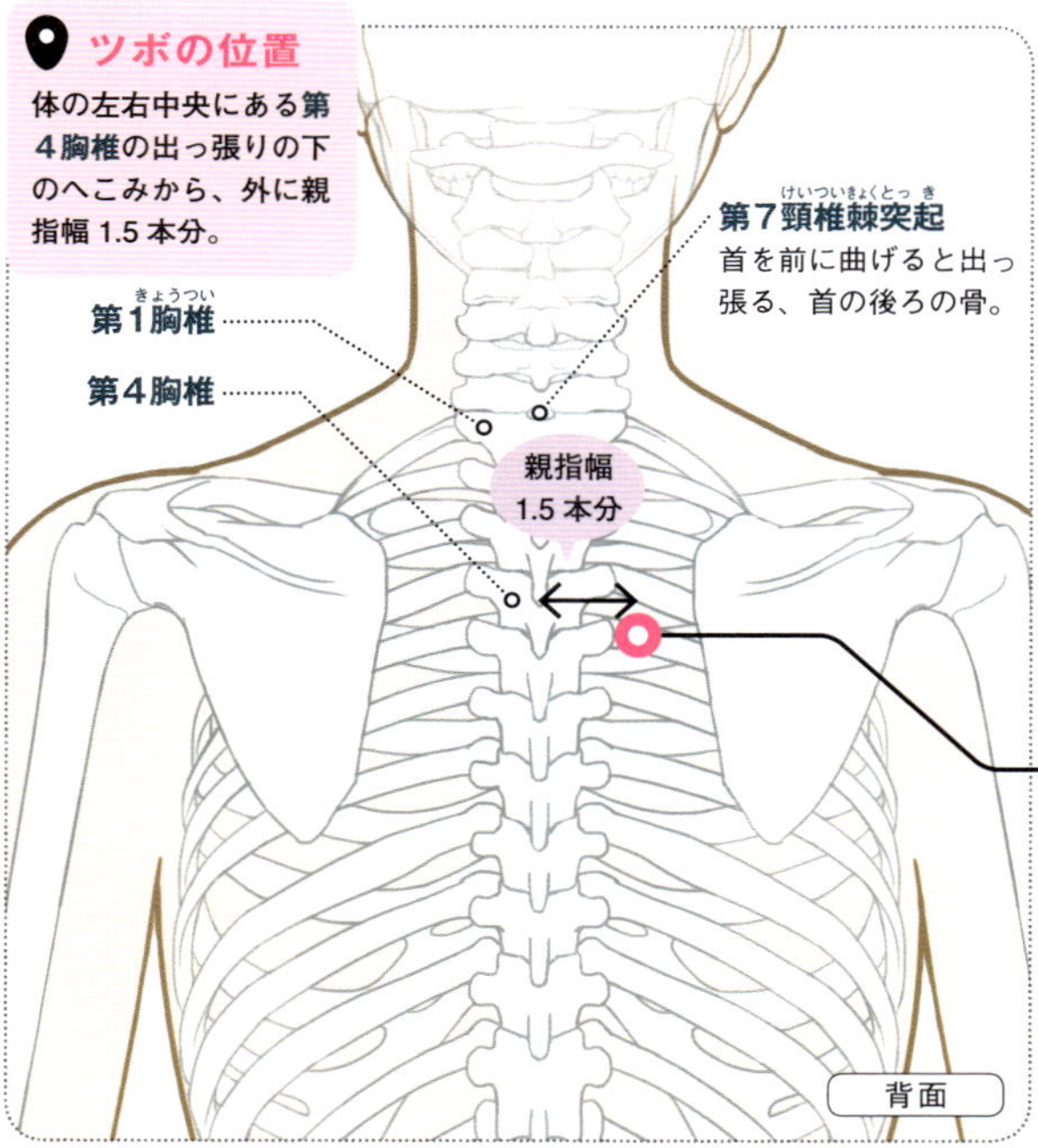

ツボの位置
体の左右中央にある第4胸椎の出っ張りの下のへこみから、外に親指幅1.5本分。
第7頸椎《けいつい》棘突起《きょくとっき》
首を前に曲げると出っ張る、首の後ろの骨。
第1胸椎《きょうつい》
第4胸椎
親指幅
1.5本分
背面

まとめて押したい！

肩甲骨の端を揉みほぐして背中をリフレッシュ！「膀胱経《ぼうこうけい》」のツボ

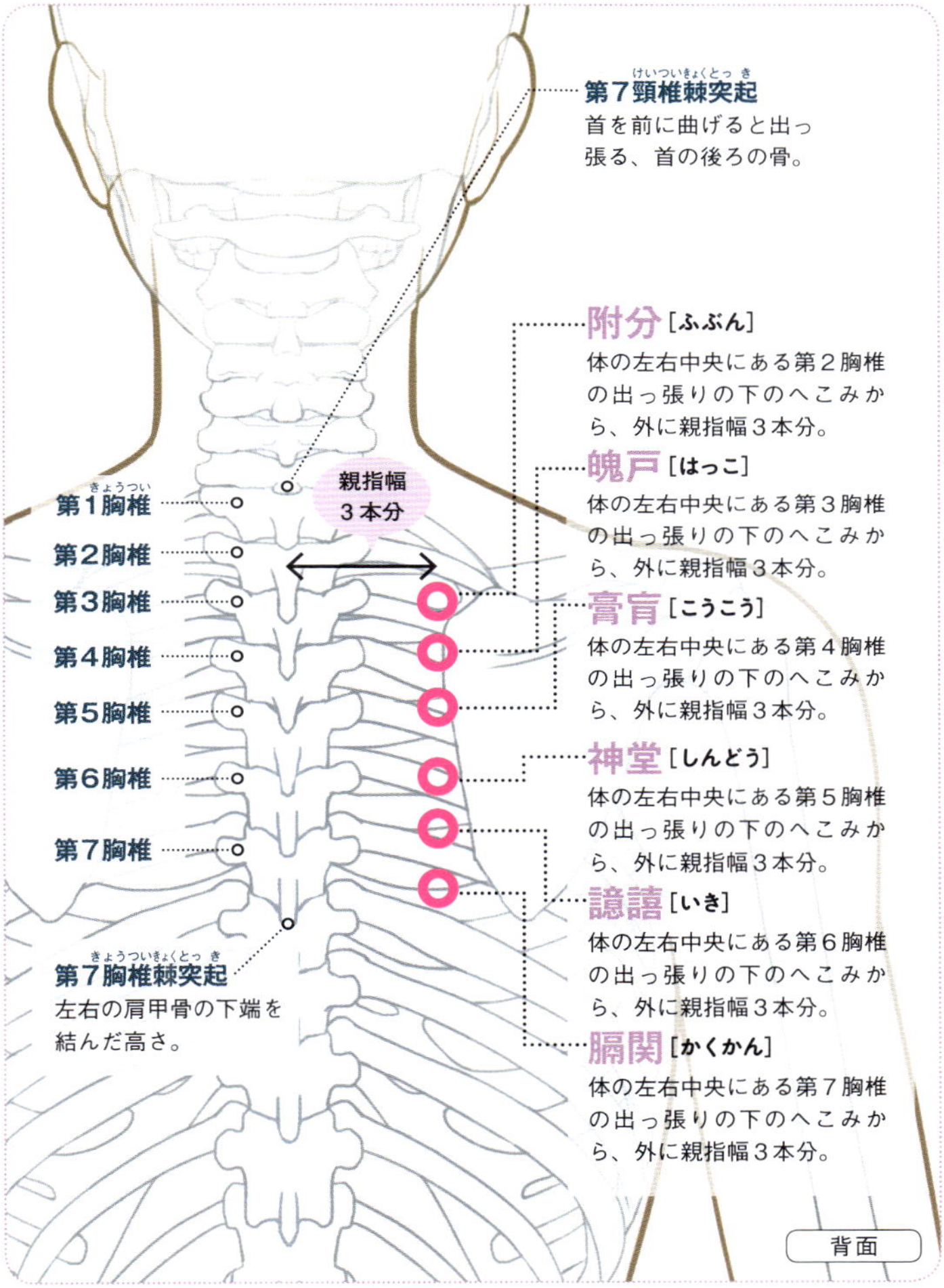
第7頸椎棘突起《けいついきょくとっき》
首を前に曲げると出っ張る、首の後ろの骨。
第1胸椎《きょうつい》
第2胸椎
第3胸椎
第4胸椎
第5胸椎
第6胸椎
第7胸椎
親指幅3本分
第7胸椎棘突起《きょうついきょくとっき》
左右の肩甲骨の下端を結んだ高さ。
附分［ふぶん］
体の左右中央にある第2胸椎の出っ張りの下のへこみから、外に親指幅3本分。
魄戸［はっこ］
体の左右中央にある第3胸椎の出っ張りの下のへこみから、外に親指幅3本分。
膏肓［こうこう］
体の左右中央にある第4胸椎の出っ張りの下のへこみから、外に親指幅3本分。
神堂［しんどう］
体の左右中央にある第5胸椎の出っ張りの下のへこみから、外に親指幅3本分。
譩譆［いき］
体の左右中央にある第6胸椎の出っ張りの下のへこみから、外に親指幅3本分。
膈関［かくかん］
体の左右中央にある第7胸椎の出っ張りの下のへこみから、外に親指幅3本分。
背面

MEMO

風邪と背中の痛み

風邪をひいたときに背中が痛くなることがよくあります。咳が続くことで、普段使っていない筋肉を動かすからという考え方もありますが、体の免疫反応による影響も考えられます。

体内にウイルスが侵入すると、体はウイルスを撃退しようと発熱作用と発痛作用をもつ物質を分泌します。この影響で風邪をひいて熱が出たときには背中の痛みや関節痛が発生するのです。たいていは、熱が下がるとともに次第に痛みはなくなります。風邪が治りかけたまま痛みが残っている場合もあるので、ツボ押しとともに体を温めて血行をよくし、様子をみるとよいでしょう。

背中がつる

背中に疲労が蓄積すると血行が悪くなり、筋肉が異常に収縮したり、けいれんを起こしたりして「背中がつった」状態に。ムリに動かさず安静にして症状がおさまるのを待ちましょう。水分や電解質補給も予防によいでしょう。

筋肉をゆるめる足の特効ツボ

京骨［けいこつ］

膀胱経

ツボの位置

第5中足骨のかかと寄りの骨端で、足底と足の甲の境目。

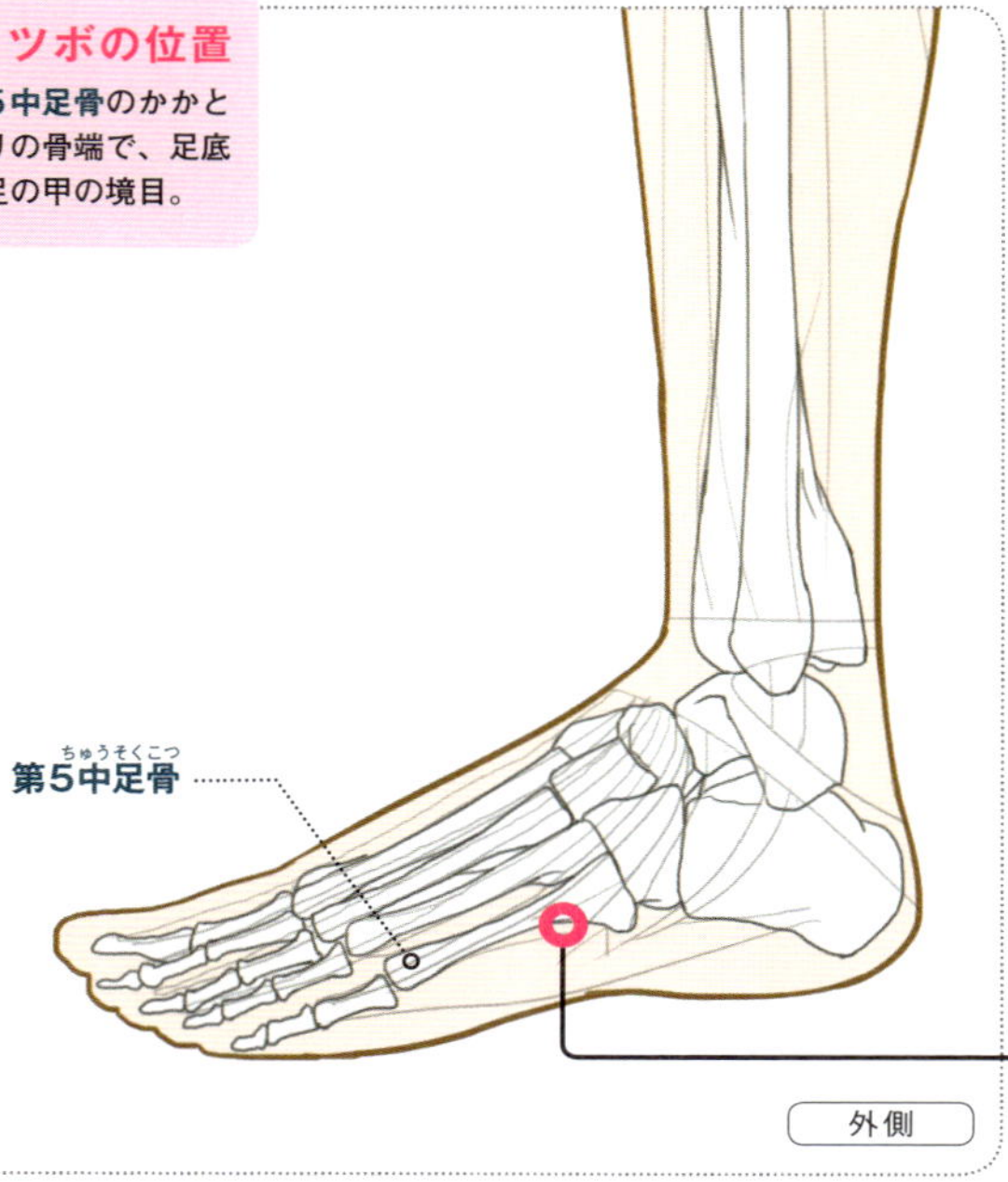

第5中足骨《ちゅうそくこつ》
外側

背部の痛みや手足のひきつけ改善に

陶道［とうどう］

督脈

ツボの位置

体の左右中央にある**第1胸椎**出っ張りの下のへこみ。

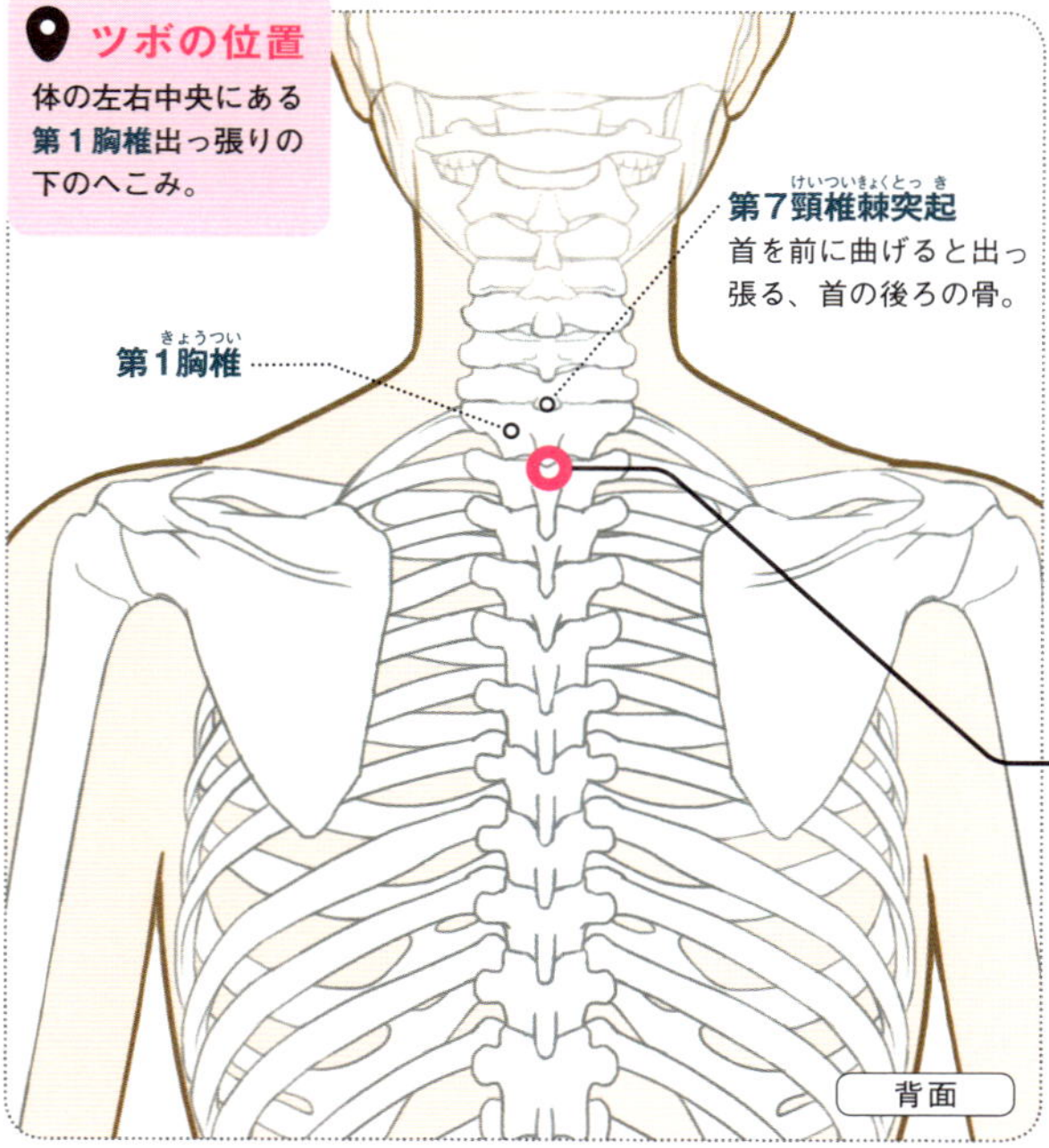

第7頸椎《けいつい》棘突起《きょくとっき》
首を前に曲げると出っ張る、首の後ろの骨。
第1胸椎《きょうつい》
背面

まとめて押したい！

首すじや肩、背中のこりに［膀《ぼう》胱《こう》経《けい》］のツボ

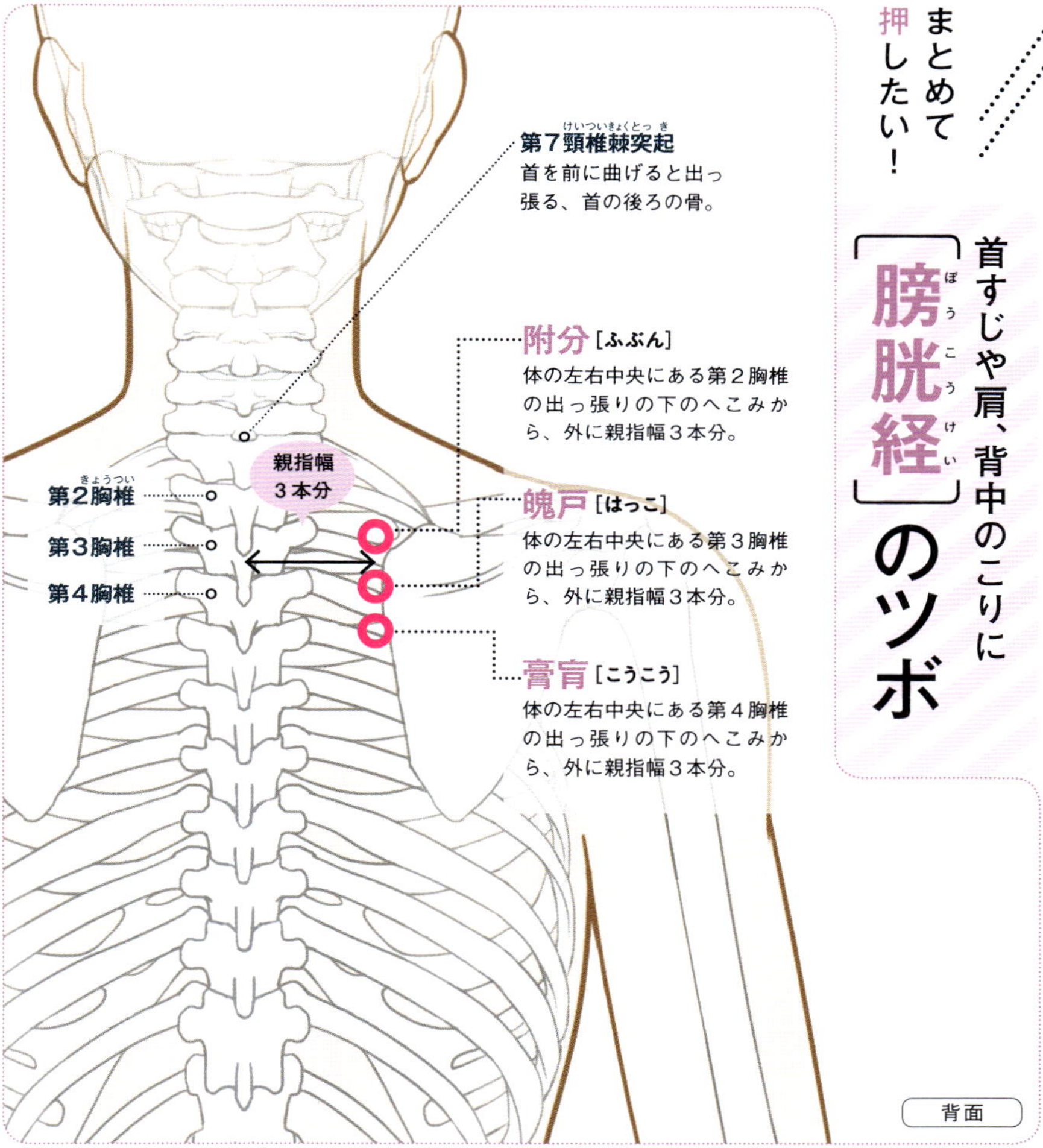
第7頸椎棘突起《けいついきょくとっき》
首を前に曲げると出っ張る、首の後ろの骨。
附分［ふぶん］
体の左右中央にある第２胸椎の出っ張りの下のへこみから、外に親指幅３本分。
魄戸［はっこ］
体の左右中央にある第３胸椎の出っ張りの下のへこみから、外に親指幅３本分。
膏肓［こうこう］
体の左右中央にある第４胸椎の出っ張りの下のへこみから、外に親指幅３本分。
親指幅
３本分
第２胸椎《きょうつい》
第３胸椎
第４胸椎
背面

MEMO

背中のツボと内臓

膀胱経の経絡《けいらく》は、目頭からはじまって、頭部に上がり、後頭部、首裏を通って背中、腰、脚の後ろ側、足の小指の外側まで流れる長い経絡です。膀胱経に含まれる67のツボのなかには、肺兪《はいゆ》（P.122）、大腸兪《だいちょうゆ》（P.114）などと、体の臓器の名前がついたツボがあり、それらは背中に集中しています。脊椎《せきつい》の左右を流れる膀胱系のツボは、自律神経を介してそれぞれの臓器に対応し影響を与えています。内臓に疲労が溜まっている場合など、背中に痛みが出ることがあるのはこのため。内臓の健康のバロメーターとして、背中のツボの反応を日々確認してみることをおすすめします。

Case.37

背中～腰の痛み

筋肉のこりや疲労のほか、臓器の不調が疑われる背中の痛み。これは背中や腰の神経経路と臓器の経路が同じラインをたどっているため。背中の痛みは心臓・肺・胃などに関連し、腰は主に腎臓・前立腺・子宮・卵巣に関連します。

「脾」や「胃」、「胆」の機能向上に効果的

意舎［いしゃ］

膀胱経

ツボの位置

体の左右中央にある第11胸椎の出っ張りの下のへこみから、外に親指幅３本分。

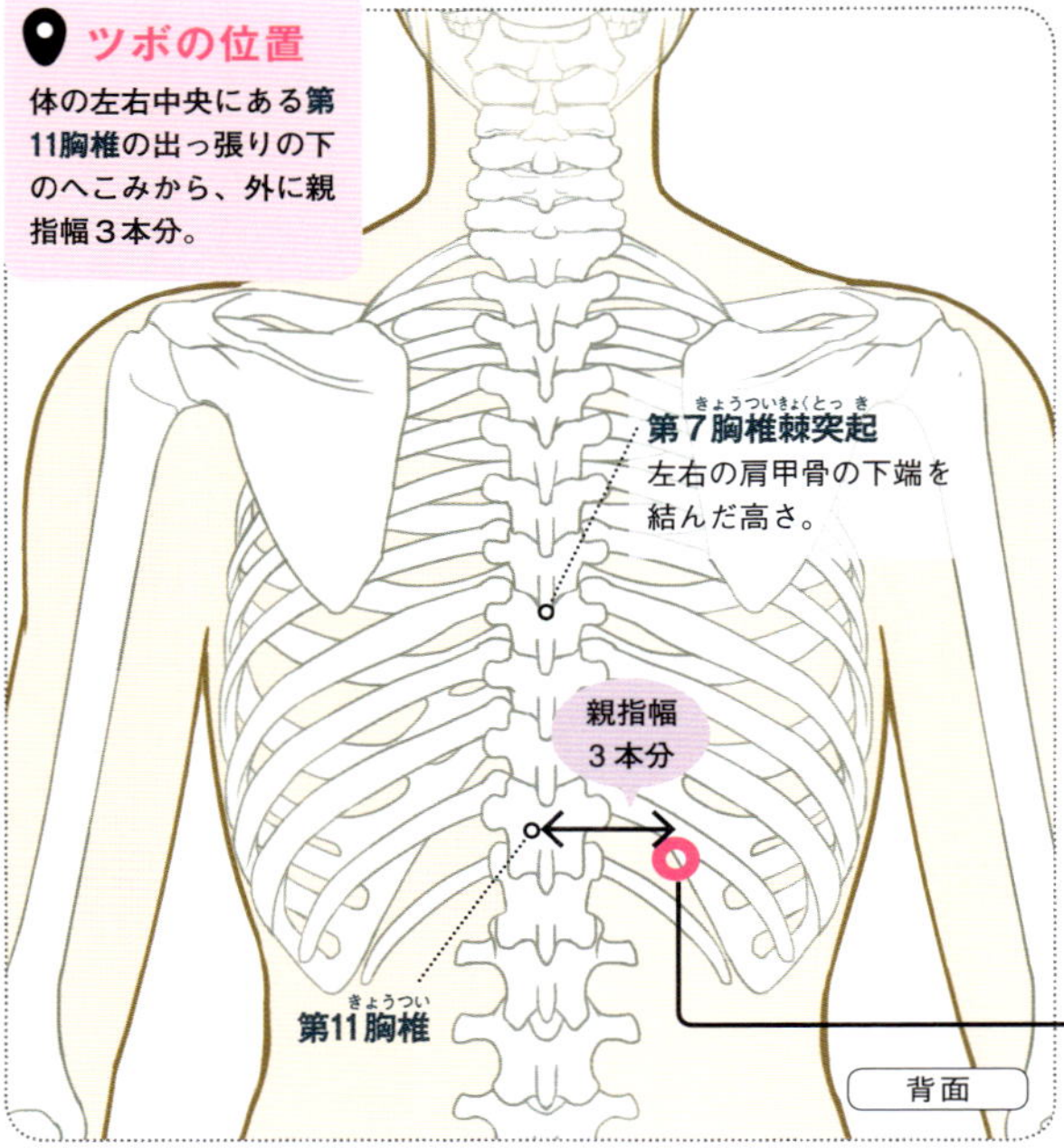

第7胸椎《きょうつい》棘突起《きょくとっき》
左右の肩甲骨の下端を結んだ高さ。
親指幅
３本分
第11胸椎《きょうつい》
背面

腰痛を緩和し、胃腸の働きを整える

三焦兪［さんしょうゆ］

膀胱経

ツボの位置

体の左右中央にある第１腰椎の出っ張りの下のへこみから、外へ親指幅 1.5 本分。

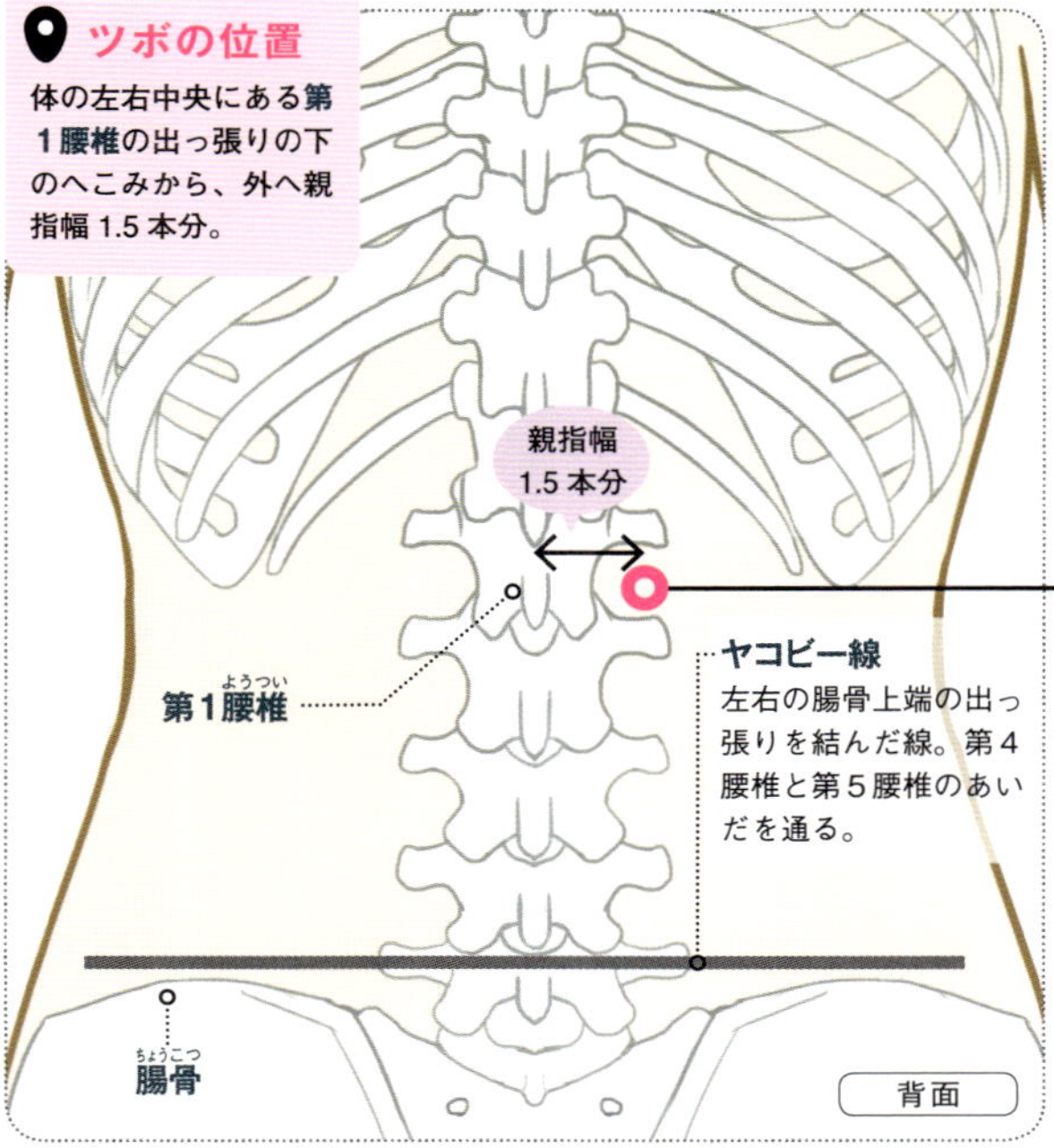

親指幅
1.5 本分
第１腰椎《ようつい》
ヤコビー線
左右の腸骨上端の出っ張りを結んだ線。第４腰椎と第５腰椎のあいだを通る。
腸骨《ちょうこつ》
背面

まとめて押したい！

膀胱系の2つのラインをダブルで押す［膀胱経《ぼうこうけい》］のツボ

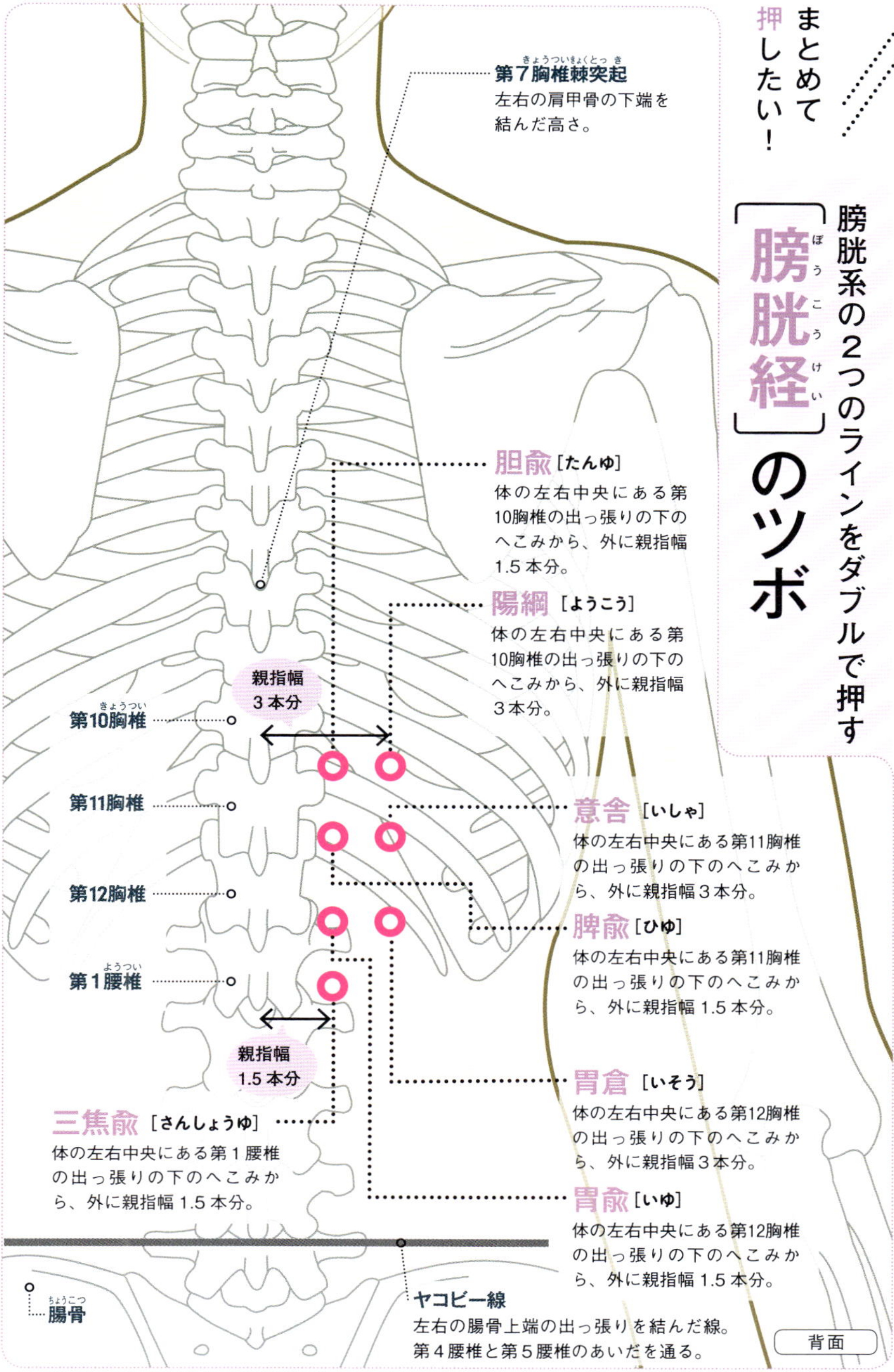
第7胸椎棘突起《きょうついきょくとっき》
左右の肩甲骨の下端を結んだ高さ。
胆兪［たんゆ］
体の左右中央にある第10胸椎の出っ張りの下のへこみから、外に親指幅1.5本分。
陽綱［ようこう］
体の左右中央にある第10胸椎の出っ張りの下のへこみから、外に親指幅3本分。
親指幅3本分
第10胸椎《きょうつい》
第11胸椎
第12胸椎
第1腰椎《ようつい》
親指幅1.5本分
意舎［いしゃ］
体の左右中央にある第11胸椎の出っ張りの下のへこみから、外に親指幅3本分。
脾兪［ひゆ］
体の左右中央にある第11胸椎の出っ張りの下のへこみから、外に親指幅1.5本分。
胃倉［いそう］
体の左右中央にある第12胸椎の出っ張りの下のへこみから、外に親指幅3本分。
三焦兪［さんしょうゆ］
体の左右中央にある第1腰椎の出っ張りの下のへこみから、外に親指幅1.5本分。
胃兪［いゆ］
体の左右中央にある第12胸椎の出っ張りの下のへこみから、外に親指幅1.5本分。
腸骨《ちょうこつ》
ヤコビー線
左右の腸骨上端の出っ張りを結んだ線。第4腰椎と第5腰椎のあいだを通る。
背面

腰痛

悪い姿勢や不適切な生活動作習慣により、腰に負担がかかることで発症する腰痛。重く鈍い痛みや、突発的な激しい痛み、腰から下半身にかけてのしびれなど症状もさまざま。腰まわりの筋肉を柔軟に保つと悪化防止に役立ちます。

背中・腰・脚の痛みの万能ツボ

委中
［いちゅう］

膀胱経

ツボの位置

ひざの横じわの中央。大腿二頭筋と半腱様筋の中間。

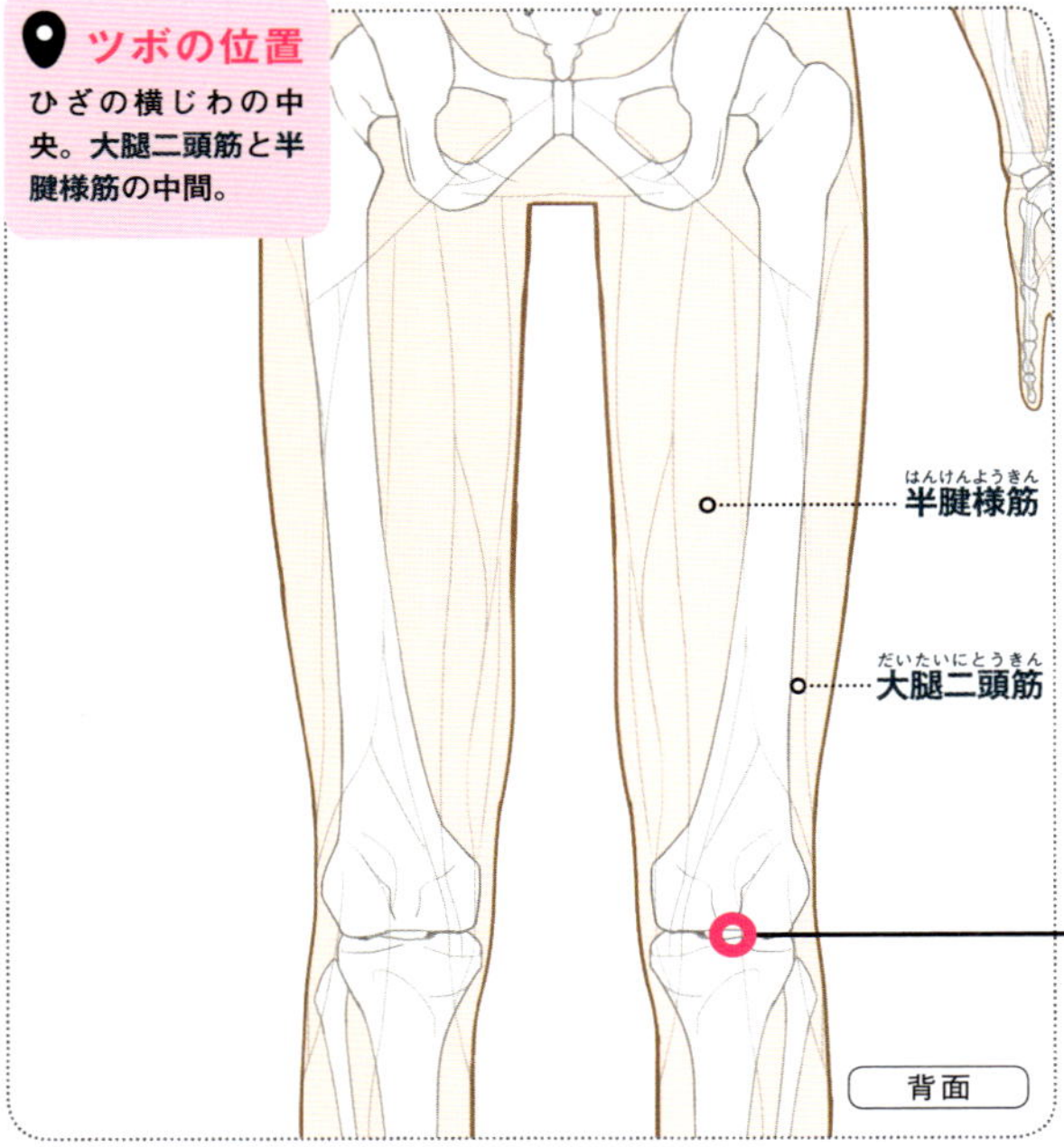
半腱様筋《はんけんようきん》
大腿二頭筋《だいたいにとうきん》
背面

腰にある督脈《とくみゃく》の「要」となるツボ

腰の陽関
［こしのようかん］

督脈

ツボの位置

体の左右中央にある第４腰椎の出っ張りの下のへこみ。

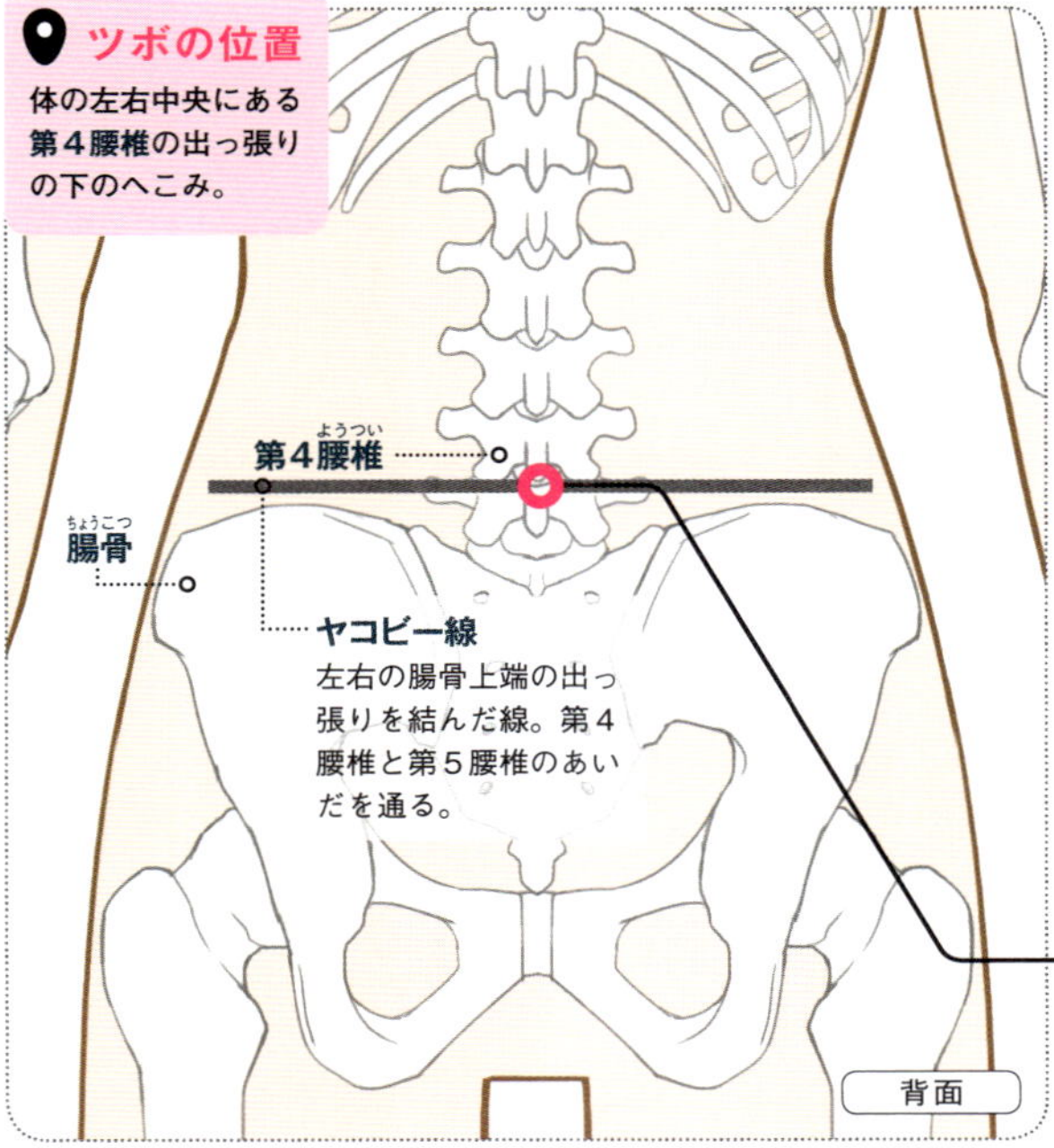
第４腰椎《ようつい》
腸骨《ちょうこつ》
ヤコビー線
左右の腸骨上端の出っ張りを結んだ線。第４腰椎と第５腰椎のあいだを通る。
背面

「生命の中心に通じる」とされるツボ

命門［めいもん］

督脈

ツボの位置
体の左右中央にある**第２腰椎**の出っ張りの下のへこみ。

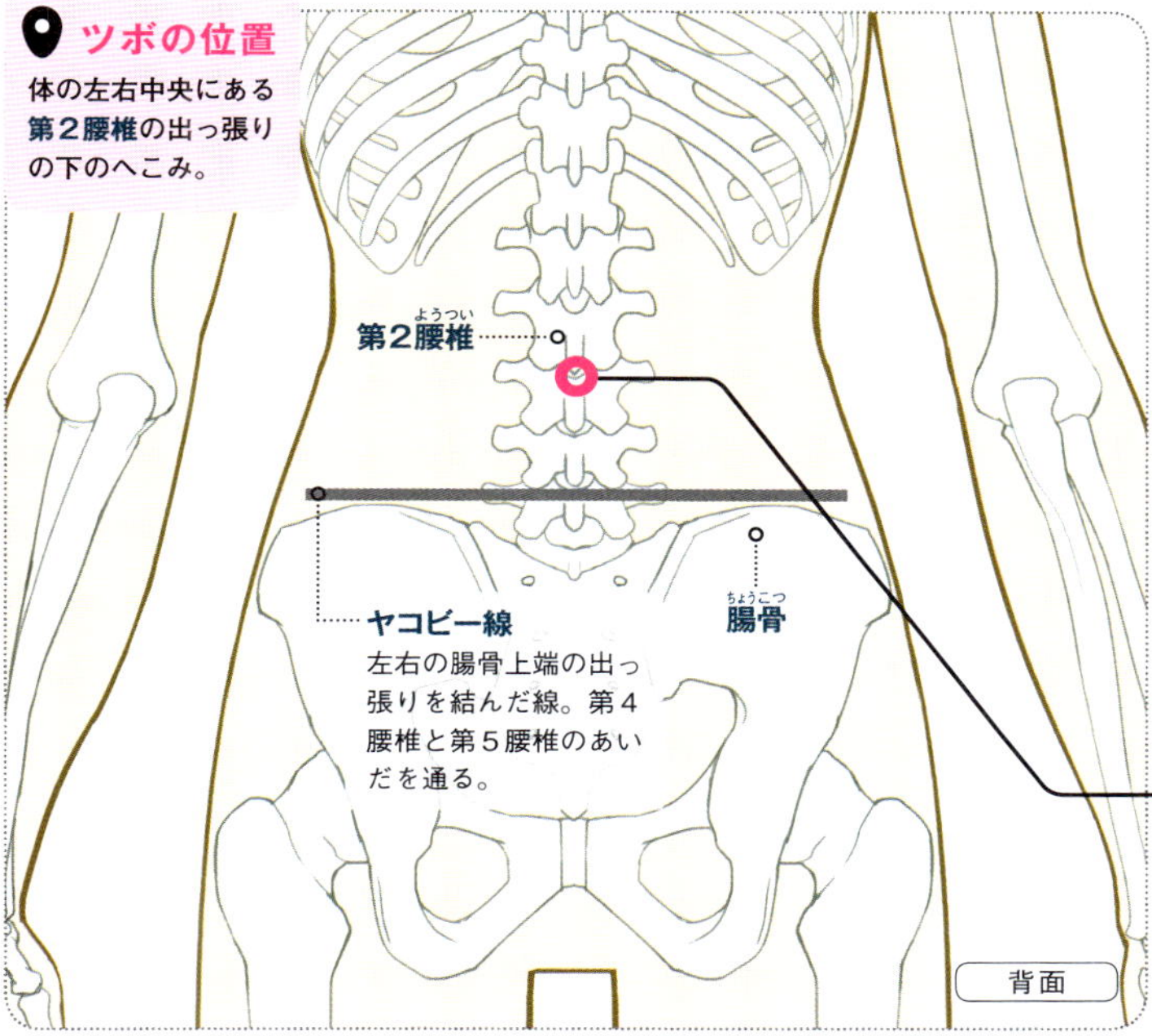
第２腰椎《ようつい》
ヤコビー線
左右の腸骨上端の出っ張りを結んだ線。第４腰椎と第５腰椎のあいだを通る。
腸骨《ちょうこつ》
背面

腰痛、尾骨痛を緩和する

懸枢［けんすう］

督脈

ツボの位置
体の左右中央にある**第１腰椎**の出っ張りの下のへこみ。

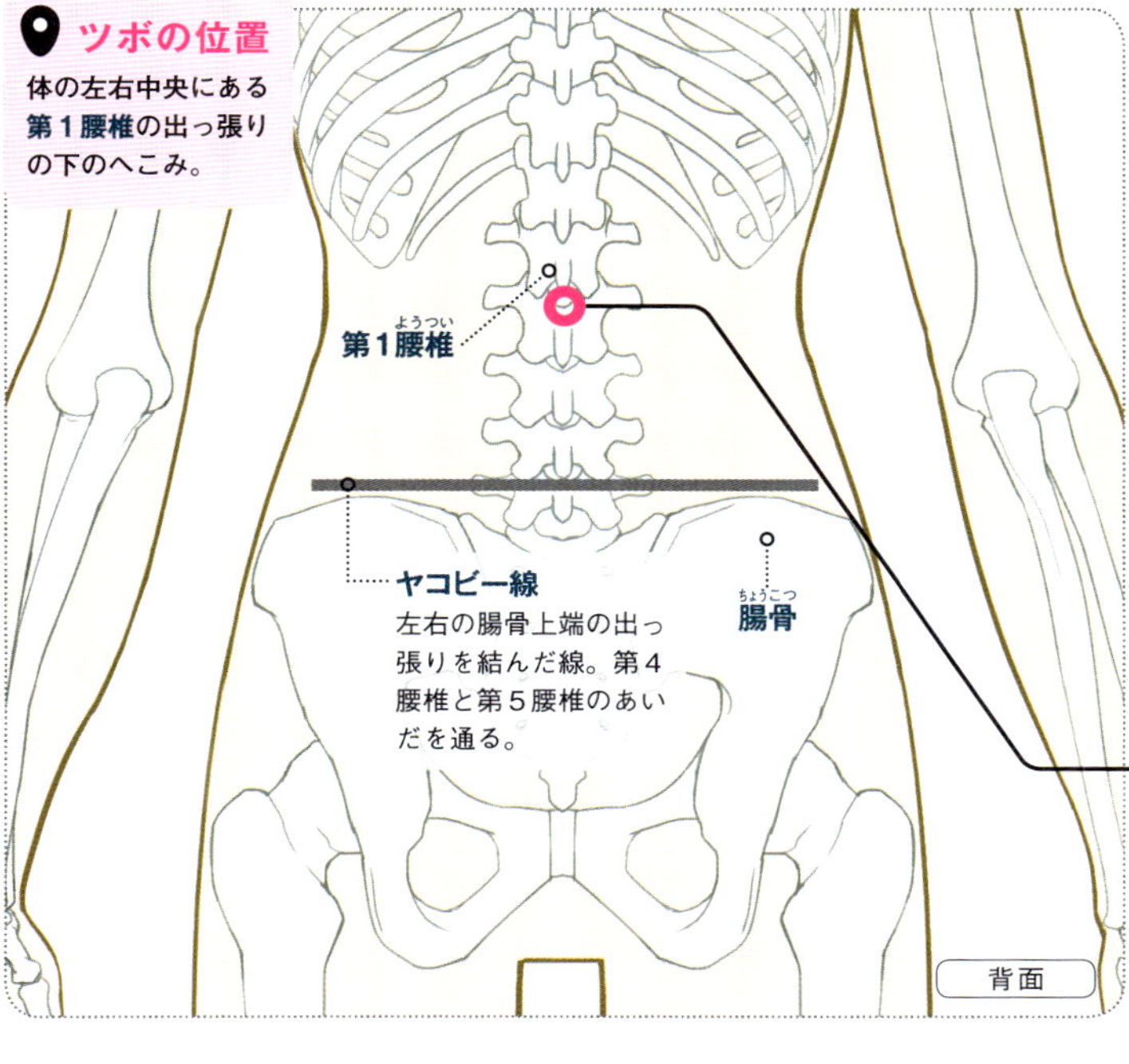
第１腰椎《ようつい》
ヤコビー線
左右の腸骨上端の出っ張りを結んだ線。第４腰椎と第５腰椎のあいだを通る。
腸骨《ちょうこつ》
背面

まとめて押したい！

仙骨沿いに押し揉んで張りを和らげる［膀《ぼう》胱《こう》経《けい》］のツボ

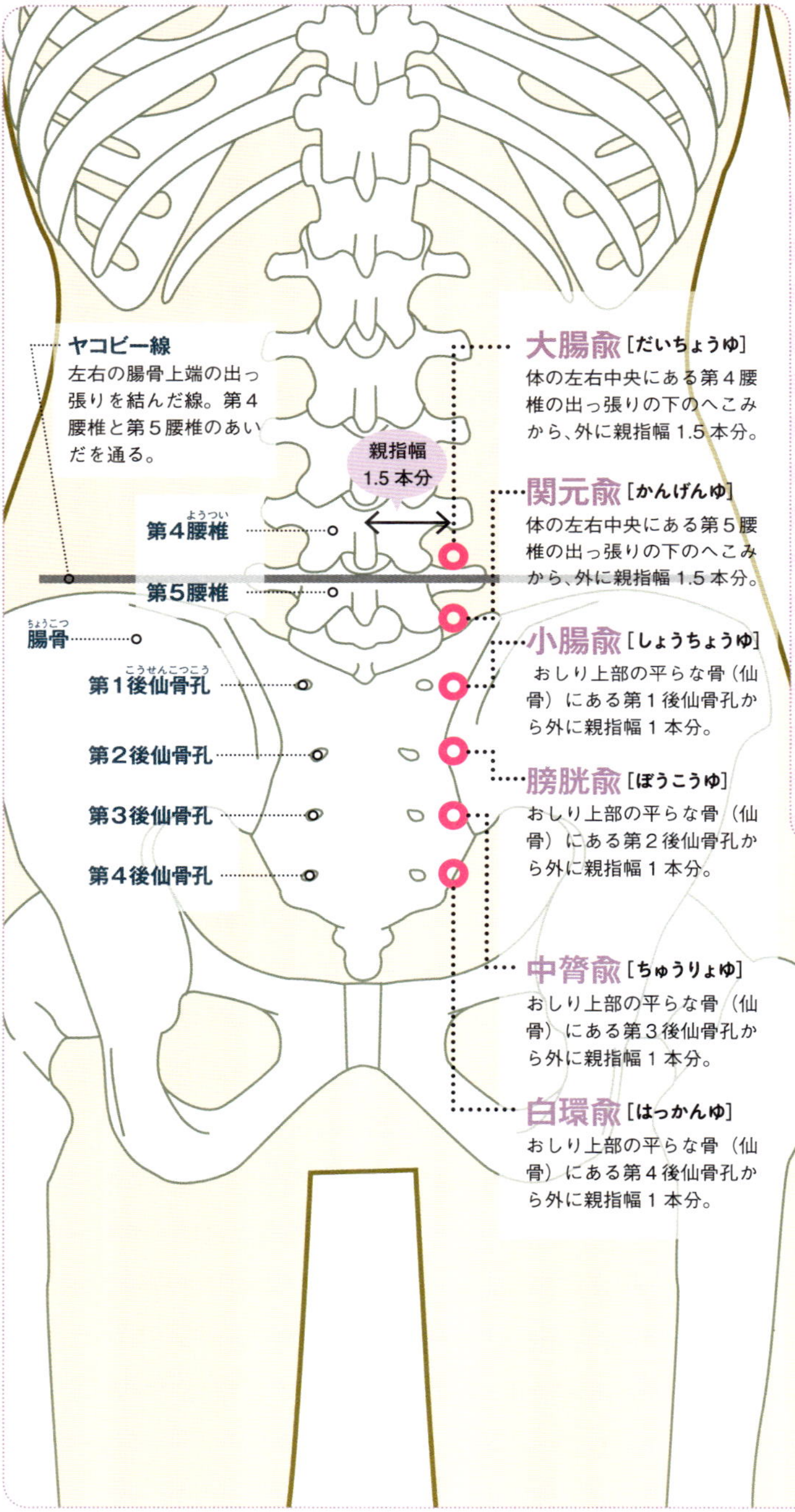

まとめて押したい！

腰の痛みにわき腹からアプローチ［胆経《たんけい》］のツボ

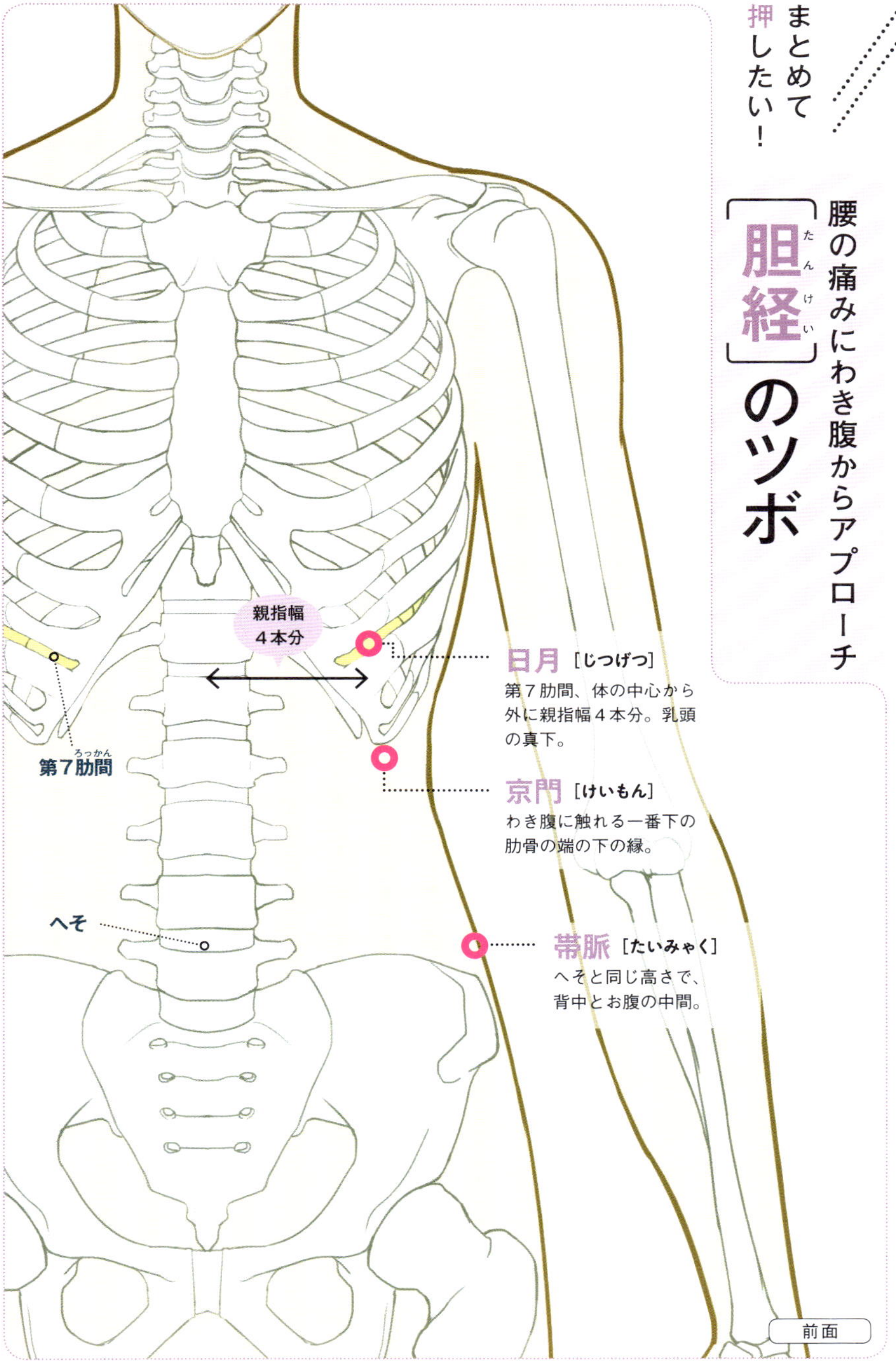

日月［じつげつ］
第７肋間、体の中心から外に親指幅４本分。乳頭の真下。

京門［けいもん］
わき腹に触れる一番下の肋骨の端の下の縁。

帯脈［たいみゃく］
へそと同じ高さで、背中とお腹の中間。

Case.39

仙骨の痛み

重心がある部位といわれる仙骨は腰の中心にあり、背骨にかかる上半身の重さと脚からの衝撃を受ける重要な骨。悪い姿勢や、運動習慣により仙骨がゆがむと痛みが発生します。腰まわりの柔軟性と筋力をキープすることが重要。

長強 ［ちょうきょう］

督脈

尾骨まわりをほぐし腰の痛みを予防

ツボの位置

尾骨の下端と肛門の中間。

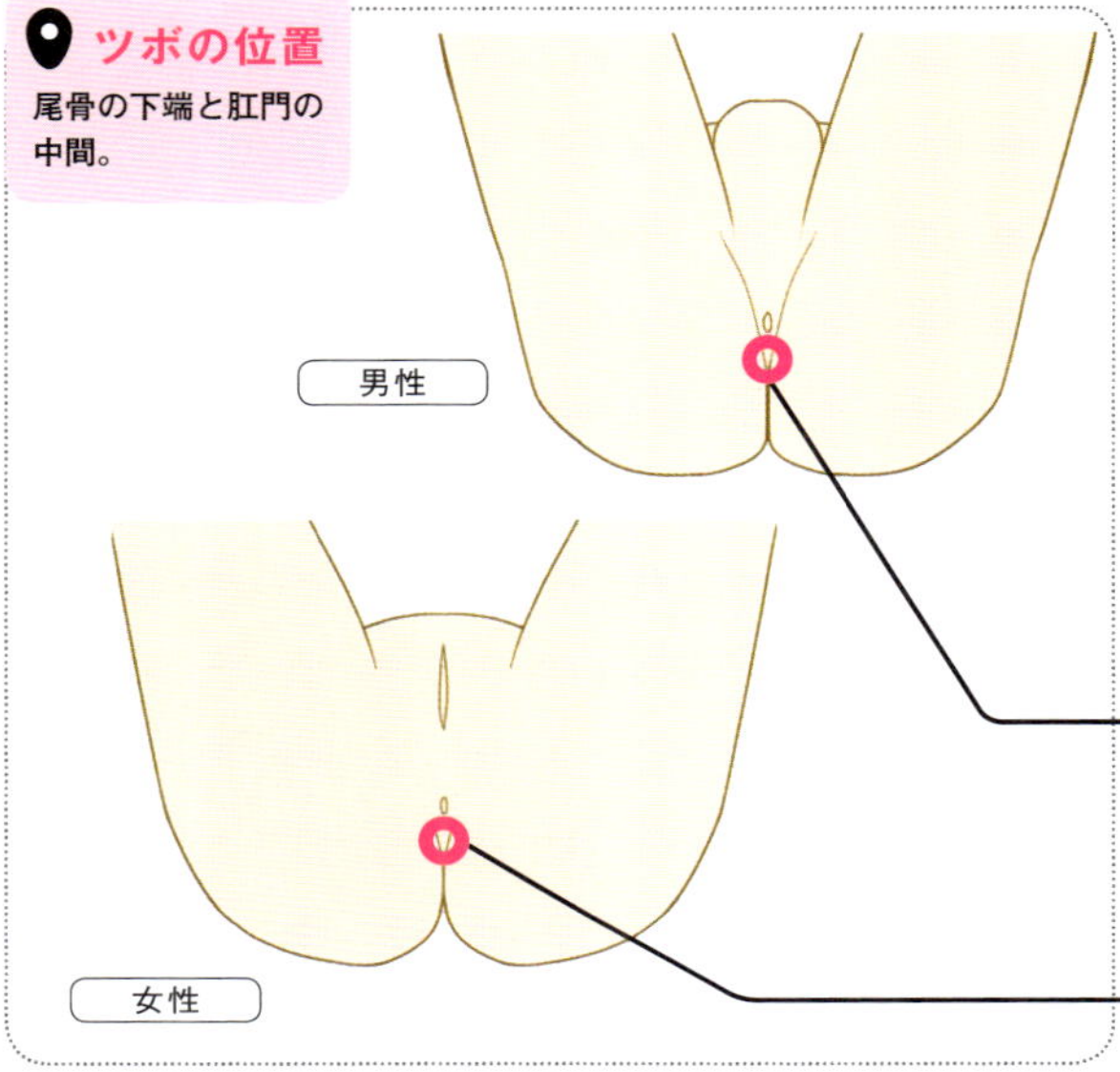

押し方のコツ▶ うつ伏せで肛門から背中のほうに指をなぞっていき、尾骨の手前付近の圧痛点を押す。入浴中のマッサージも効果的。

腰兪 ［ようゆ］

督脈

腰のこわばりをゆるめ仙骨の痛みを緩和

ツボの位置

尾骨から上に親指幅2本分。

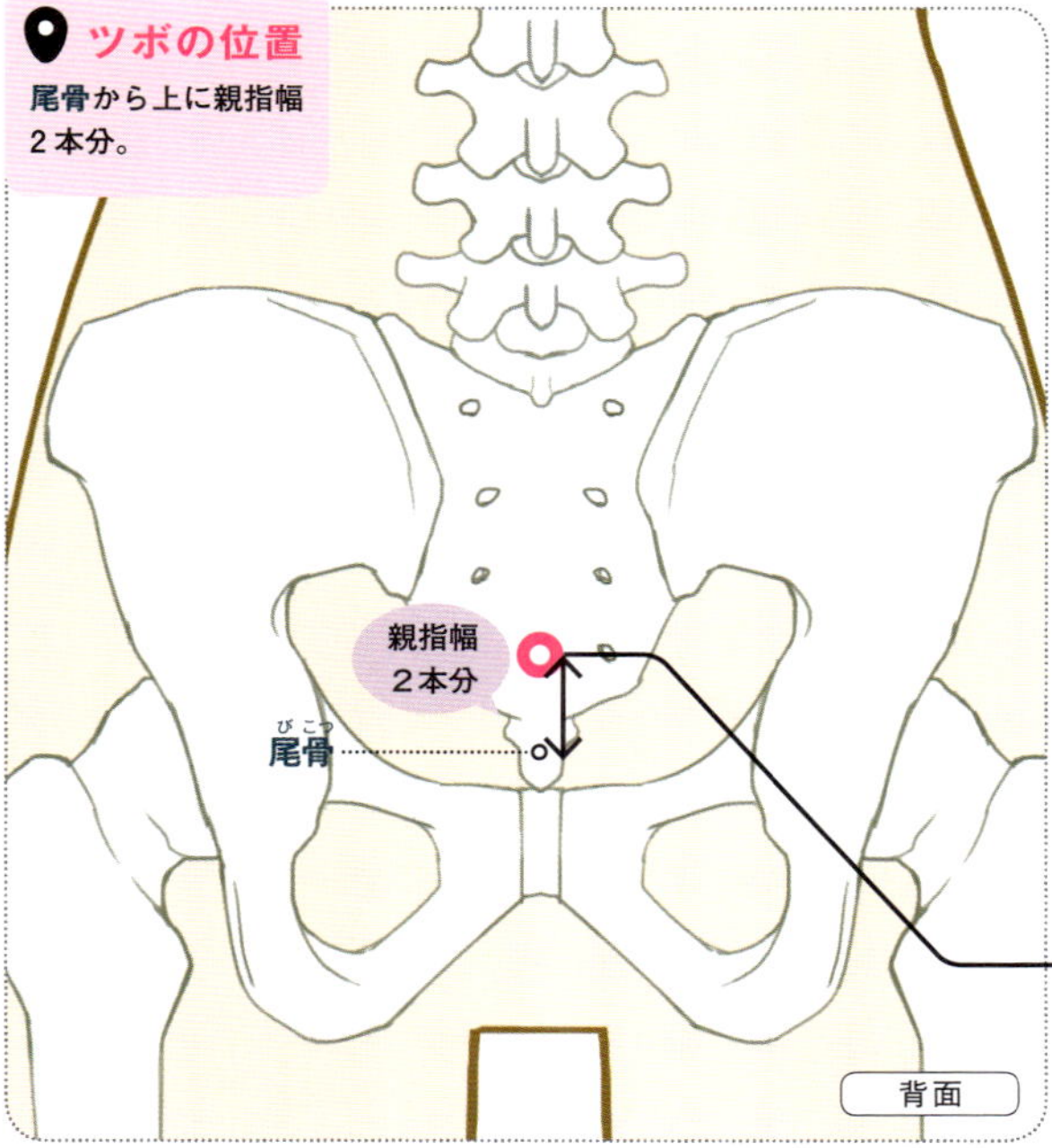

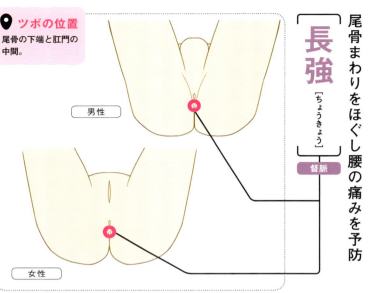

まとめて押したい！

仙骨を揉みほぐして血行改善［膀胱経《ぼうこうけい》］のツボ

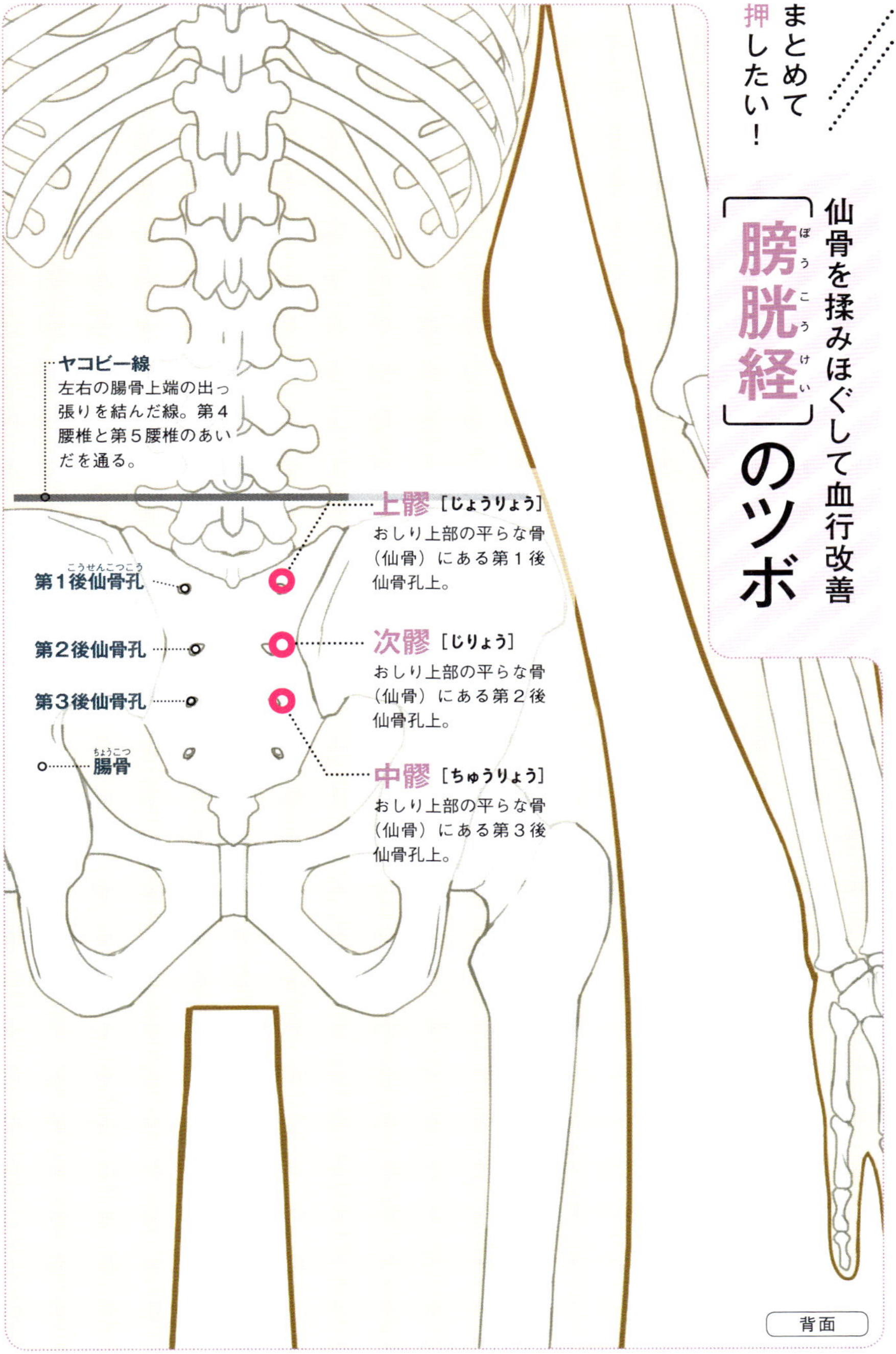

Case.40

股関節の痛み

上半身の体重を支える骨盤を2つの太もも骨で支えているのが股関節。上半身と下半身をつなぐ役割を担うため、体全体に影響をもたらす重要な関節です。体のゆがみや、不安定な姿勢が股関節痛を悪化させる原因となります。

股関節周辺の痛みにはこのツボ

居髎［きょりょう］

胆経

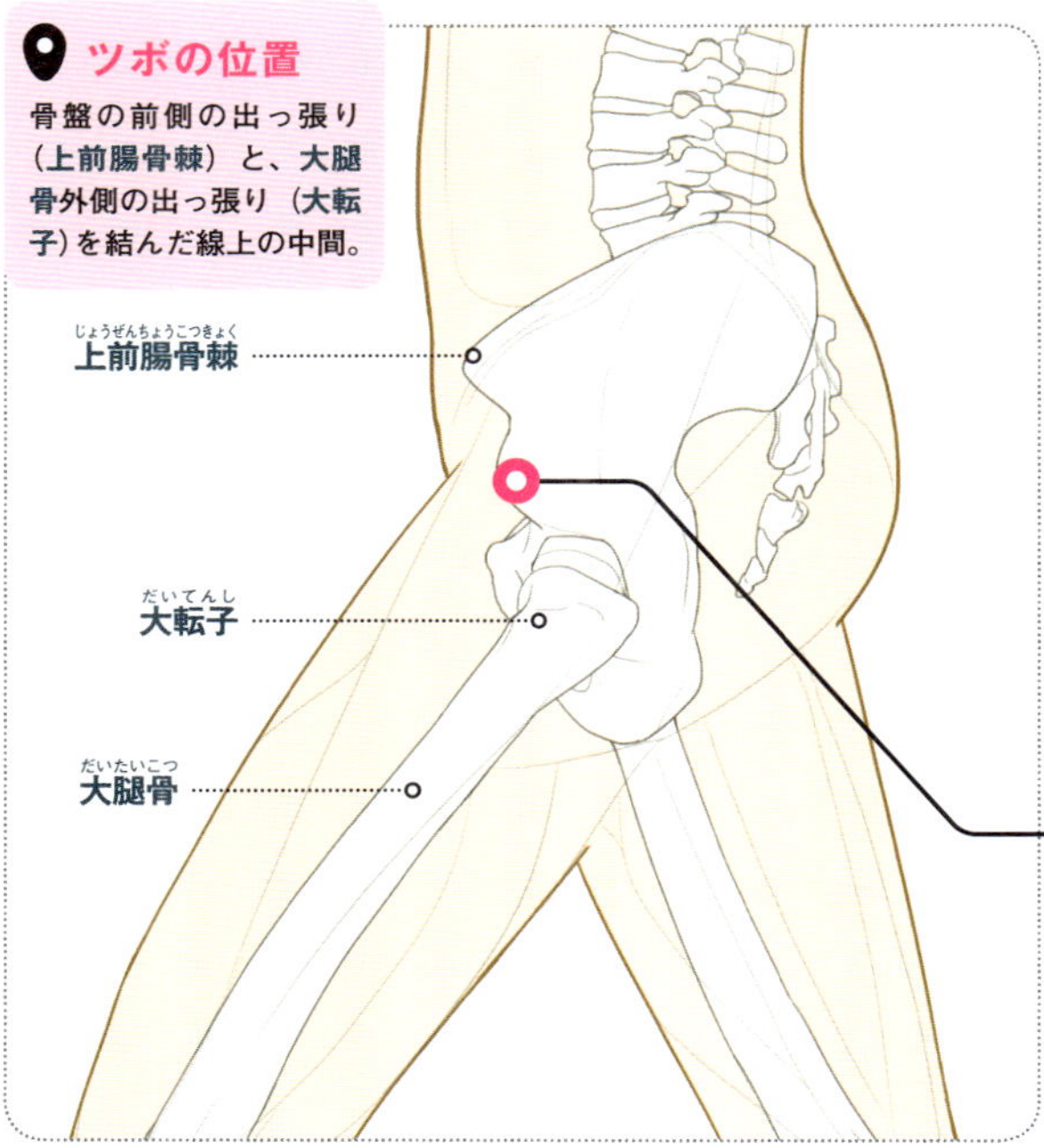

ツボの位置
骨盤の前側の出っ張り（上前腸骨棘）と、大腿骨外側の出っ張り（大転子）を結んだ線上の中間。
上前腸骨棘《じょうぜんちょうこつきょく》
大転子《だいてんし》
大腿骨《だいたいこつ》

腰痛や股関節痛のときに押したい

環跳［かんちょう］

胆経

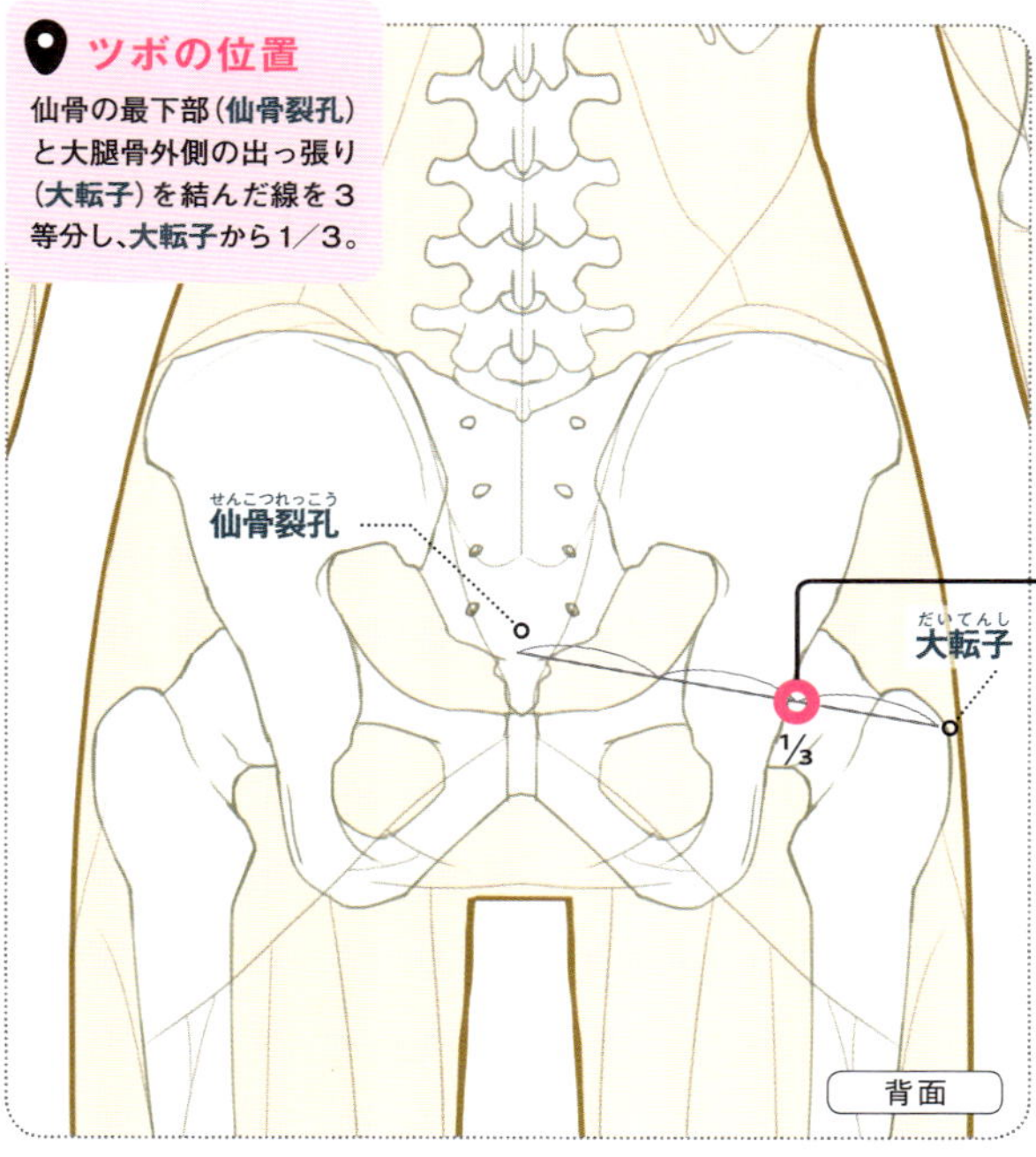

ツボの位置
仙骨の最下部（仙骨裂孔）と大腿骨外側の出っ張り（大転子）を結んだ線を3等分し、大転子から1／3。
仙骨裂孔《せんこつれっこう》
大転子《だいてんし》
1/3
背面

まとめて押したい！

股関節から足首まで脚の外側を押す［胆経《たんけい》］のツボ

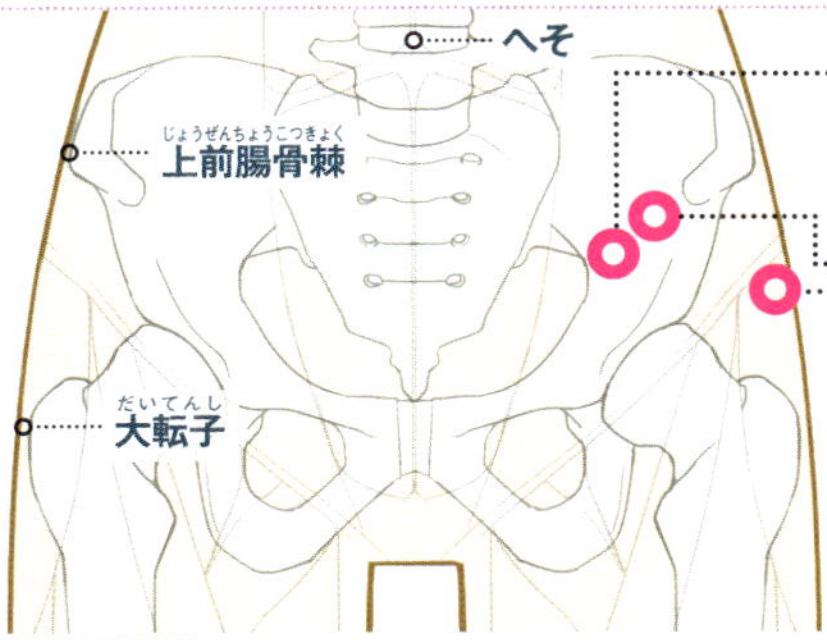

維道 ［いどう］
「五枢」から斜め下内側へ親指幅１／２本分。

五枢 ［ごすう］
へそから下に親指幅３本分、骨盤の前側の出っ張り（上前腸骨棘）の内側。

居髎 ［きょりょう］
右ページを参照。

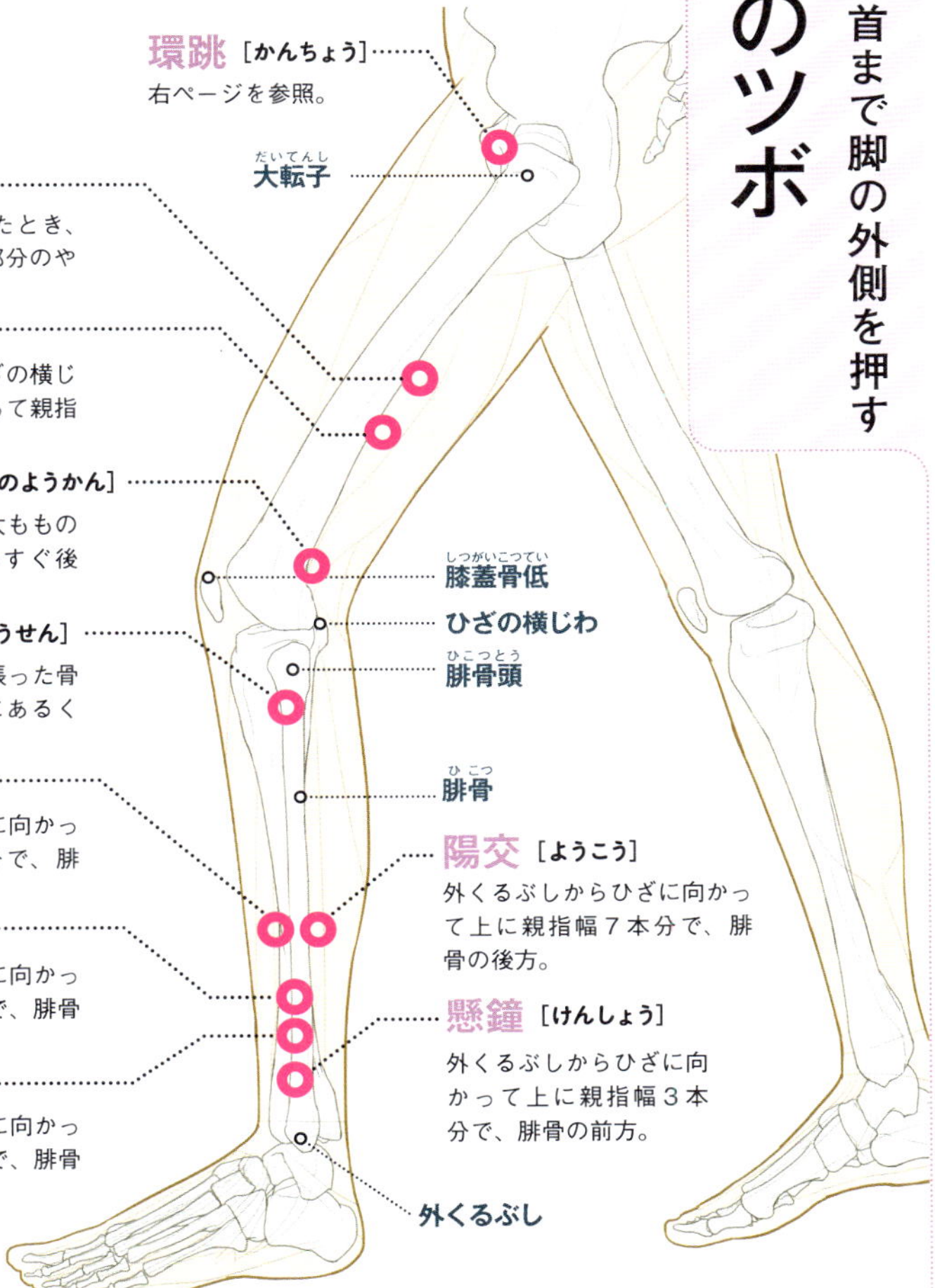

環跳 ［かんちょう］
右ページを参照。

風市 ［ふうし］
直立して腕を垂らしたとき、中指の先端が当たる部分のやや後方のくぼみ。

中瀆 ［ちゅうとく］
太ももの外側で、ひざの横じわから大転子に向かって親指幅７本分。

足の陽関 ［あしのようかん］
膝蓋骨底の高さで、太ももの外側にある太い筋のすぐ後ろ。

陽陵泉 ［ようりょうせん］
ひざの下外側の出っ張った骨（腓骨頭）の前下方にあるくぼみ。

外丘 ［がいきゅう］
外くるぶしからひざに向かって上に親指幅７本分で、腓骨の前方。

光明 ［こうめい］
外くるぶしからひざに向かって上に親指幅５本分で、腓骨の前方。

陽輔 ［ようほ］
外くるぶしからひざに向かって上に親指幅４本分で、腓骨の前方。

陽交 ［ようこう］
外くるぶしからひざに向かって上に親指幅７本分で、腓骨の後方。

懸鐘 ［けんしょう］
外くるぶしからひざに向かって上に親指幅３本分で、腓骨の前方。

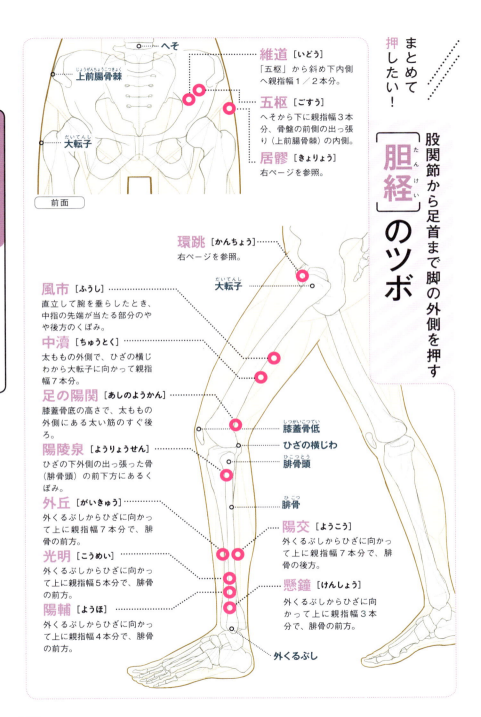

Case.41

坐骨神経痛

坐骨神経痛は中高年に多くみられ、腰から足にかけての坐骨神経が圧迫されることであらわれる症状を指します。おしりや太もも、すね、足先などの鋭い痛みやしびれが特徴です。姿勢改善や筋肉の柔軟性維持を心掛けましょう。

ぎっくり腰にも有効なツボ

腎兪［じんゆ］

膀胱経

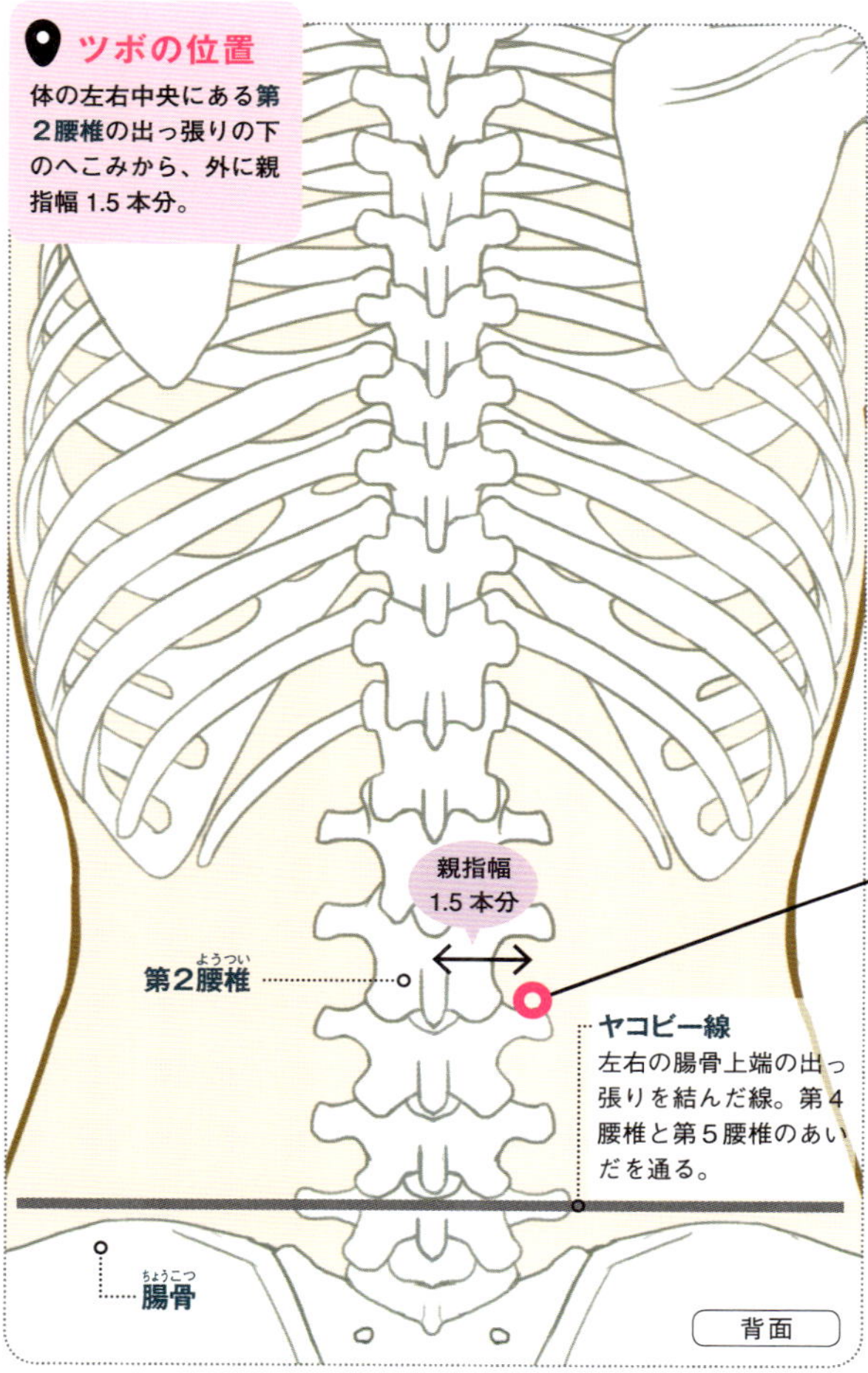

ツボの位置
体の左右中央にある第2腰椎の出っ張りの下のへこみから、外に親指幅1.5本分。
親指幅
1.5本分
第2腰椎《ようつい》
ヤコビー線
左右の腸骨上端の出っ張りを結んだ線。第4腰椎と第5腰椎のあいだを通る。
腸骨《ちょうこつ》
背面

MEMO

坐骨神経痛と内臓の不調

内臓のなかで腰まわりの痛みと関係が深いのは、腎臓と肝臓です。腎臓と肝臓の機能が低下すると、腰の張り感や鈍痛があらわれることがあり、ひどい場合には太ももの後ろやふくらはぎにまで違和感が出てきます。

坐骨神経痛は悪化するほど腰から遠くの部位に症状があらわれます。足先のしびれなどを自覚する場合には、なるべく早めに対処したいもの。まずは骨格のゆがみを正す。次に筋肉の緊張を解く。そして内臓に疲労を溜めないこと。この3つが効果的な予防策となります。

まとめて押したい！

腰から尾骨までを刺激！［督脈《とくみゃく》］のツボ

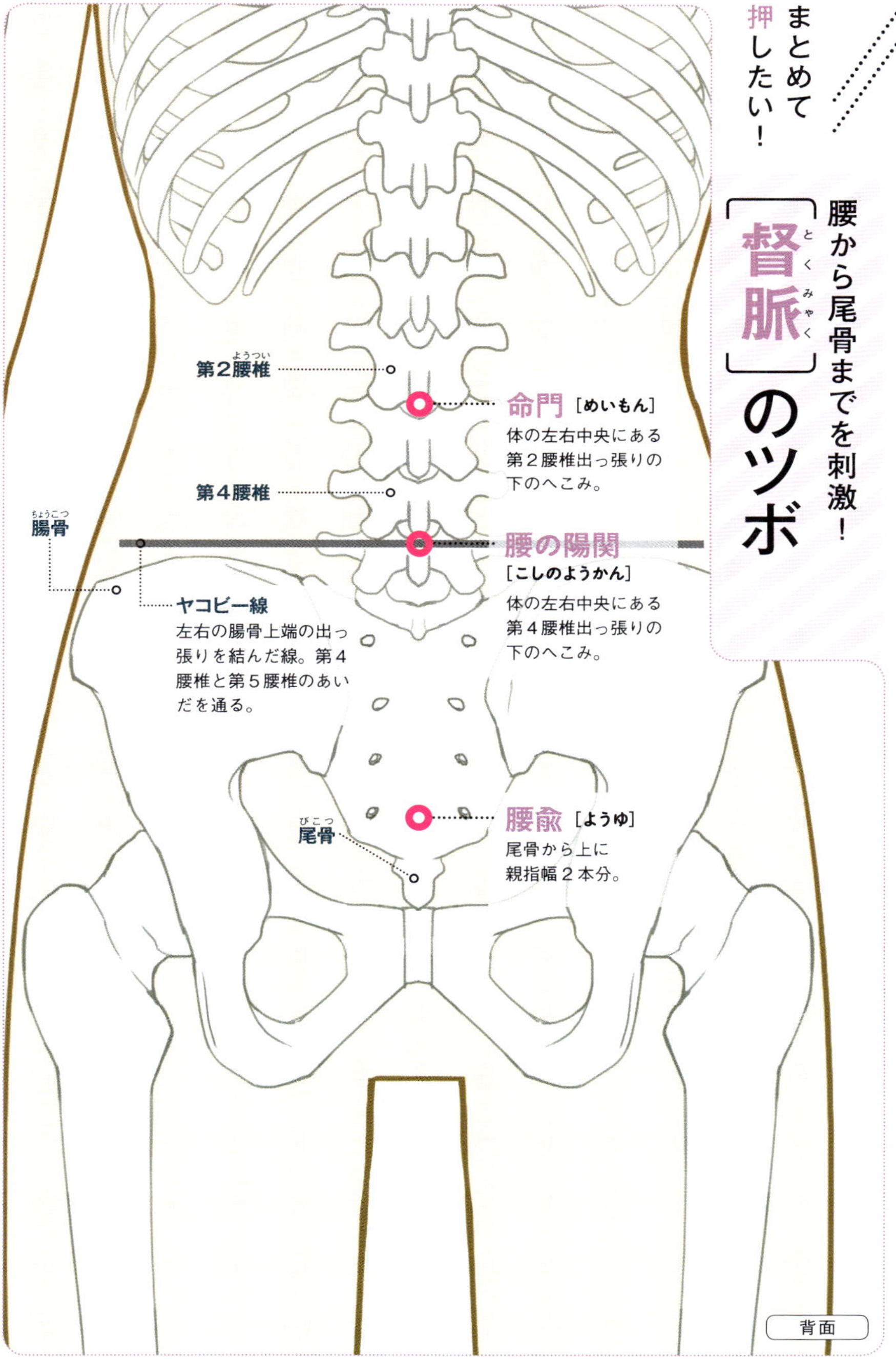

おしりのこり・痛み

デスクワークや運動不足でおしりの筋肉が硬くこわばると、腰痛や脚のしびれを引き起こします。むくみや下半身太りなど美容面のトラブルの原因にもつながるため、マッサージやストレッチでおしりをほぐしておきましょう。

腰痛や坐骨神経痛、おしりのこりに

合陽［ごうよう］

膀胱経

ツボの位置

ひざの横じわの中央から真下に親指幅２本分。

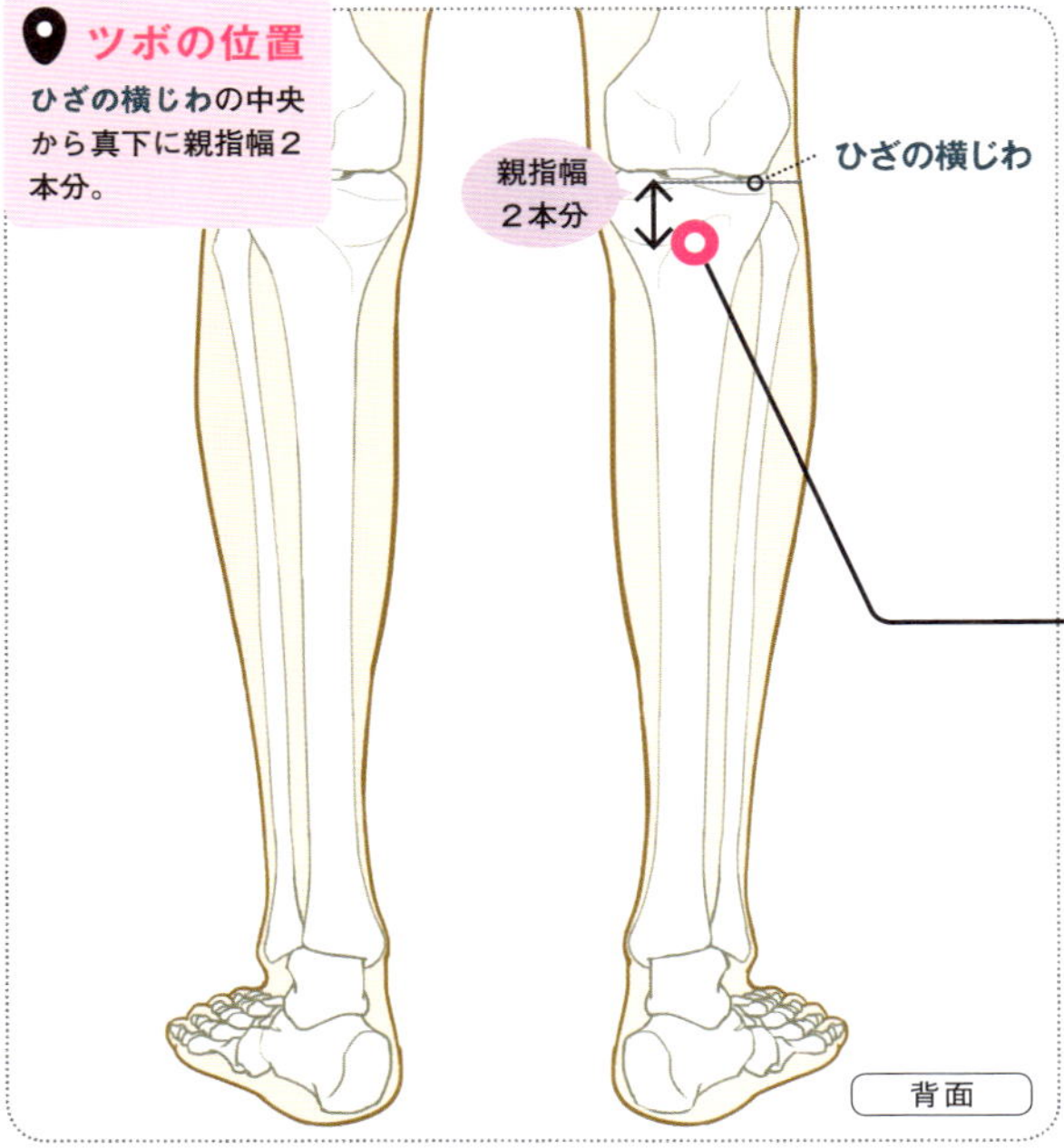

腰からひざの裏にかけての違和感には

承筋［しょうきん］

膀胱経

ツボの位置

ひざの横じわの中央から真下に親指幅５本分。

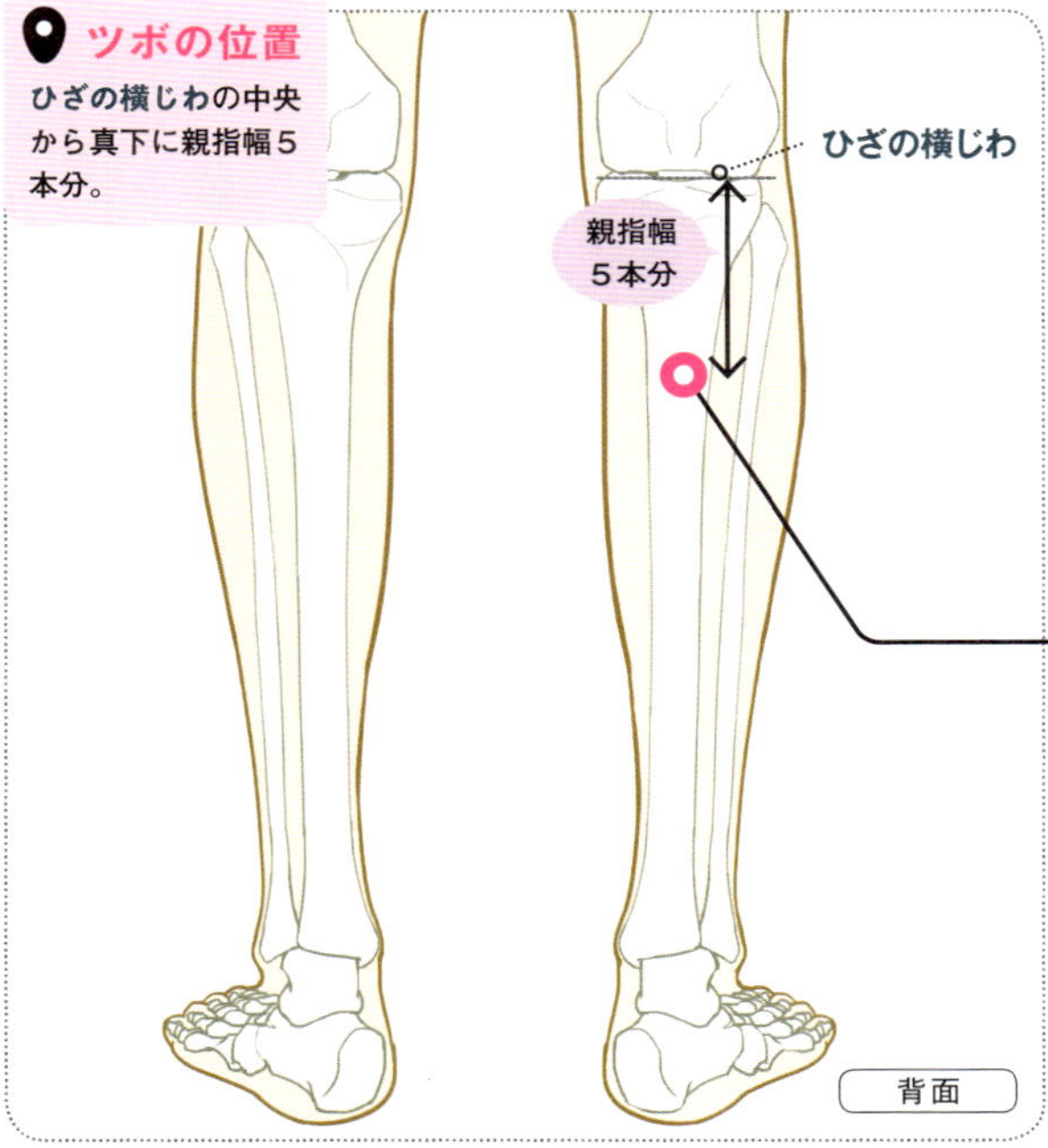

まとめて押したい！

太もも裏のツボ押しでおしりのしびれを解消

［膀《ぼう》胱《こう》経《けい》］のツボ

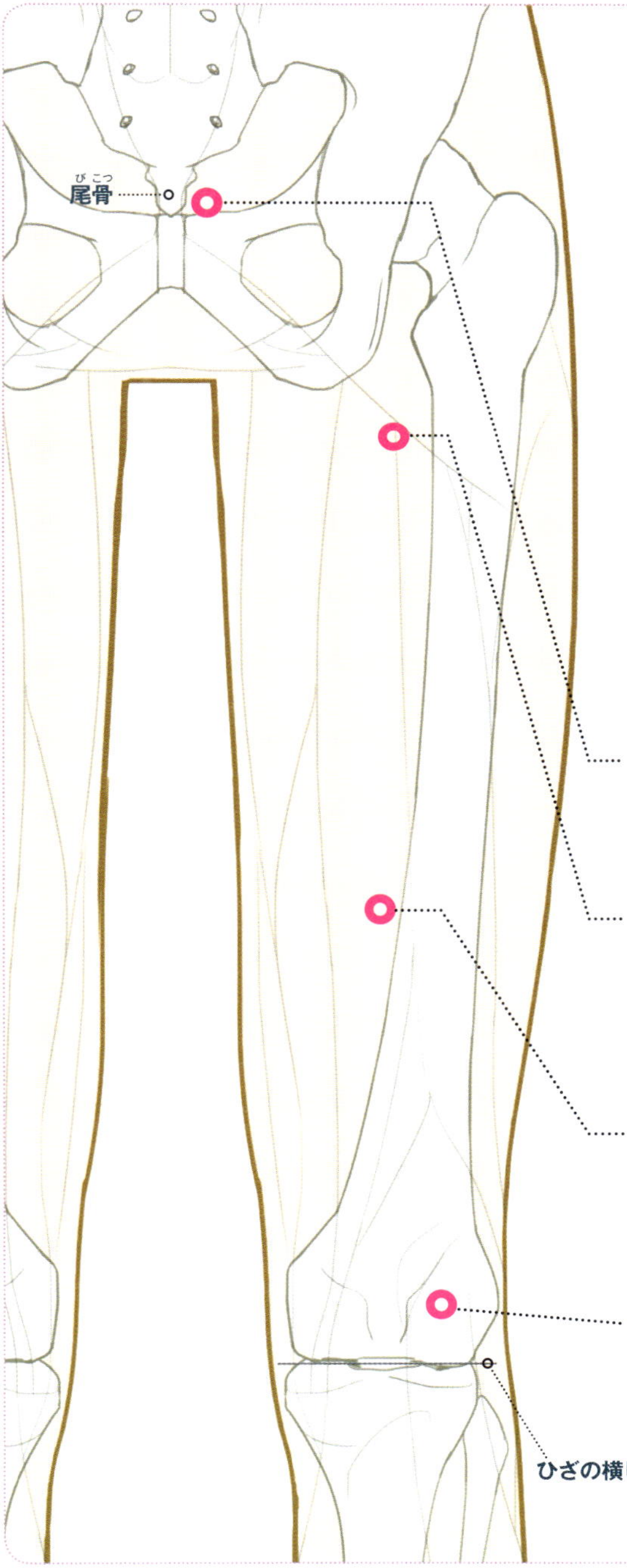

会陽［えよう］
尾骨下端から外に親指幅１／２分。

承扶［しょうふ］
おしりと太もも裏の境目の中央。

殷門［いんもん］
太もも裏のほぼ中央。ひざの裏中央と、おしりと太もも裏の境目の中央を結んだ線上、ほぼ中央。

浮郄［ふげき］
ひざの横じわの中央から外に親指幅１本分で、上に親指幅１本分。

背面

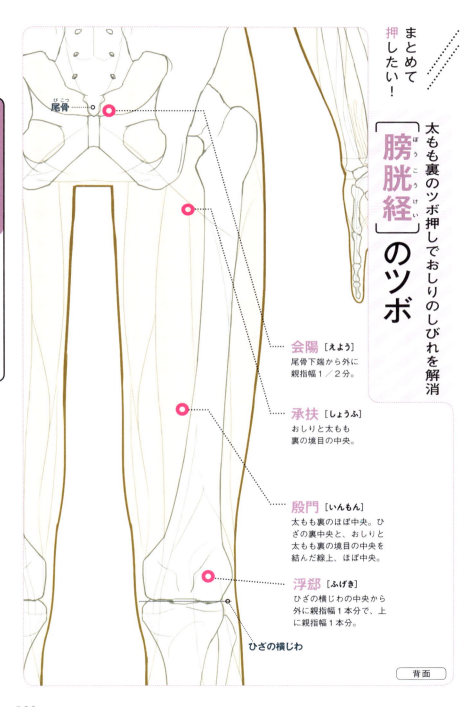

反り腰

壁に背を向けて立ったとき、壁と腰との間に大きな隙間がある場合、反り腰の傾向があります。反り腰になると重心が後ろにずれて、筋肉のバランスが崩れます。腰痛のある方、ハイヒールをよく履く女性は特に注意しましょう。

腰の張りや疲労を感じたら

腎兪［じんゆ］

膀胱経

ツボの位置

体の左右中央にある**第2腰椎**の出っ張りの下のへこみから、外に親指幅1.5本分。

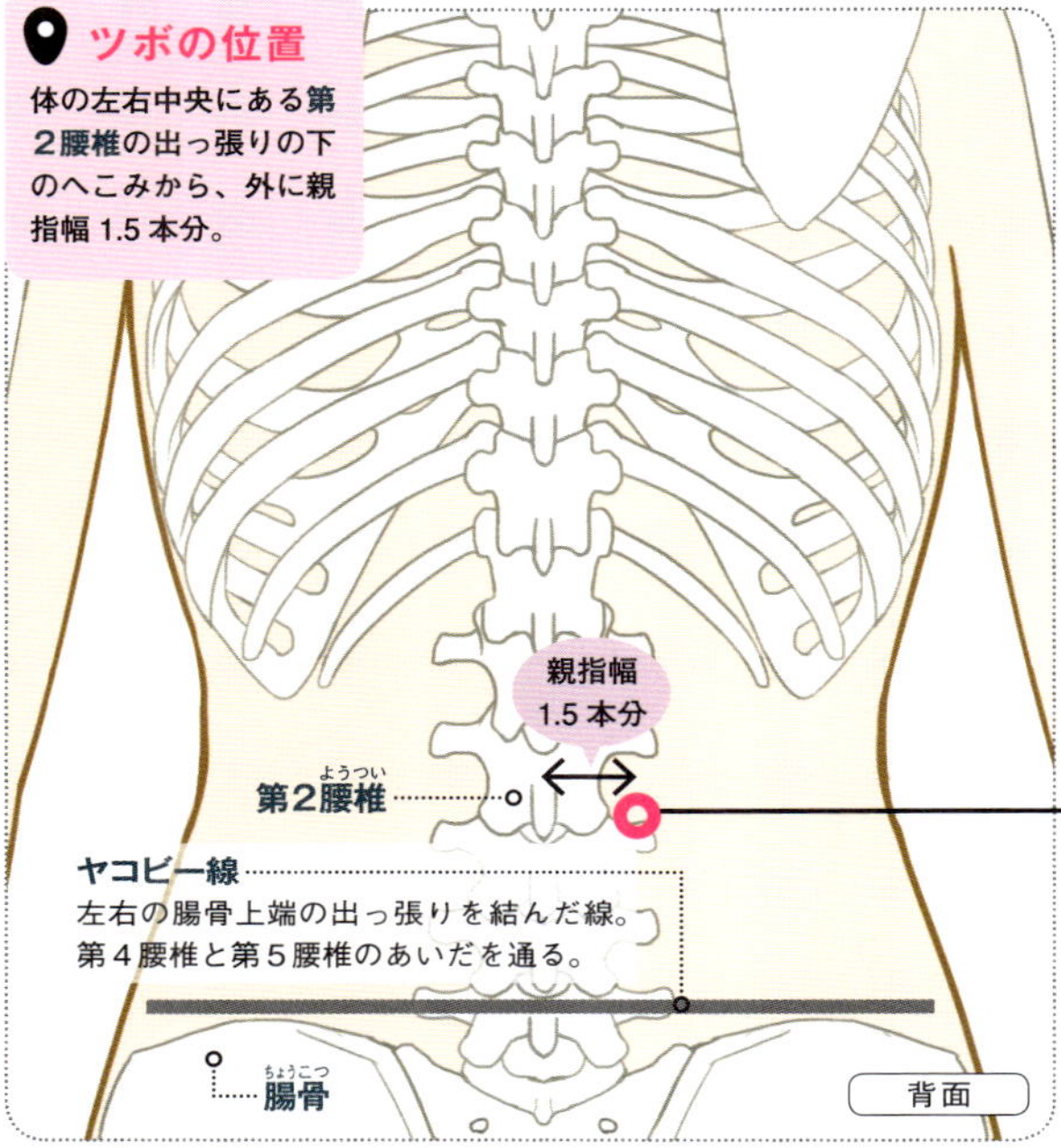
親指幅
1.5本分
第2腰椎《ようつい》
ヤコビー線
左右の腸骨上端の出っ張りを結んだ線。
第4腰椎と第5腰椎のあいだを通る。
腸骨《ちょうこつ》
背面

腰まわりをゆるめるツボ

命門［めいもん］

督脈

ツボの位置

体の左右中央にある**第2腰椎**の出っ張りの下のへこみ。

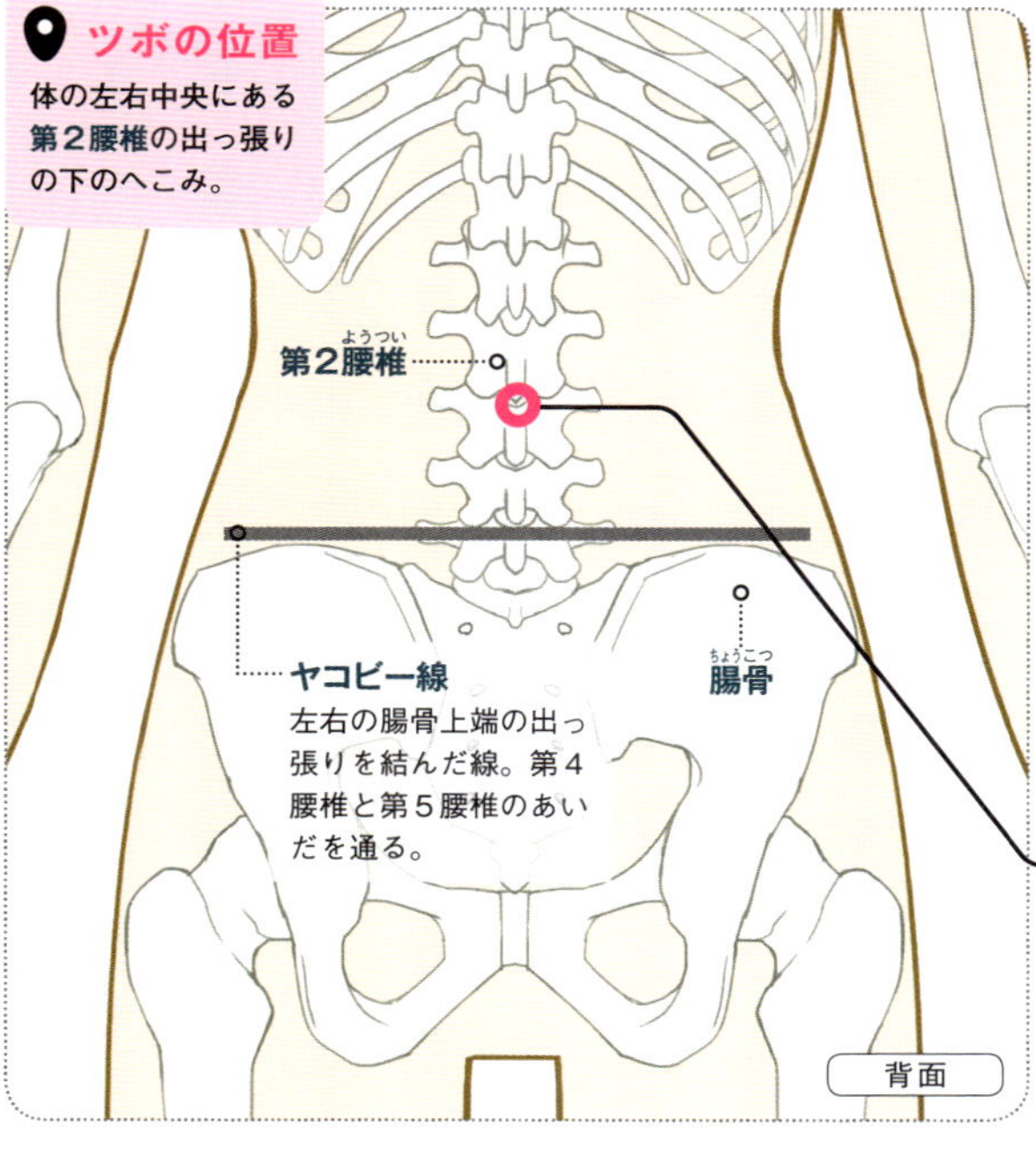
第2腰椎《ようつい》
ヤコビー線
左右の腸骨上端の出っ張りを結んだ線。第4腰椎と第5腰椎のあいだを通る。
腸骨《ちょうこつ》
背面

このツボを意識して重心を正しい位置に

湧泉
［ゆうせん］

腎経

ツボの位置

足の裏のもっともへこむところ。土踏まずから足の第３指に向かって指をすべらせ、指が止まるところ。

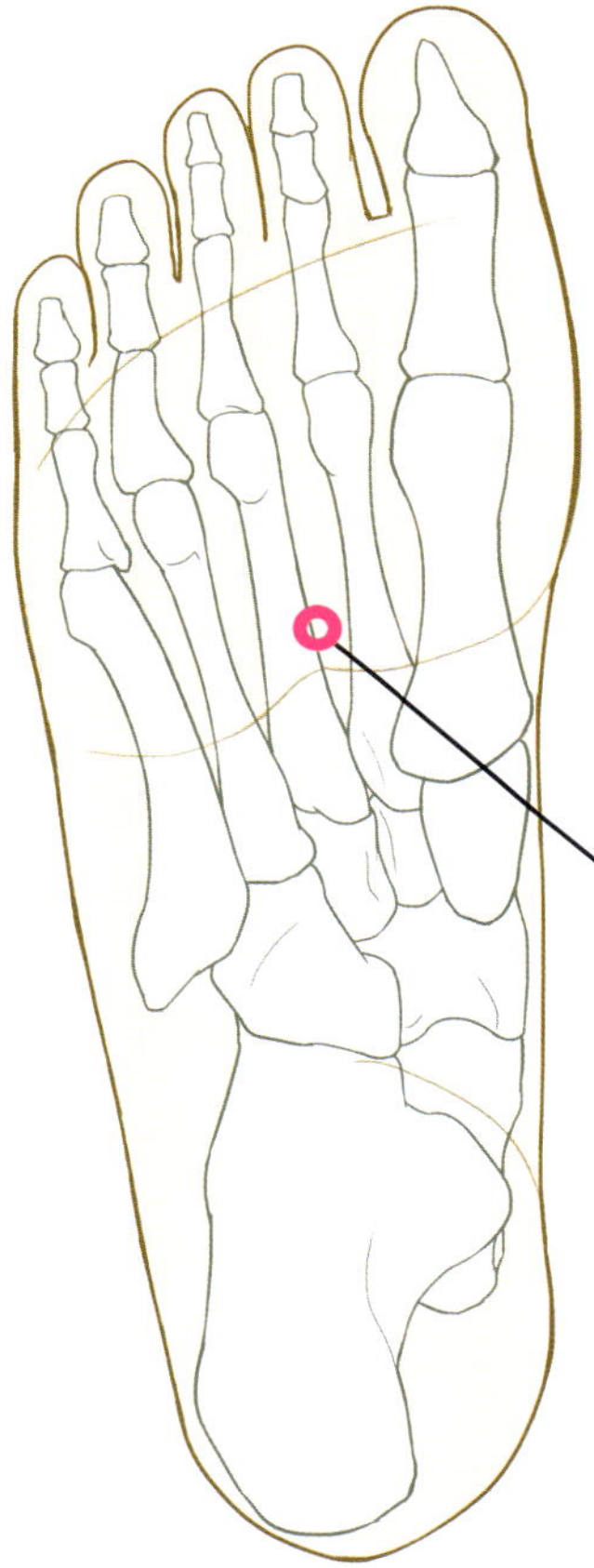

足裏

MEMO

「湧泉」と重心

丹田《たんでん》（P.117）と同様に、「湧泉《ゆうせん》」も重心と密接な関係にあるツボです。湧泉を意識し、足裏全体で体重を支えるようにして立つと、重心がしっかりと安定して体に軸が通ります。スポーツや踊り、武術の上達には重心のコントロールが欠かせないものですが、湧泉を意識することでよりその感覚がつかみやすくなるかもしれません。

普段歩く際にも重心を意識して。丹田を引き上げ、湧泉に体重を落とし込むように心掛けるだけで姿勢が整って重心が安定し、とても美しく歩くことができます。

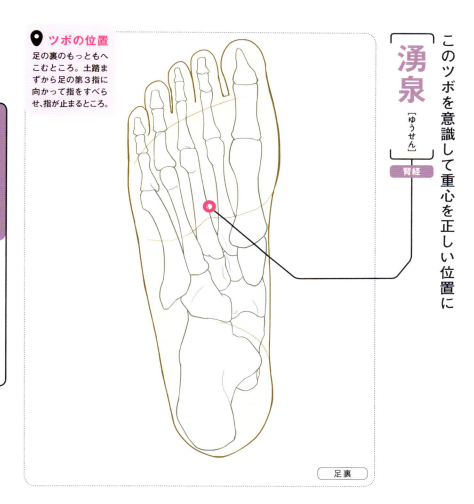

Case.44

骨盤のゆがみ

骨盤のゆがみは、日常生活の習慣のなかで体の片側にばかり重心が偏ることなどで生じ、血行不良や体の痛みなどの原因になります。運動不足による筋力の低下、老化や出産、ストレスなども要因の1つと考えられます。

意識すると重心が正しい位置に整う

湧泉［ゆうせん］

腎経

ツボの位置

足の裏のもっともへこむところ。土踏まずから足の第3指に向かって指をすべらせ、指が止まるところ。

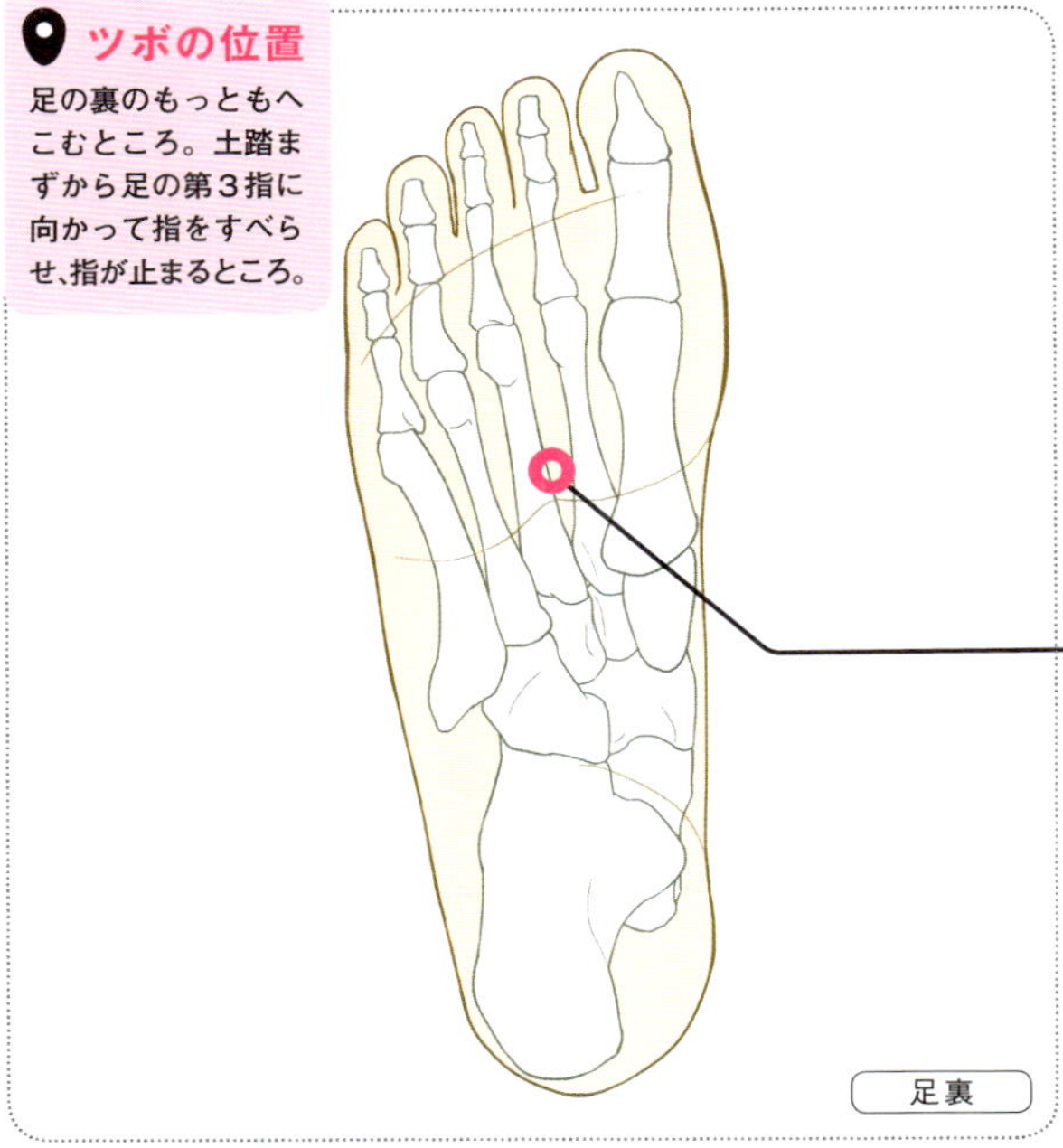

足裏

腰まわりのトラブルにおすすめのツボ

腎兪［じんゆ］

膀胱経

ツボの位置

体の左右中央にある**第2腰椎**の出っ張りの下のへこみから、外に親指幅 1.5 本分。

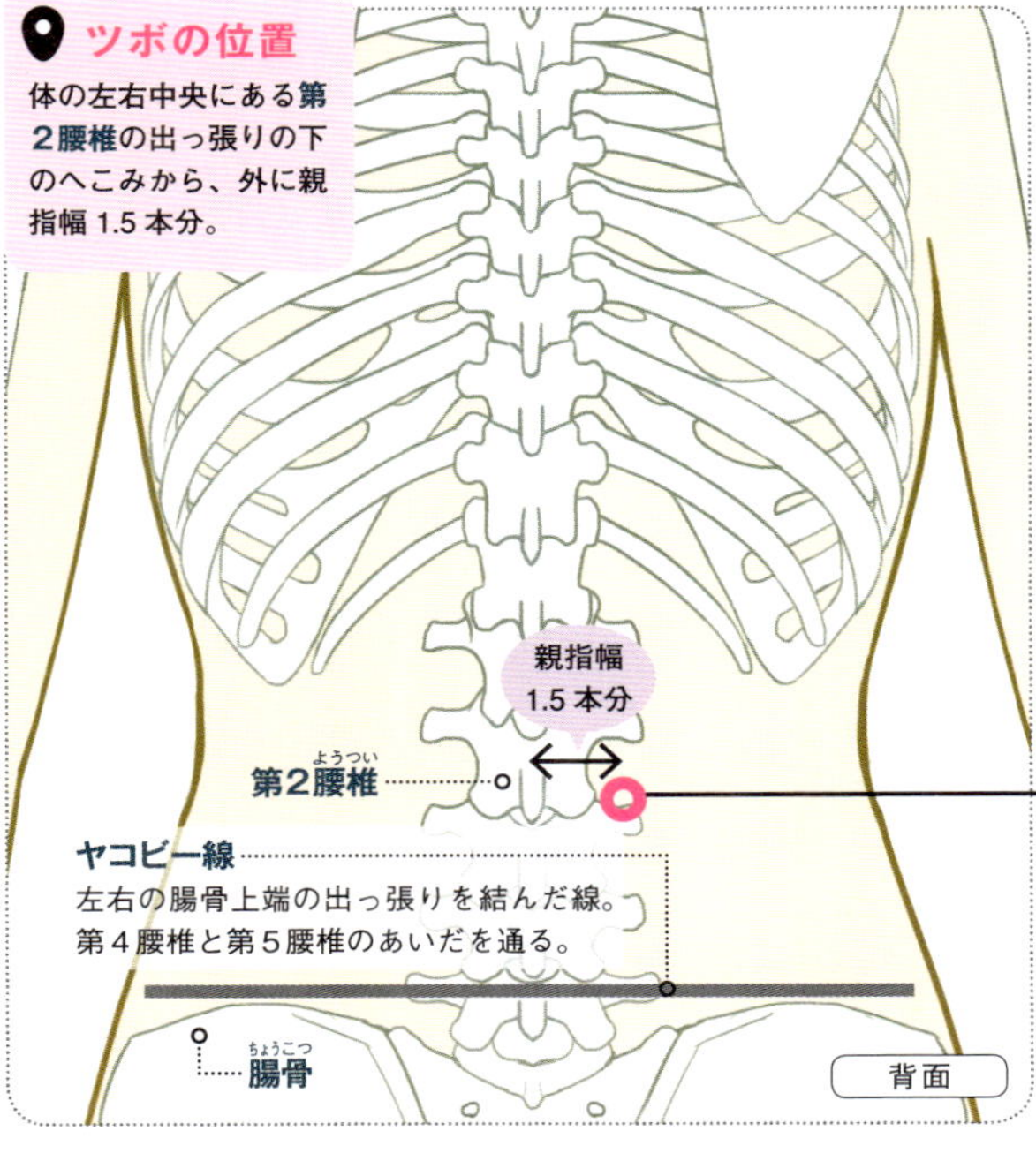

親指幅
1.5 本分
第2腰椎《ようつい》
ヤコビー線
左右の腸骨上端の出っ張りを結んだ線。
第4腰椎と第5腰椎のあいだを通る。
腸骨《ちょうこつ》
背面

まとめて押したい！

下腹部を刺激し骨盤を安定させる［任脈《にんみゃく》］のツボ

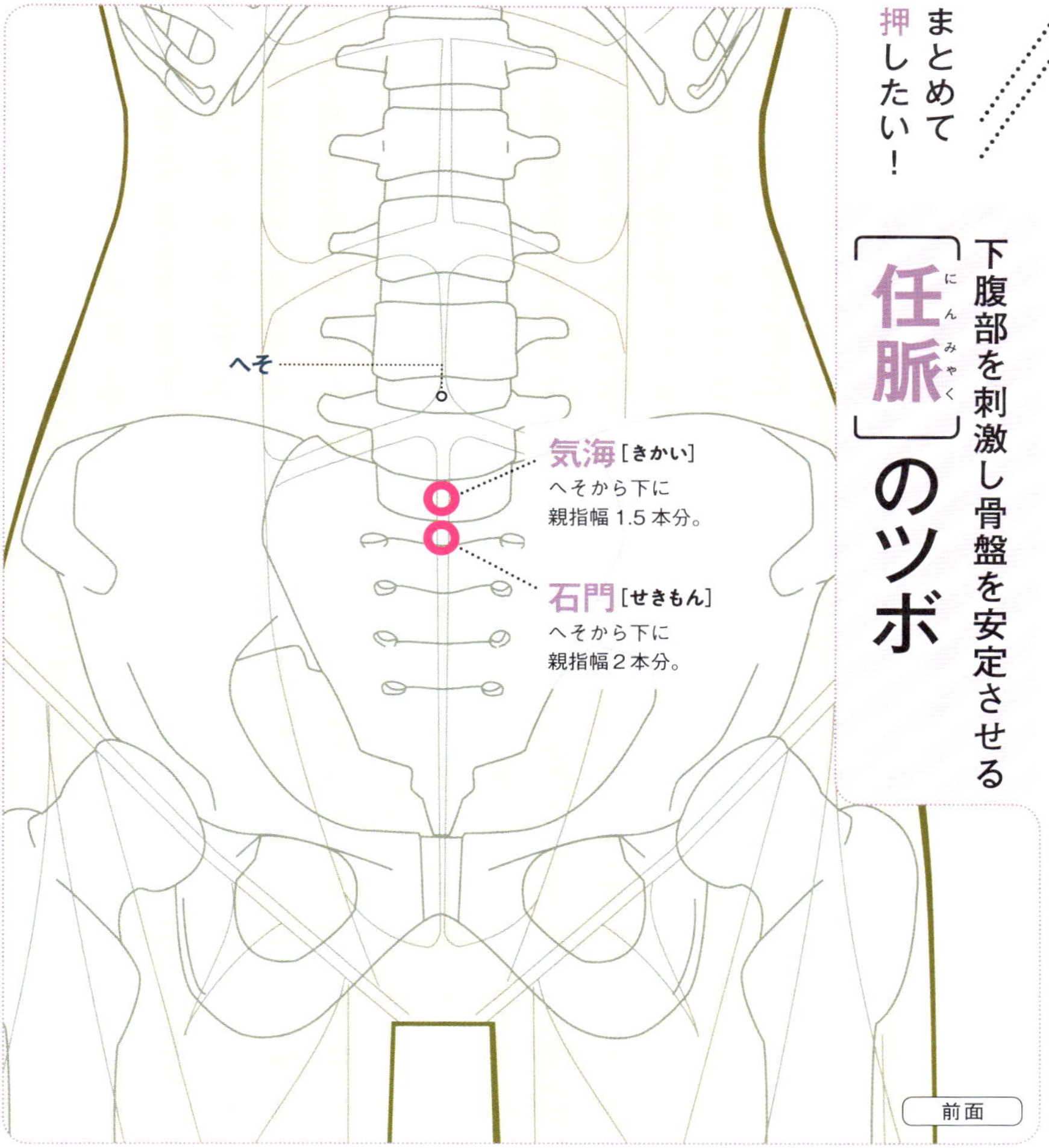
へそ
気海［きかい］
へそから下に
親指幅1.5本分。
石門［せきもん］
へそから下に
親指幅２本分。
前面

MEMO

ゆがみやすい骨盤

骨盤は「仙骨」「寛骨《かんこつ》」「尾骨」という3つの骨によって成り立っています（P.30）。もともと不安定な構造なうえ、女性の骨盤は男性に比べて幅広で開きやすいため、女性にとって骨盤は比較的ゆがみやすい部位といえます。

ゆがみの傾向は主に3タイプ。下腹が出ておしりが突き出た反り腰タイプ。骨盤が四角く変形する左右に開いたゆるみタイプ。左右のくびれの位置にずれが生じるねじれタイプ。いずれも、脚や上半身の骨格へ悪影響をもたらし、全身のゆがみにつながる可能性があり、注意が必要です。

Case.45

痔・脱肛

脱肛は痔が進んだ状態。ひどい場合には専門医の受診をおすすめしますが、痔核は良性疾患であるため、まずは日常生活の改善を。肛門まわりの筋肉をトレーニングする、正しい食生活、排便習慣の実践を心掛けましょう。

痔の予防に役立つツボ

会陰 ［えいん］

任脈

ツボの位置

女性は**後陰唇交連**と肛門のあいだ。男性は**陰嚢**と肛門の中間。

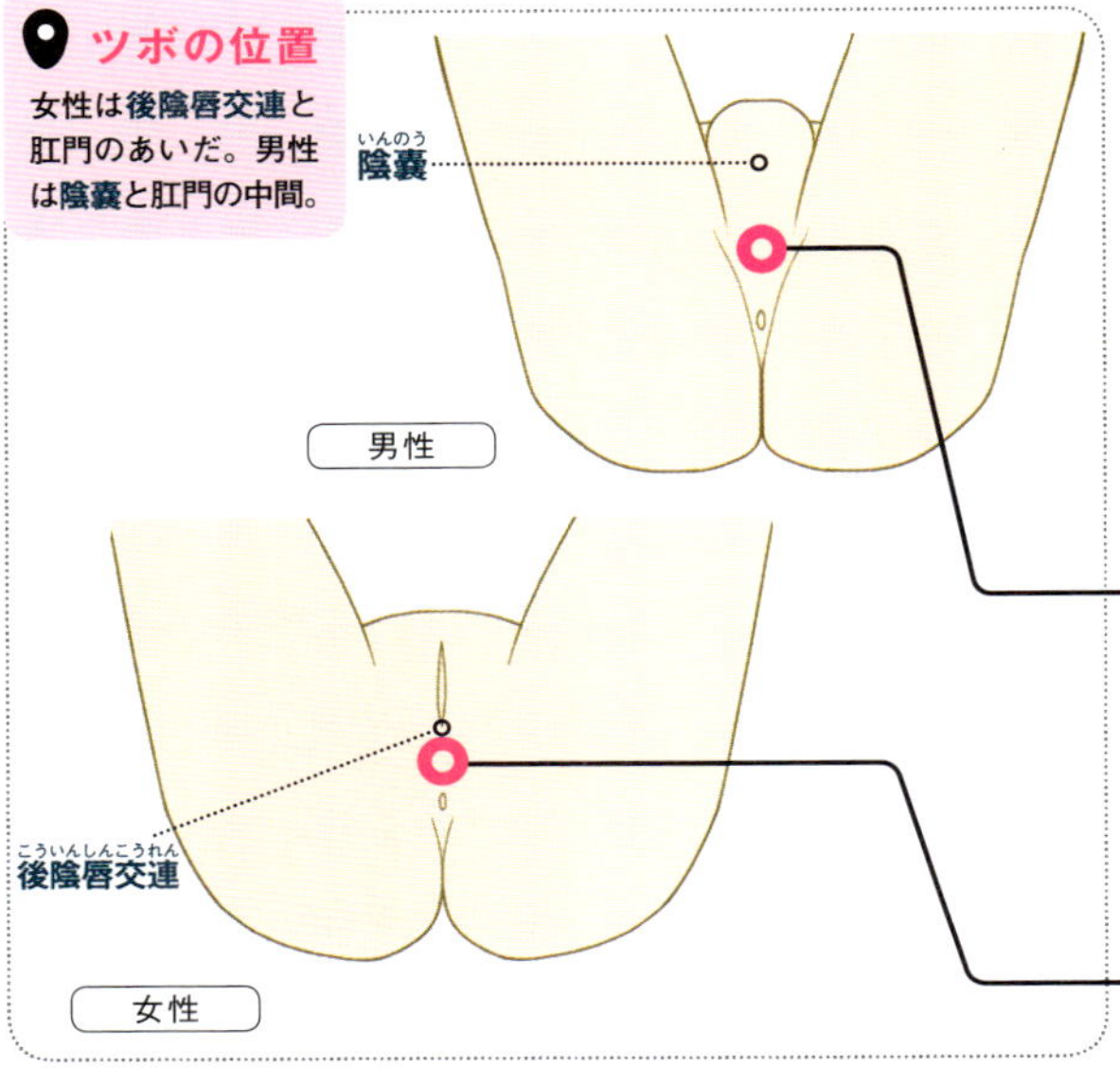

押し方のコツ▶ 肛門からお腹のほうに指をなぞっていった、1～2センチのところの圧痛点を押す。入浴中のマッサージも効果的。

患部周辺を刺激し血行を改善

長強 ［ちょうきょう］

督脈

ツボの位置

尾骨の下端と肛門の中間。

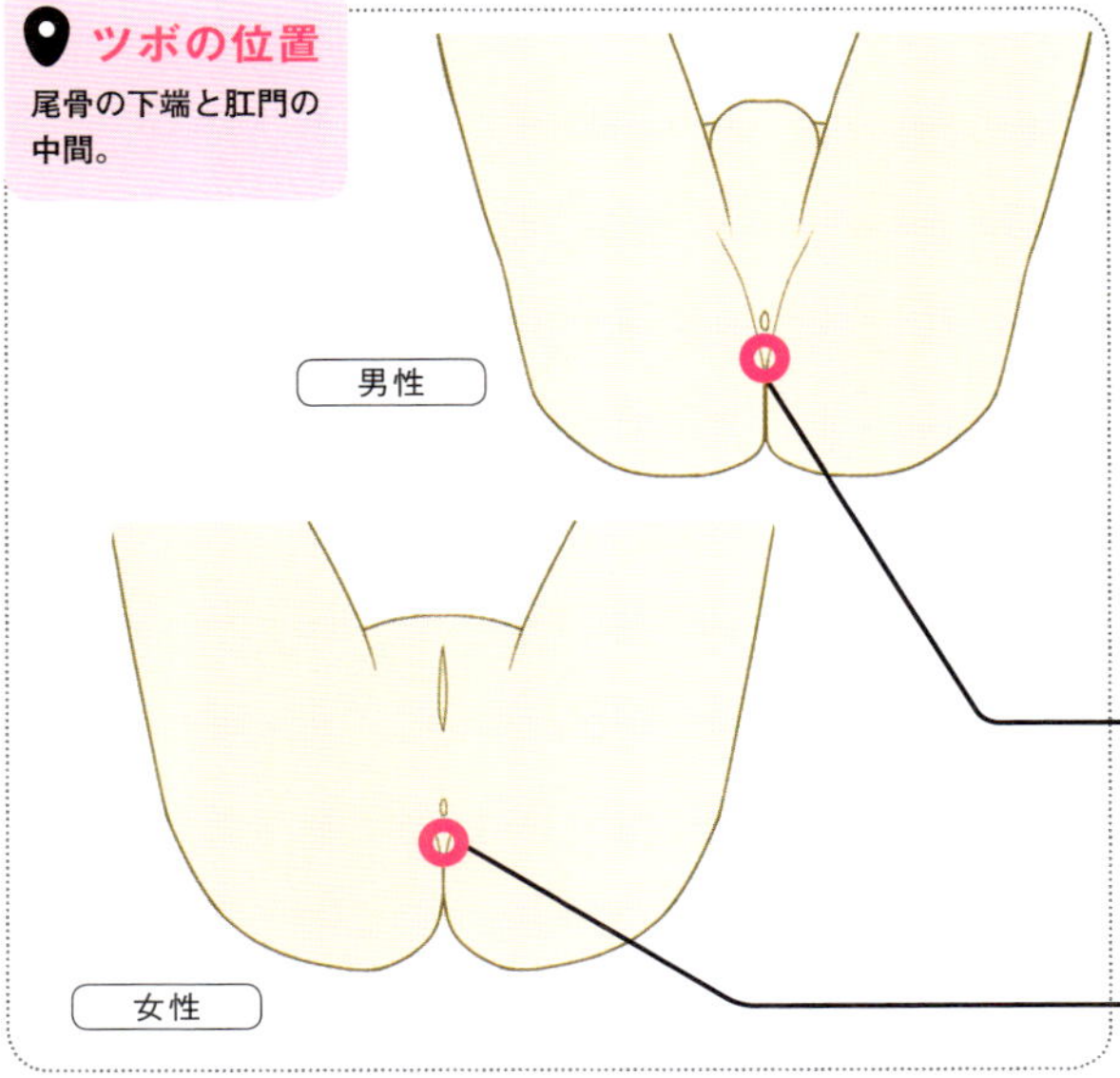

押し方のコツ▶ うつ伏せで肛門から背中のほうに指をなぞっていき、尾骨の手前付近の圧痛点を押す。入浴中のマッサージも効果的。

Case.46

頻尿

1日の排尿回数が8～10回以上を超える場合、頻尿が疑われます。泌尿器系の臓器に病気が存在する場合や、精神的ストレスや緊張によるもの、中高年世代に多い、膀胱の突発的な活動で引き起こされるなど、原因は人それぞれです。

排尿のトラブルに効く膀胱経のツボ

崑崙［こんろん］

膀胱経

ツボの位置
外くるぶしとアキレス腱のあいだのくぼみ。

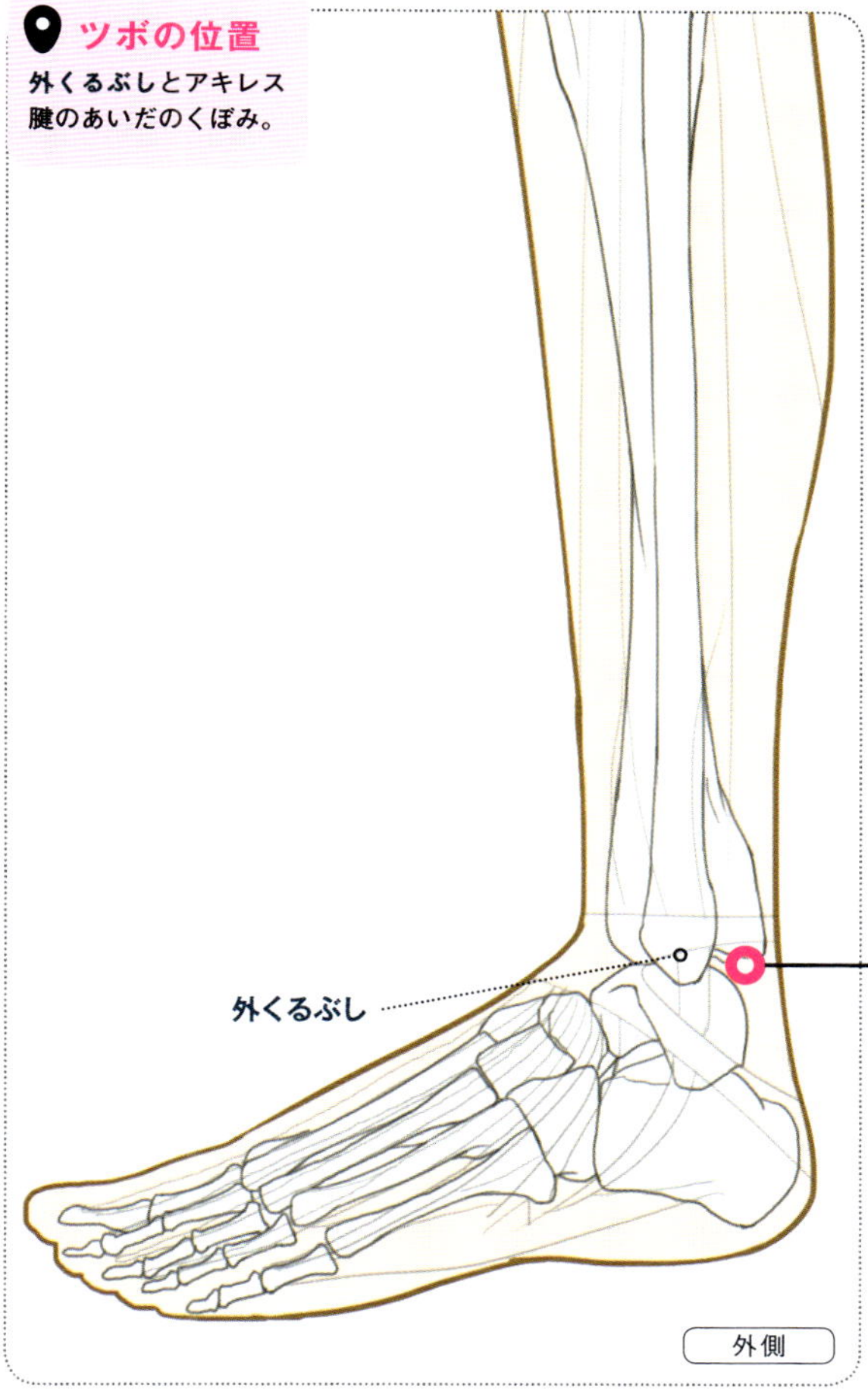

尿漏れ

尿道付近の筋肉のゆるみや、膀胱や尿道、男性であれば前立腺のトラブルが原因で引き起こされる尿漏れ。出産や体型の変化、便秘などが原因となることも。中高年だけでなく、20～30代でも悩んでいる人の多い症状です。

膀胱の働きを正常に導く

昆侖［こんろん］

膀胱経

ツボの位置

外くるぶしとアキレス腱のあいだのくぼみ。

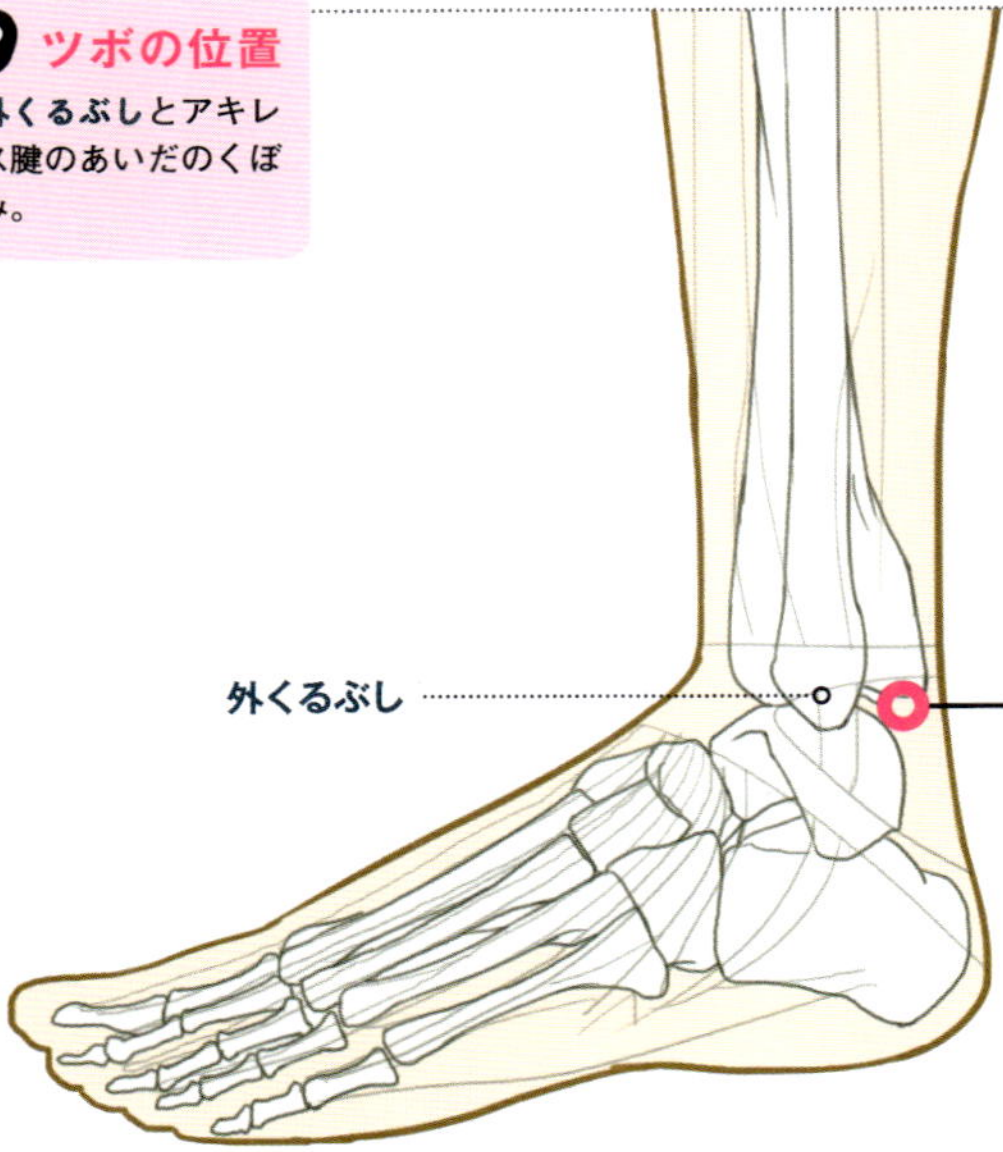

体内の水分量調整に効果を発揮

湧泉［ゆうせん］

腎経

ツボの位置

足の裏のもっともへこむところ。土踏まずから足の第3指に向かって指をすべらせ、指が止まるところ。

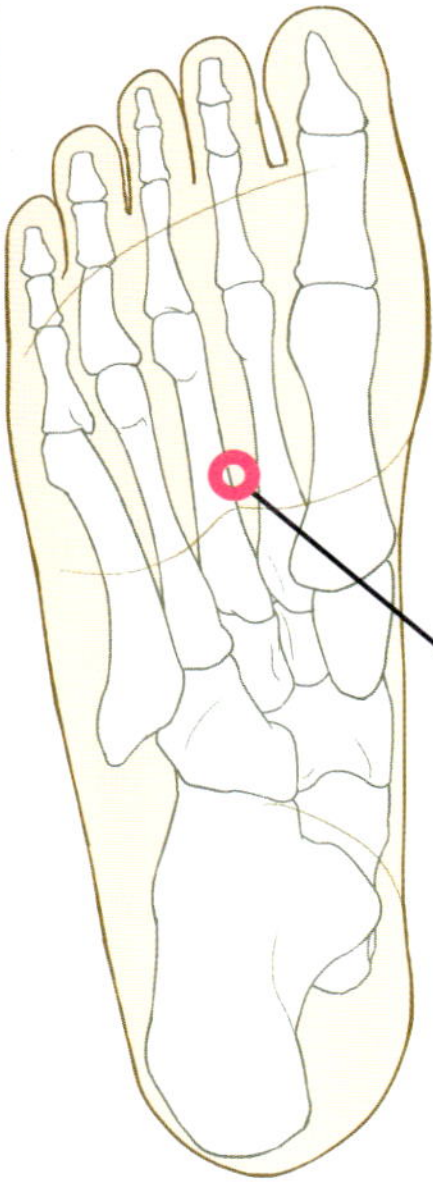

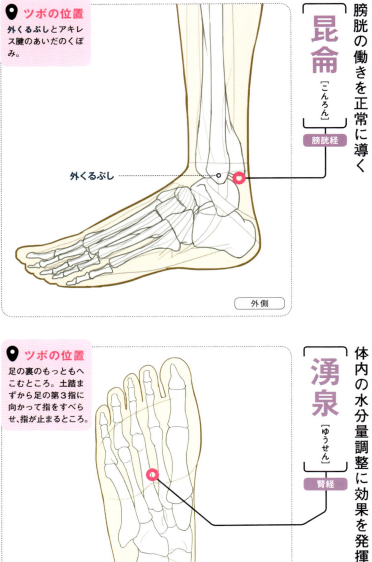

まとめて押したい！

足首まわりにある腎臓系のツボを刺激［腎経《じんけい》］のツボ

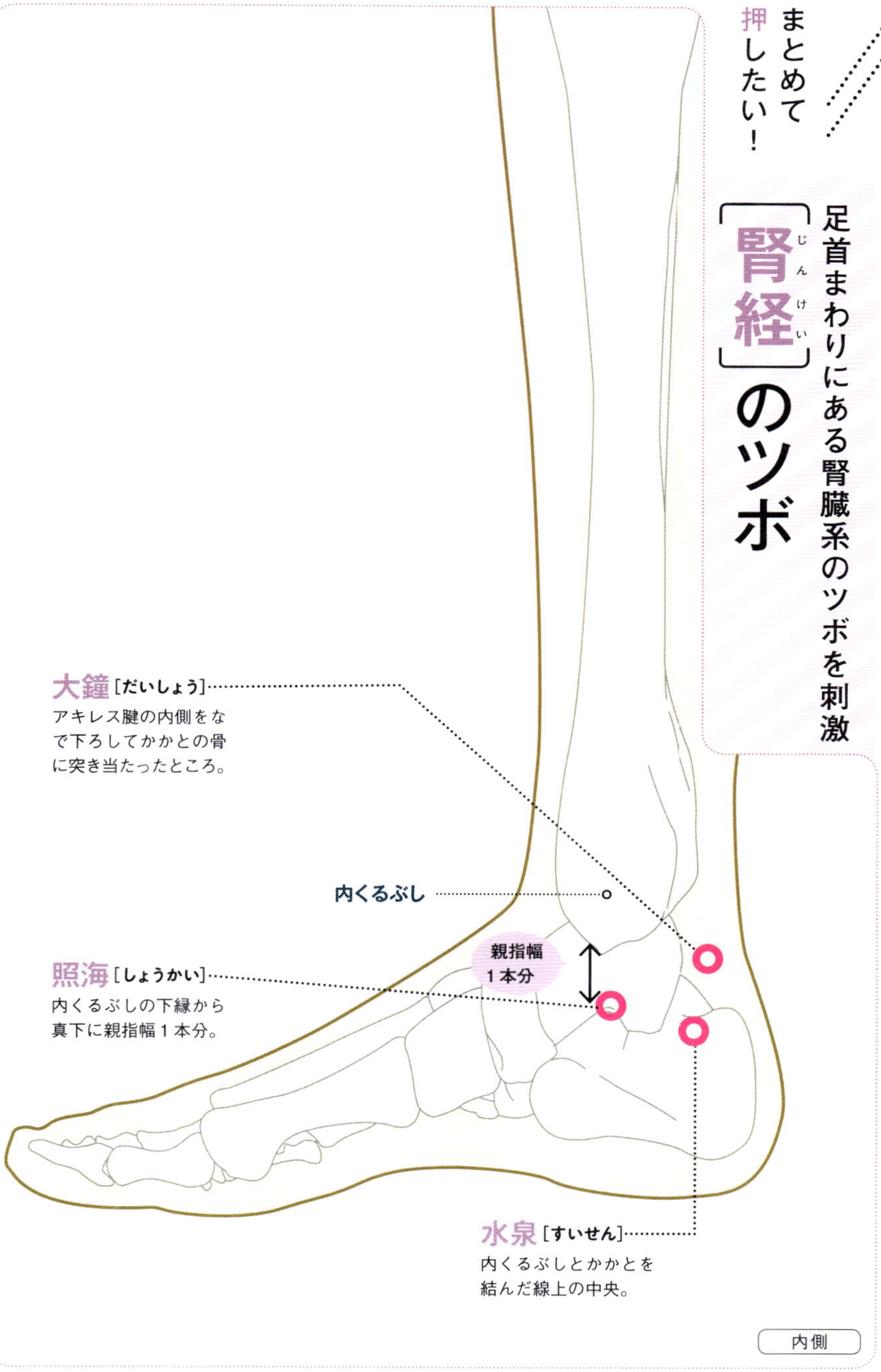
大鐘［だいしょう］
アキレス腱の内側をなで下ろしてかかとの骨に突き当たったところ。
内くるぶし
親指幅1本分
照海［しょうかい］
内くるぶしの下縁から真下に親指幅１本分。
水泉［すいせん］
内くるぶしとかかとを結んだ線上の中央。
内側

Case.48

二の腕のだるさ

鎖骨の周辺にある神経や血管が圧迫されると、腕がだるくなり、しびれて感じることがあります。特になで肩や、いかり肩の人に起こりやすく、猫背や、肩が内側に入った巻き肩姿勢、首や肩のこりも症状悪化の原因になります。

上腕の中央を刺激し血流を改善

天泉［てんせん］

心包経

ツボの位置

胸部と腕が重なるわきのしわの前側から、中指の先に向かって真下に親指幅２本分。

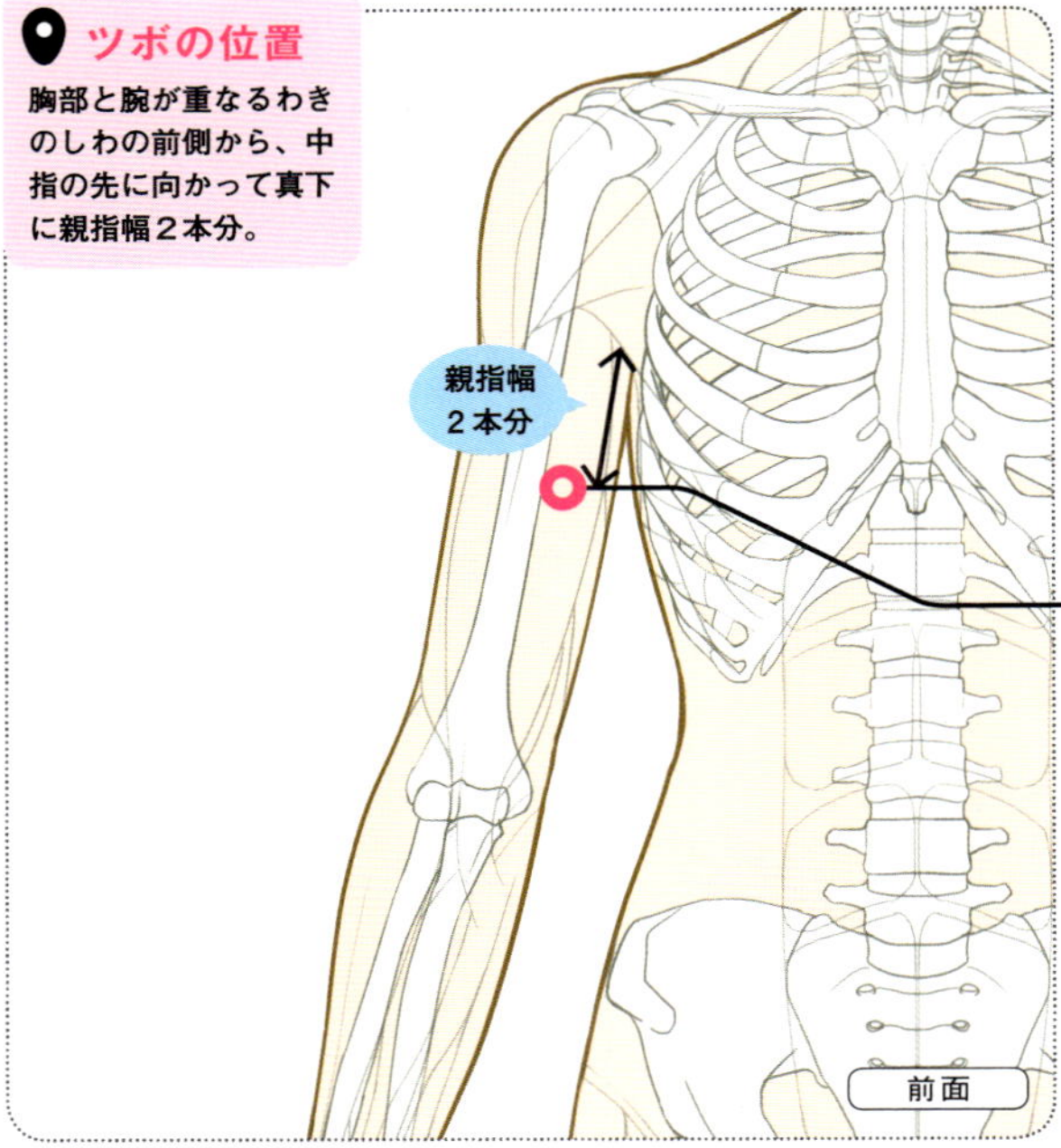

上腕やひじの痛みを和らげる

手の五里［てのごり］

大腸経

ツボの位置

ひじを深く曲げてできる**横じわの外端**にあるくぼみから、肩に向かって親指幅３本分。

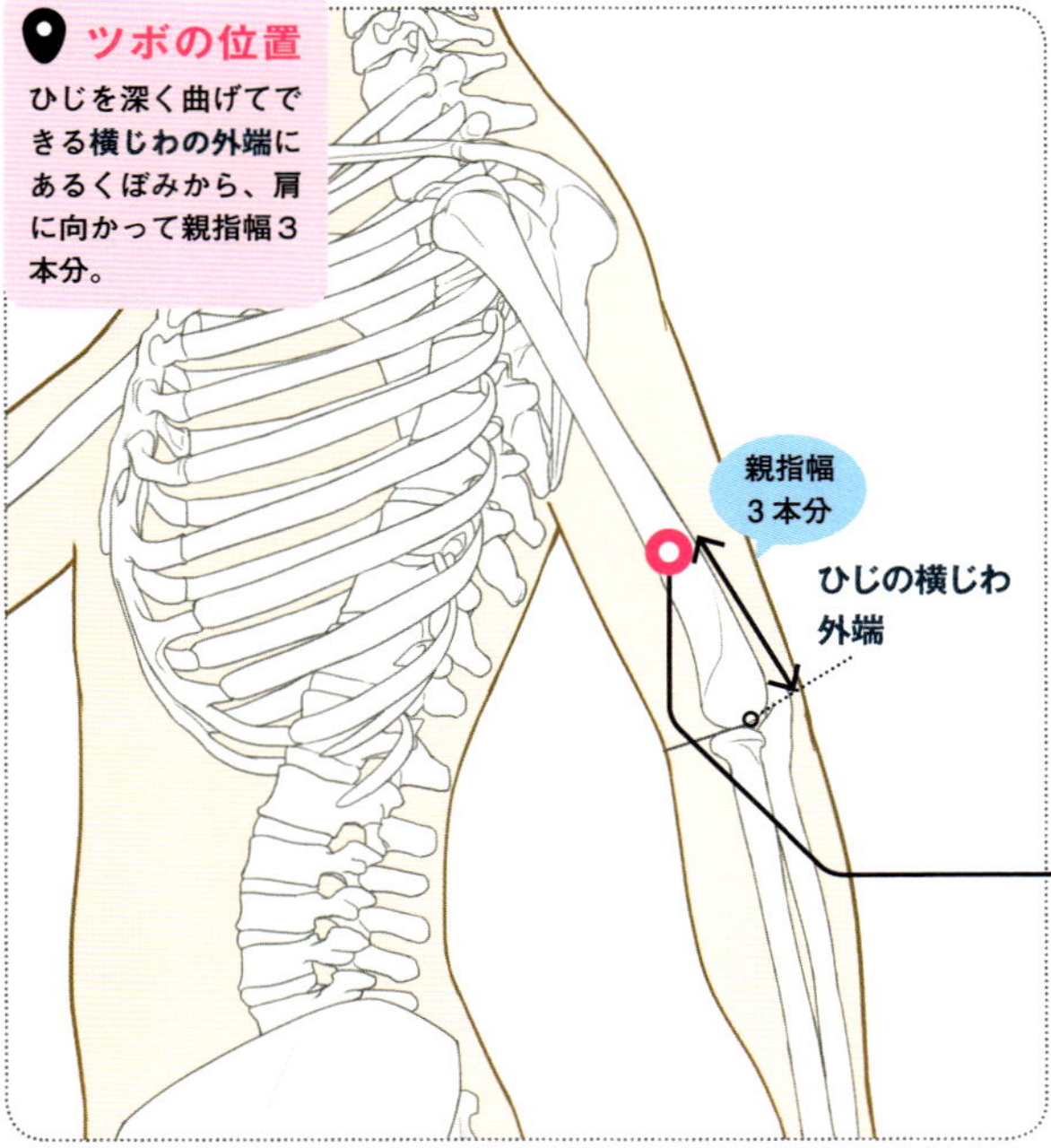

まとめて押したい！

鎖骨からひじまでを刺激しだるさを解消「肺《はい》経《けい》」のツボ

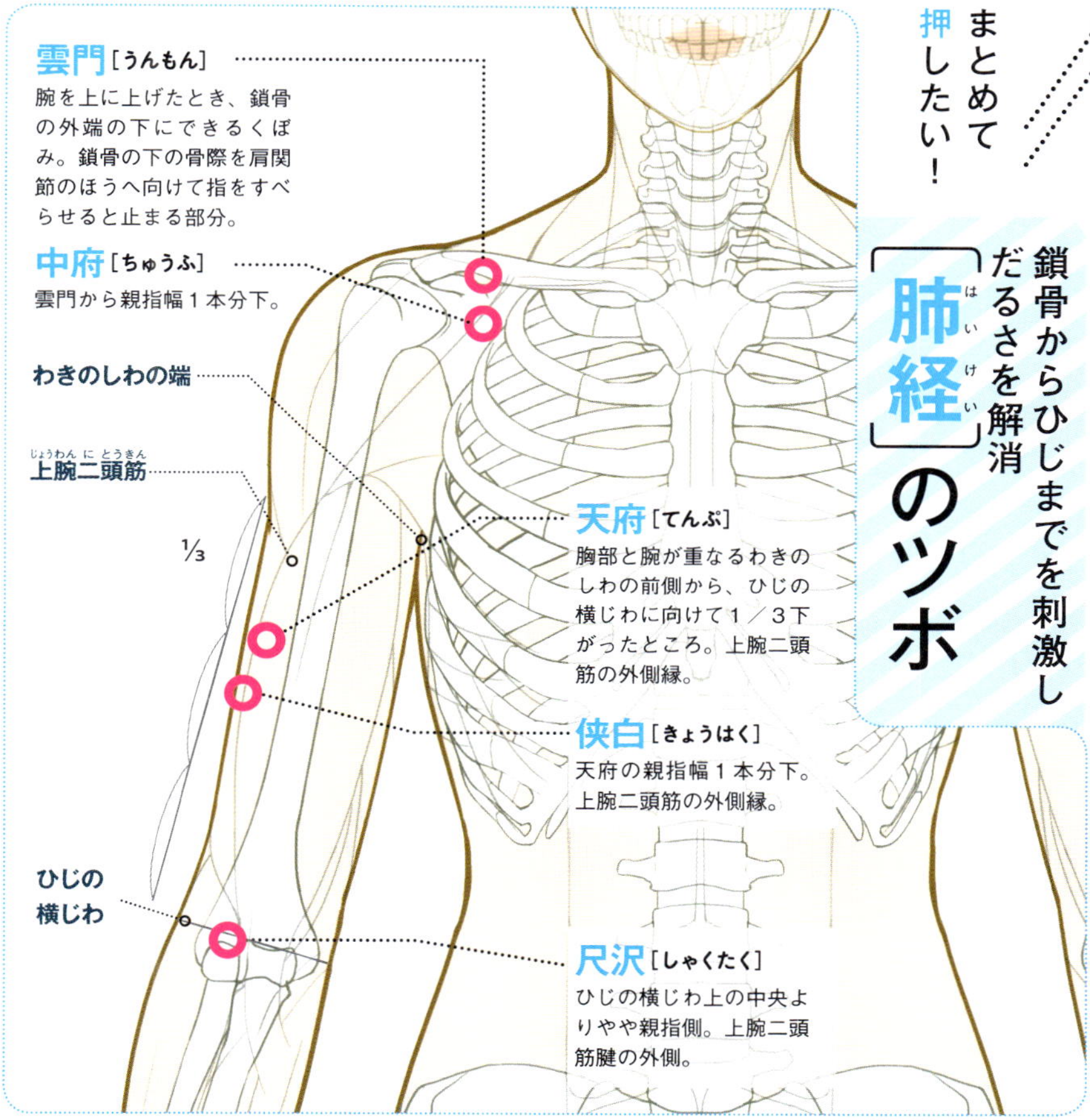

雲門［うんもん］
腕を上に上げたとき、鎖骨の外端の下にできるくぼみ。鎖骨の下の骨際を肩関節のほうへ向けて指をすべらせると止まる部分。

中府［ちゅうふ］
雲門から親指幅１本分下。

天府［てんぷ］
胸部と腕が重なるわきのしわの前側から、ひじの横じわに向けて１／３下がったところ。上腕二頭筋の外側縁。

侠白［きょうはく］
天府の親指幅１本分下。上腕二頭筋の外側縁。

尺沢［しゃくたく］
ひじの横じわ上の中央よりやや親指側。上腕二頭筋腱の外側。

押し方のコツ▶ 親指か中指をツボに当て垂直に押し込む。鎖骨からひじまで順に押していくとよい。ツボが張って痛みを感じるときは、やさしくマッサージするように押していく。

MEMO

たくさんのツボがある腕

多くのツボがある腕と脚。腕と脚の両方をツボ押しすれば、本書で紹介しているすべての経絡《けいらく》を刺激することができます。特に腕は、普段押しやすい部位なので、気づいたときに気持ちよい部分を揉みほぐすようにして押すとよいでしょう。肩の痛みや頭痛、気持ちのリフレッシュに効果的なツボもあるので、デスクワークの合間や集中力が必要な場面で腕全体を刺激するのもおすすめ。血液やリンパ液とともに、むくみの原因となる余分な水分を押し流す効果もあるため、二の腕を引き締めたいときにこまめに刺激してみるとよいでしょう。

Case.49

ひじの痛み

過度のスポーツや加齢、さらにはスマートフォンやパソコンの長時間使用などによっても引き起こされるひじの痛み。軽い痛みやしびれにはじまり、肩こりや頭痛、ひじの鋭い痛みや鈍痛の原因にも。「使いすぎ」に注意しましょう。

ひじの痛みに効く重要ツボ

尺沢〔しゃくたく〕

肺経

ツボの位置

ひじの横じわ中央の太い腱沿いの親指側のくぼみ。

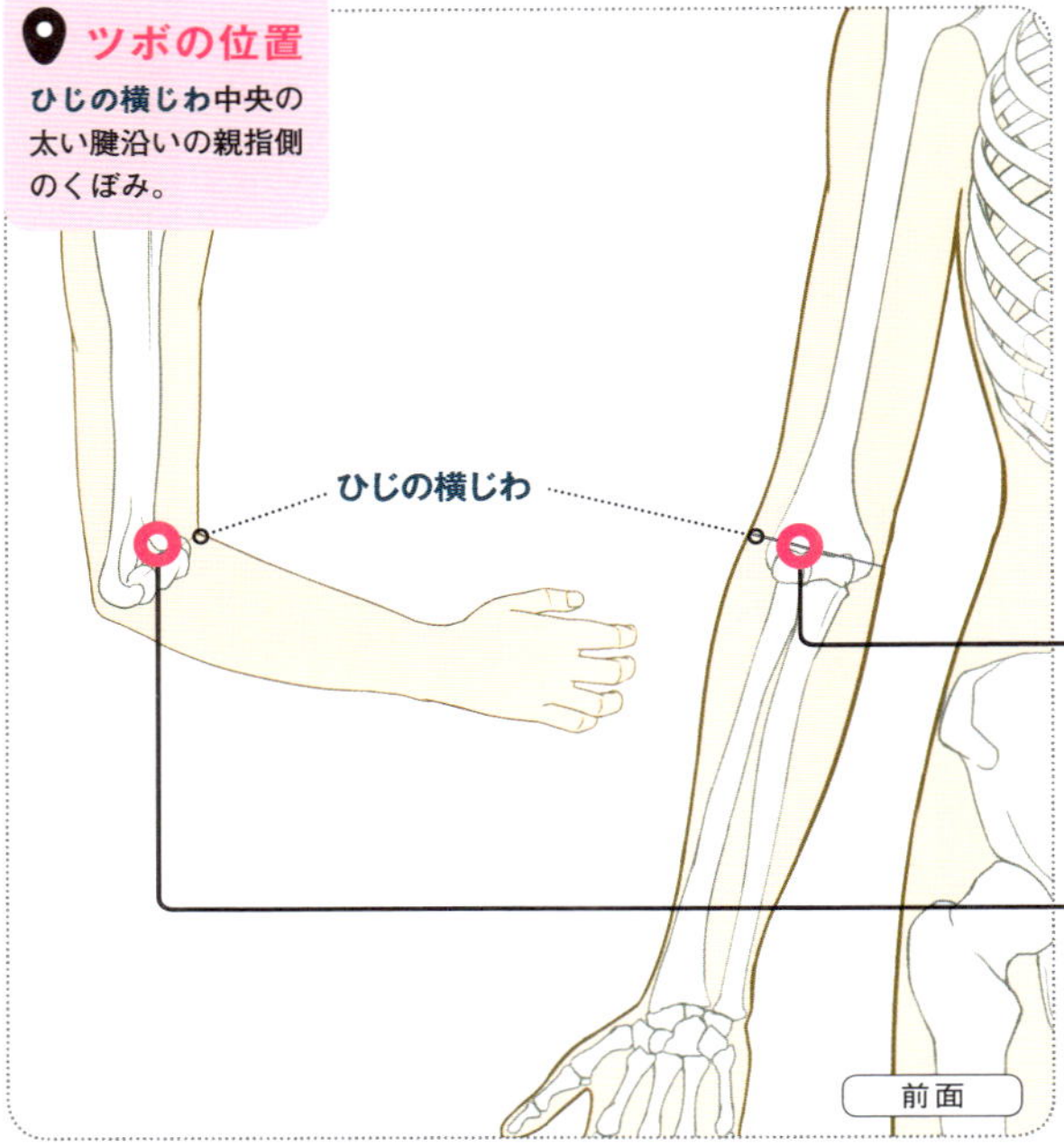

腕のほか、目や耳のトラブルにも効果的

少海〔しょうかい〕

心経

ツボの位置

ひじを軽く曲げるとできるひじの横じわの小指側で、内側にある骨の出っ張り（上腕骨内側上顆）のやや親指側。

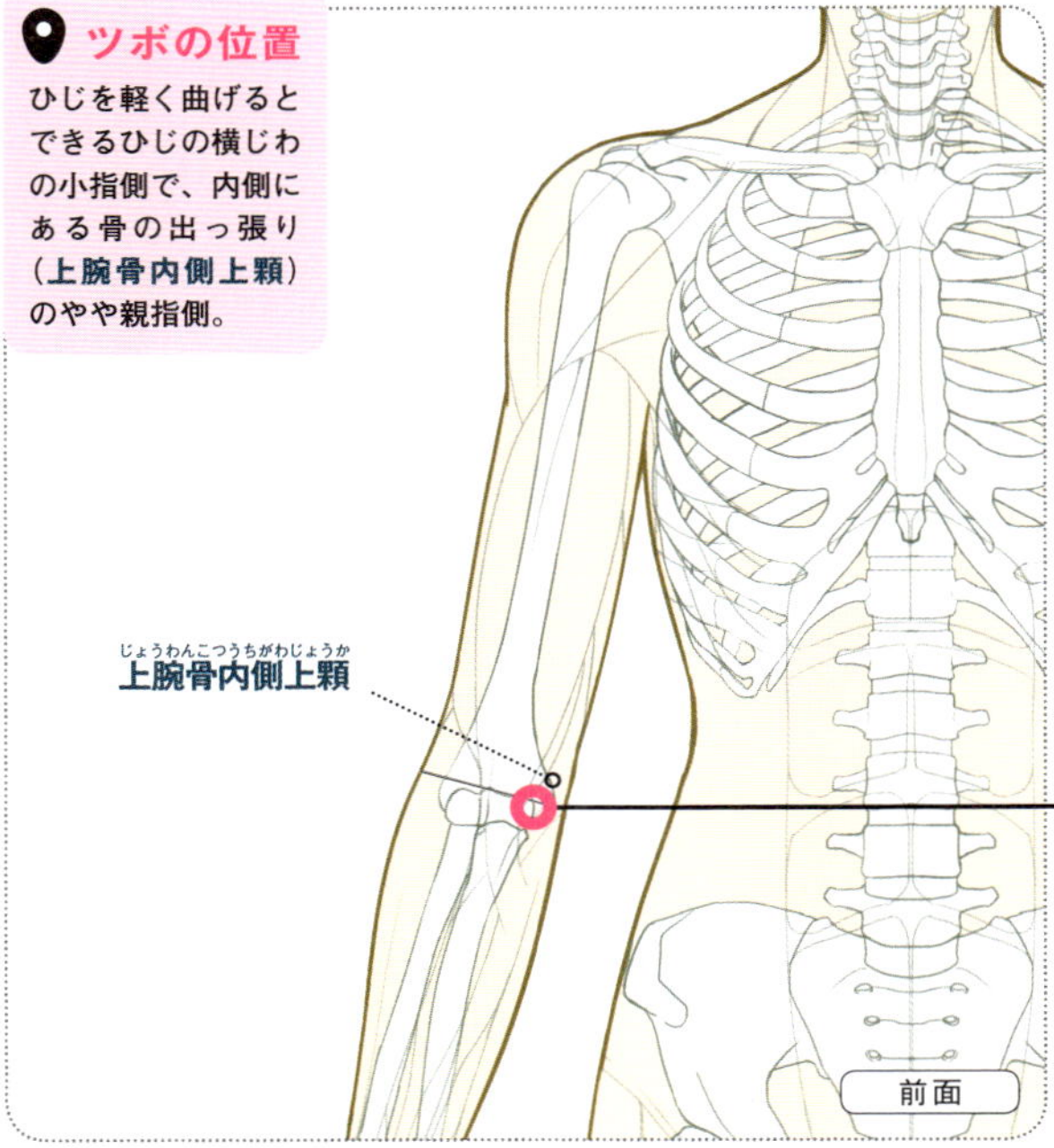

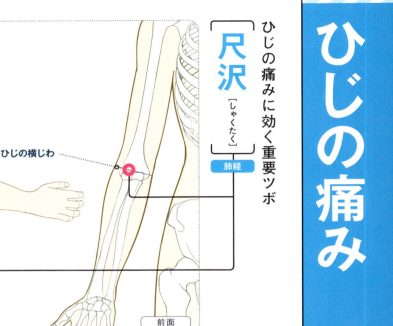

強く押すと、ひじに響くツボ

曲沢［きょくたく］

心包経

ツボの位置

ひじの横じわ中央の太い腱沿いの小指側のくぼみ。

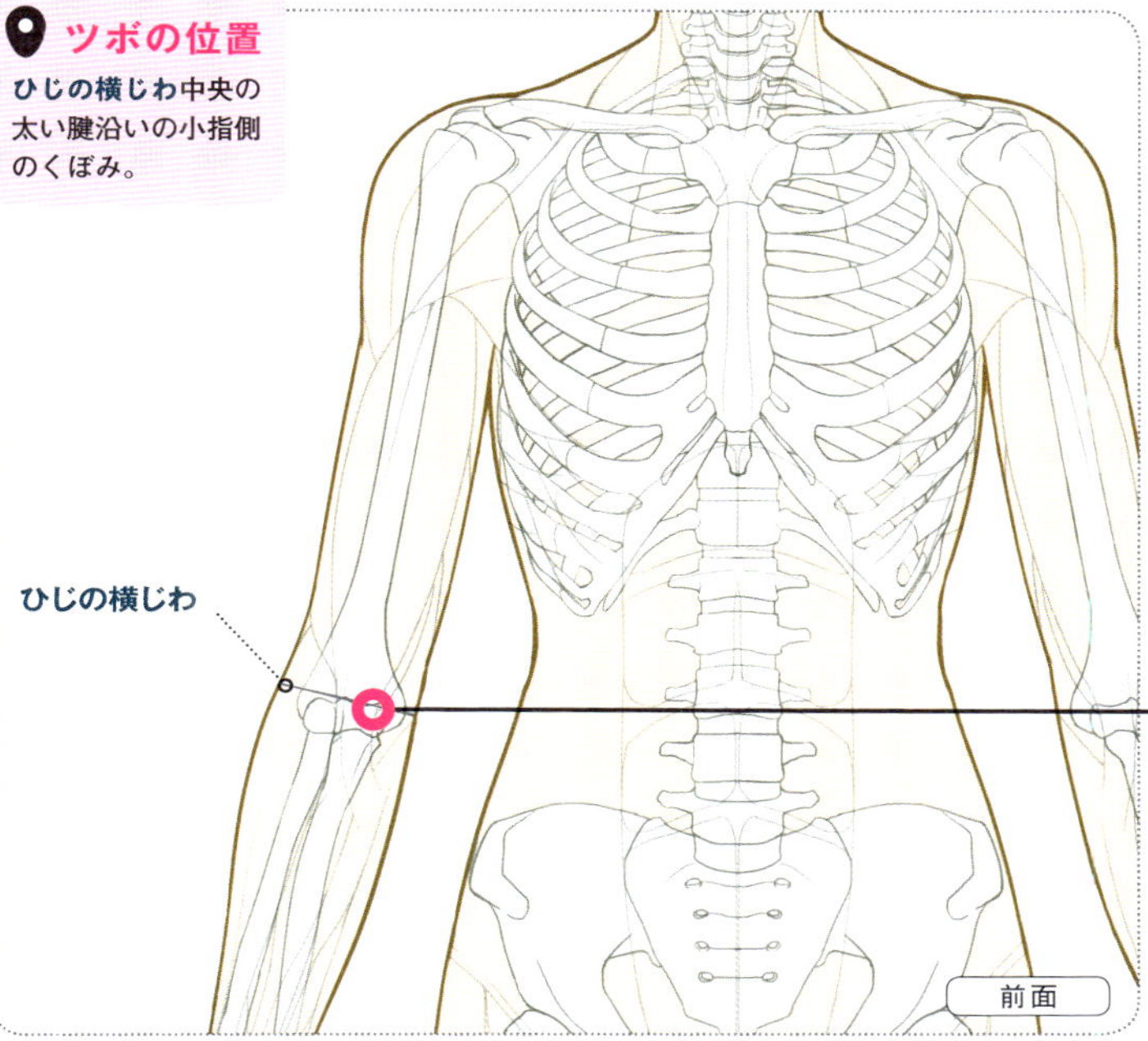

押すとズシッと痛みを感じるツボ

曲池［きょくち］

大腸経

ツボの位置

ひじを深く曲げてできる**横じわ**の外端にあるくぼみ。

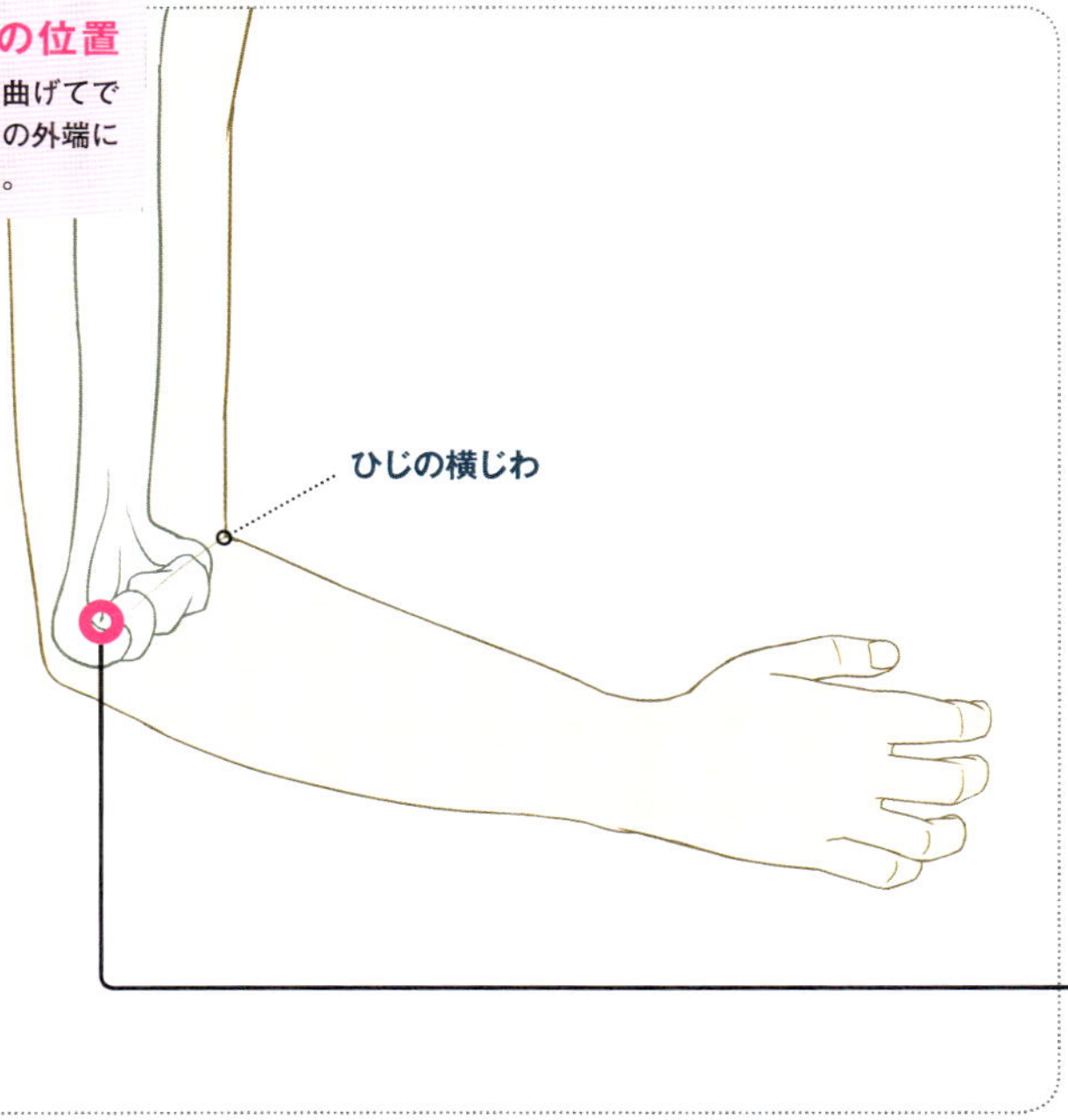

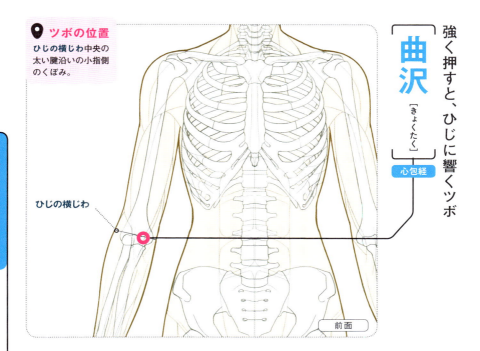

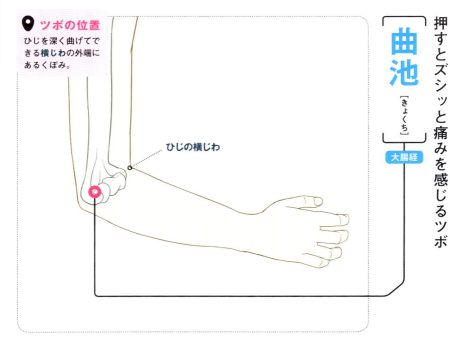

Case.50

前腕のだるさ

腕の筋肉や神経の障害、血行不良などが原因で生じる前腕のしびれやだるさ。肩こりや首の付け根、背中のこりなど腕以外の部位の問題が引き金になっていることも。体が冷えて筋肉が硬くなり、重く感じるケースも多くあります。

サッと押せて即効性の高いツボ

孔最［こうさい］

肺経

ツボの位置

ひじの横じわと手首を線で結んだ線上のひじから約１／３の点を目安に、中心から少し親指側へずれたところ。

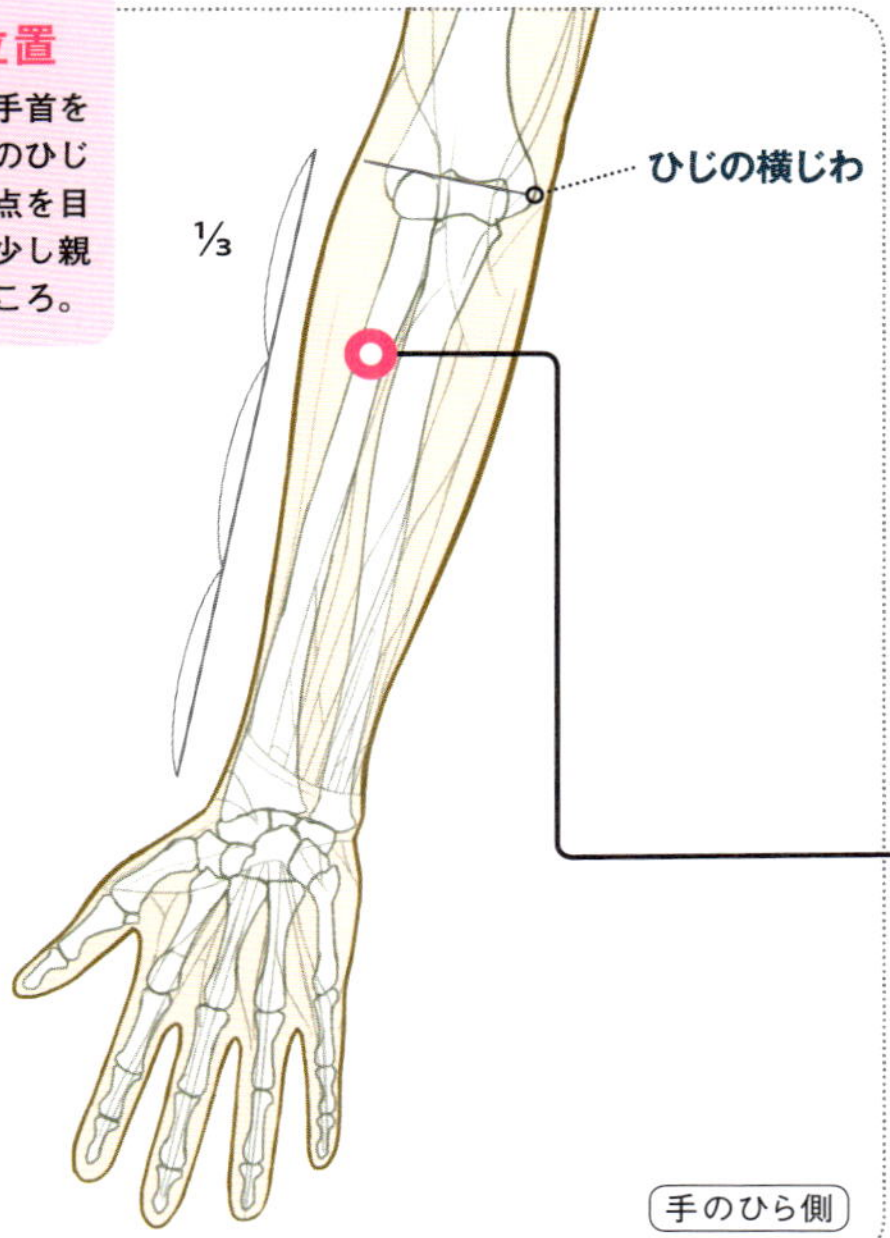

手、ひじ、上腕にまで効くツボ

偏歴［へんれき］

大腸経

ツボの位置

手の甲と前腕の境目にある、**手首の横じわ**の親指側端にあるくぼみの中央から、ひじに向かって親指幅３本分。

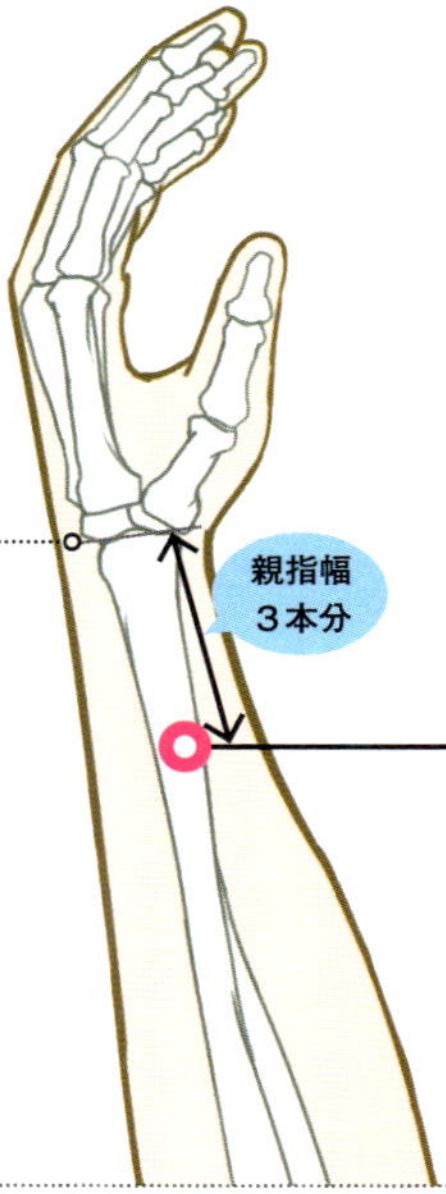

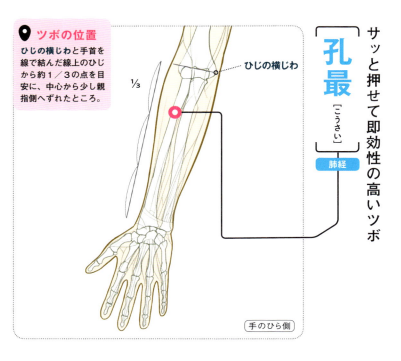

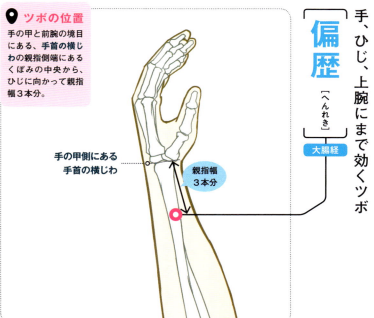

Case.51

手首・手のだるさ

パソコンやピアノなど、同じ姿勢で指先を動かし続けると、手首まわりがすじ張るような痛みを感じることがあります。使いすぎて腱鞘炎になる前に、こまめに緊張をほぐして負担を減らす、血行を改善するなど心掛けましょう。

手首にある小腸経の代表ツボ

腕骨［わんこつ］

小腸経

ツボの位置
手の小指側の側面を手首に向かってたどるとぶつかる骨の切れ目。

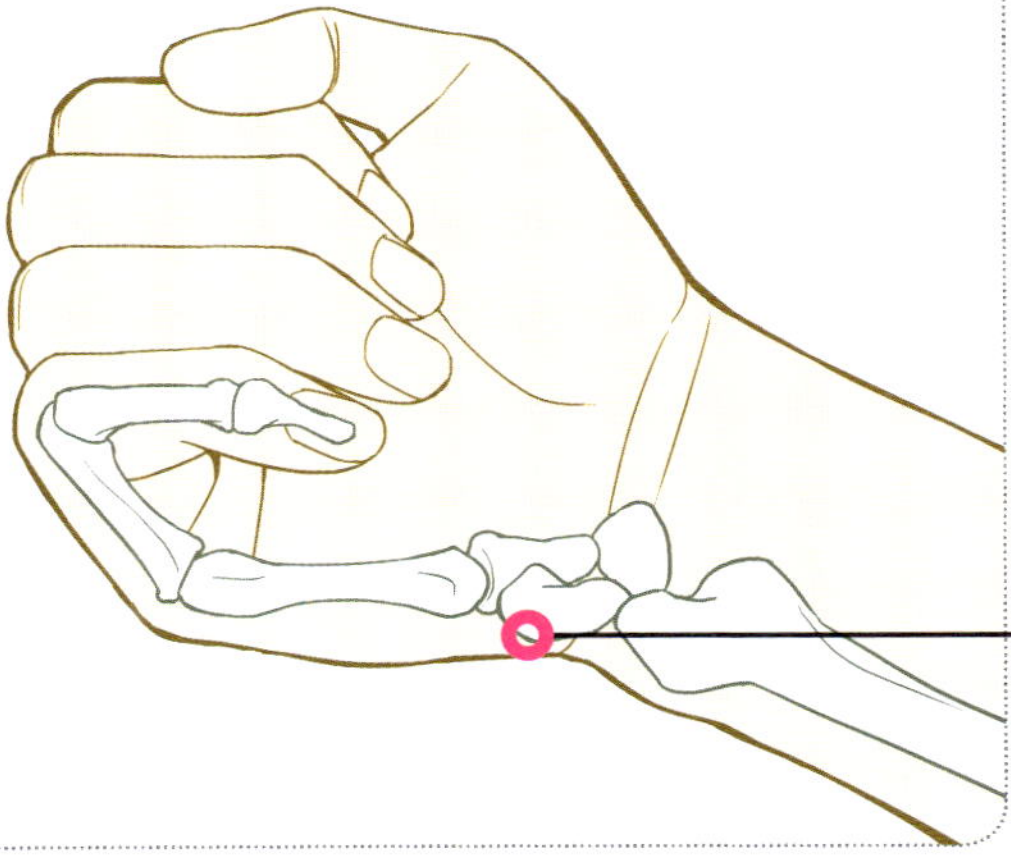

親指の付け根、脈の打つあたり

太淵［たいえん］

肺経

ツボの位置
手首の横じわと、親指の外側の縁が交わるところ。

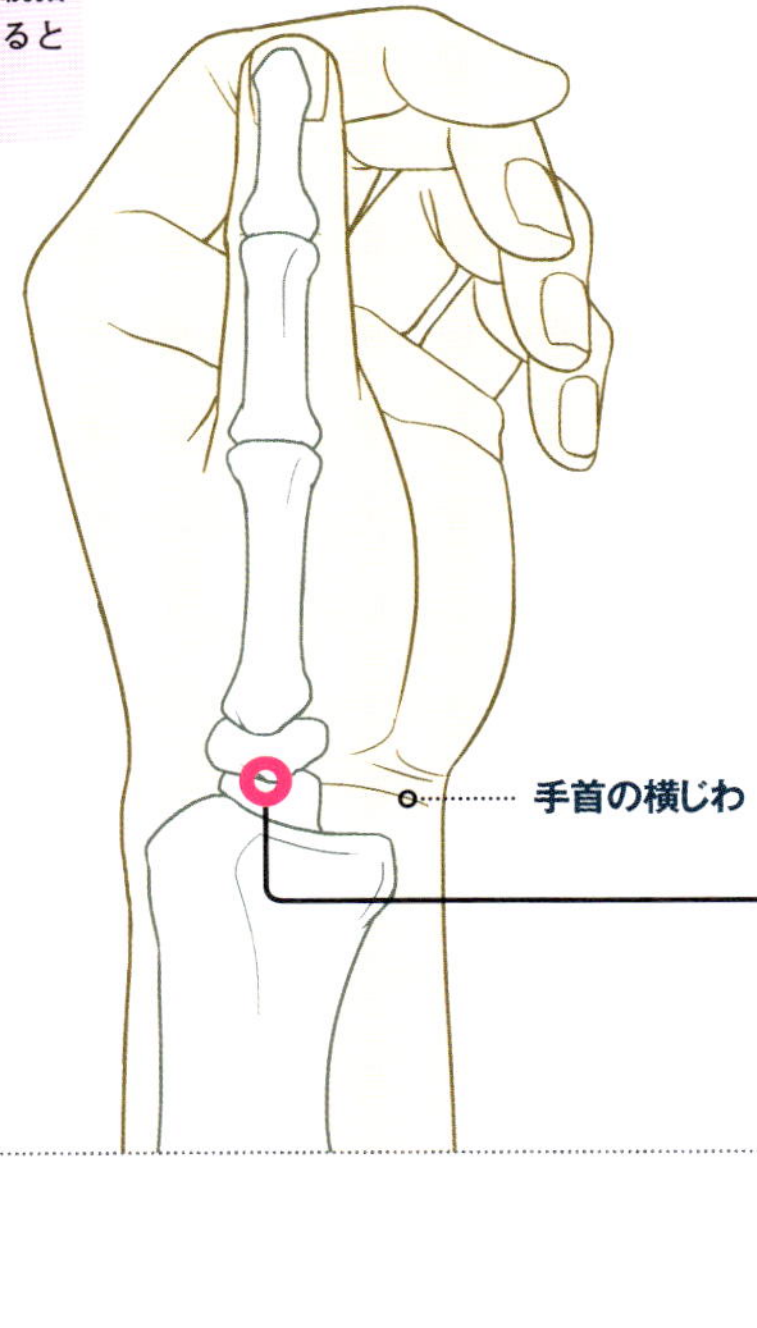

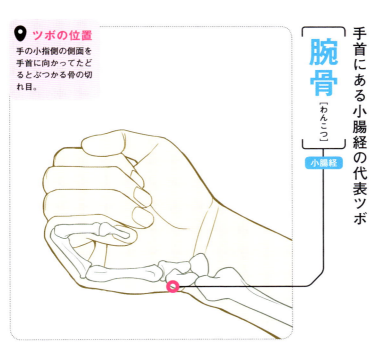

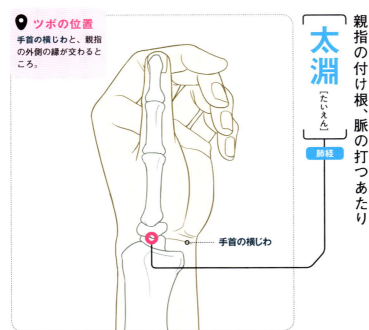

腕のしびれ

しびれは、神経障害によるものと、血流障害によるものがあります。場合によっては、内科的疾患が原因となることも。軽い運動麻痺の症状をしびれと感じる人もいるため、症状がひどく心配な場合は、専門医を受診しましょう。

ひじ、前腕のトラブルに効果的

尺沢［しゃくたく］

肺経

ツボの位置

ひじの横じわ中央の太い腱沿いの親指側のくぼみ。

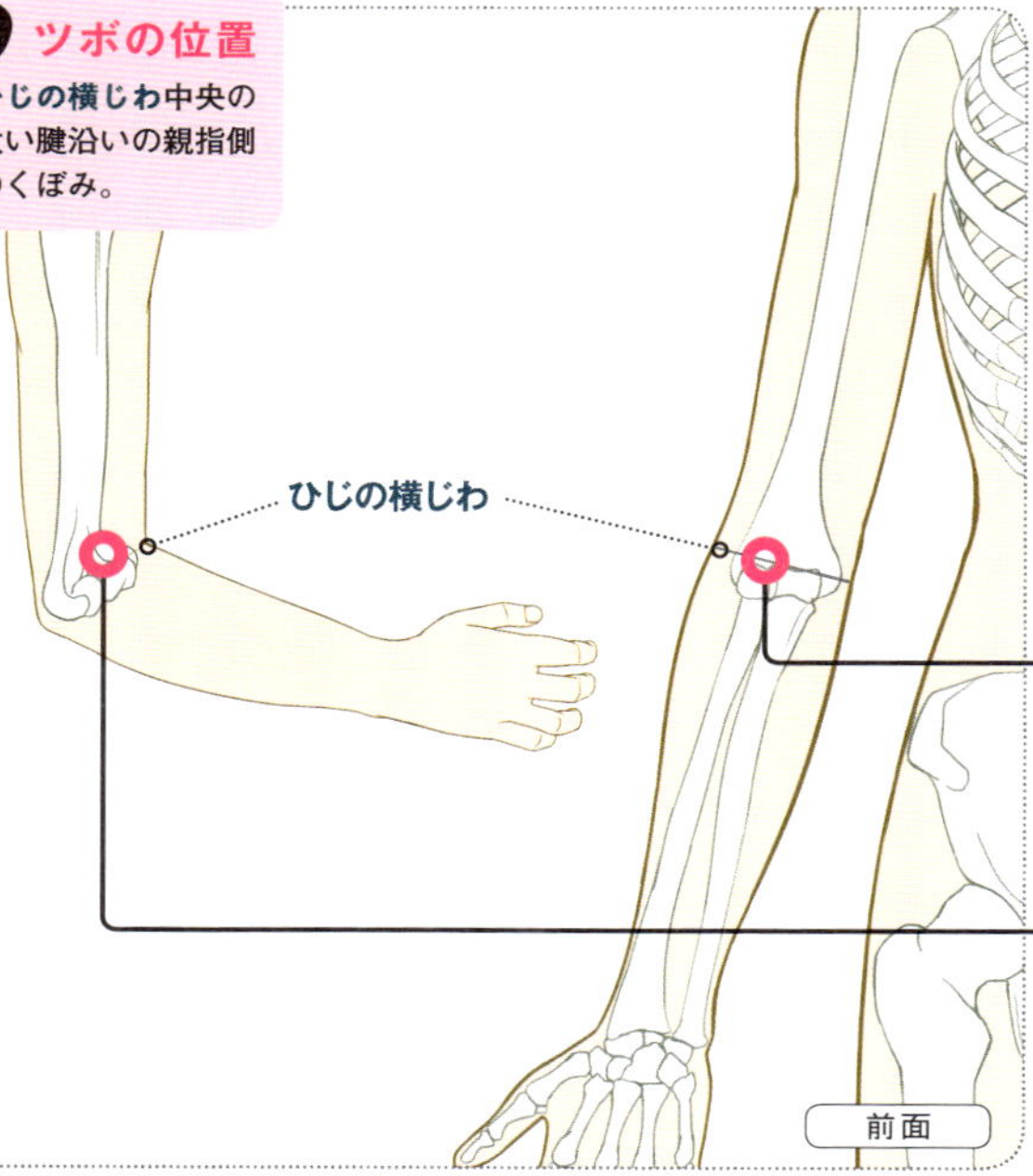
ひじの横じわ
前面

副交感神経を優位にし、緊張が鎮まる

労宮［ろうきゅう］

心包経

ツボの位置

グーを握って手のひらに当たる人差し指と中指の先の中間。第2中手骨と第3中手骨のあいだ。

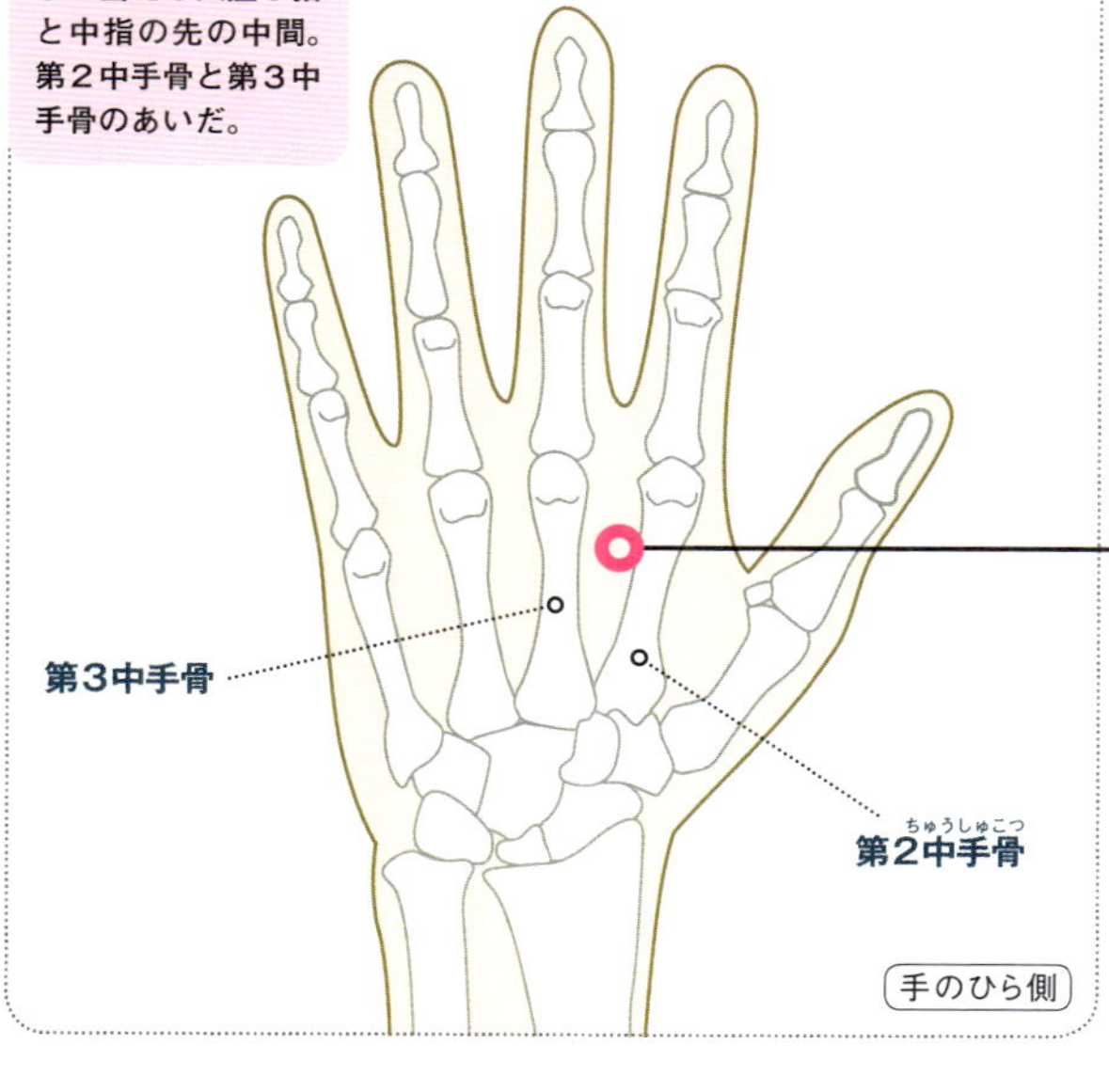
第3中手骨
第2中手骨《ちゅうしゅこつ》
手のひら側

まとめて押したい！

ひじを揉みほぐすように刺激

「大腸経《だいちょうけい》」のツボ

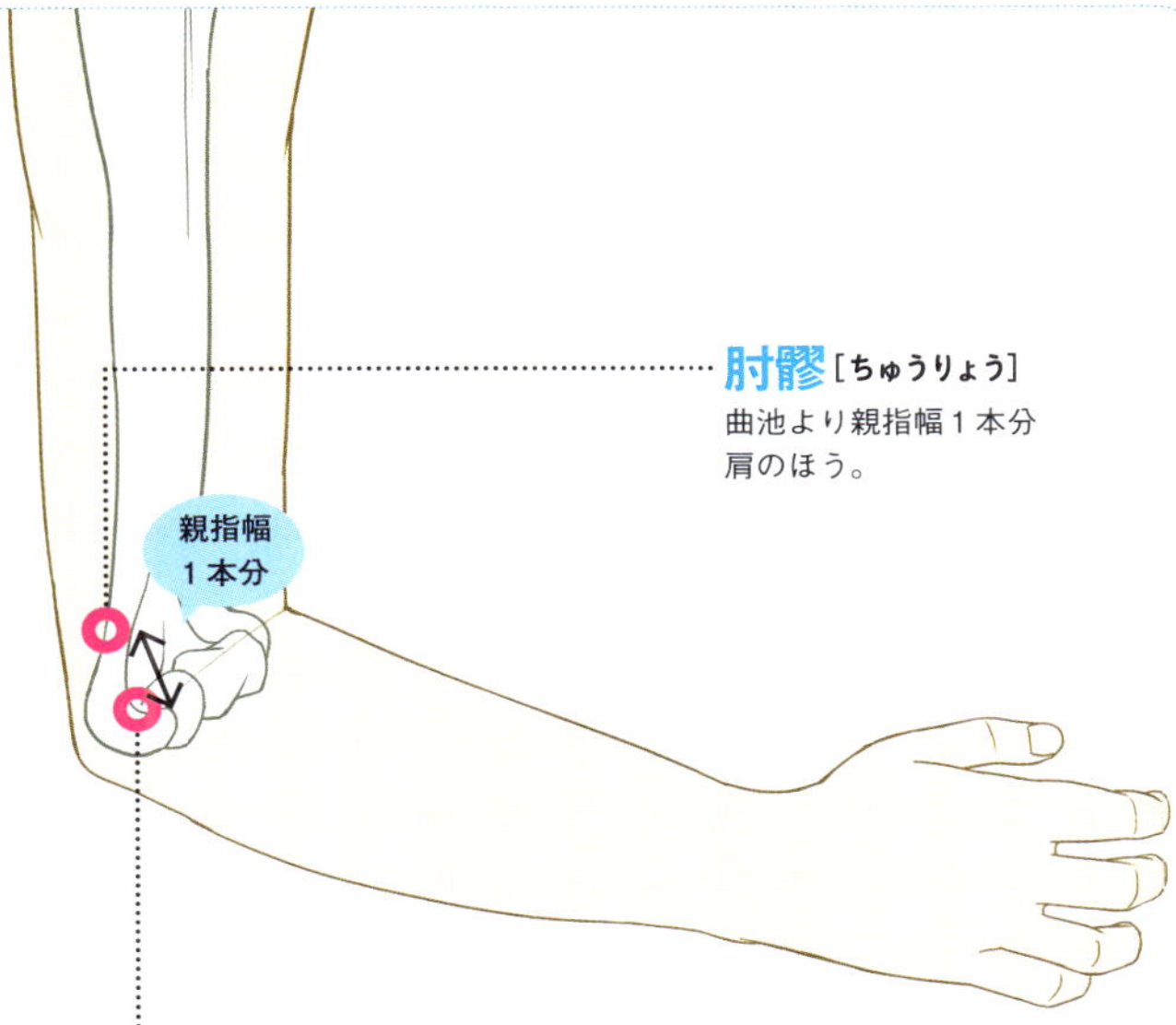

肘髎［ちゅうりょう］
曲池より親指幅1本分肩のほう。

曲池［きょくち］
ひじを深く曲げてできる横じわの外端にあるくぼみ。

MEMO

腕のしびれの対処法

腕のしびれには、ツボ押しのほかにもいくつか解消法があります。即効性があるのは、肩をぐるぐると回すこと。腕の血流がスムーズになり、しびれが和らぐので、腕を使いすぎたときなどにおすすめの動作。ただし、痛みやしびれの症状がひどくなる場合は、行わないようにしましょう。同様に、首回しも効果的。首の付け根周辺には、脳からの指令を腕や手先に送る神経が密集しているため、こりを解消することでしびれの改善が期待できるのです。ほかに、腕を温めて血流を促す方法もあります。手をグーパーする、手首を回すなどして関節や筋肉を温め、血流をスムーズにすることで、症状の改善がみられるでしょう。

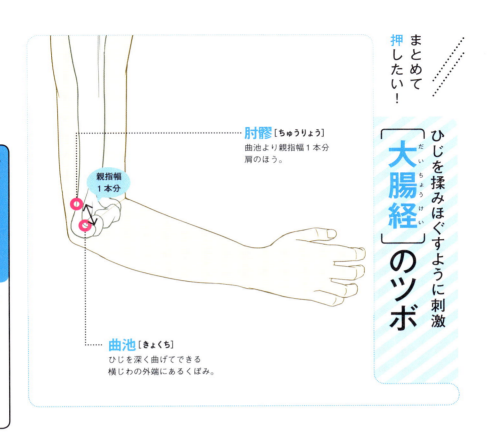

Case.53

手・手指の腫《は》れ

手指の先や手の腫れにはいくつかの症状があります。指先がこわばる、指全体が腫れる、関節がぷっくり腫れるなど、原因によりさまざまです。腱鞘炎やしもやけ、痛風などが原因で指に腫れや痛みを感じることもあります。

緊張を和らげ、リラックスを促す

労宮［ろうきゅう］

心包経

ツボの位置
グーを握って手のひらに当たる人差し指と中指の先の中間。第2中手骨と第3中手骨のあいだ。

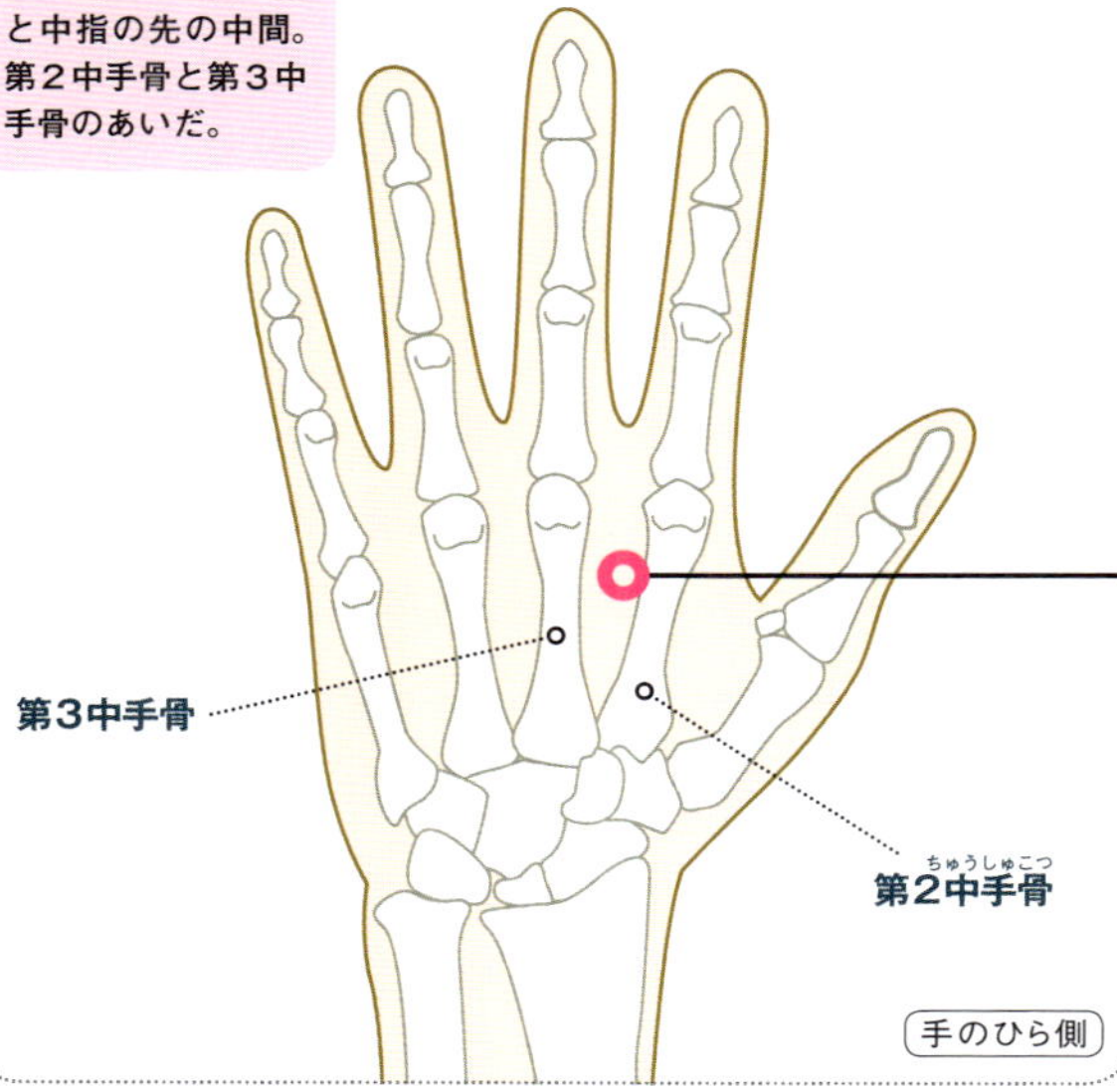

第3中手骨
第2中手骨《ちゅうしゅこつ》
手のひら側

親指の骨沿いにあるツボ

魚際［ぎょさい］

肺経

ツボの位置
第1中手骨のほぼ中央の、手のひらと手の甲の境目あたり。

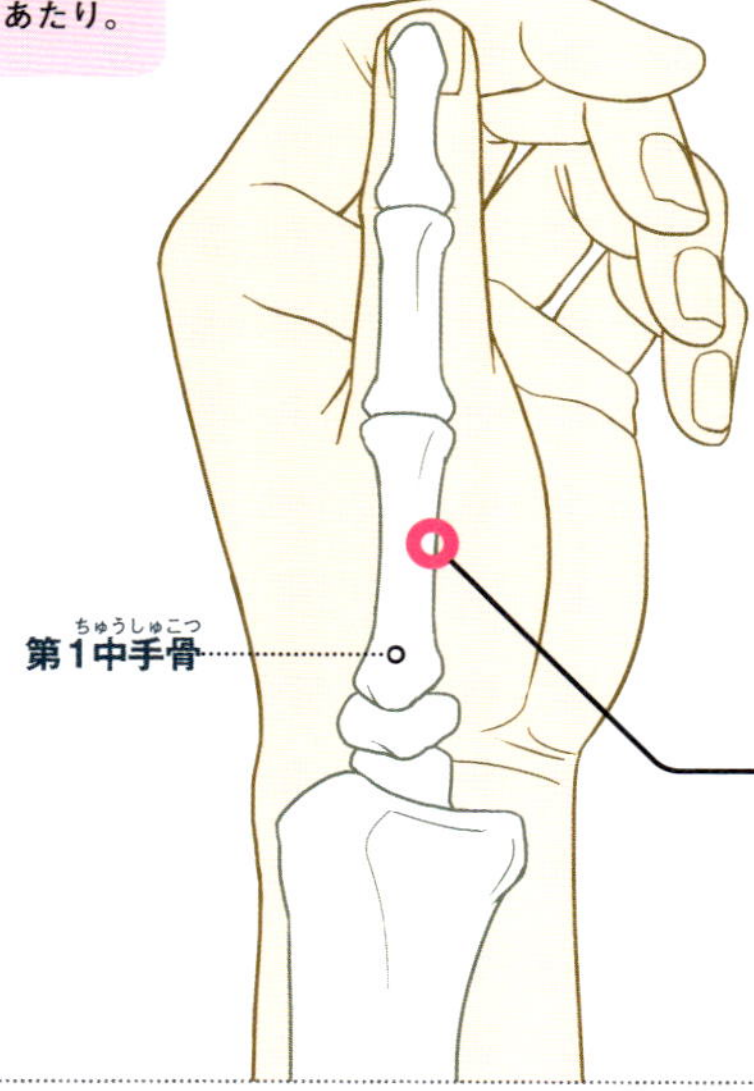

第1中手骨《ちゅうしゅこつ》

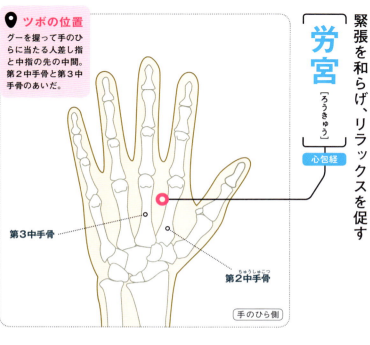

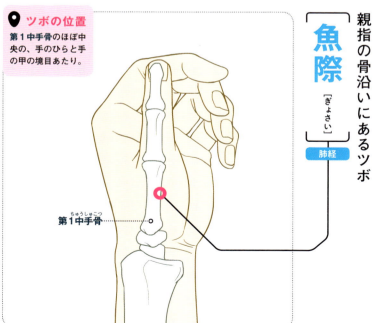

まとめて
押したい！

薬指の先から手首までを押し揉む
［三焦経《さんしょうけい》］のツボ

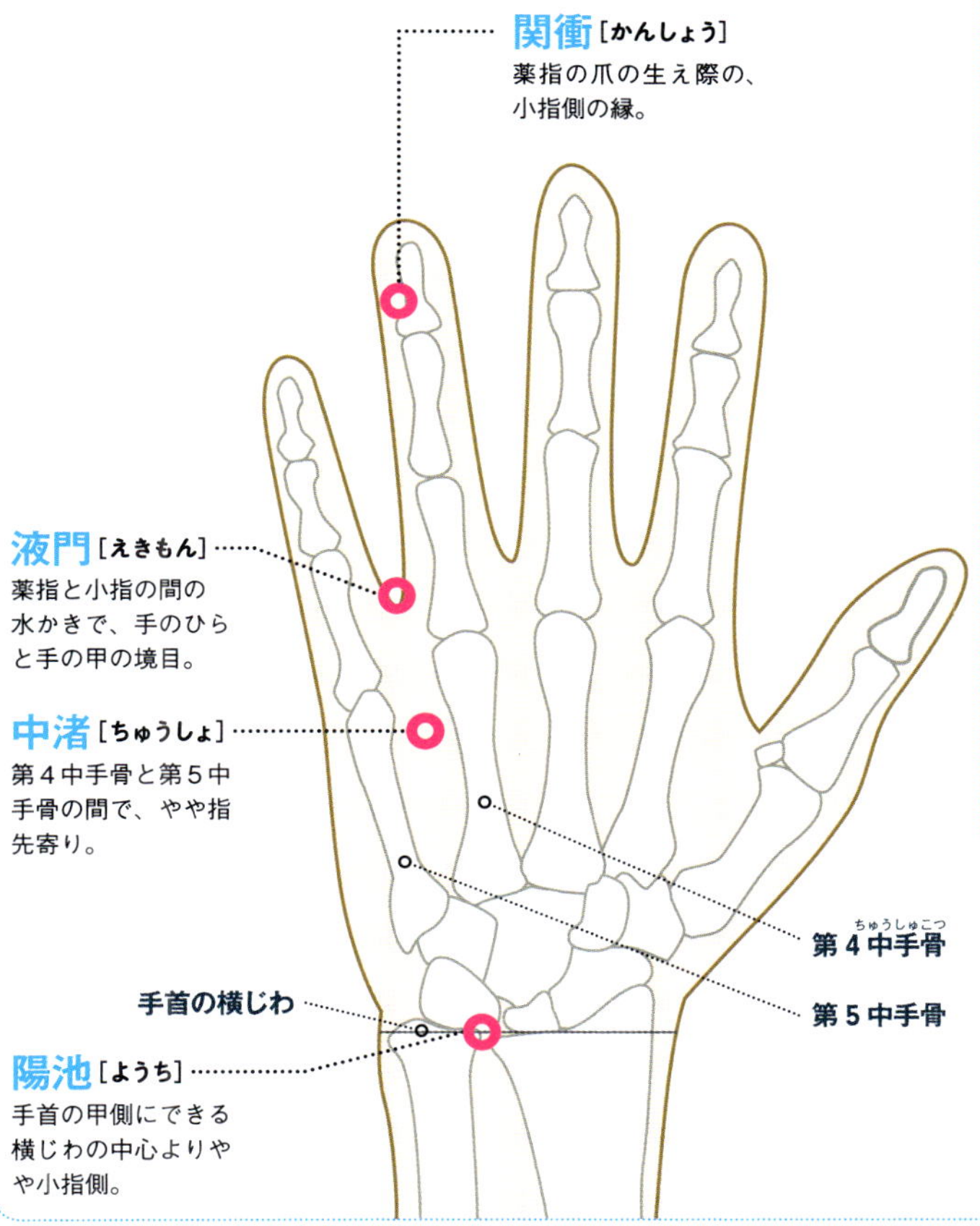
関衝［かんしょう］
薬指の爪の生え際の、小指側の縁。
液門［えきもん］
薬指と小指の間の水かきで、手のひらと手の甲の境目。
中渚［ちゅうしょ］
第４中手骨と第５中手骨の間で、やや指先寄り。
手首の横じわ
陽池［ようち］
手首の甲側にできる横じわの中心よりやや小指側。
第４中手骨《ちゅうしゅこつ》
第５中手骨
手の甲側

MEMO

ホルモンバランスを整えるツボ

三焦経の、特に薬指付近にあるツボは、自律神経やホルモンのバランスを整えると考えられています。陰陽論（P.35）では左が陽、右が陰。女性は陰の性質が強いため、婦人科系のトラブルに悩んでいる場合、右手で左手を押すのがおすすめです。男性の場合、男性ホルモンの分泌が活発になるため精力減退時などに押したいツボとしても知られています。温めたり、簡単にマッサージしたりするだけでもホルモンバランスの調整と、各器官の活性化が期待できます。

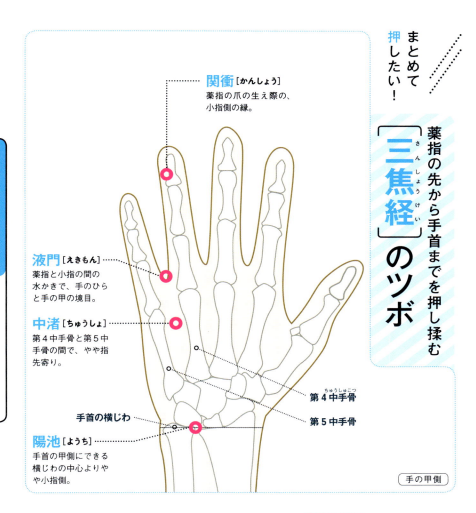

Case.54

腕のパソコン疲れ

手の甲を持ち上げるようにしてパソコンを使い続けていると、腕の内側の筋肉が緊張し続け、いつの間にか疲労が蓄積していきます。手首の置き場をつくったり、こまめな休息を入れて腕をストレッチしたりすることが大切です。

前腕の疲労に効くツボ

魚際［ぎょさい］

肺経

ツボの位置

第1中手骨のほぼ中央の、手のひらと手の甲の境目あたり。

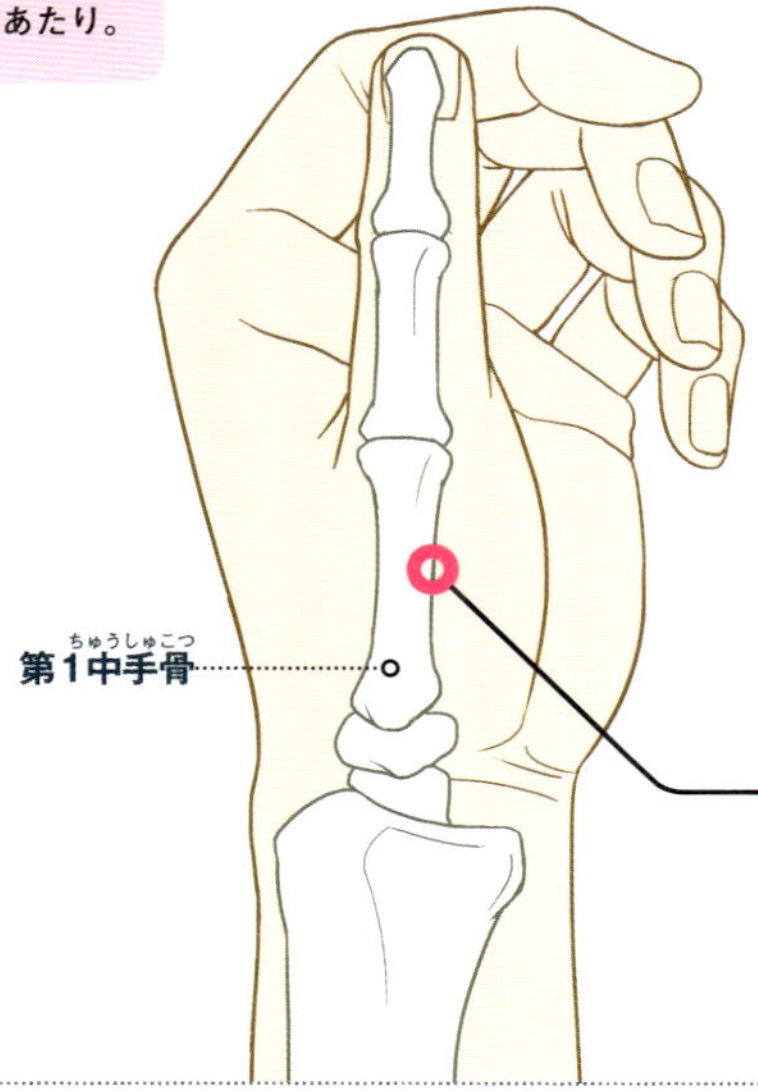

血行を促進し緊張をほぐす

中衝［ちゅうしょう］

心包経

ツボの位置

中指の先端中央。

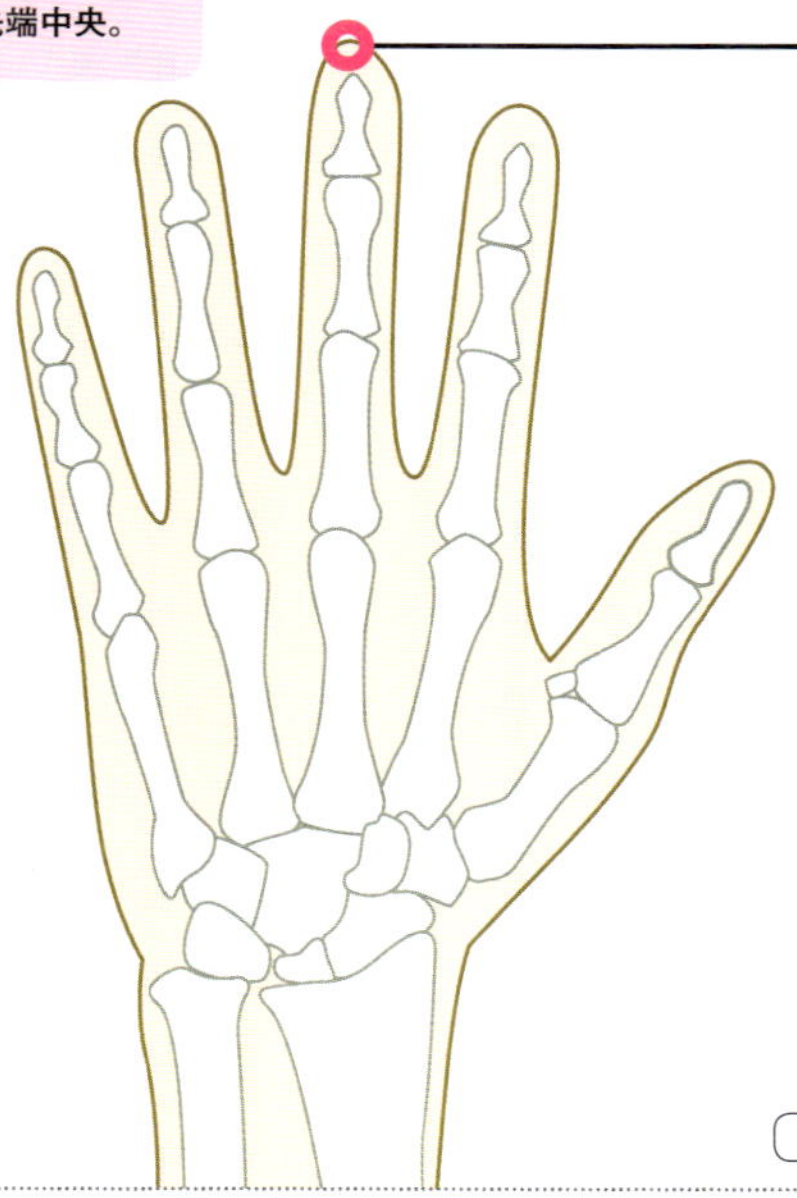

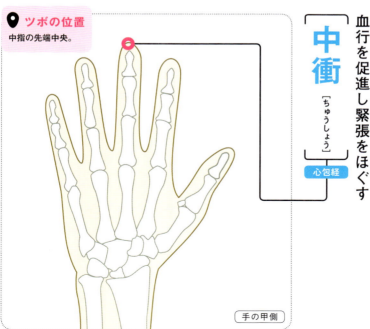

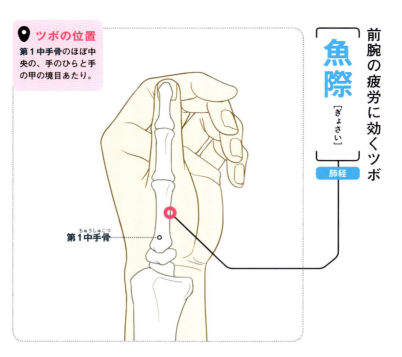

Case.55

爪の美容

健康的な爪を生やすには、爪に必要な栄養や水分を補い、指先まで血流を巡らせる必要があります。爪の生え際や指にあるツボを刺激しマッサージすることで、指先の血行がよくなって新陳代謝が促され、爪の美容に役立ちます。

人差し指の爪の付け根を刺激

商陽［しょうよう］

大腸経

ツボの位置
人差し指の爪の生え際の親指側。

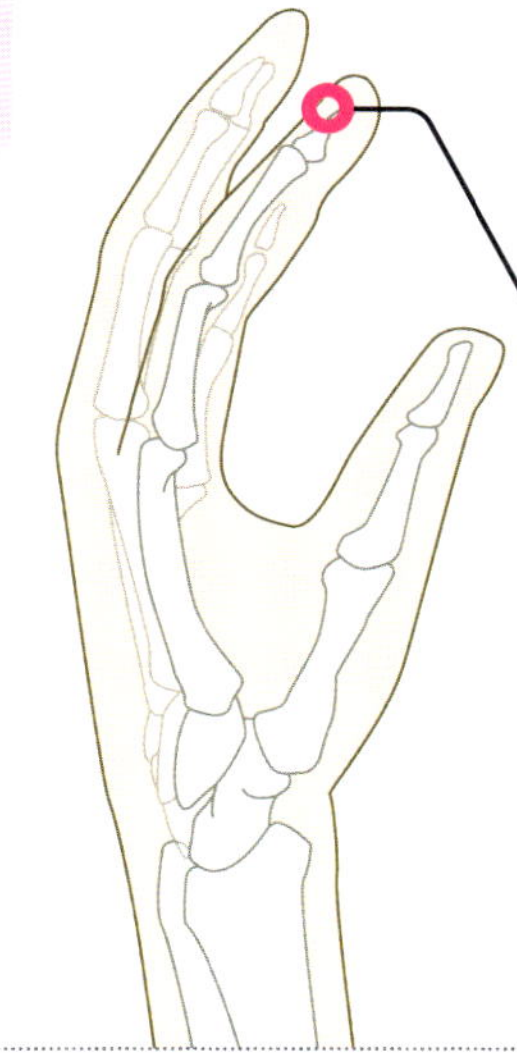

押し方のコツ▶ 親指と人差し指の先で指先をつまむようにし、爪の根元を押し揉んだり、こすったりする。

肩のこりや目のトラブルにも

少沢［しょうたく］

小腸経

ツボの位置
小指の爪の生え際の、薬指側と反対側の縁。

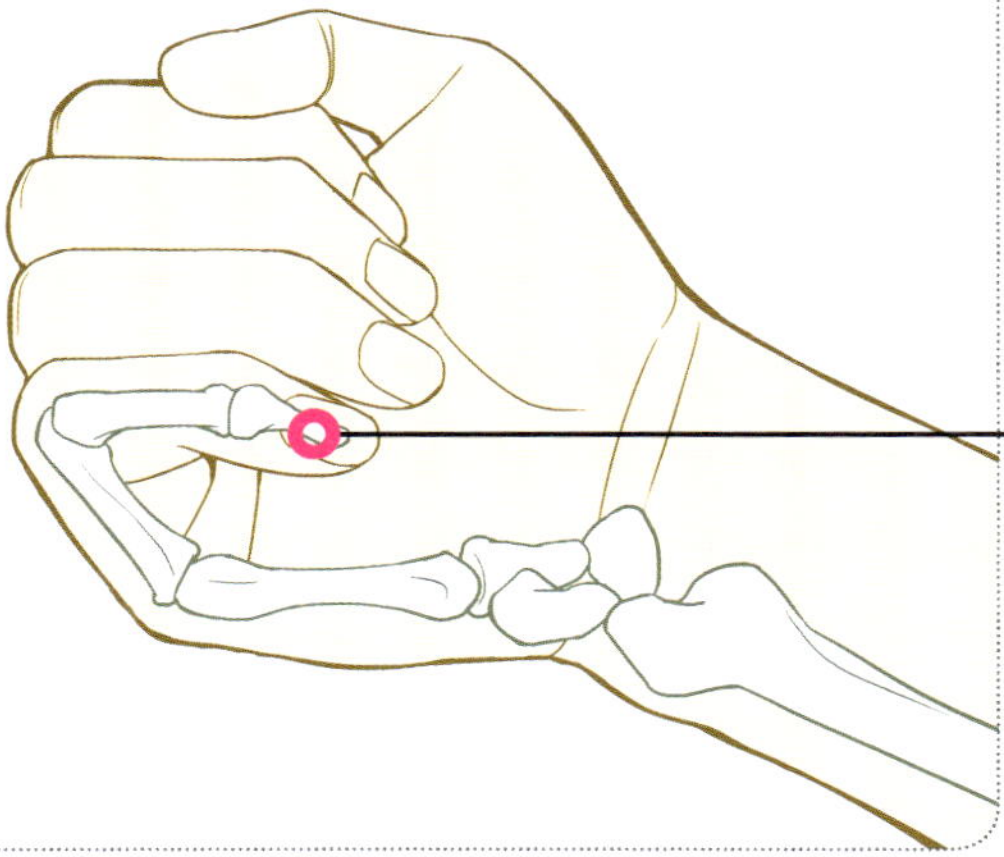

押し方のコツ▶ 親指と人差し指の先で指先をつまむようにし、爪の根元を押し揉んだり、こすったりする。

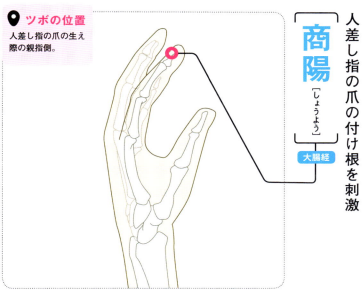

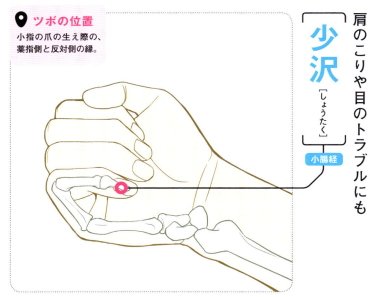

Case.56

手足の冷え

手足は体の末端にあるため、冷えやすい部位。何らかの理由で血流が滞ると、血液は臓器が集まる体の中心に集まって、手足が冷えていきます。自律神経の乱れや、冷暖房の影響、筋肉量の低下などが原因として考えられます。

末端を刺激し、指先を温める

少沢［しょうたく］

小腸経

ツボの位置
小指の爪の生え際の、薬指側と反対側の縁。

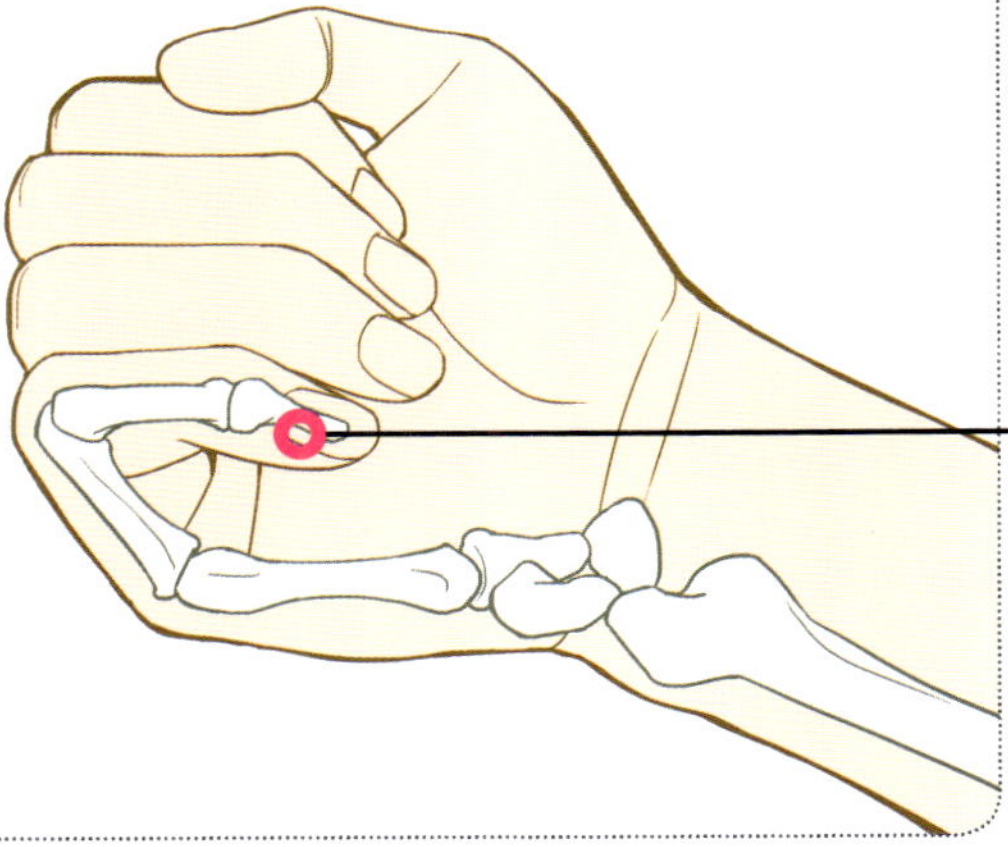

押し方のコツ▶ 親指と人差し指の先で指先をつまむようにし、爪の根元を押し揉んだり、こすったりする。

血流が促進され、手がポカポカと温まる

少商［しょうしょう］

肺経

ツボの位置
親指の爪の生え際の、人差し指と反対側の縁。

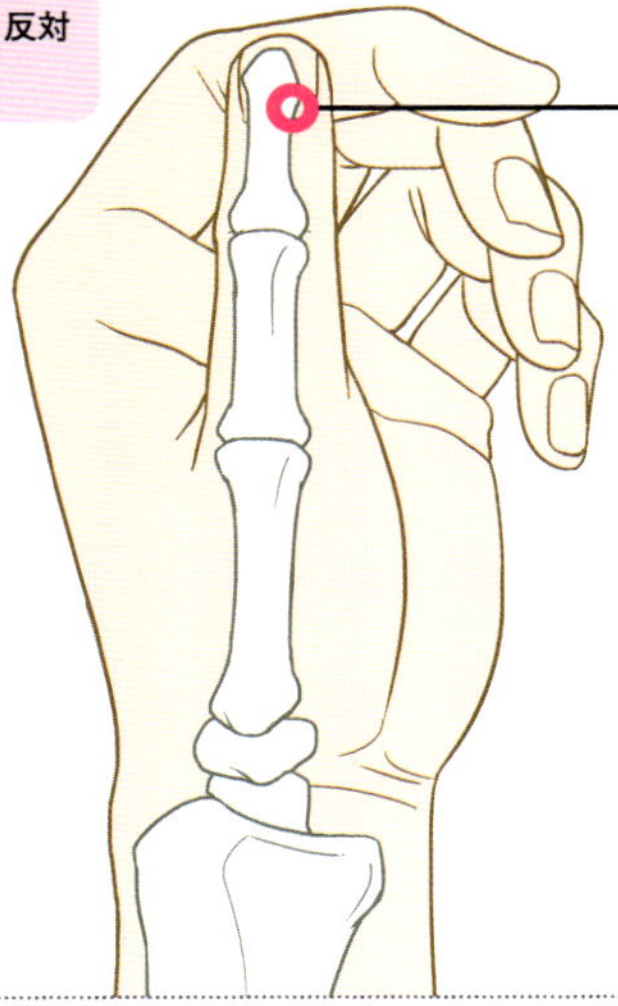

押し方のコツ▶ 親指と人差し指の先で指先をつまむようにし、爪の根元を押し揉んだり、こすったりする。

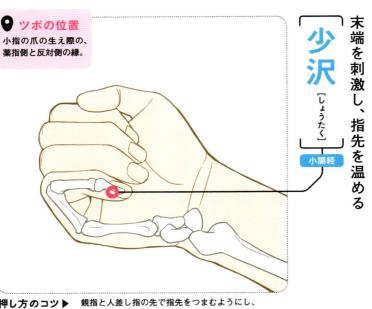

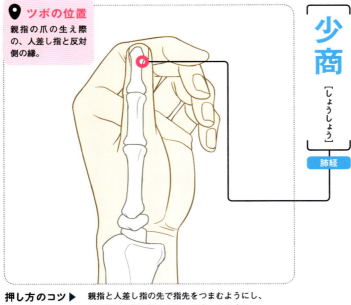

自律神経のバランスを整え、体温調整を助ける

労宮［ろうきゅう］

心包経

ツボの位置

グーを握って手のひらに当たる人差し指と中指の先の中間。第２中手骨と第３中手骨のあいだ。

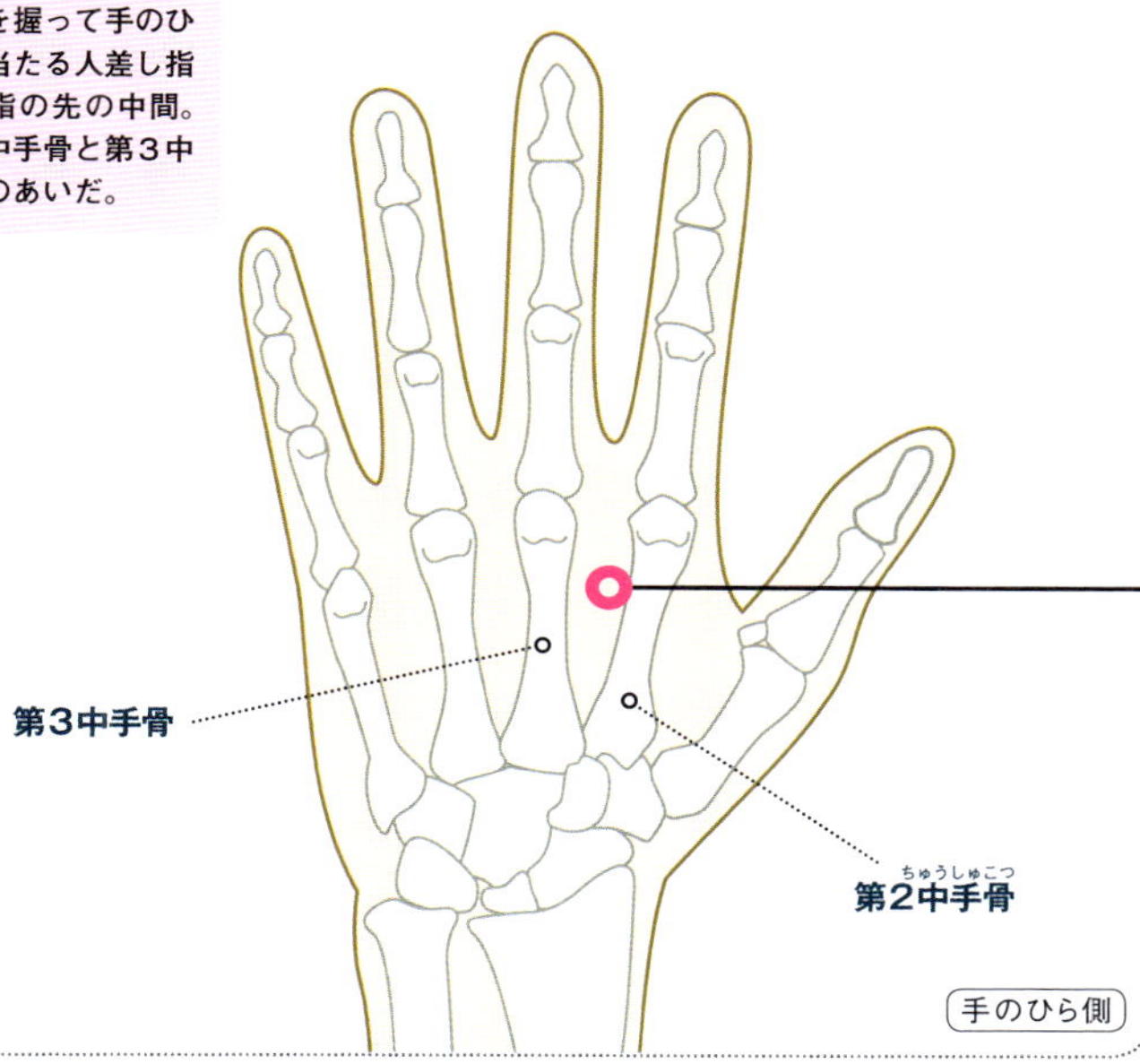
第3中手骨
第2中手骨《ちゅうしゅこつ》
手のひら側

足の甲の中央にあるツボ

衝陽［しょうよう］

胃経

ツボの位置

第２中足骨と中間楔状骨との間にある足の甲の拍動部。

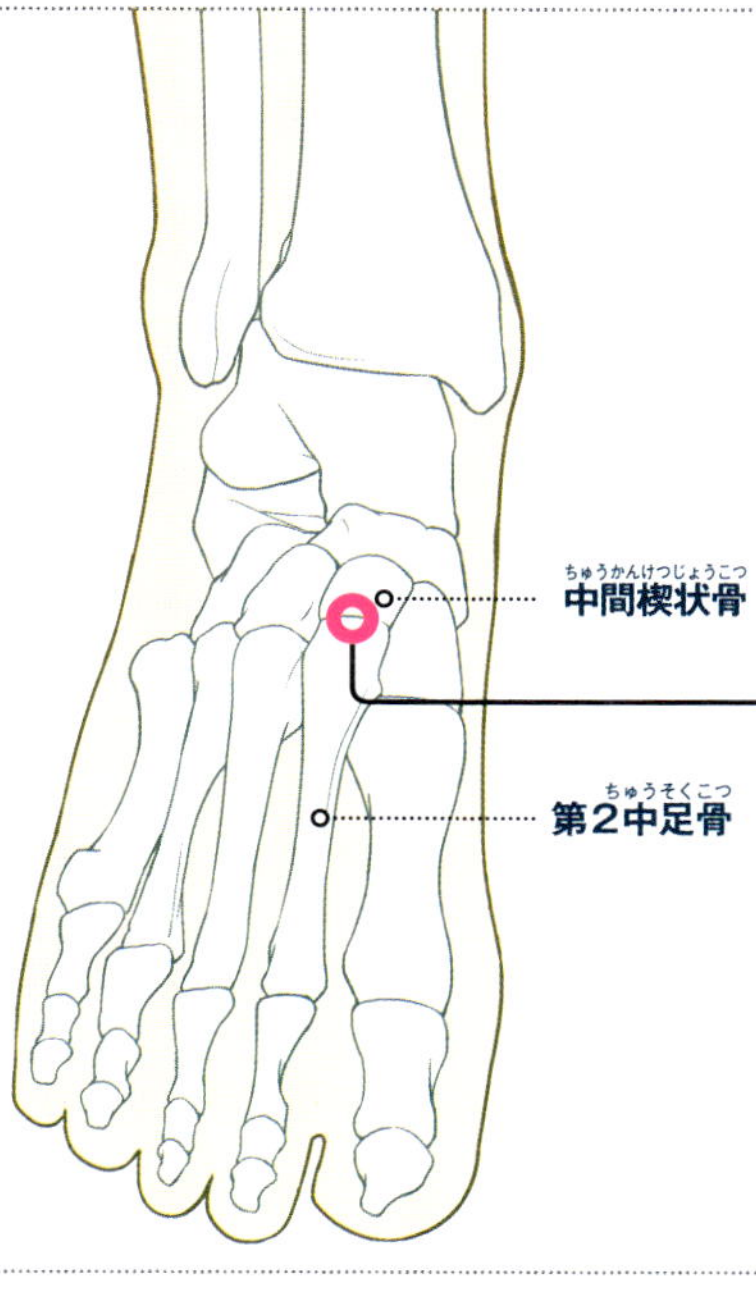
中間楔状骨《ちゅうかんけつじょうこつ》
第2中足骨《ちゅうそくこつ》

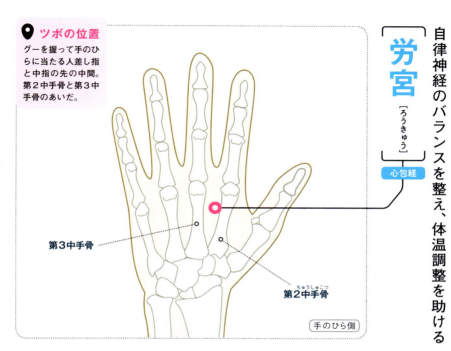

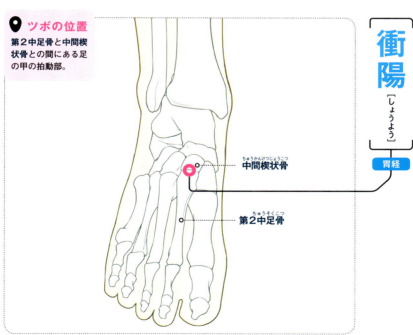

Case.57

ひざ下のむくみ・だるさ

長い時間の立ち仕事やデスクワークで足を床に着けていると、すねやふくらはぎの奥にある筋肉が疲労し、ひざ下がむくんで重だるく感じます。腰まわりやおしり、太ももの筋肉が張っていると下腿にだるさがあらわれることも。

腎臓を活性化させ、体の水分量を調整

湧泉［ゆうせん］

腎経

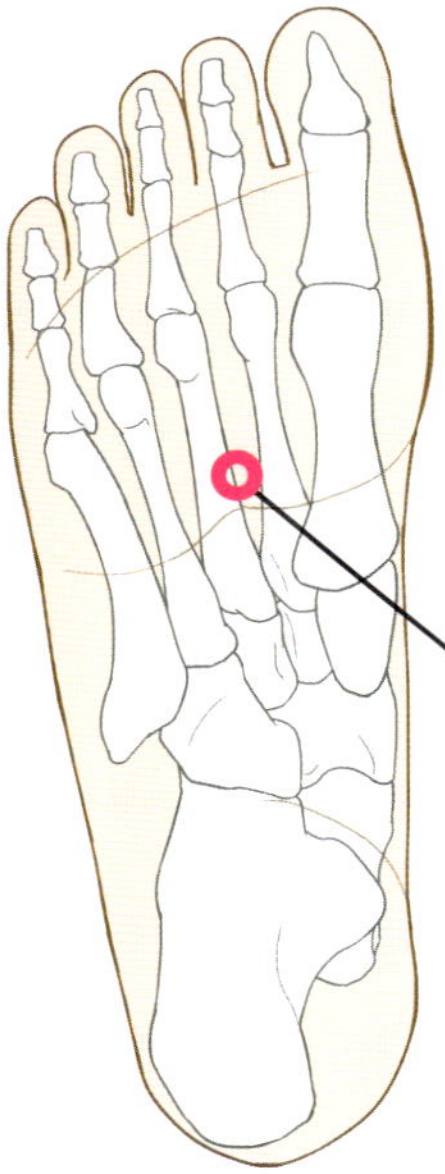

ツボの位置

足の裏のもっともへこむところ。土踏まずから足の第3指に向かって指をすべらせ、指が止まるところ。

脚の疲れ・むくみをとって老廃物を流す

足の三里［あしのさんり］

胃経

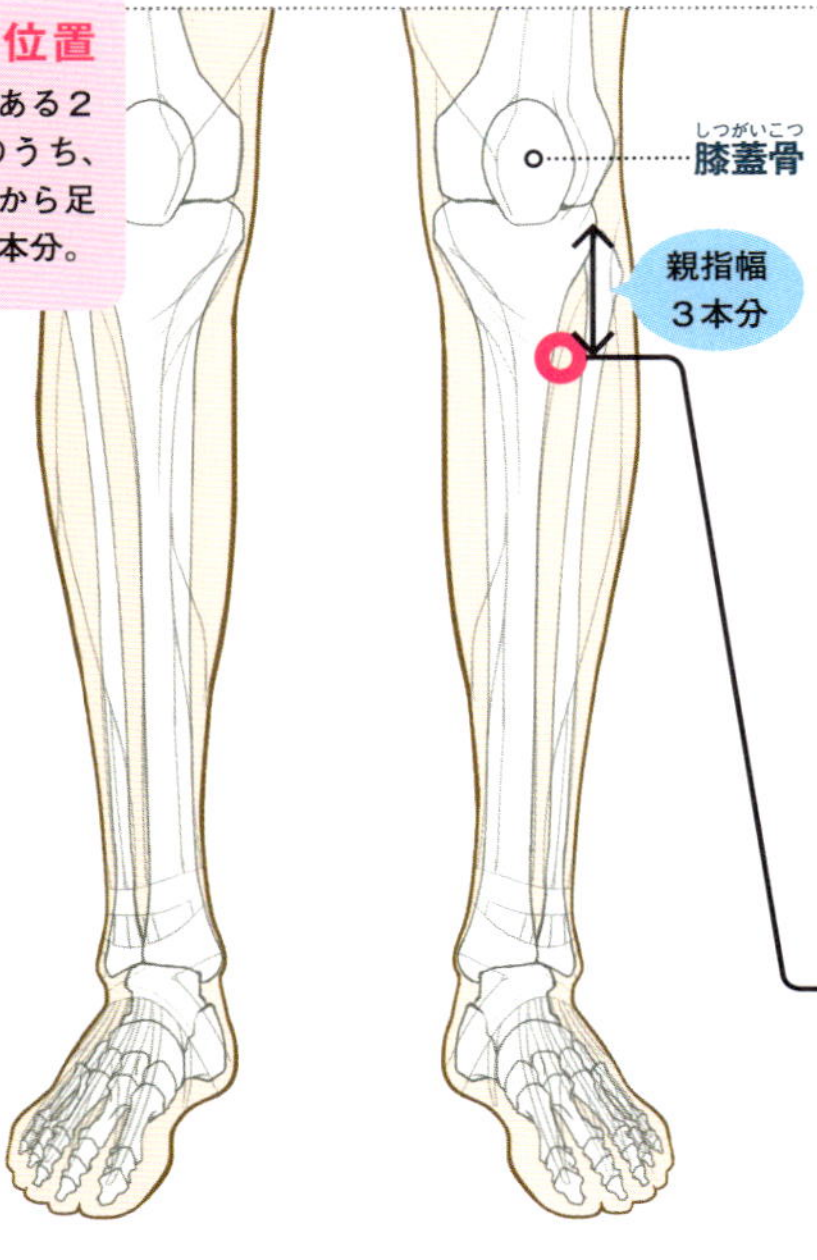

ツボの位置

膝蓋骨の下にある2つのくぼみのうち、外側のくぼみから足先に親指幅3本分。

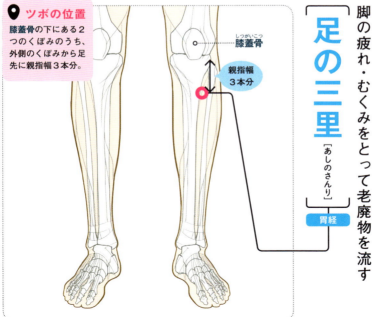

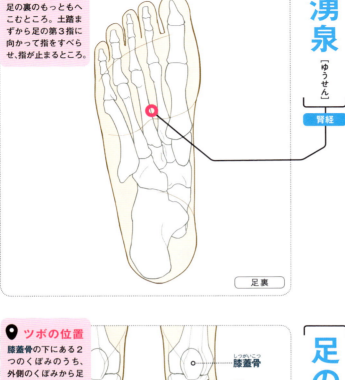

まとめて押したい！

むくみ、腫れ、だるさをオフ！
［胆《たん》経《けい》］のツボ

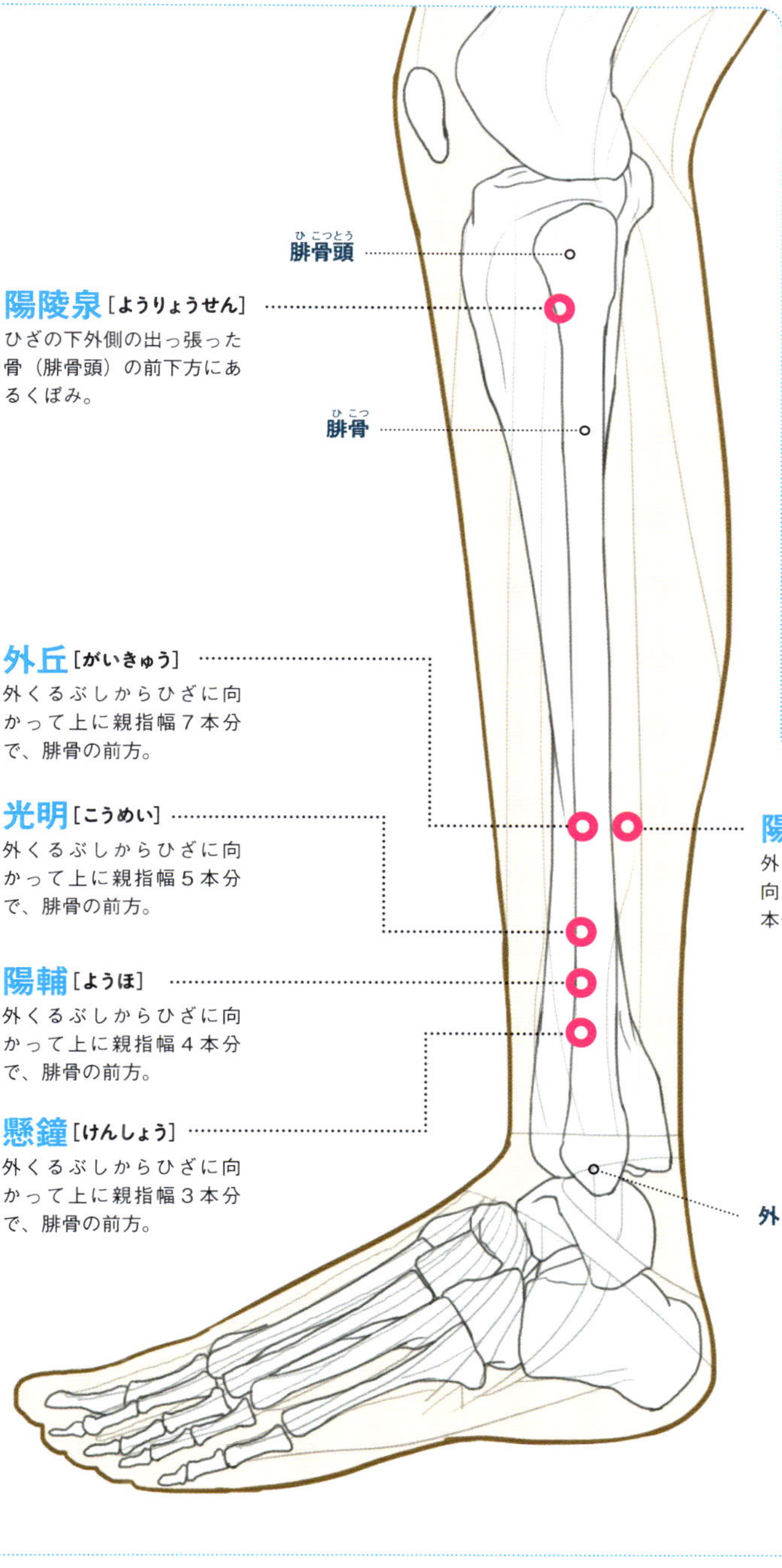

陽陵泉［ようりょうせん］
ひざの下外側の出っ張った骨（腓骨頭）の前下方にあるくぼみ。

外丘［がいきゅう］
外くるぶしからひざに向かって上に親指幅７本分で、腓骨の前方。

光明［こうめい］
外くるぶしからひざに向かって上に親指幅５本分で、腓骨の前方。

陽輔［ようほ］
外くるぶしからひざに向かって上に親指幅４本分で、腓骨の前方。

懸鐘［けんしょう］
外くるぶしからひざに向かって上に親指幅３本分で、腓骨の前方。

陽交［ようこう］
外くるぶしからひざに向かって上に親指幅７本分で、腓骨の後方。

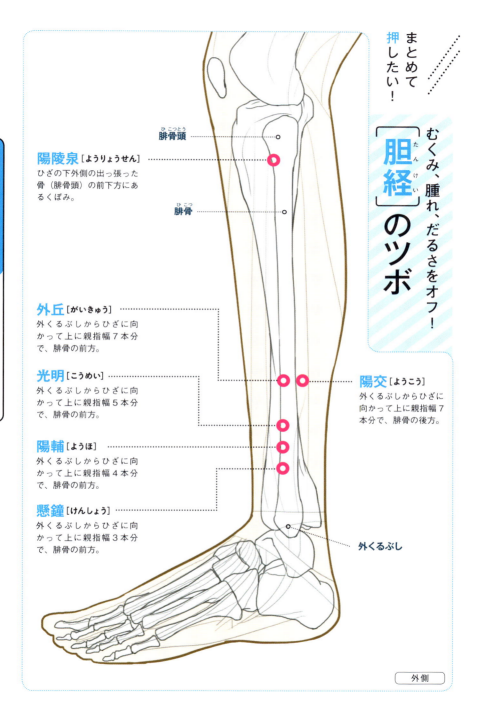

Case.58

ひざの痛み・不調

加齢にともなう軟骨のすり減り、スポーツや生活習慣によるひざの筋肉の酷使などがひざの痛みの原因です。そのほかに、肥満、悪い姿勢や偏った歩き方、筋力不足などもひざの不調の引き金に。ひざの柔軟性を保つことが重要です。

背中・腰・脚の痛みの万能ツボ

委中［いちゅう］

膀胱経

ツボの位置

ひざの横じわの中央。**大腿二頭筋**と**半腱様筋**の中間。

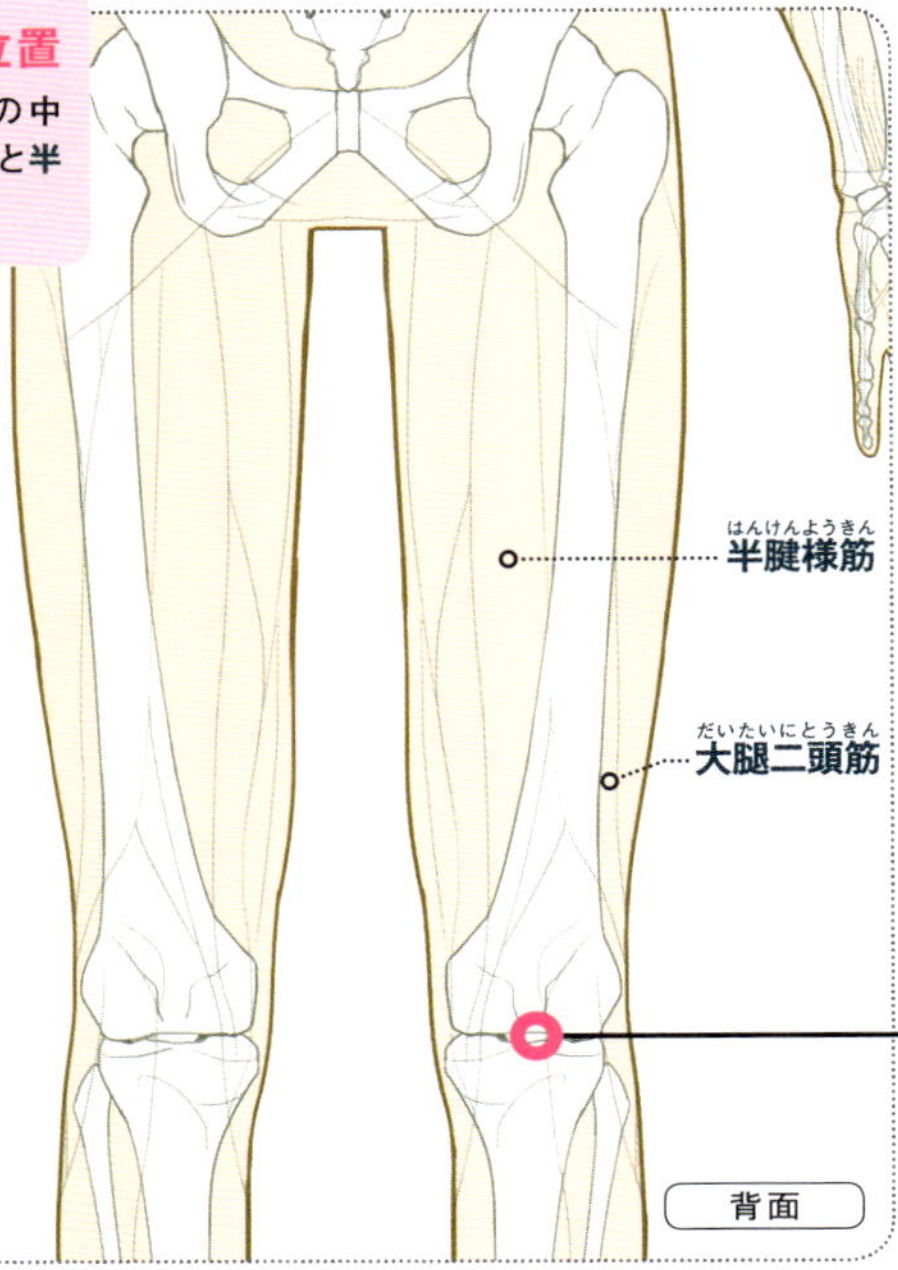

経絡の通りをスムーズにし、巡りをよく

陽陵泉［ようりょうせん］

胆経

ツボの位置

ひざの下外側の出っ張った骨（**腓骨頭**）の前方下にあるくぼみ。

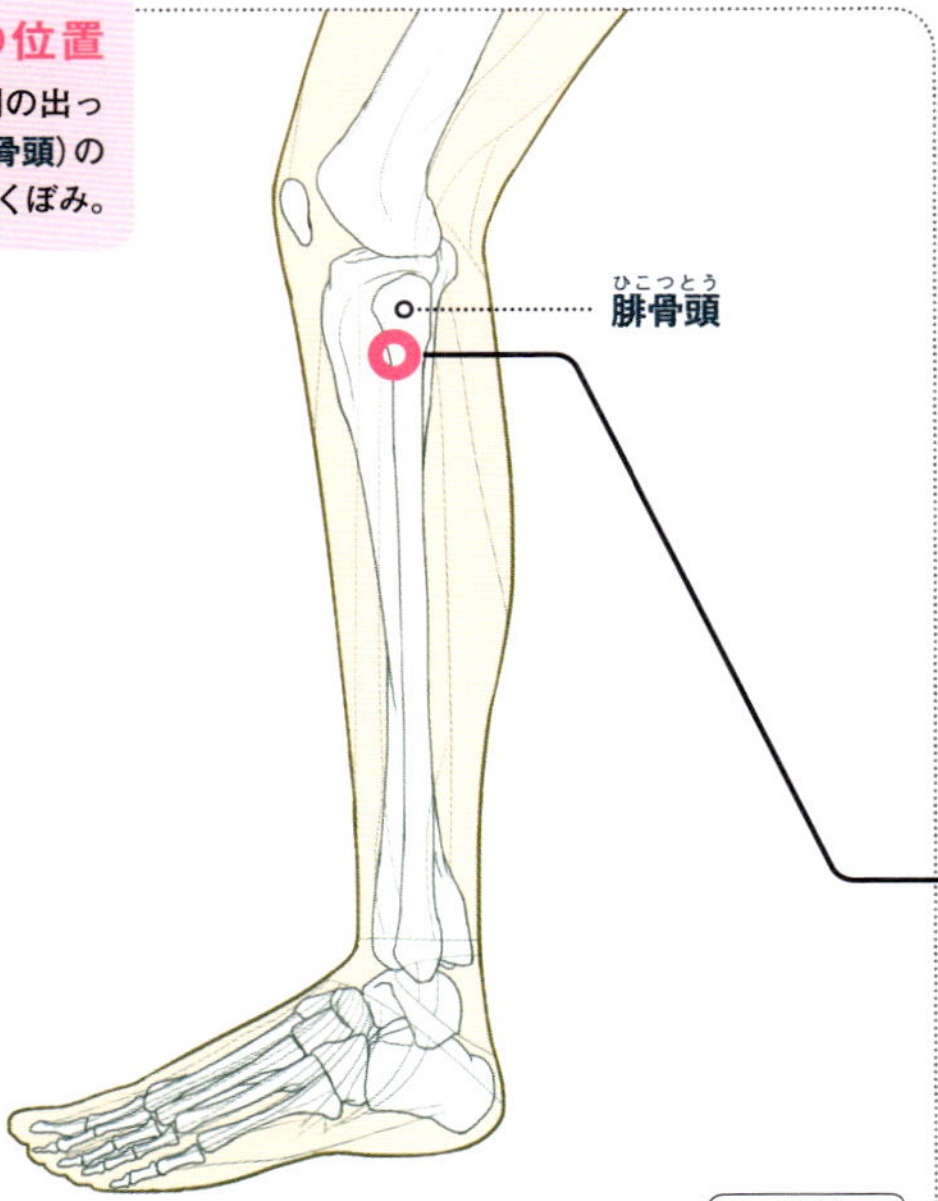

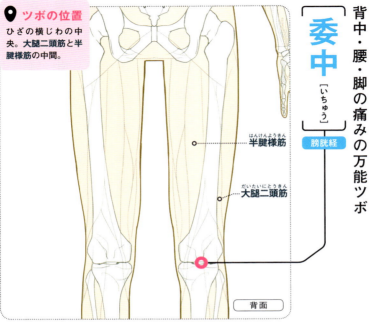

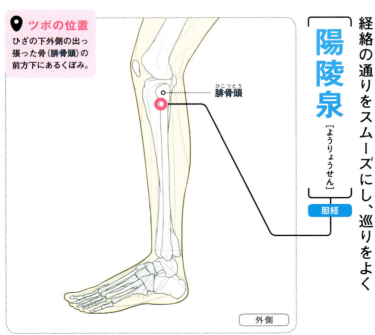

脚・ひざ・腰に効くひざの内側のツボ

陰陵泉［いんりょうせん］

脾経

ツボの位置
すねの内側にある骨際を指でなぞり上げて、指が止まるところ。

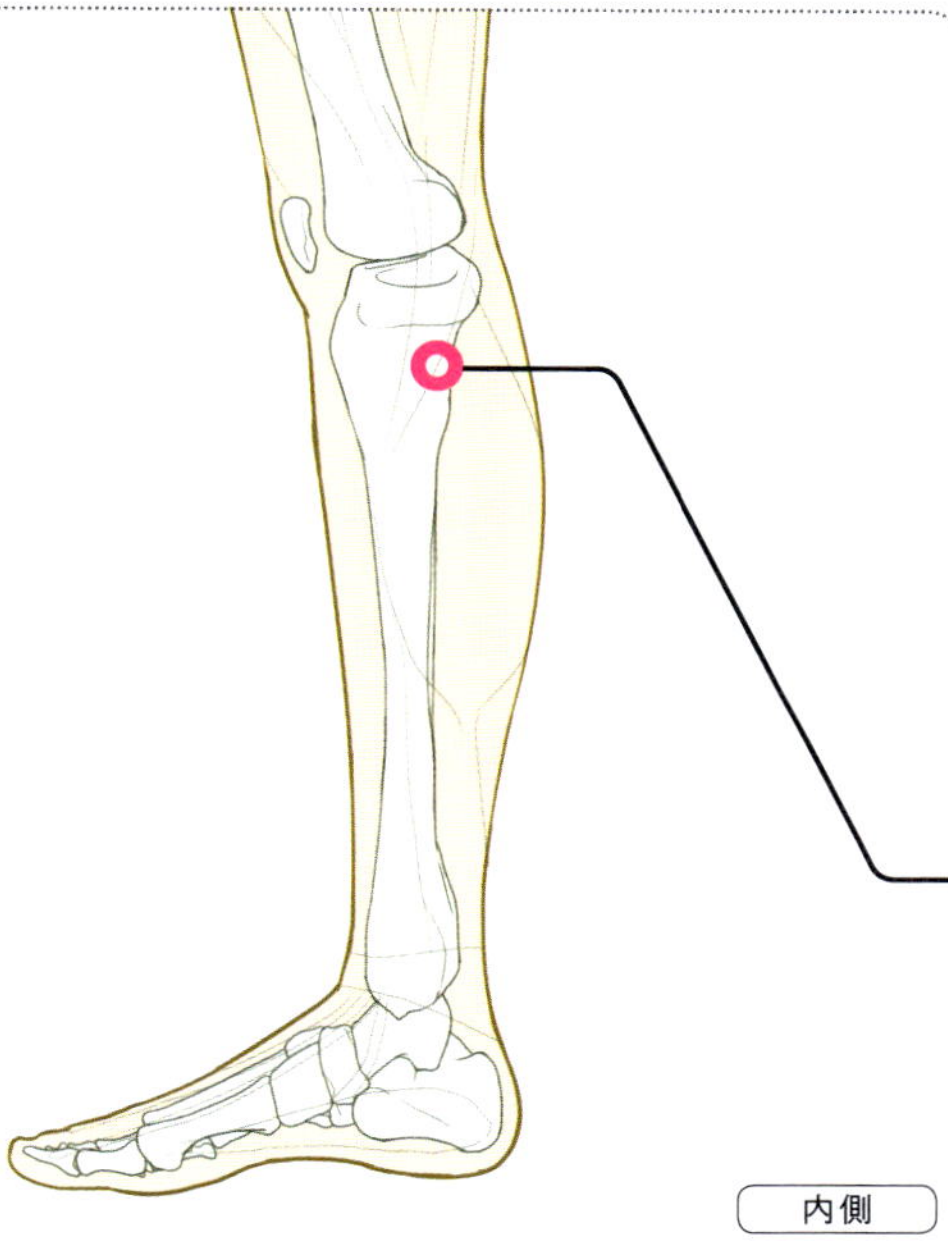

疲れを取って脚を健やかに保つ

足の三里［あしのさんり］

胃経

ツボの位置
膝蓋骨の下にある2つのくぼみのうち、外側のくぼみから足先に親指幅3本分。

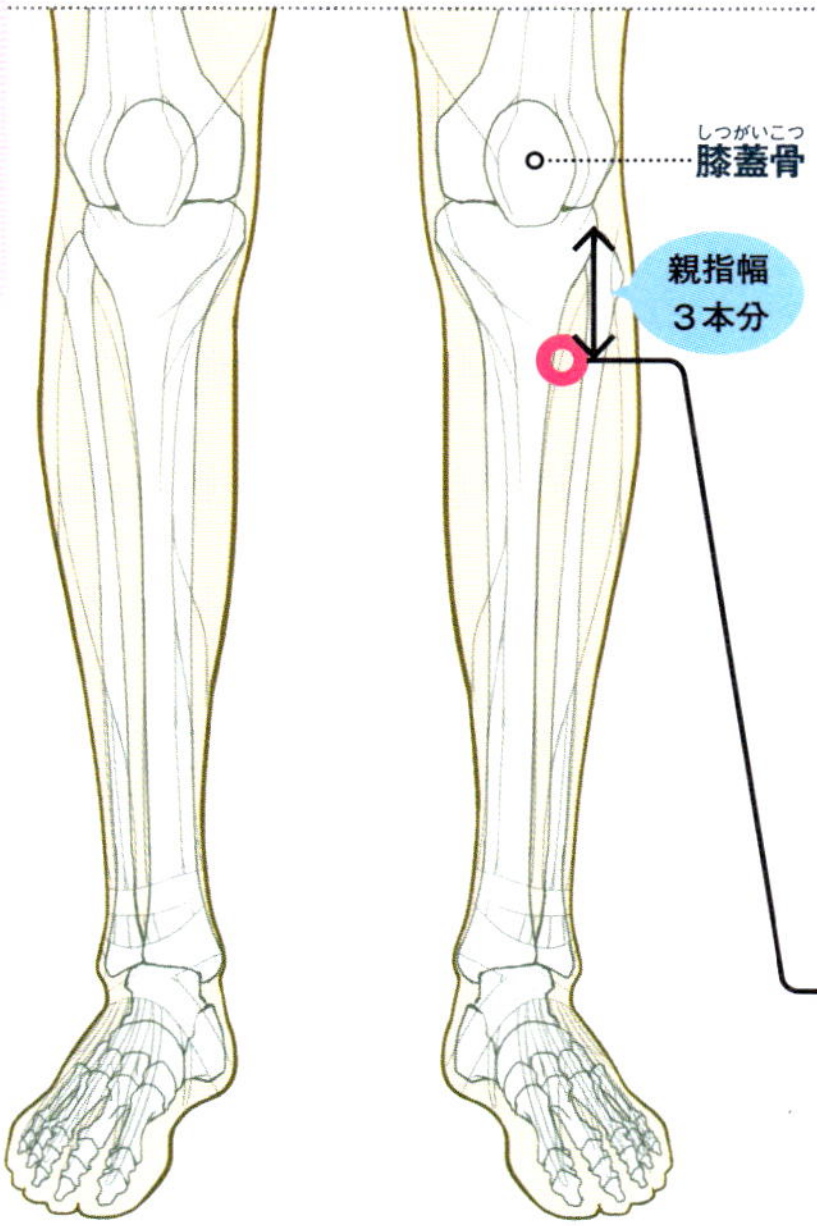

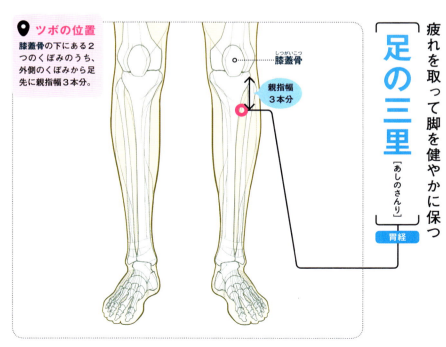

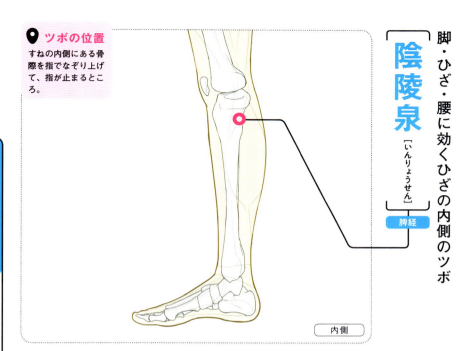

Case.59

太ももの疲れ・だるさ

歩きすぎ、疲労の蓄積などであらわれる太ももの張りやだるさ。慢性的な場合には、冷えやむくみ、内臓の不調による血流不足の可能性が考えられます。女性は、子宮に負担のかかる生理中や妊娠中に症状が出る場合もあります。

股関節からひざ上まで順に刺激し疲労を流し出す「胃経《いけい》」のツボ

まとめて押したい！

内臓の調子を整え、血行改善

「帰来」［きらい］

胃経

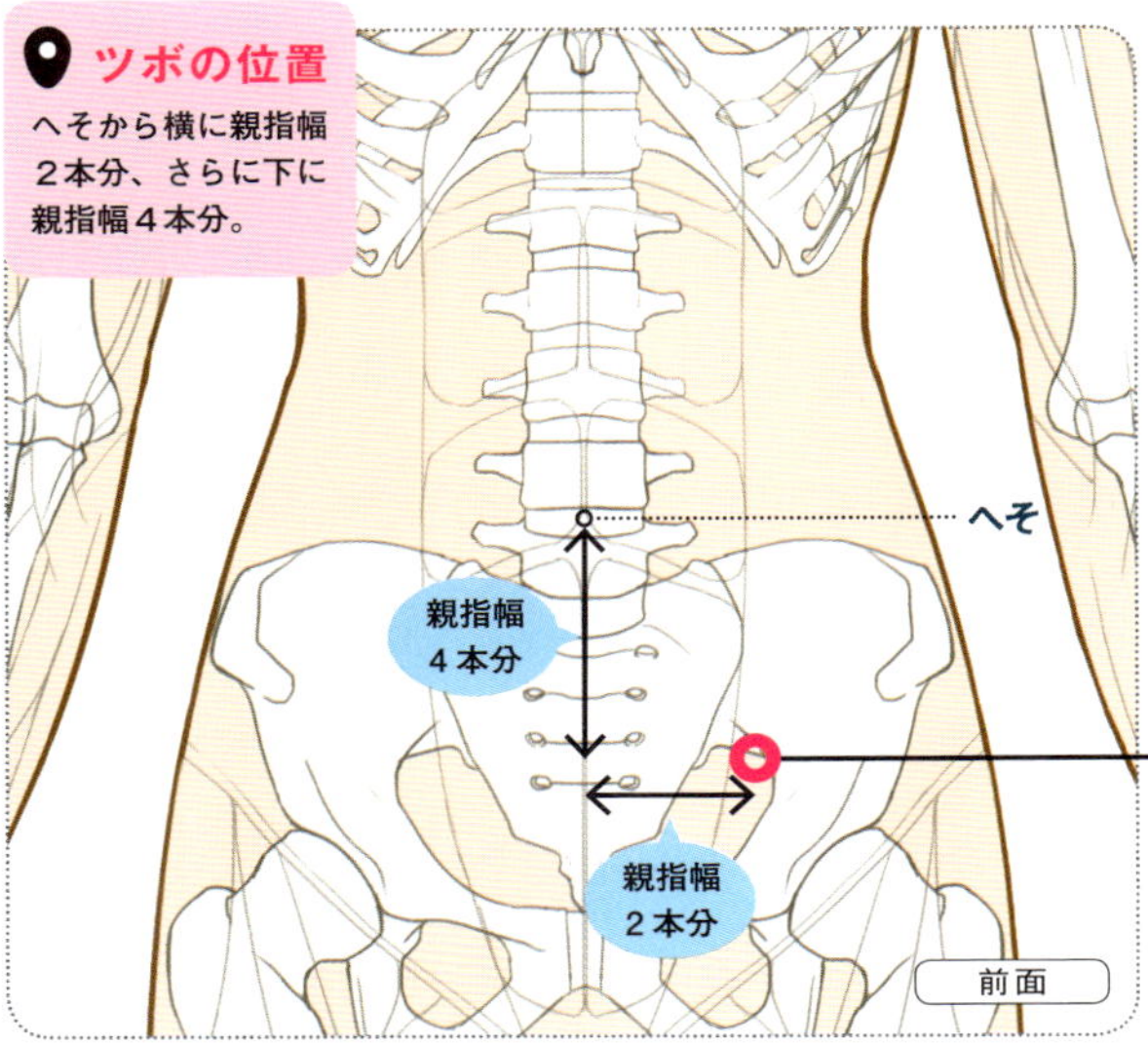

ツボの位置
へそから横に親指幅２本分、さらに下に親指幅４本分。
へそ
親指幅４本分
親指幅２本分
前面

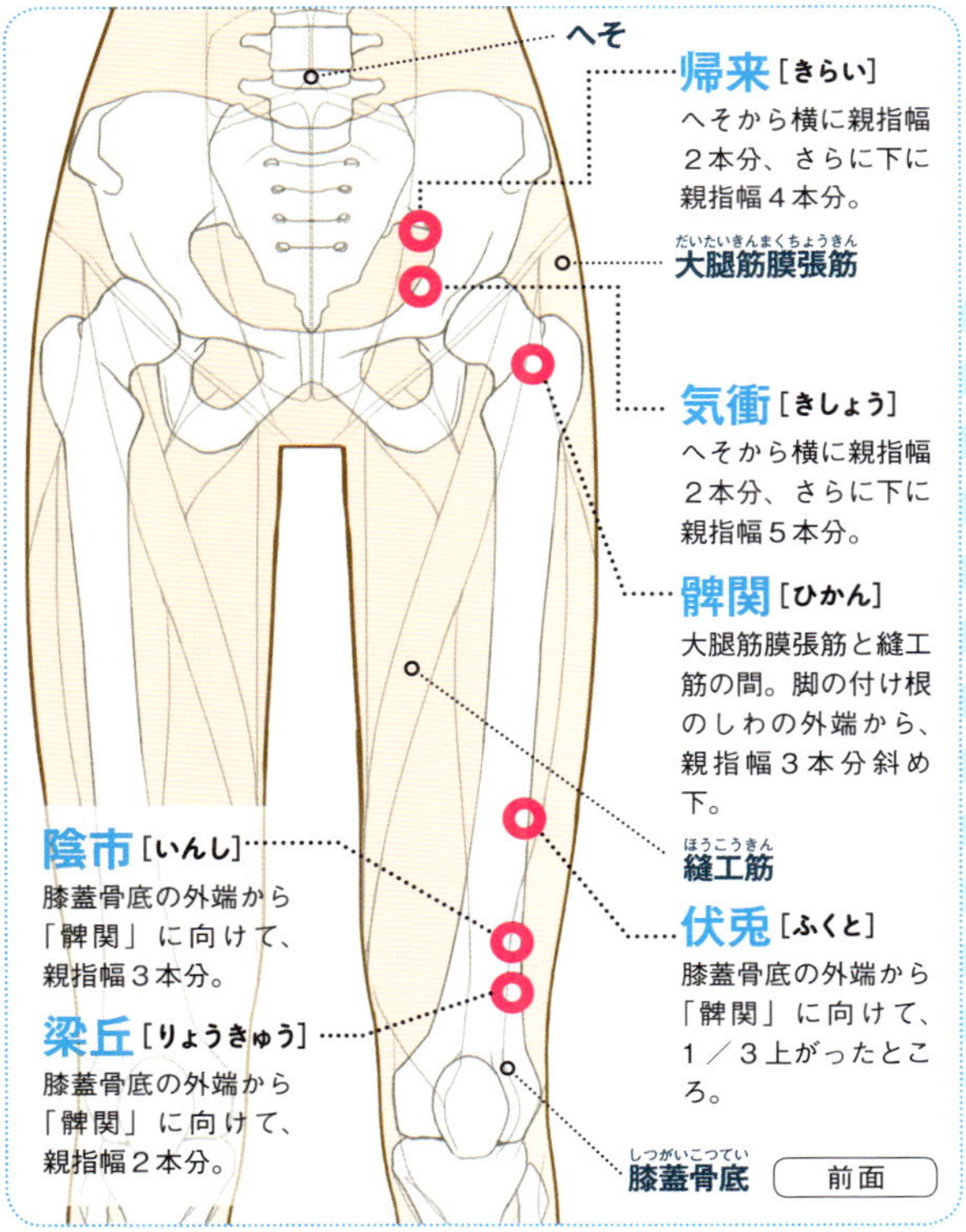

へそ
帰来［きらい］
へそから横に親指幅２本分、さらに下に親指幅４本分。
大腿筋膜張筋《だいたいきんまくちょうきん》
気衝［きしょう］
へそから横に親指幅２本分、さらに下に親指幅５本分。
髀関［ひかん］
大腿筋膜張筋と縫工筋の間。脚の付け根のしわの外端から、親指幅３本分斜め下。
縫工筋《ほうこうきん》
伏兎［ふくと］
膝蓋骨底の外端から「髀関」に向けて、１／３上がったところ。
陰市［いんし］
膝蓋骨底の外端から「髀関」に向けて、親指幅３本分。
梁丘［りょうきゅう］
膝蓋骨底の外端から「髀関」に向けて、親指幅２本分。
膝蓋骨底《しつがいこつてい》
前面

Case.60

太もも裏の張り

急にひざを伸ばす動作や、激しい運動をすると太ももの裏に張りや痛みを感じることがあります。体に負担のかかる座り方や、下っ腹が前に出るような立ち姿勢なども太ももの裏に負担をかける生活習慣なので注意しましょう。

ヒップアップにも効くおしりの溝のツボ

承扶［しょうふ］

膀胱経

ツボの位置

おしりと太もも裏の境目の中央。

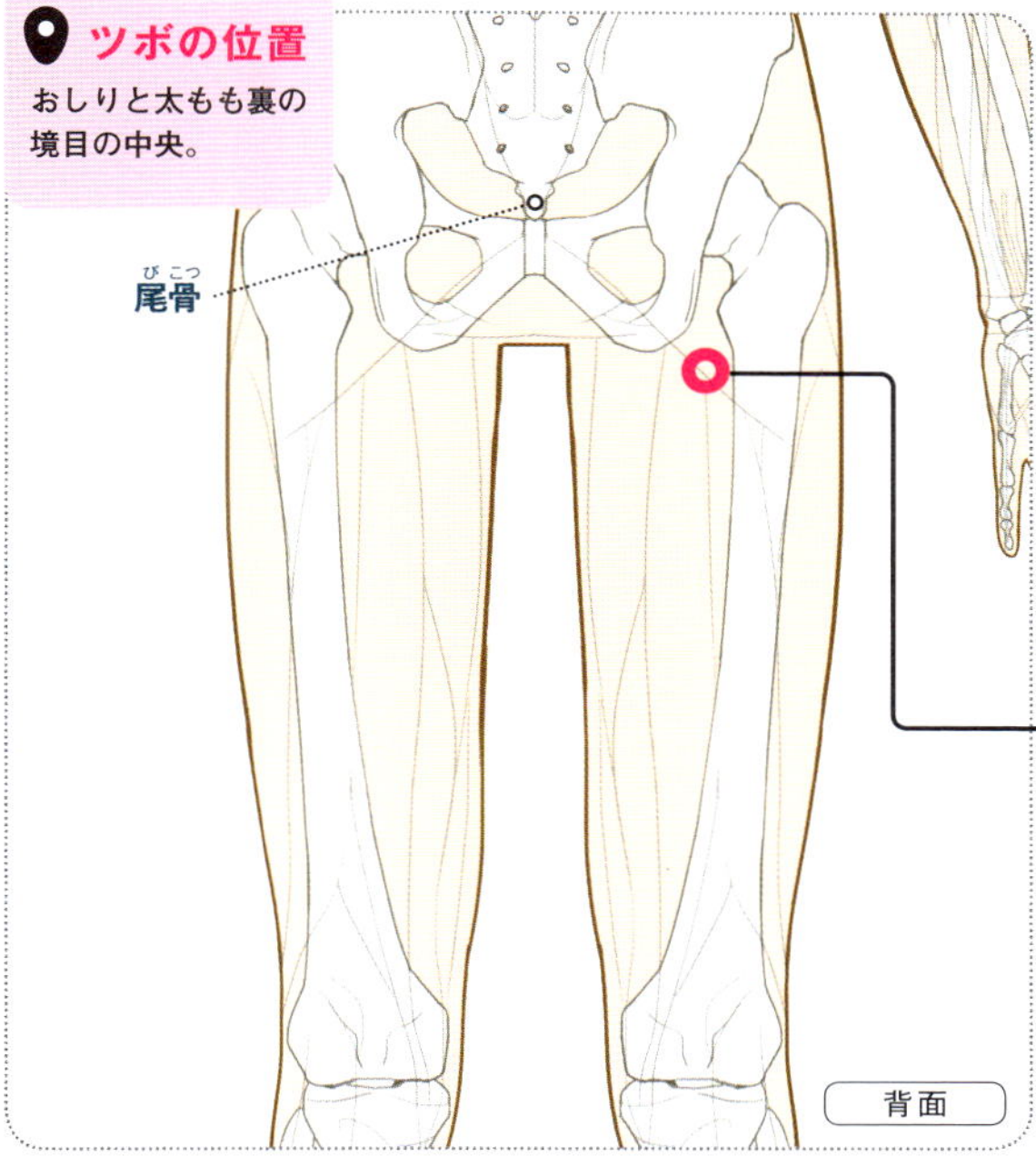

背中・腰・脚の不調に効果ばつぐん

委中［いちゅう］

膀胱経

ツボの位置

ひざの横じわの中央。**大腿二頭筋**と**半腱様筋**の中間。

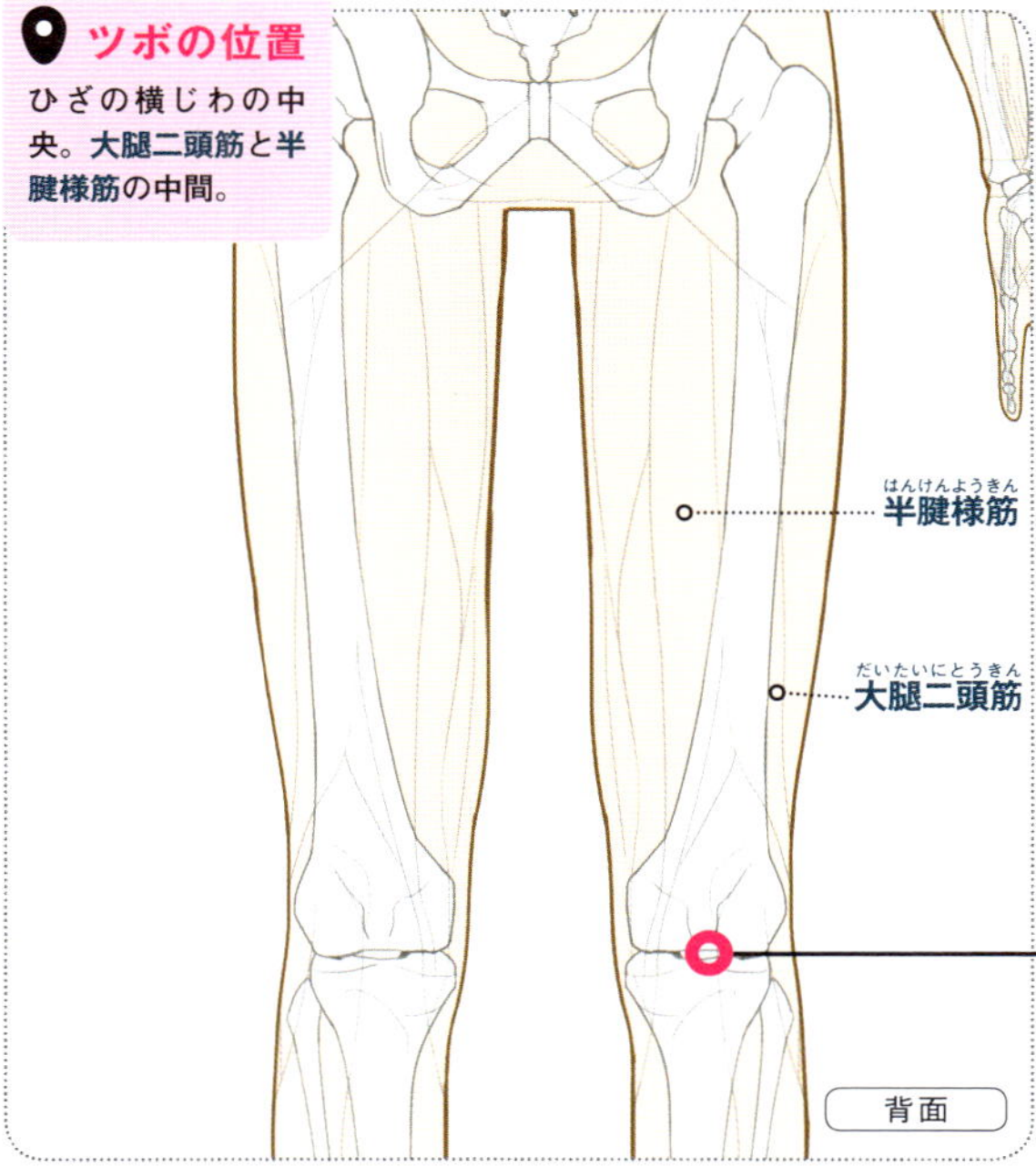

Case.61

ふくらはぎの張り

ふくらはぎが張ったりむくんだりするのは、血液循環の悪化が原因です。安静にする、マッサージやストレッチで血流を促すなどして解消される場合がほとんど。筋肉をつけて熱生産を高める、冷やさないなどが予防に有効です。

足裏の刺激で血行を促進

湧泉「ゆうせん」

腎経

ツボの位置

足の裏のもっともへこむところ。土踏まずから足の第３指に向かって指をすべらせ、指が止まるところ。

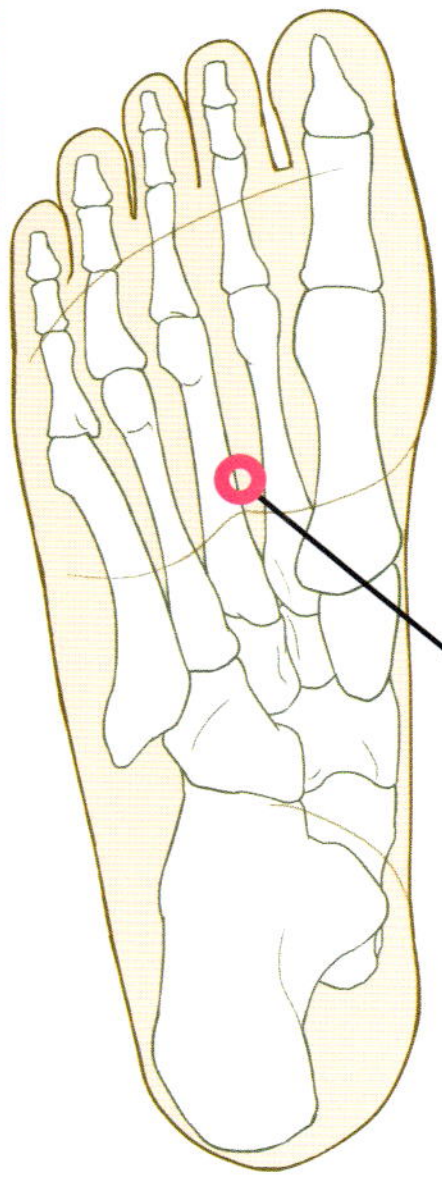

脚やせ、むくみ取りにはこのツボ

承山「しょうざん」

膀胱経

ツボの位置

アキレス腱をなで上げて、指が止まるところ。

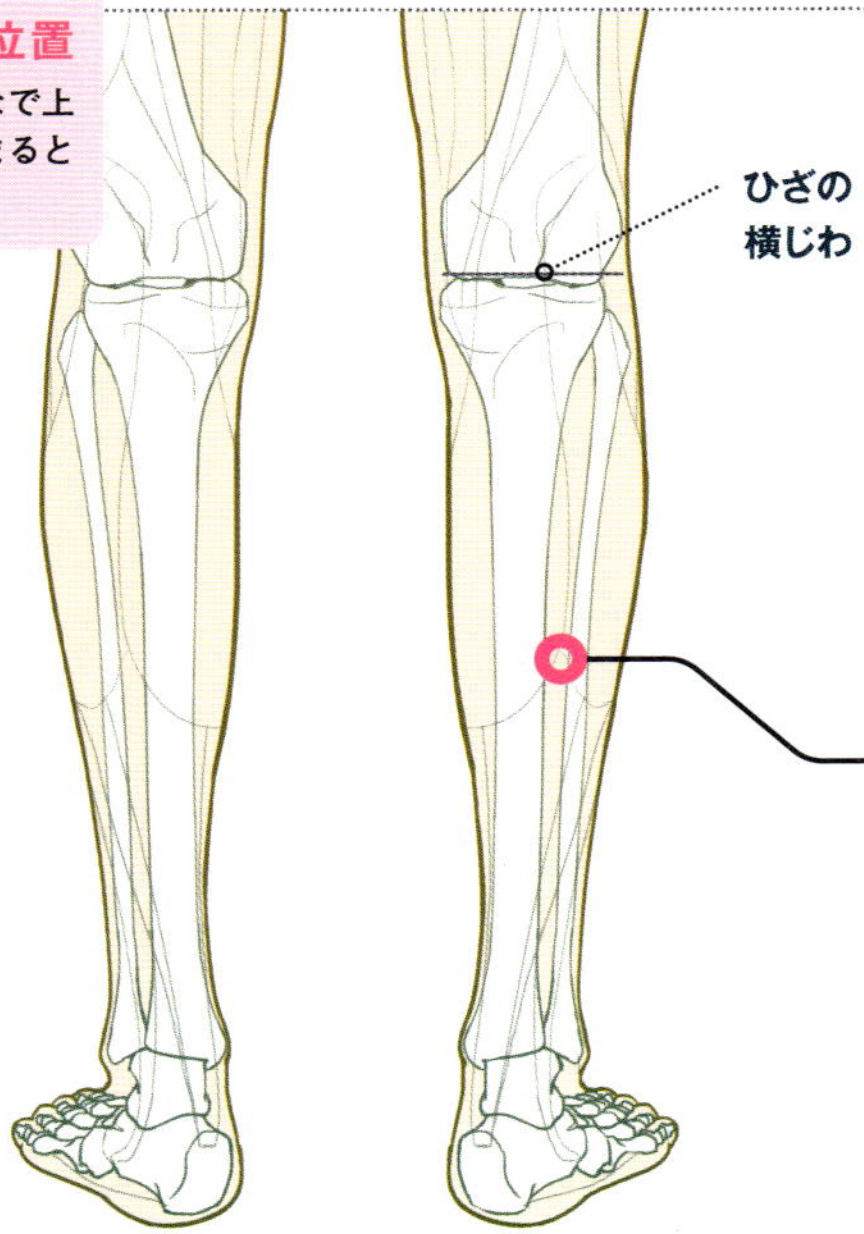

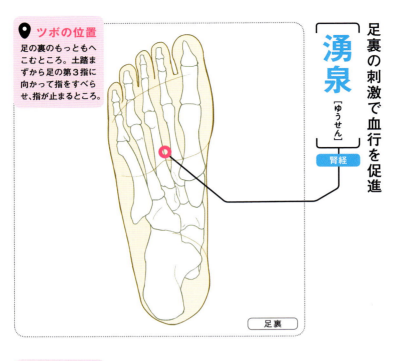

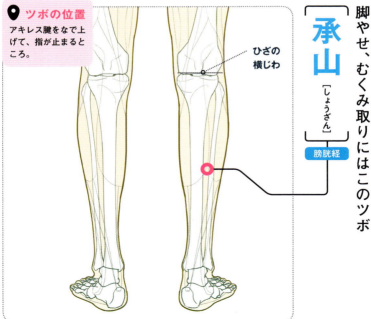

まとめて押したい！

内くるぶしからひざまでを順に押し上げる［肝《かん》経《けい》］のツボ

曲泉［きょくせん］
ひざの横じわの内側端。

膝関［しつかん］
すねの内側にある骨際を指でなぞり上げて、指が止まるところから、真後ろに親指幅１本分。

中都［ちゅうと］
内くるぶしからひざに向かって上に親指幅７本分。

蠡溝［れいこう］
内くるぶしからひざに向かって上に親指幅５本分。

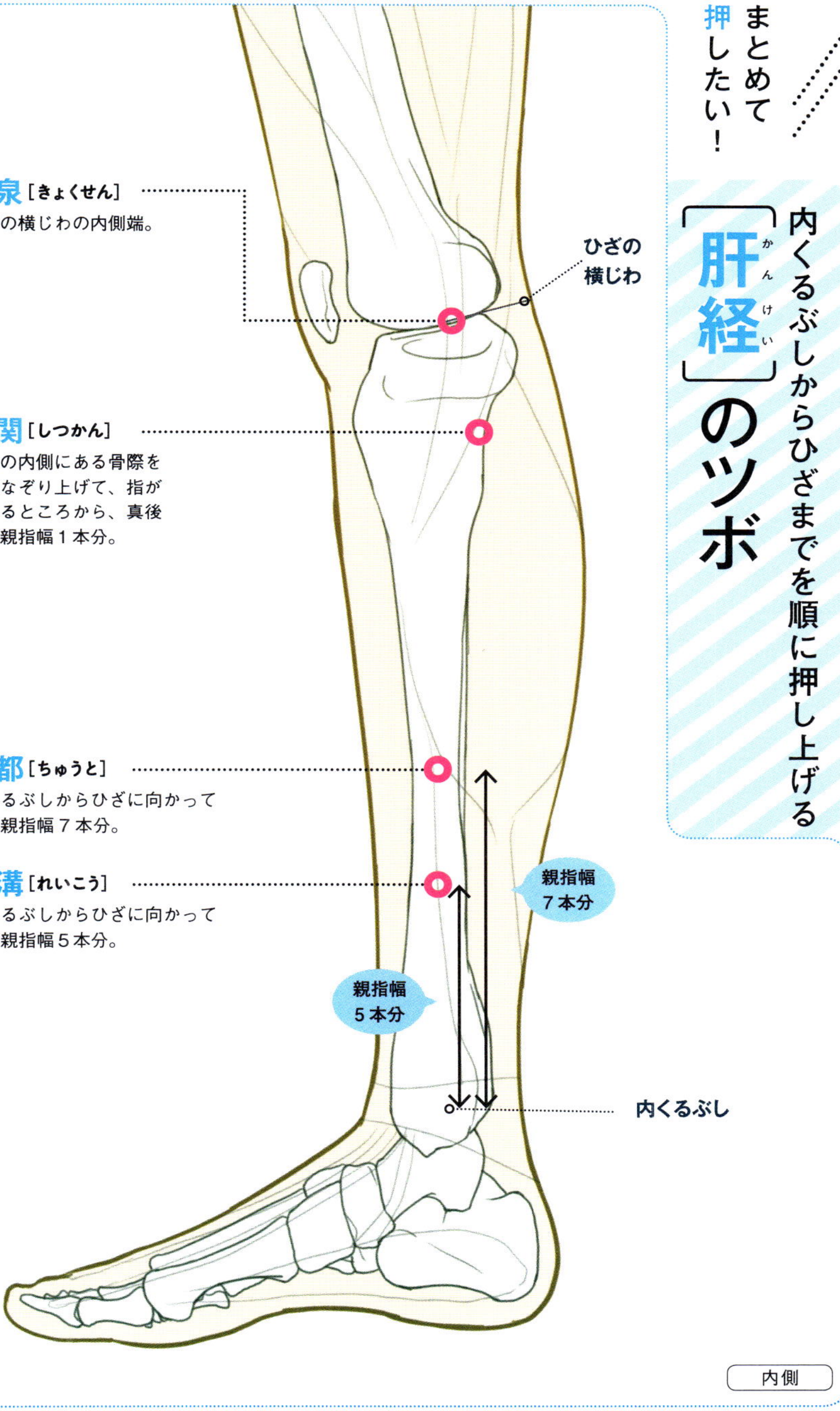

Case.62

ふくらはぎがつる

こむら返りとも呼ばれるふくらはぎがつる現象は、筋肉疲労や血行不良、ミネラルバランスの乱れなどが原因と考えられています。健康な人にもしばしば見られる症状ですが、あまりに頻繁なときには専門医を受診しましょう。

腎臓を活性化させ、体の水分量を調整

湧泉［ゆうせん］

腎経

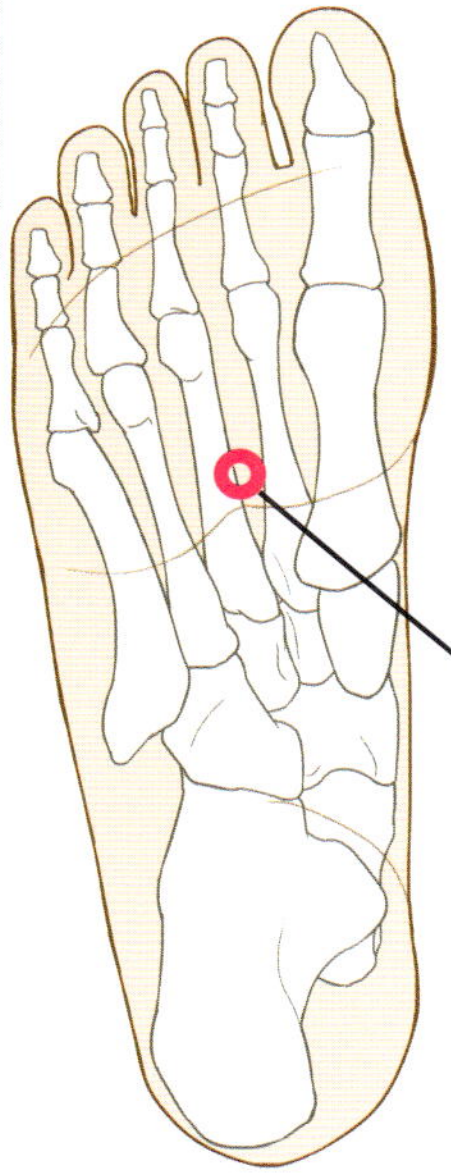

ツボの位置

足の裏のもっともへこむところ。土踏まずから足の第３指に向かって指をすべらせ、指が止まるところ。

脚のトラブルの特効ツボ

陰陵泉［いんりょうせん］

脾経

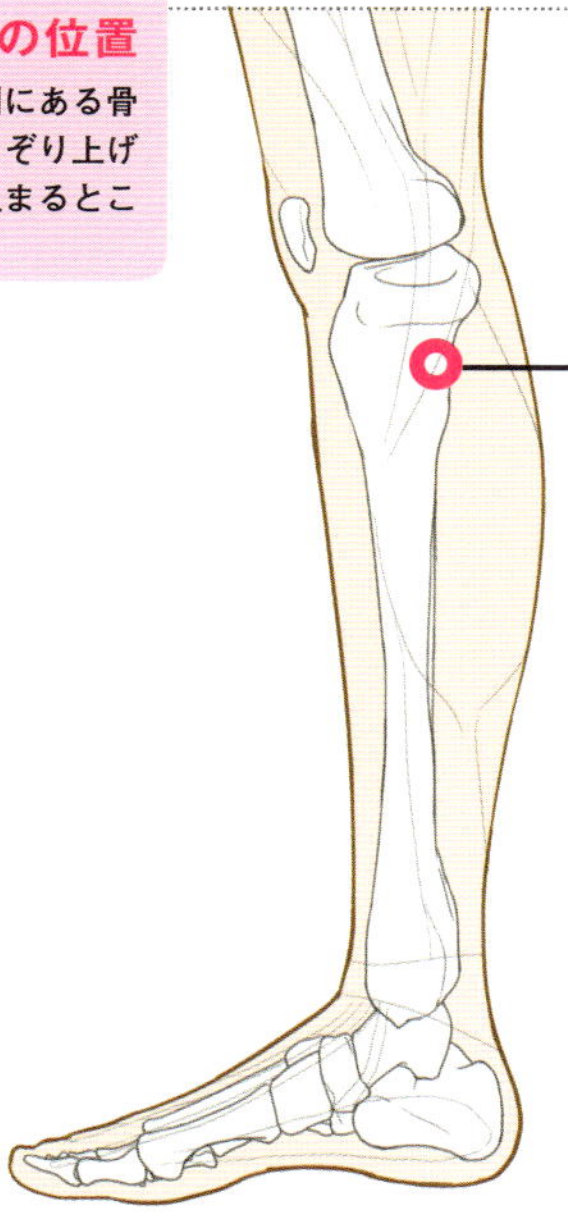

ツボの位置

すねの内側にある骨際を指でなぞり上げて、指が止まるところ。

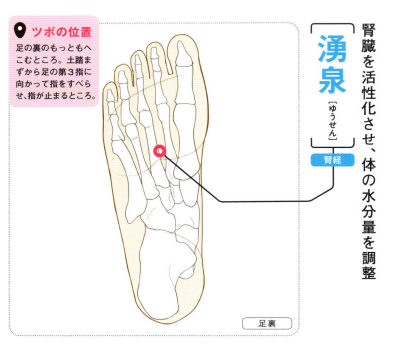

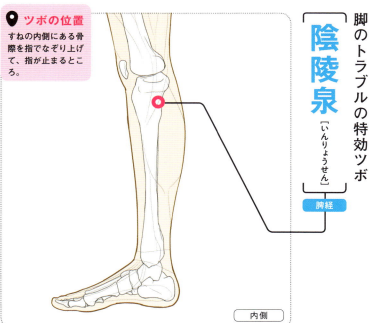

ふくらはぎの中央にあるツボ

承山［しょうざん］

膀胱経

ツボの位置
アキレス腱をなで上げて、指が止まるところ。

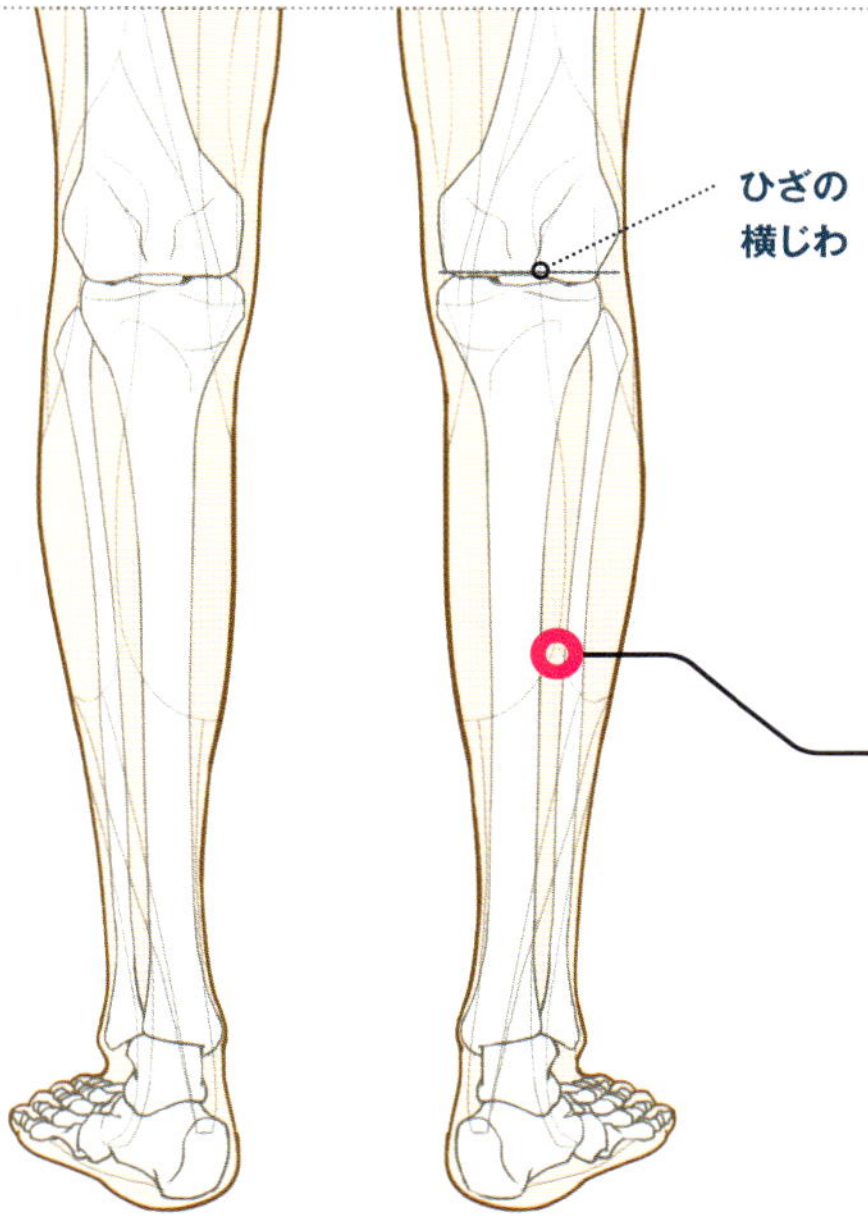

下半身の血液の巡りをよくする

蠡溝［れいこう］

肝経

ツボの位置
内くるぶしからひざに向かって上に親指幅５本分。

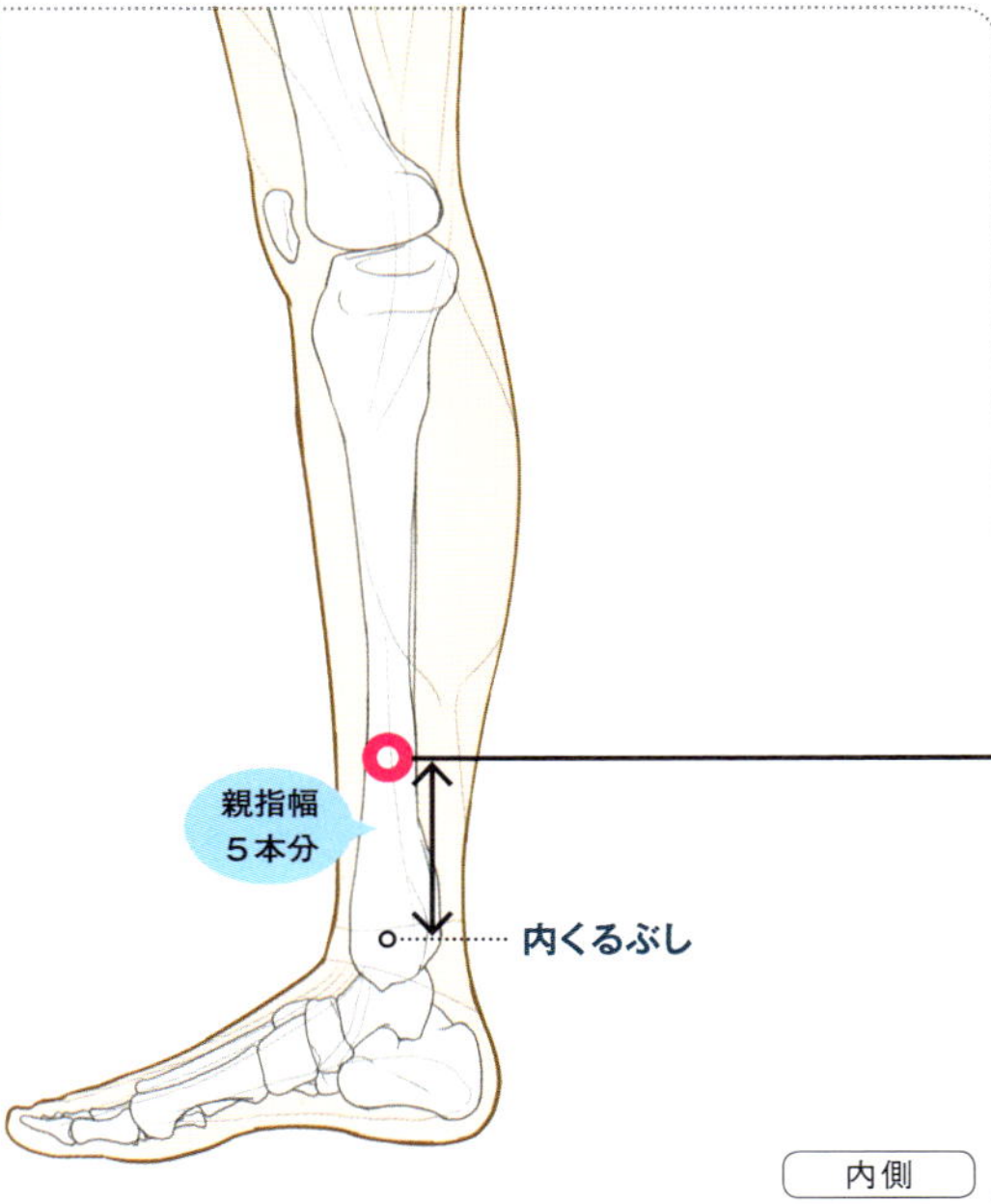

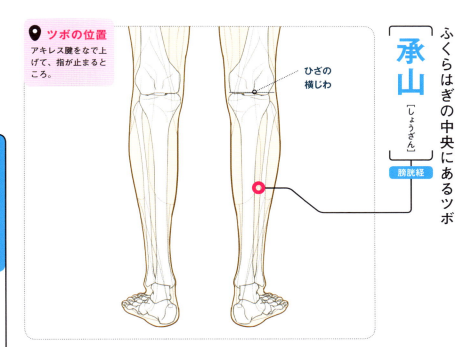

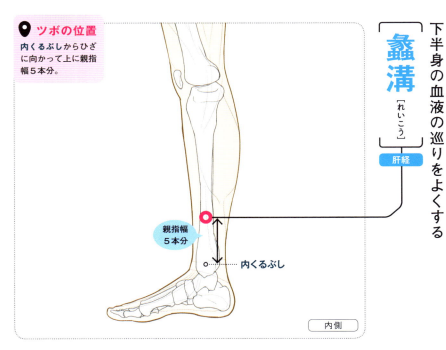

Case.63

すねの痛み・張り

スポーツで繰り返し負担をかける、足先を無意識に上げて歩くといった動作がすねの筋肉を疲労させ、痛みや張りを引き起こします。また、外反母趾や合わない靴の着用なども症状悪化の原因に。普段の生活から見直しましょう。

足の三里［あしのさんり］

胃経

健脚効果のあるツボで脚の疲れを解消

ツボの位置

膝蓋骨の下にある２つのくぼみのうち、外側のくぼみから足先に親指幅３本分。

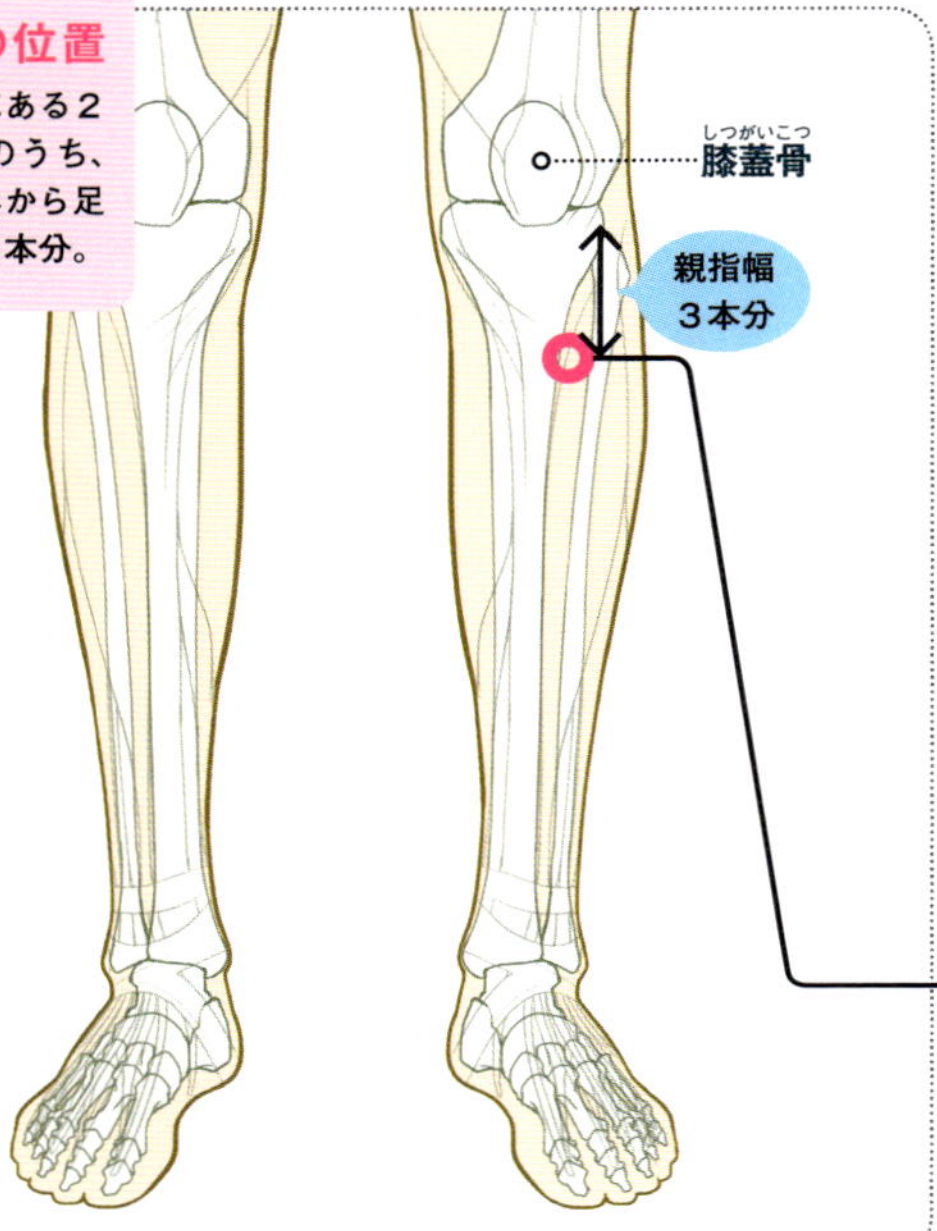

陽陵泉［ようりょうせん］

胆経

ひざ下の血流を高め、張りを解消

ツボの位置

ひざの下外側の出っ張った骨（腓骨頭）の前方下にあるくぼみ。

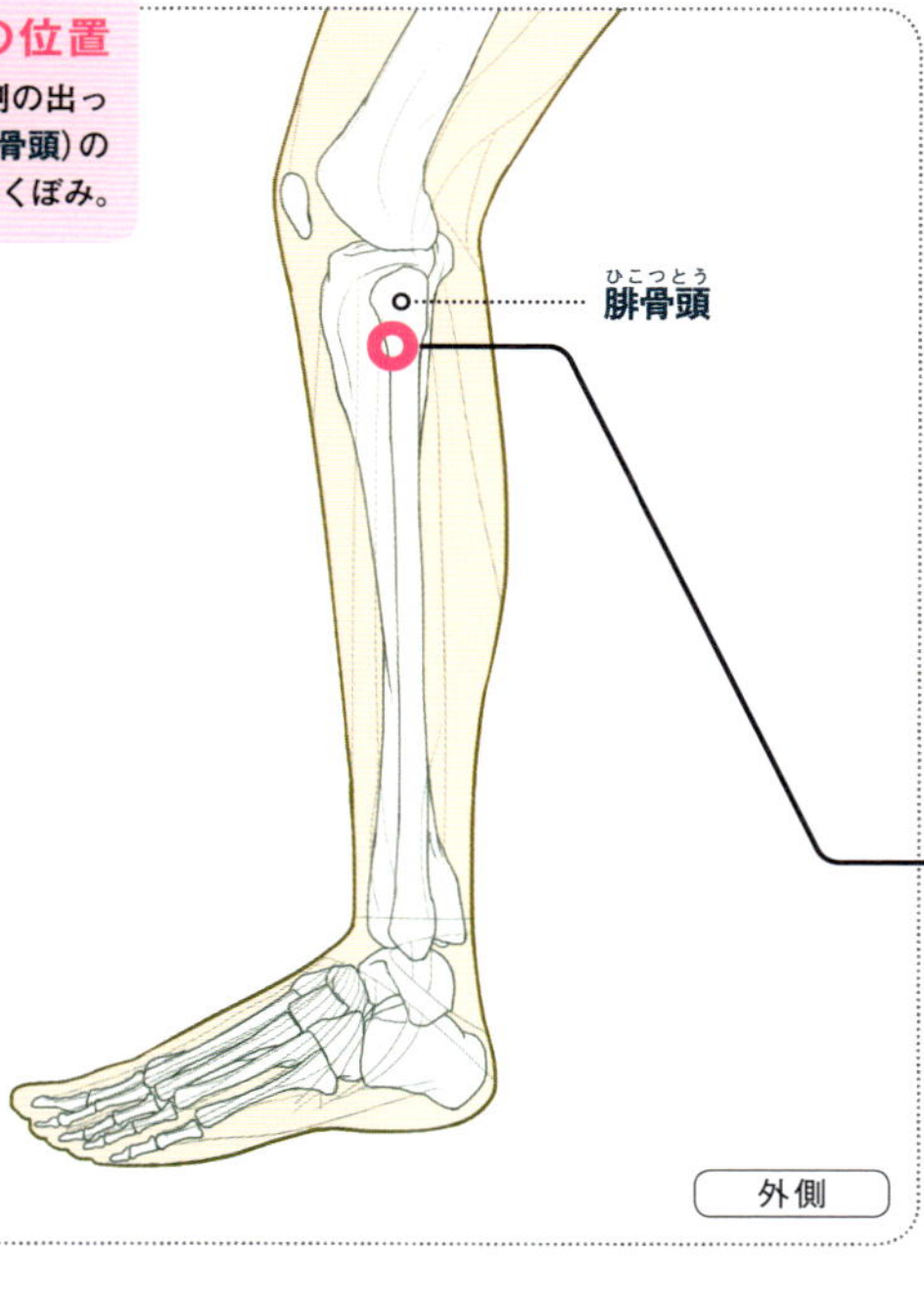

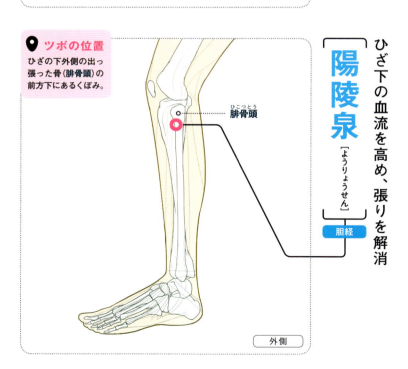

まとめて押したい！

［胃経《いけい》］のツボ

すねの骨沿いをやさしく刺激し張りをオフ

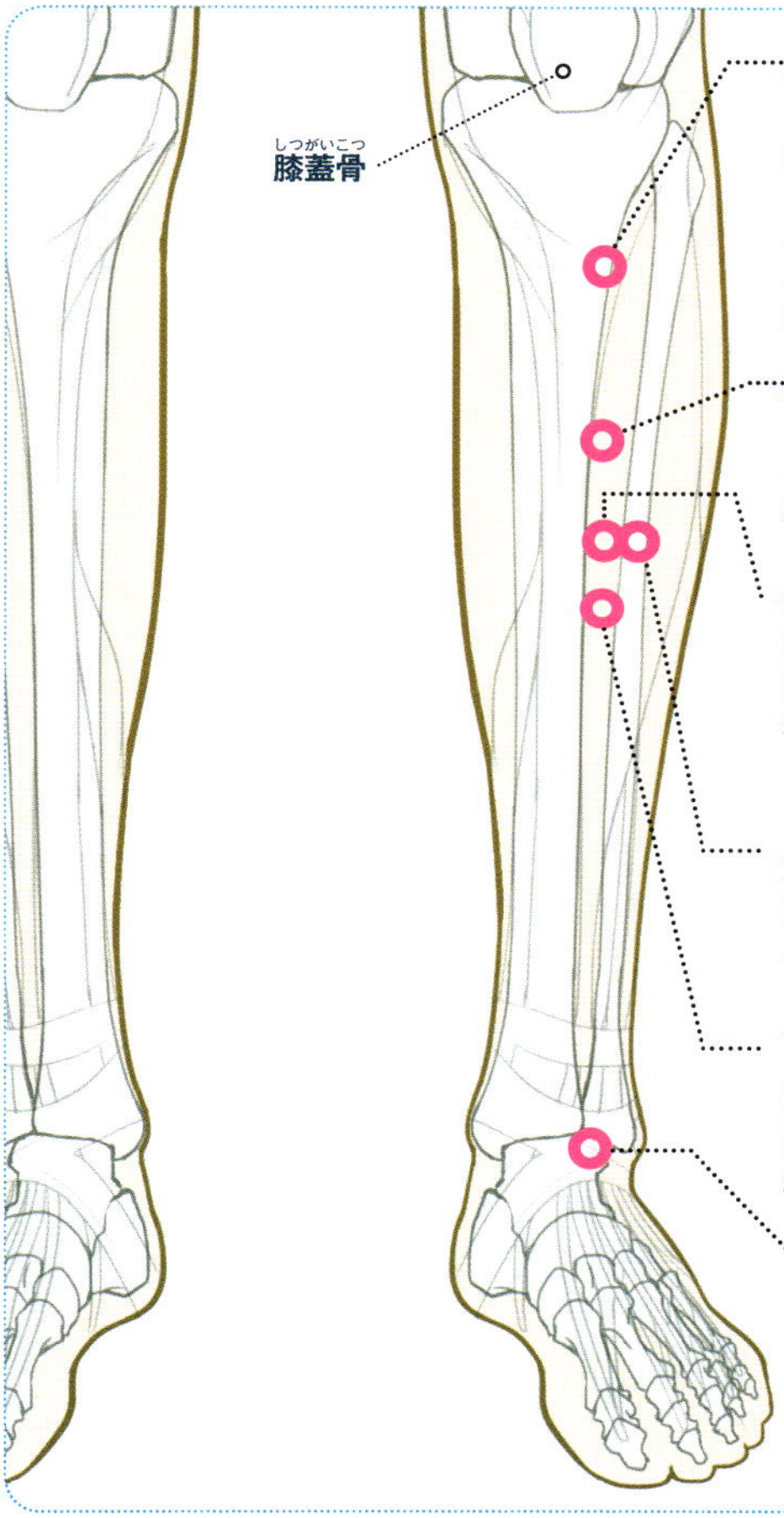

足の三里 ［あしのさんり］
膝蓋骨の下にある２つのくぼみのうち外側のくぼみと「解谿」を結んだ線上で、くぼみから下に親指幅３本分。

上巨虚 ［じょうこきょ］
「足の三里」から「解谿」に向かって親指幅３本分。

条口 ［じょうこう］
「上巨虚」から「解谿」に向かって親指幅２本分。

豊隆 ［ほうりゅう］
「条口」から外に人差し指幅１本分。

下巨虚 ［げこきょ］
「条口」から「解谿」に向かって親指幅１本分。

解谿 ［かいけい］
足関節の前側のしわの中央。足首の前面中央に通る太い腱の外側にあるくぼみ。

押し方のコツ▶ 指の腹でマッサージするように、やさしく押し揉む。

MEMO

すねのツボ押しはやさしく

すねには脛骨《けいこつ》と腓骨《ひこつ》という2本の骨があります。内側にある脛骨は太く、ひざ関節と関係しています。「弁慶《べんけい》の泣き所」と呼ばれ、脛骨を覆う筋肉が少ないため、ぶつけるととても痛い部位として知られています。もう1本の腓骨は脚の外側にある細い骨で、足関節と関係しています。脛骨と比べてもかなり細く、繊細な骨なので、ツボを押すときには指の腹でマッサージするようにやさしく行うとよいでしょう。ピンポイントで刺激をせず、ゆっくりと時間をかけて揉みほぐします。

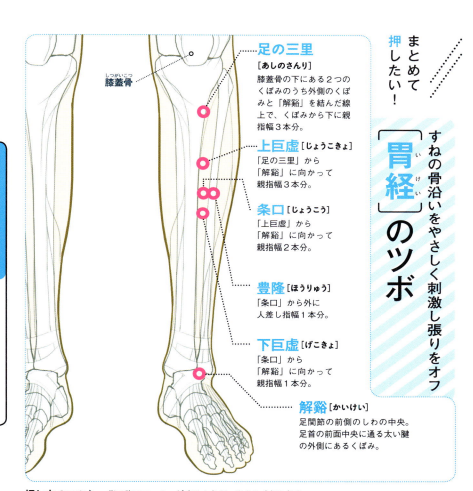

足裏の張り

足の裏にある筋膜が炎症を起こすと、足裏のさまざまな部位に張りや痛みがあらわれます。足裏の筋肉は、かかとの骨を介してアキレス腱とつながっているため、ふくらはぎの筋肉を柔軟に保つことも足裏の張りの予防に効果的。

湧泉［ゆうせん］

腎経

血流が促され、足裏の疲労をオフ

ツボの位置

足の裏のもっともへこむところ。土踏まずから足の第3指に向かって指をすべらせ、指が止まるところ。

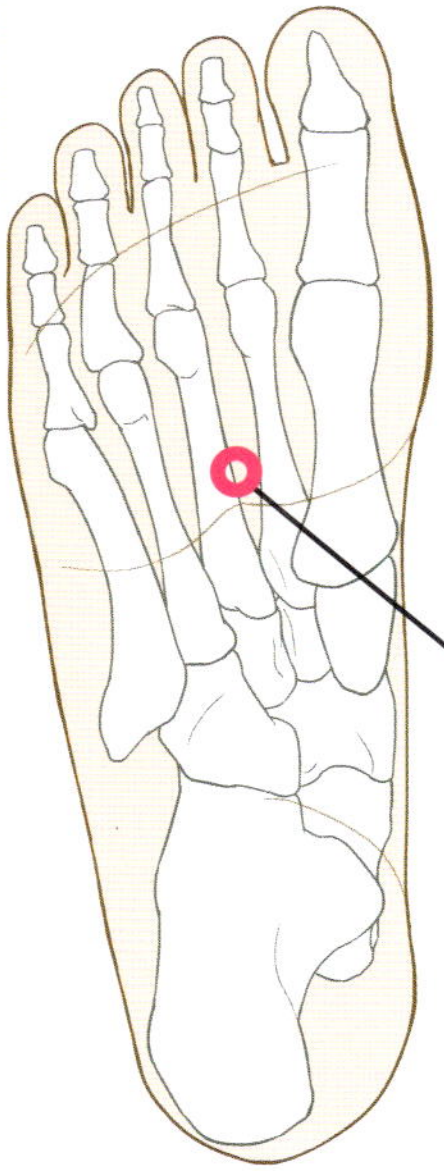
足裏

然谷［ねんこく］

腎経

足裏、ふくらはぎがスッキリ

ツボの位置

内くるぶしの斜め前下方にある**舟状骨粗面**の下縁のくぼみで、足底と足の甲の境目。

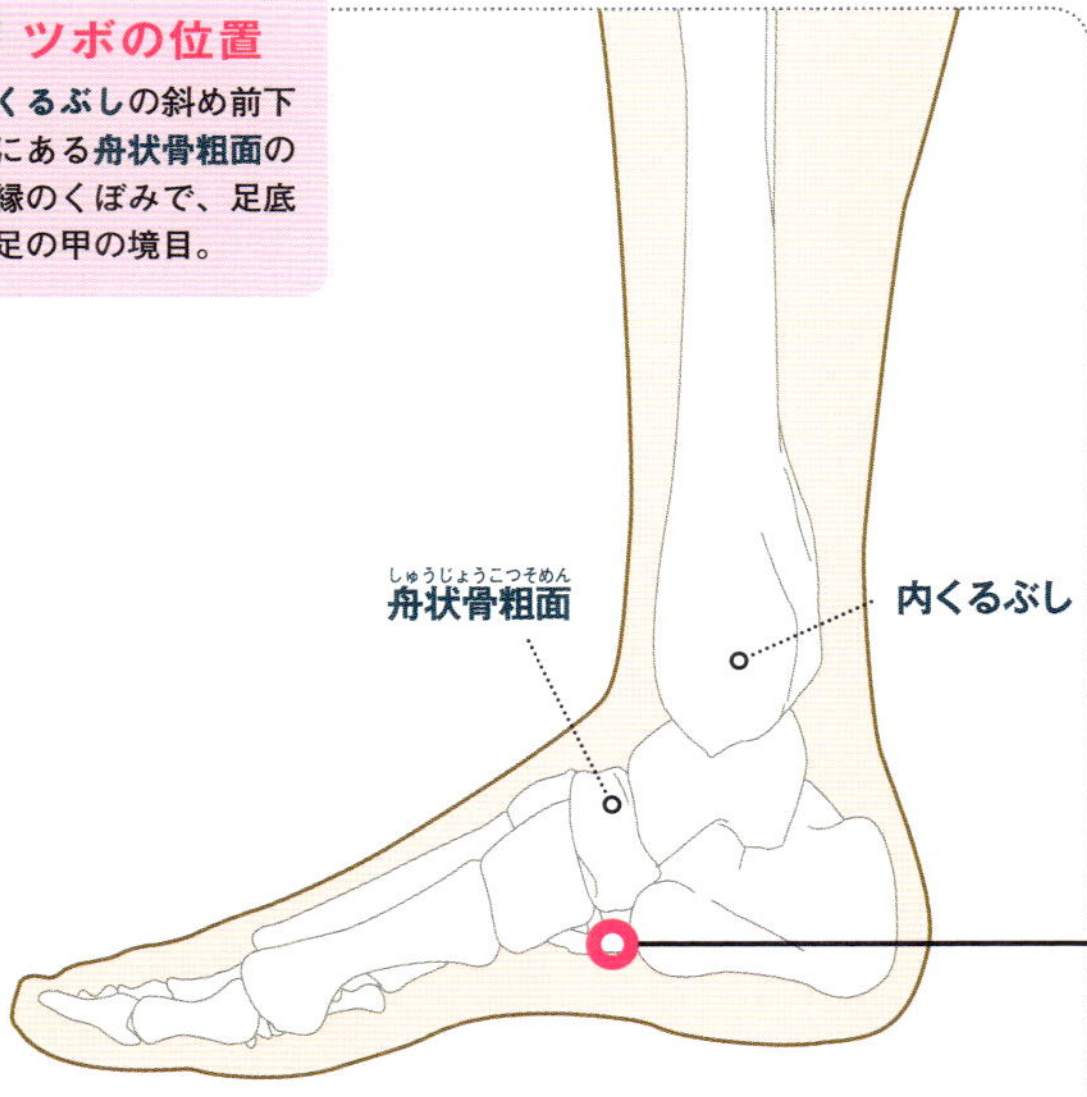
舟状骨粗面《しゅうじょうこつそめん》
内くるぶし
内側

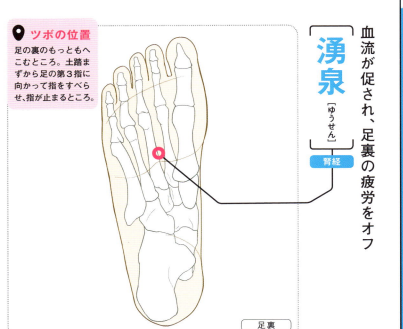

Case.65

足裏がつる

足裏がつるのは珍しいことではありません。足裏の筋肉が異常に収縮し、けいれんを起こしていると足裏がつります。原因は、筋肉疲労や血流障害、水分不足など。ホルモンバランスの乱れも影響するため、妊娠時にもよく起こります。

足の疲れ解消に最適

行間［こうかん］

肝経

ツボの位置

第１指と第２指の間の水かきで、足の甲と足の裏の境目。

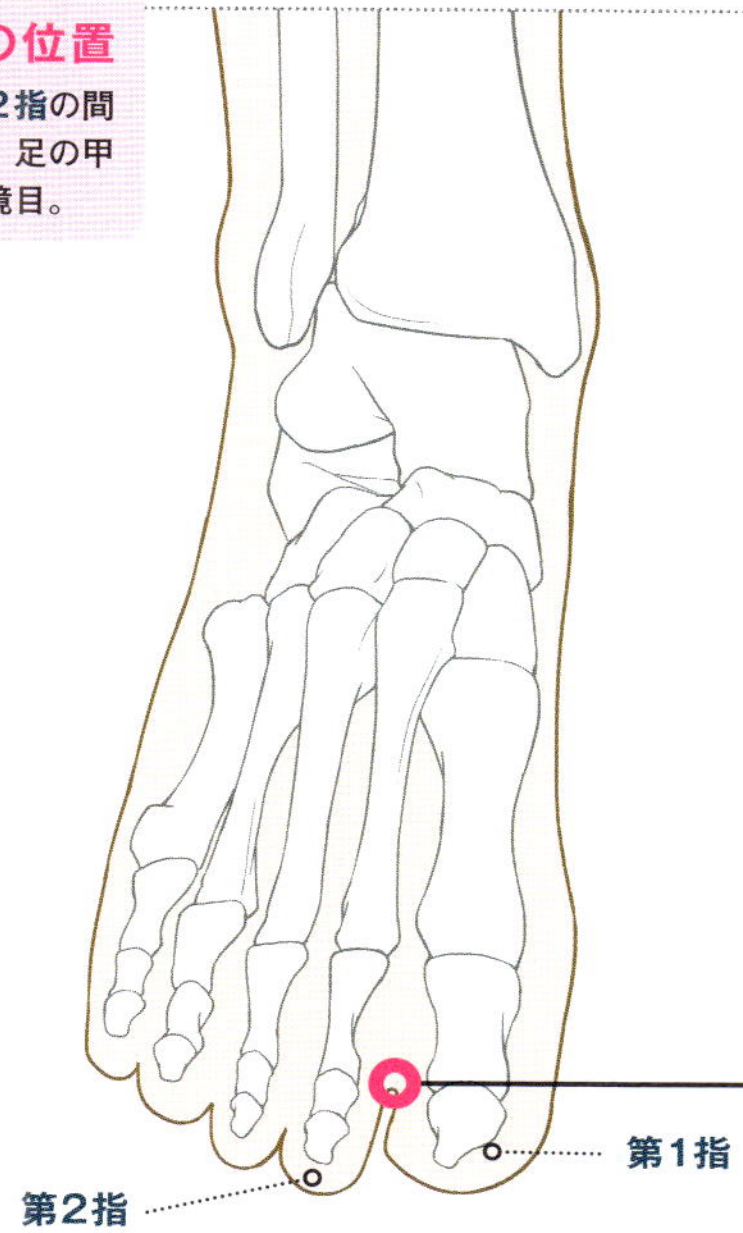
第1指
第2指

足関節のトラブルに効くツボ

衝陽［しょうよう］

胃経

ツボの位置

第２中足骨と中間楔状骨との間にある足の甲の拍動部。

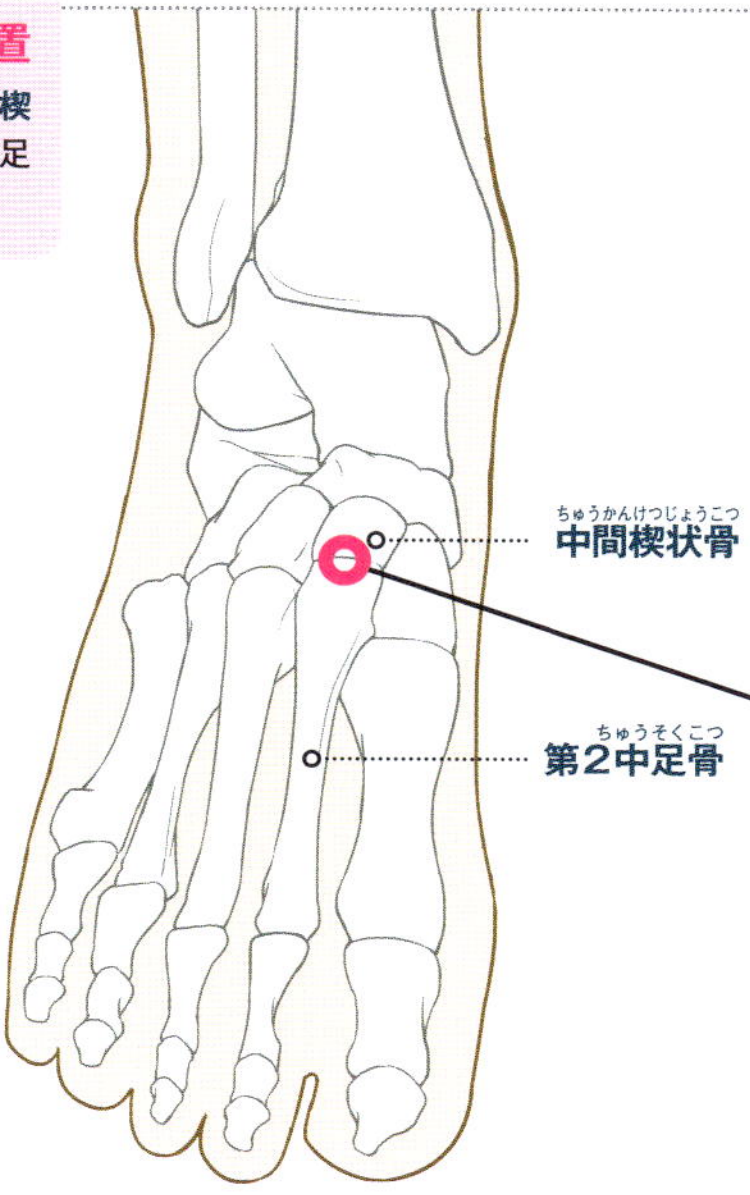
中間楔状骨《ちゅうかんけつじょうこつ》
第2中足骨《ちゅうそくこつ》

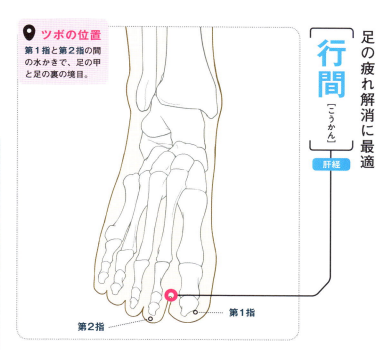

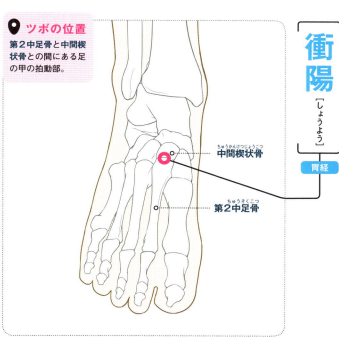

X脚・O脚

X脚やO脚、その両方が混ざったXO脚は、生活習慣や姿勢など、後天的な要因が悪化の原因だと考えられています。生活習慣の悪いところを改善し、エクササイズやストレッチなどで偏りのない筋肉を維持することを心掛けましょう。

脚・ひざ・腰に効く特効ツボ

陰陵泉［いんりょうせん］

脾経

ツボの位置

すねの内側にある骨際を指でなぞり上げて、指が止まるところ。

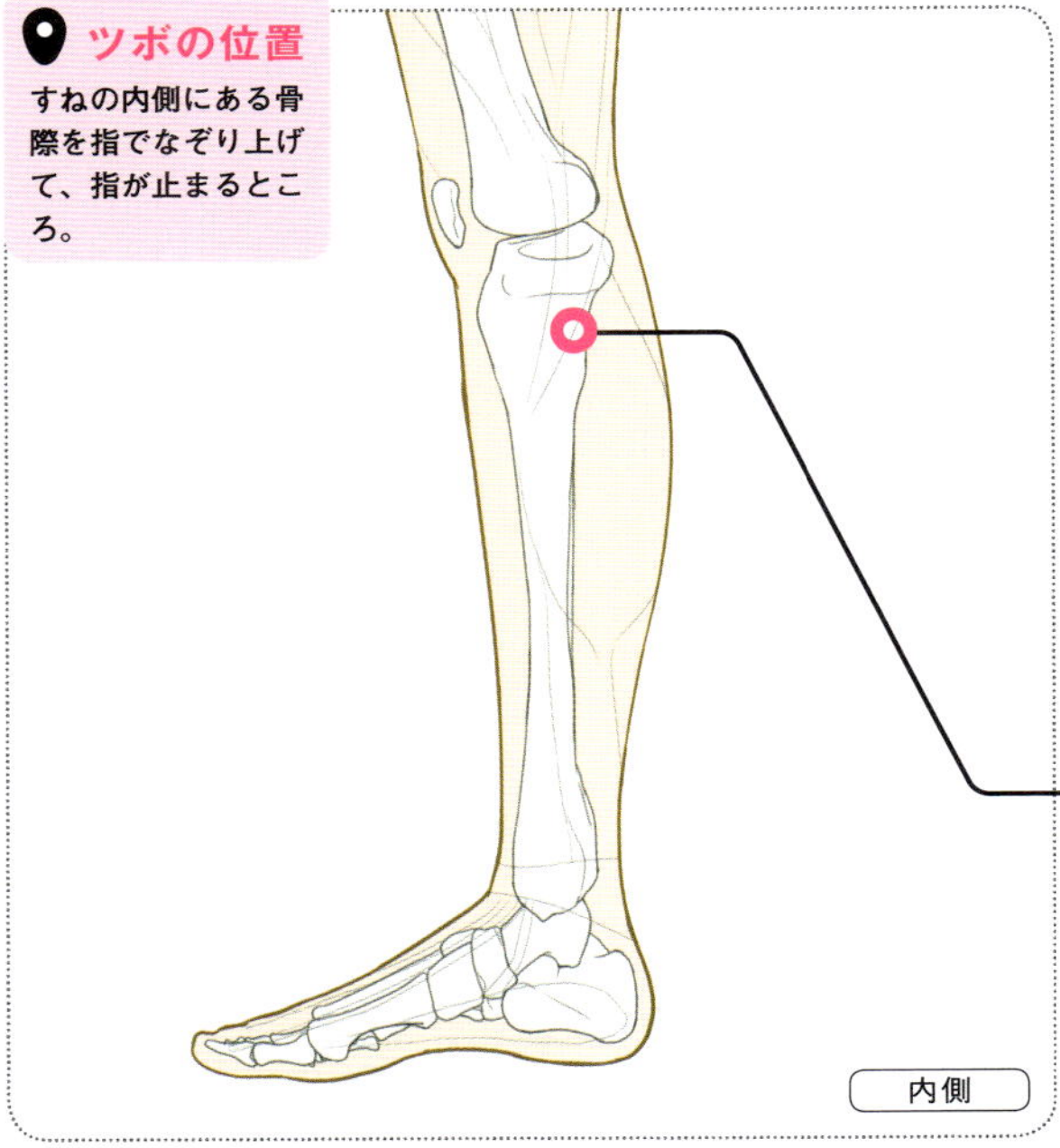

かすかに拍動を感じる内もものツボ

足の五里［あしのごり］

肝経

ツボの位置

恥骨結合上縁から外に親指幅2本分とひざ方向真下に親指幅3本分。太ももの内側。

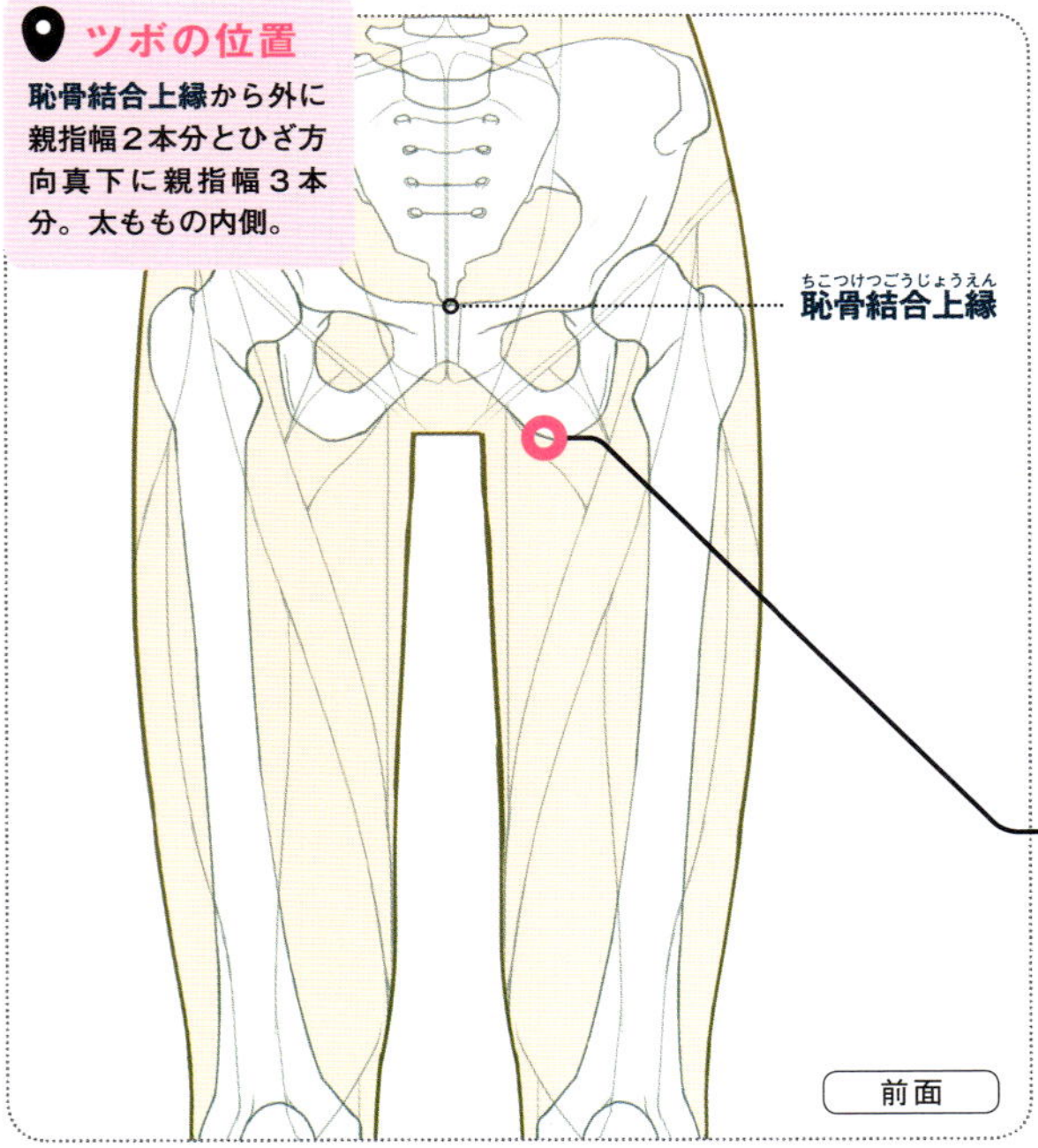

まとめて押したい！

骨盤まわりを刺激し、ゆがみを撃退 ［肝経《かんけい》］のツボ

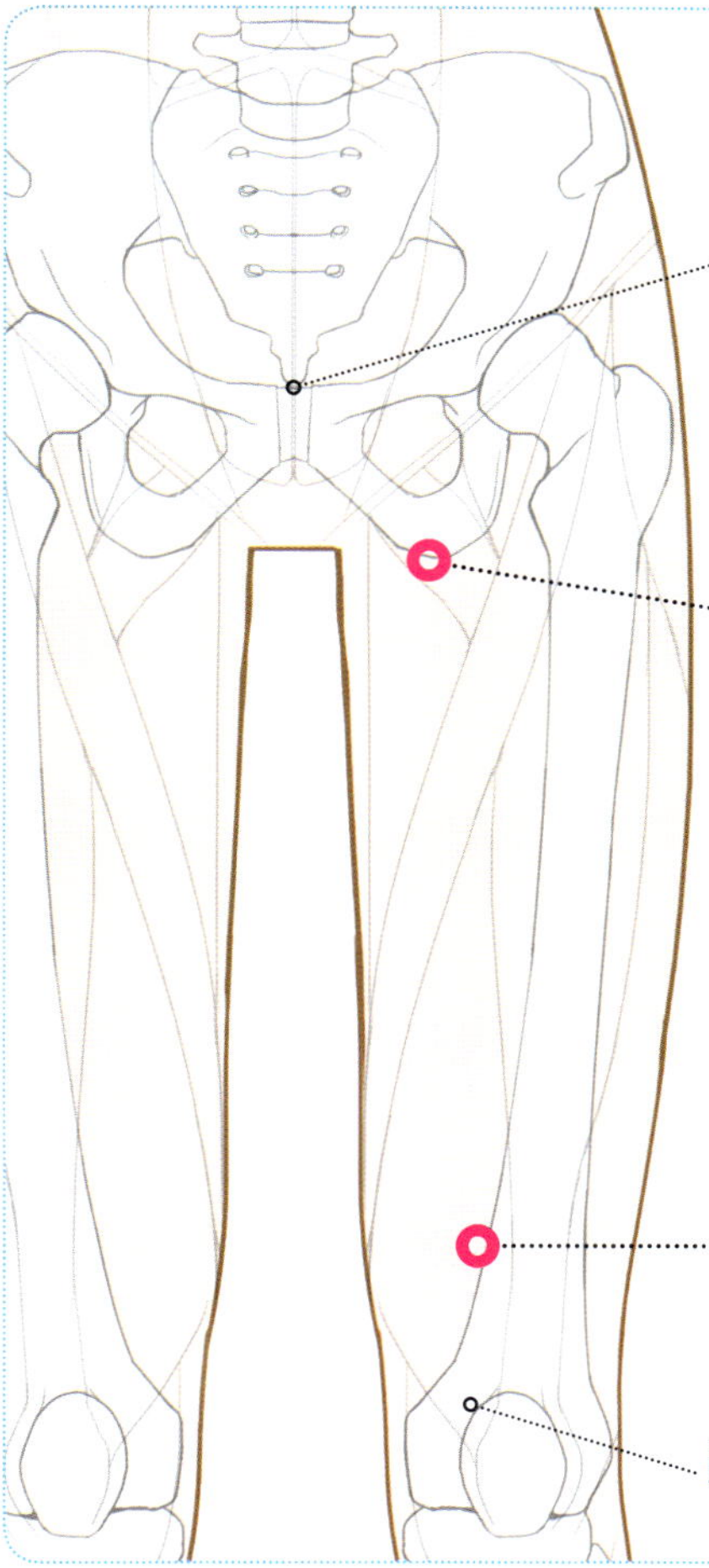

足の五里［あしのごり］
恥骨結合上縁から外に親指幅２本分とひざ方向真下に親指幅３本分。太ももの内側。

陰包［いんぽう］
膝蓋骨の内側の骨の突出するふくらみ（膝蓋骨底）から上に親指幅４本分。

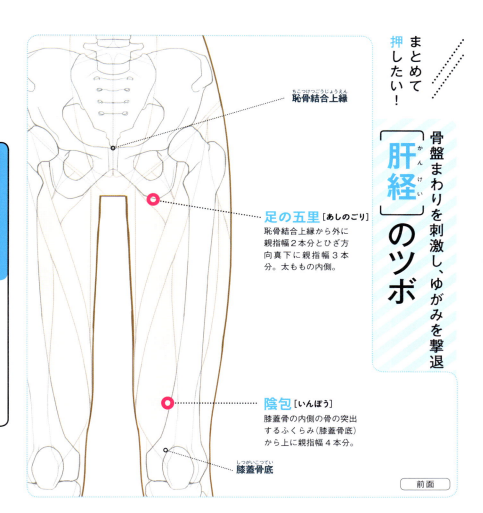

冷え性

女性は生理のとき、子宮を温めるために手足など子宮から離れた部位の血行が悪くなり、冷えやすくなります。また、熱をうみだす筋肉が男性より少なく、熱を溜めにくい脂肪を多く蓄えるため、慢性的な冷えに陥りやすいのです。

中極［ちゅうきょく］

任脈

子宮を温め、婦人科系トラブルに効果的

ツボの位置
へそから下に親指幅4本分。

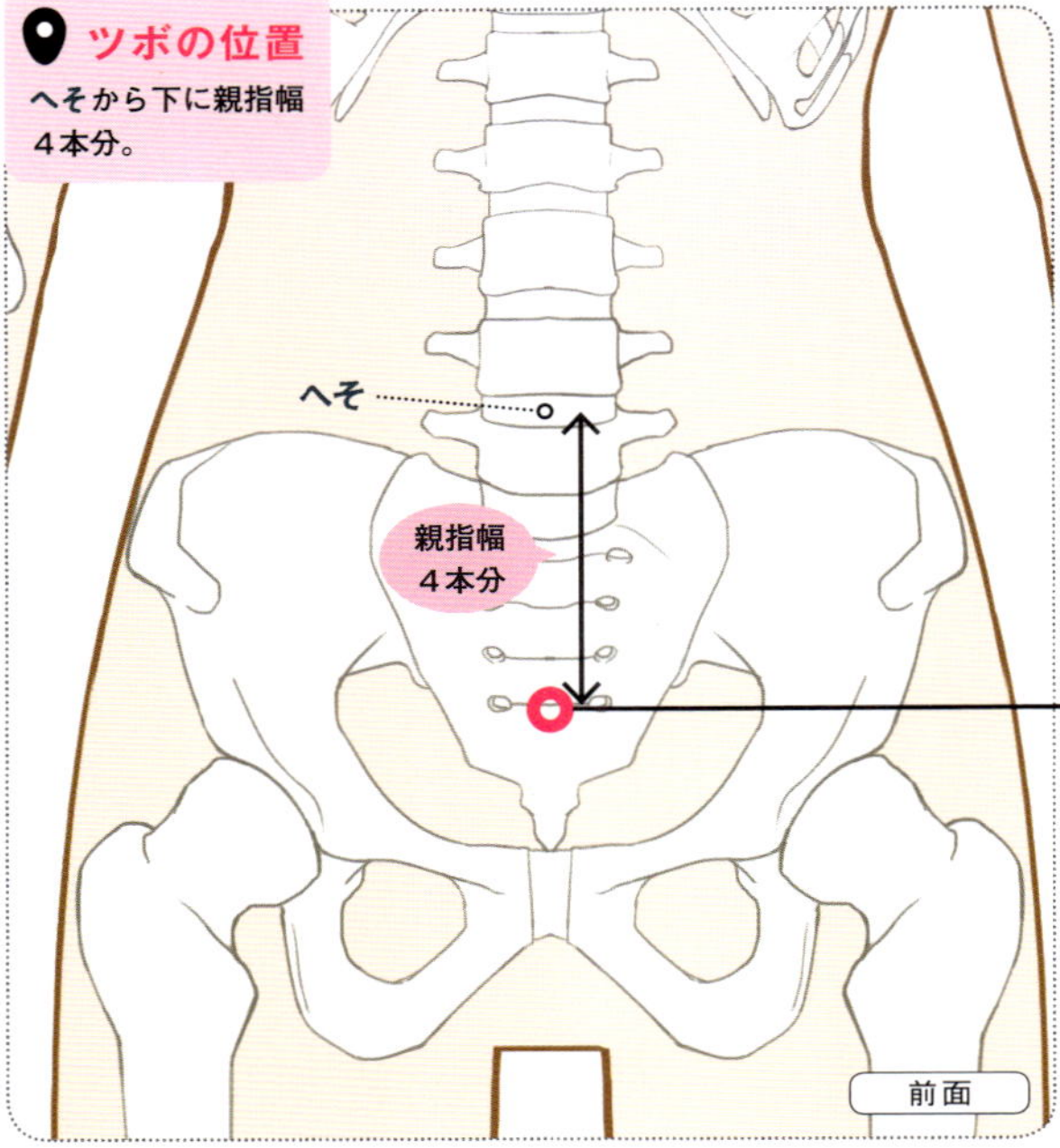

扶突［ふとつ］

大腸経

ストレスが溜まると張りが出る

ツボの位置
耳の裏から鎖骨の内側に伸びる**胸鎖乳突筋**のほぼ上下中央。のど仏上の縁から外に親指幅3本分。

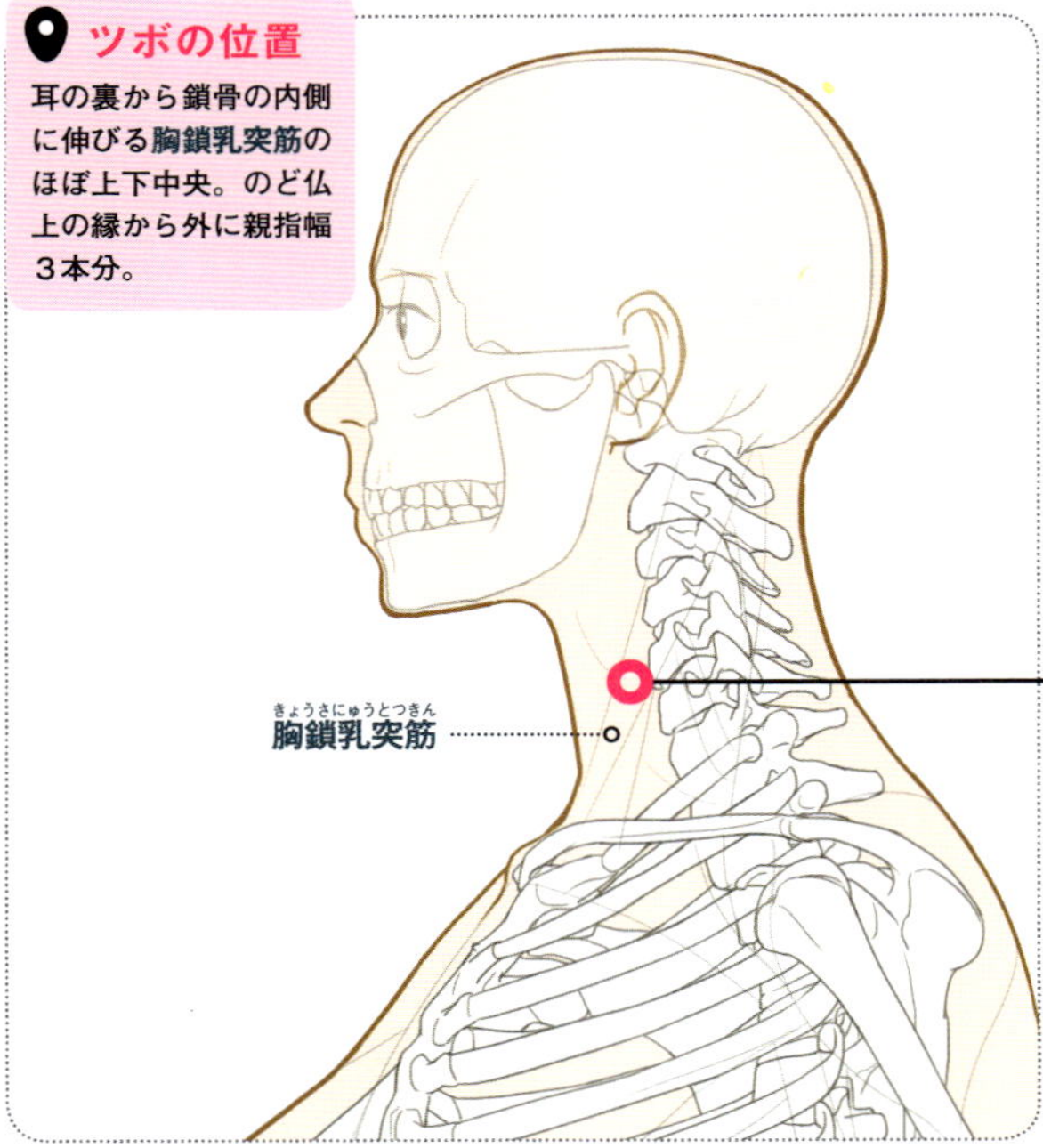

体を芯から温める、冷え性に効くツボ

陽池［ようち］

三焦経

ツボの位置

手首の甲側にできる横じわの中心よりやや小指側。

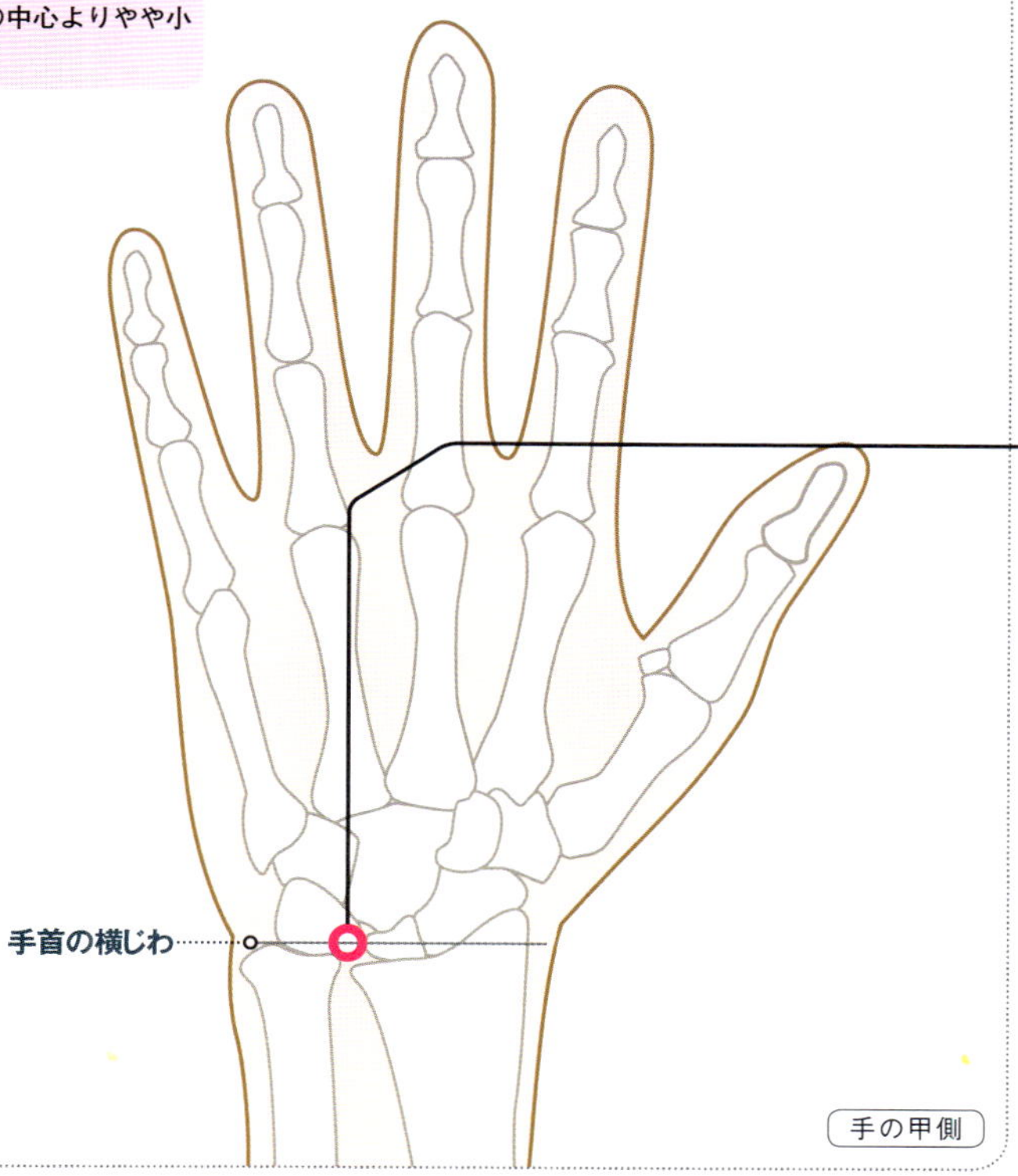

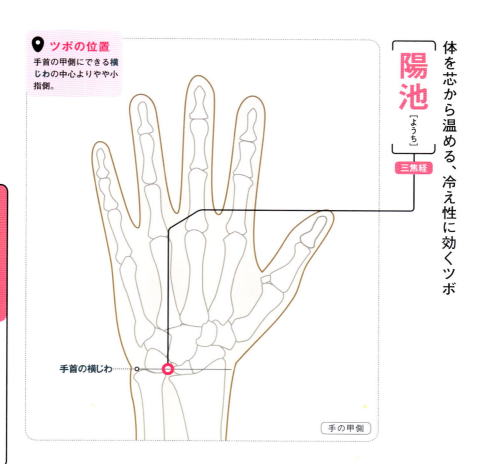

Case.68

生理痛・生理不順・PMS

生理中の腹痛や吐き気、イライラを月経困難症。生理前の不調をＰＭＳ（月経前症候群）と呼び、生理周期が不順で安定しない状態を生理不順といいます。子宮が強く収縮し、子宮の血流が悪くなる影響と考えられています。

腹痛を和らげたいときに押したい

太白［たいはく］

脾経

ツボの位置
第１中足指節関節の後ろにあるくぼみで、足底と足の甲の境目。

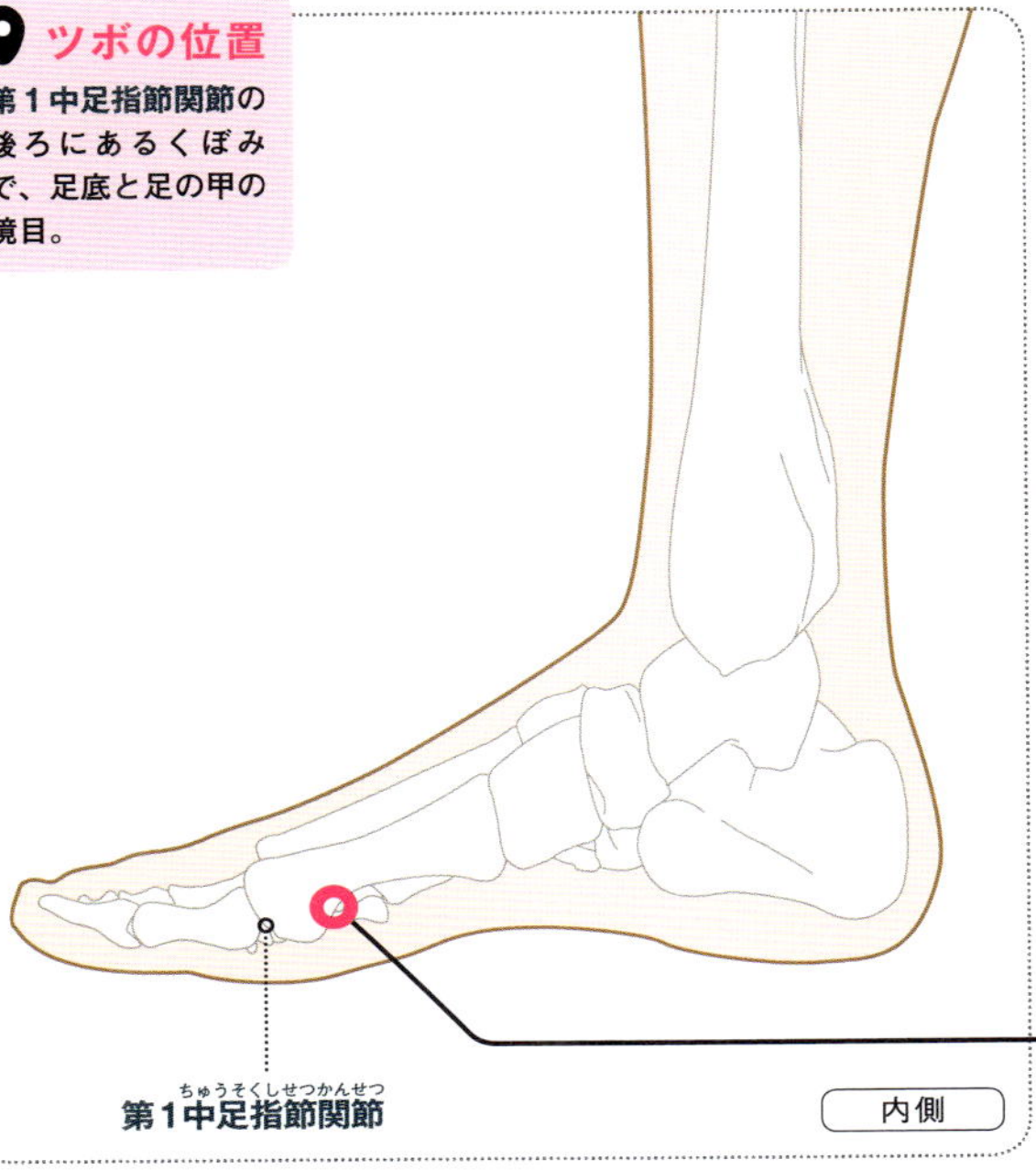

月経不調や子宮のトラブルに

三陰交［さんいんこう］

脾経

ツボの位置
内くるぶしから脛骨沿いに、上に親指幅３本分。

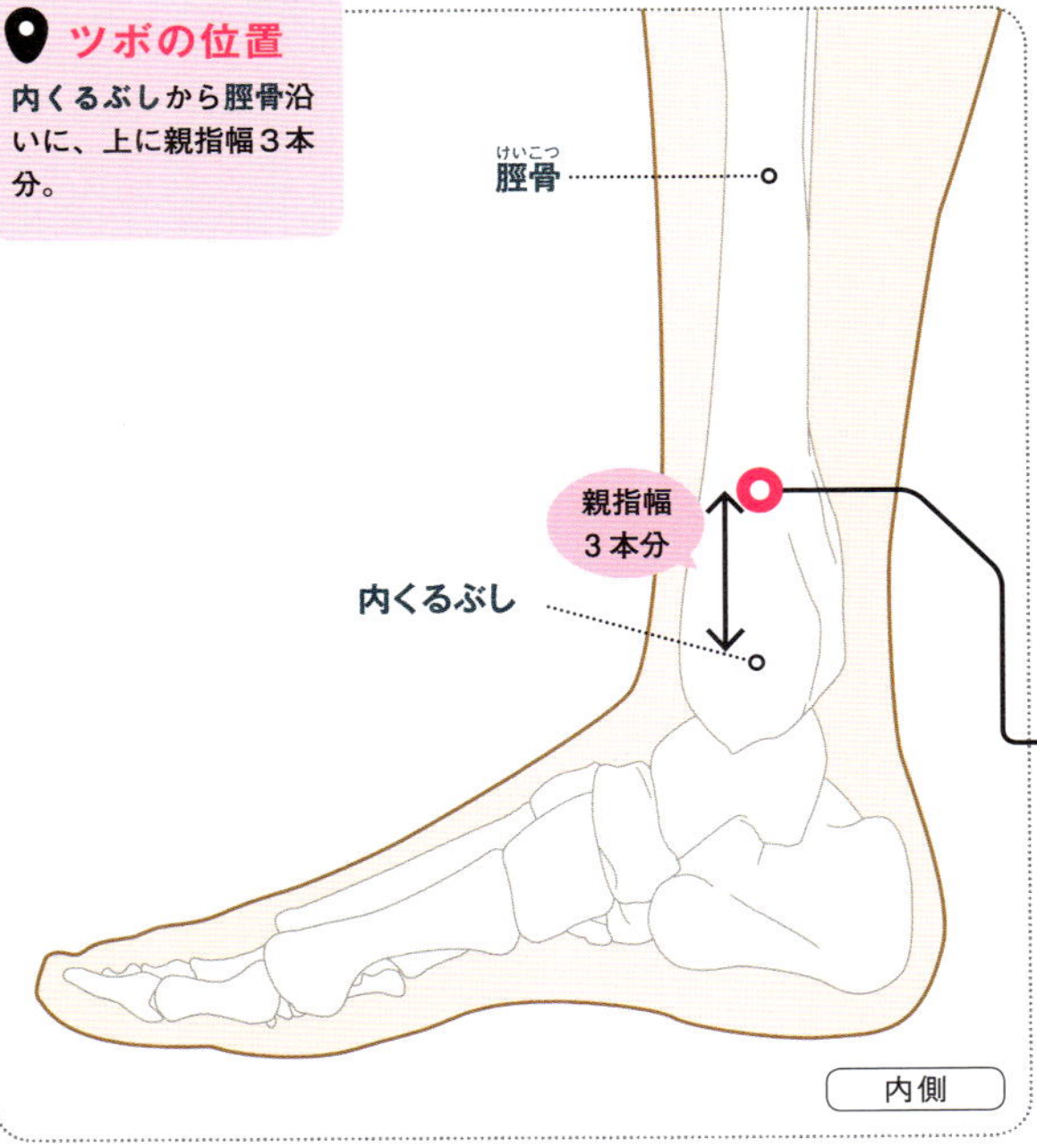

体を温め、ホルモンバランスを整えるツボ

陽池［ようち］

三焦経

ツボの位置

手首の甲側にできる**横じわ**の中心よりやや小指側。

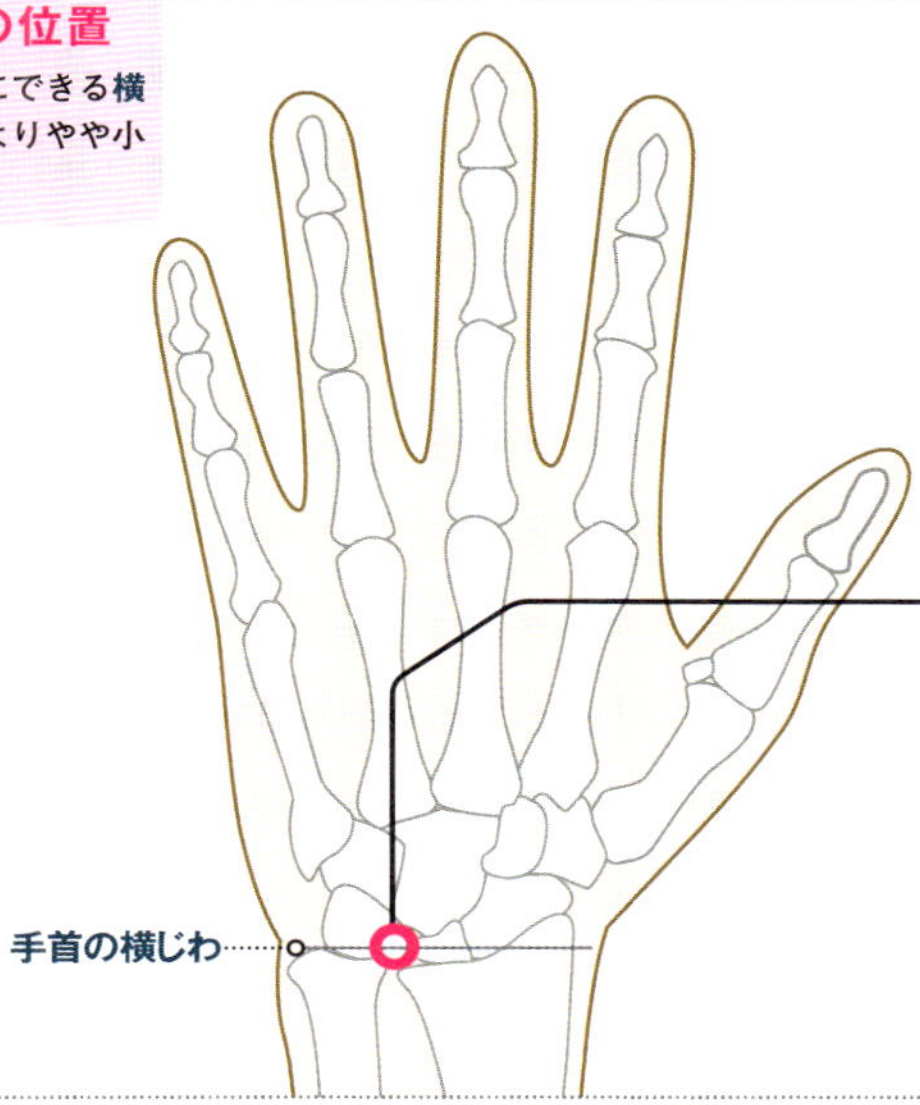

手首の横じわ
手の甲側

背中側から刺激し症状を緩和

脾兪［ひゆ］

膀胱経

ツボの位置

体の左右中央にある**第11胸椎**の出っ張りの下のへこみから、外に親指幅1.5本分。

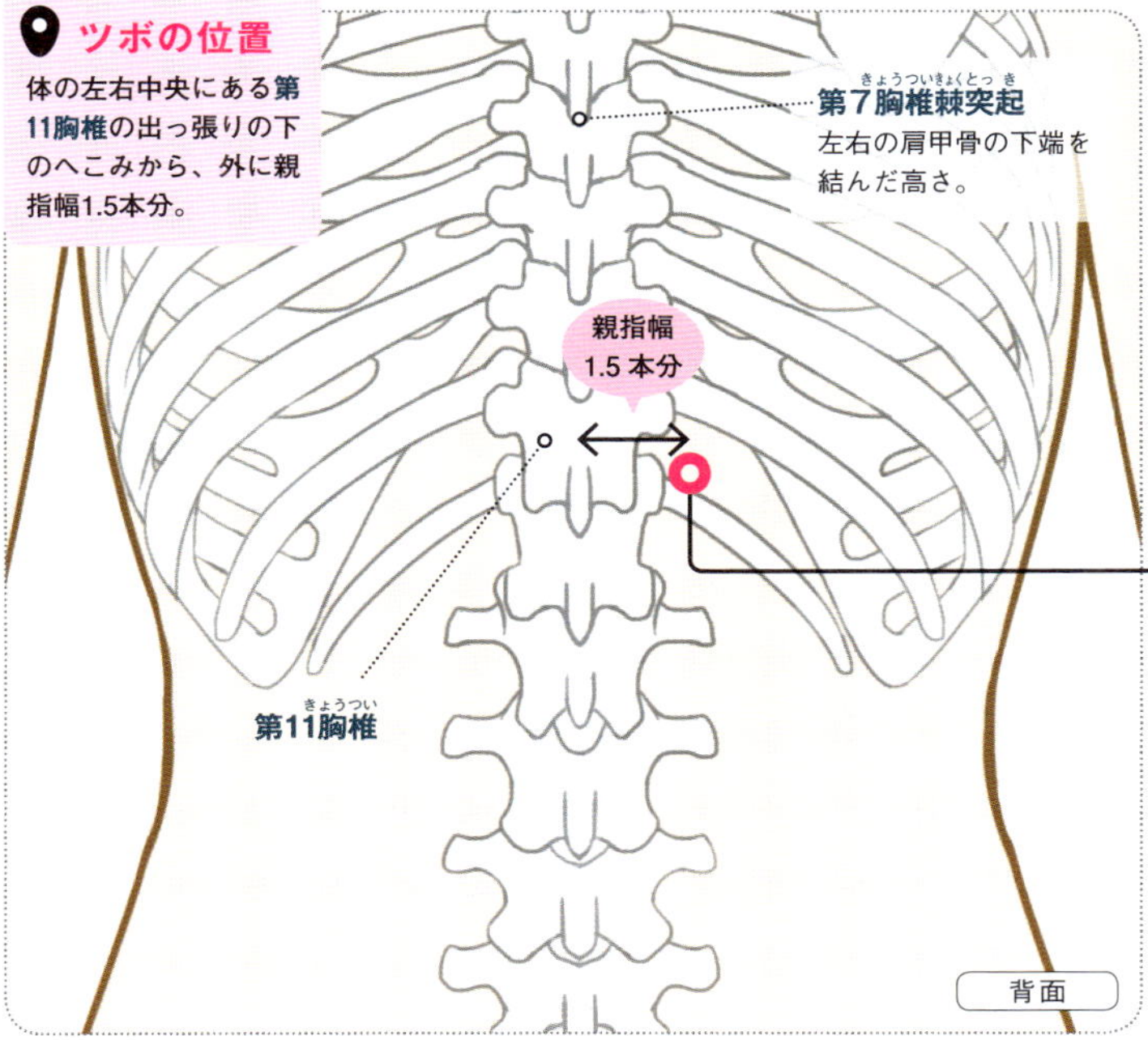

第7胸椎棘突起《きょうついきょくとっき》
左右の肩甲骨の下端を結んだ高さ。
親指幅
1.5 本分
第11胸椎《きょうつい》
背面

妊娠中・産後の悩み

ホルモンバランスが変化することで、マイナートラブルが起こりやすい妊娠期。症状や程度には個人差があります。ここに挙げた悩みのほか、めまいや便秘、むくみといった各症状も。そちらについては、各紹介ページを参考に。

つわり

個人差はあるものの、妊娠中に多くの人にあらわれる症状。食べられるものだけを食べ、休めるときは横になるなど、ムリをしないことが重要。こまめな水分補給を心掛けて。

元気、精力が集まるツボ

気海［きかい］

任脈

ツボの位置

へそから下に親指幅1.5本分。

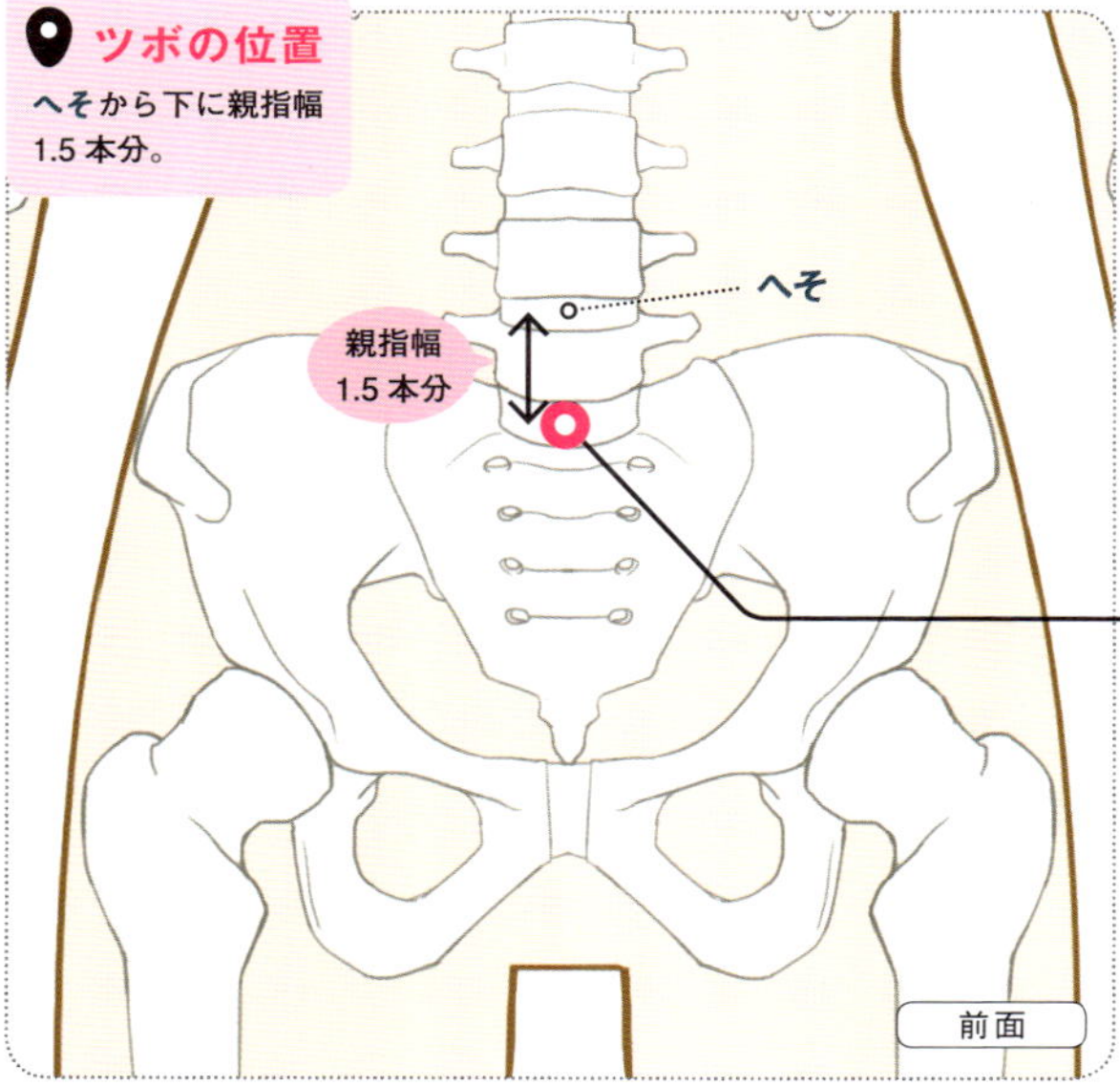

「気」を巡らせて胸のつかえをとる

膻中［だんちゅう］

任脈

ツボの位置

体の左右中心で、乳頭と同じ高さにある**第4肋間**（肋骨と肋骨のあいだ）と同じ高さ。**胸骨体**上。

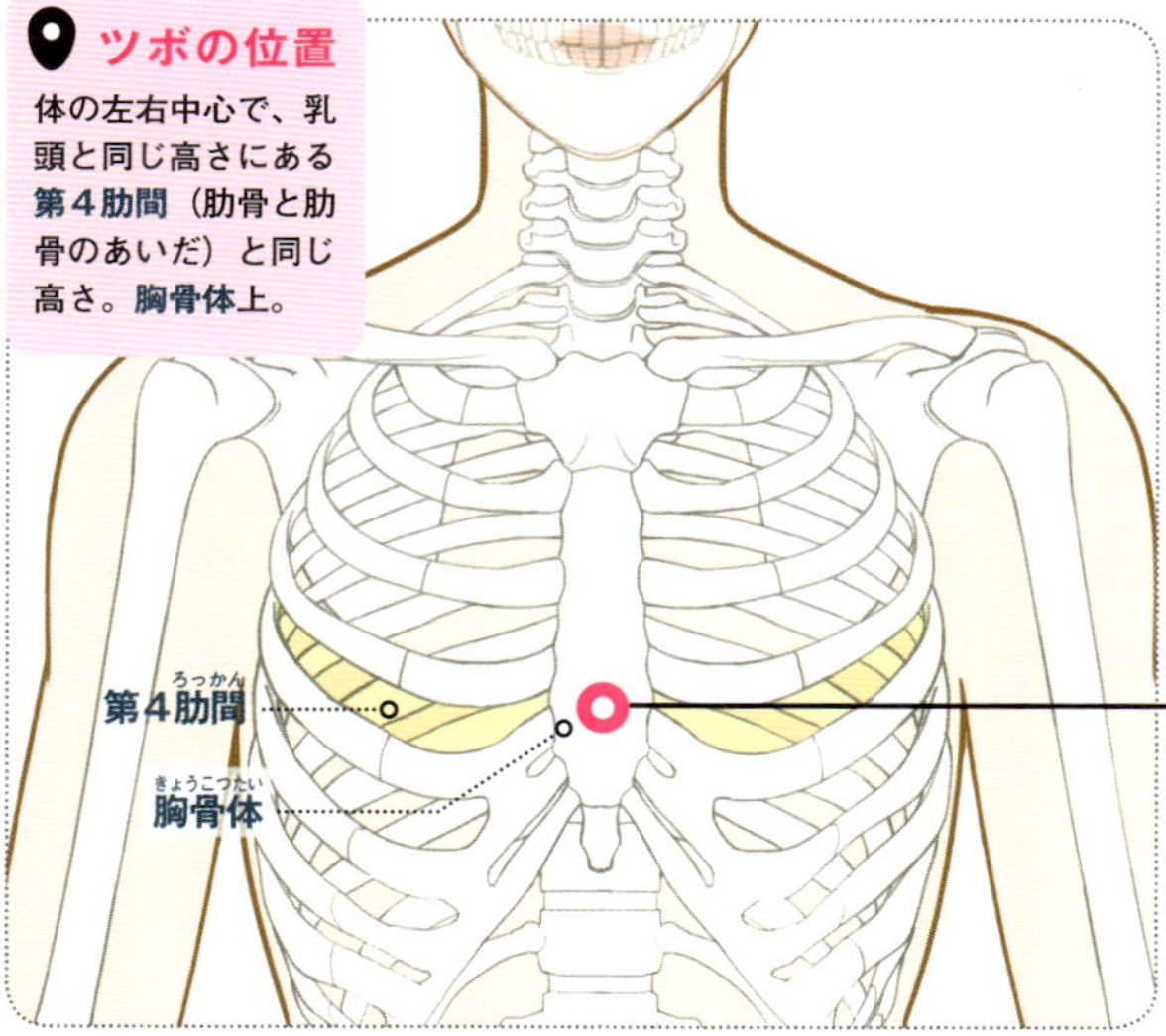

押し方のコツ▶ 中指を立て、息を吐きながら押し込む。できれば仰向けで寝そべって行う。

お腹の張り

子宮の収縮運動が原因で、下腹部の痛みや引っ張られるような感覚をともなう。張り方やタイミング、頻度には個人差が大きい。あまりに心配な場合には専門医を受診して。

子宮の調子を整えるツボ
三陰交［さんいんこう］

脾経

ツボの位置

内くるぶしから脛骨沿いに、上に親指幅３本分。

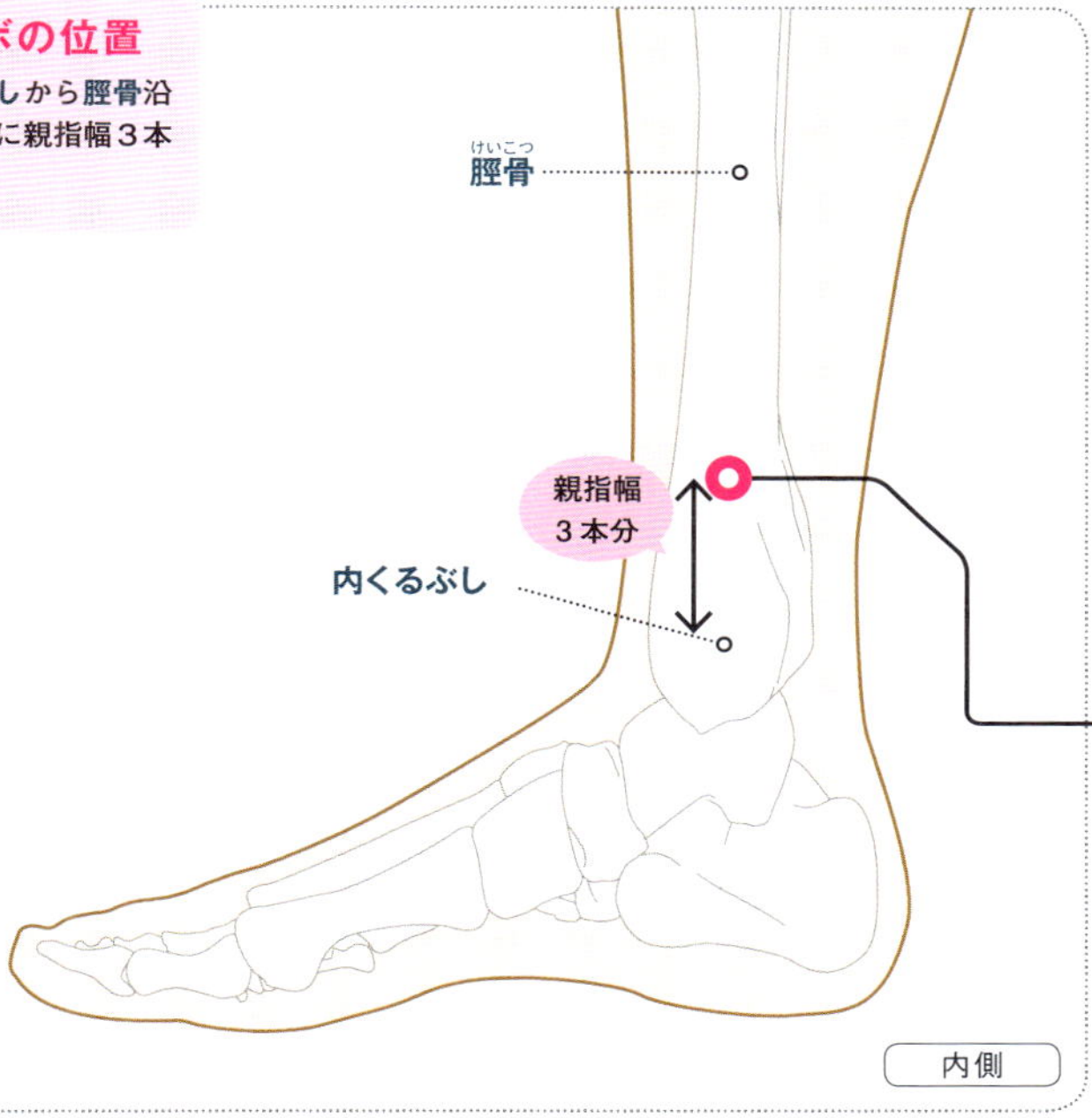

MEMO

「安産のツボ」三陰交

内くるぶしから少し上のところにある「三陰交《さんいんこう》」のツボは、子宮を活性化させることから「安産のツボ」として知られています。妊娠中のつわりや中毒症、むくみやお腹の張りにも効果的で、お腹が大きくなってもあぐらをかいて手軽に押しやすいのが特徴。陣痛を促し出産をスムーズにする、産後の回復を早める、といった出産にかかわる嬉しい効果も期待できます。あまり強く押さず、刺激が気持ちよいと感じる程度の強さで、深呼吸をしながらゆったりとした気持ちで押してみましょう。

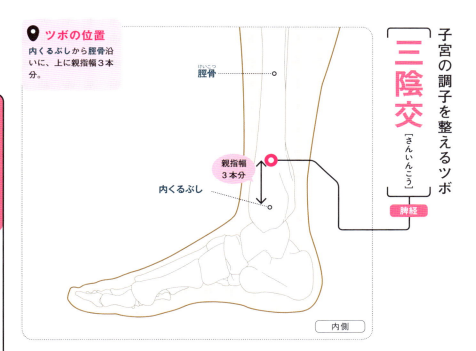

母乳が出にくい

体を温める、食生活を見直す、マッサージをするなどが、対処法として一般的。メンタル面も影響するので、深刻に考えすぎず、ストレスを溜めないようにマイペースで取り組んで。

乳房を刺激しリラックスを促す

天池［てんち］

心包経

ツボの位置

乳頭と同じ高さにある**第４肋間**（肋骨と肋骨のあいだ）上で、体の中心から外に親指幅５本分。

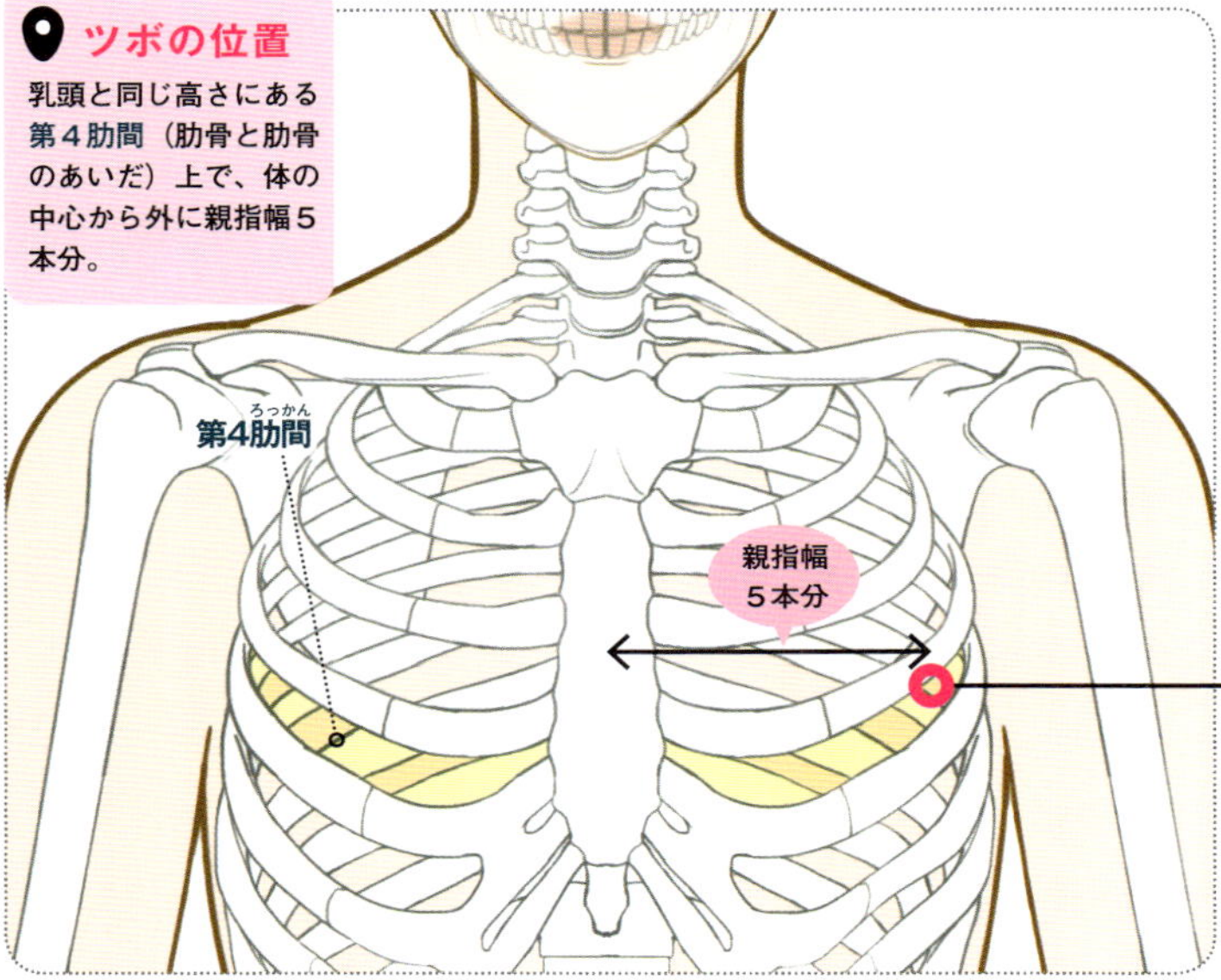

詰まり・つかえを取り除くツボ

淵腋［えんえき］

胆経

ツボの位置

第４肋間上で、わきの中央と**第11肋骨**の端を結ぶ線上。

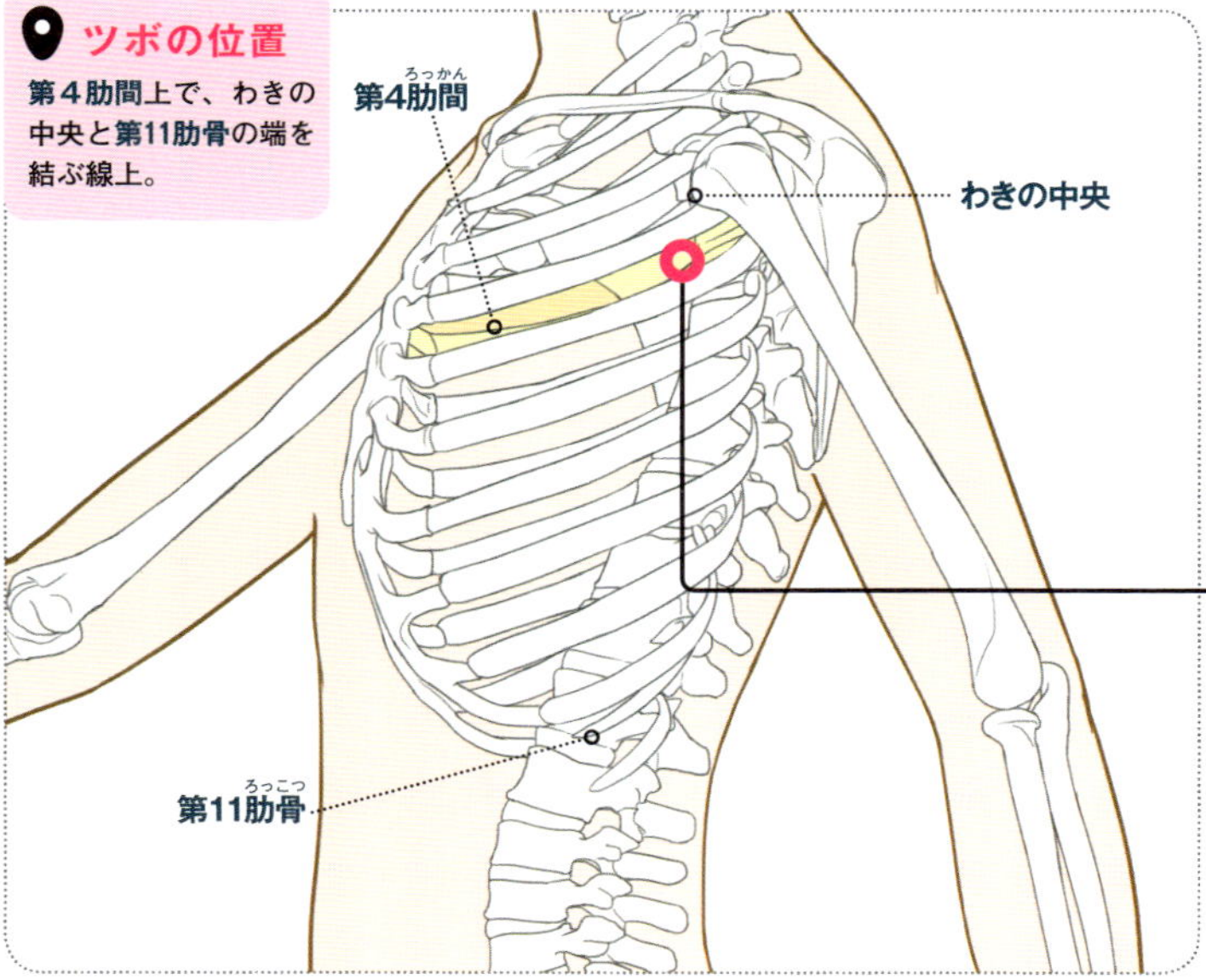

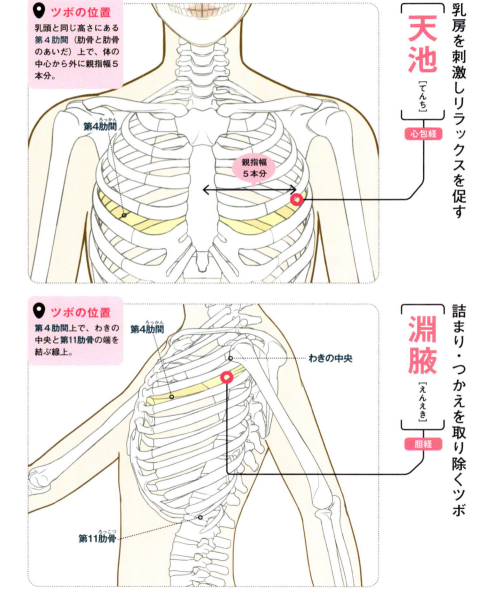

気分が落ち込む

心が晴れない、涙が止まらないなどのメンタルトラブルは、産前産後の女性ホルモンの変化や生活の変化により引き起こされる。妊娠中からサポート環境をつくることも大切。

神門［しんもん］

心経

沈静と安定のツボでクールダウン

ツボの位置

手首の小指寄りの端にあるくぼみ。**豆状骨**の下の際で、薬指の真下線上。

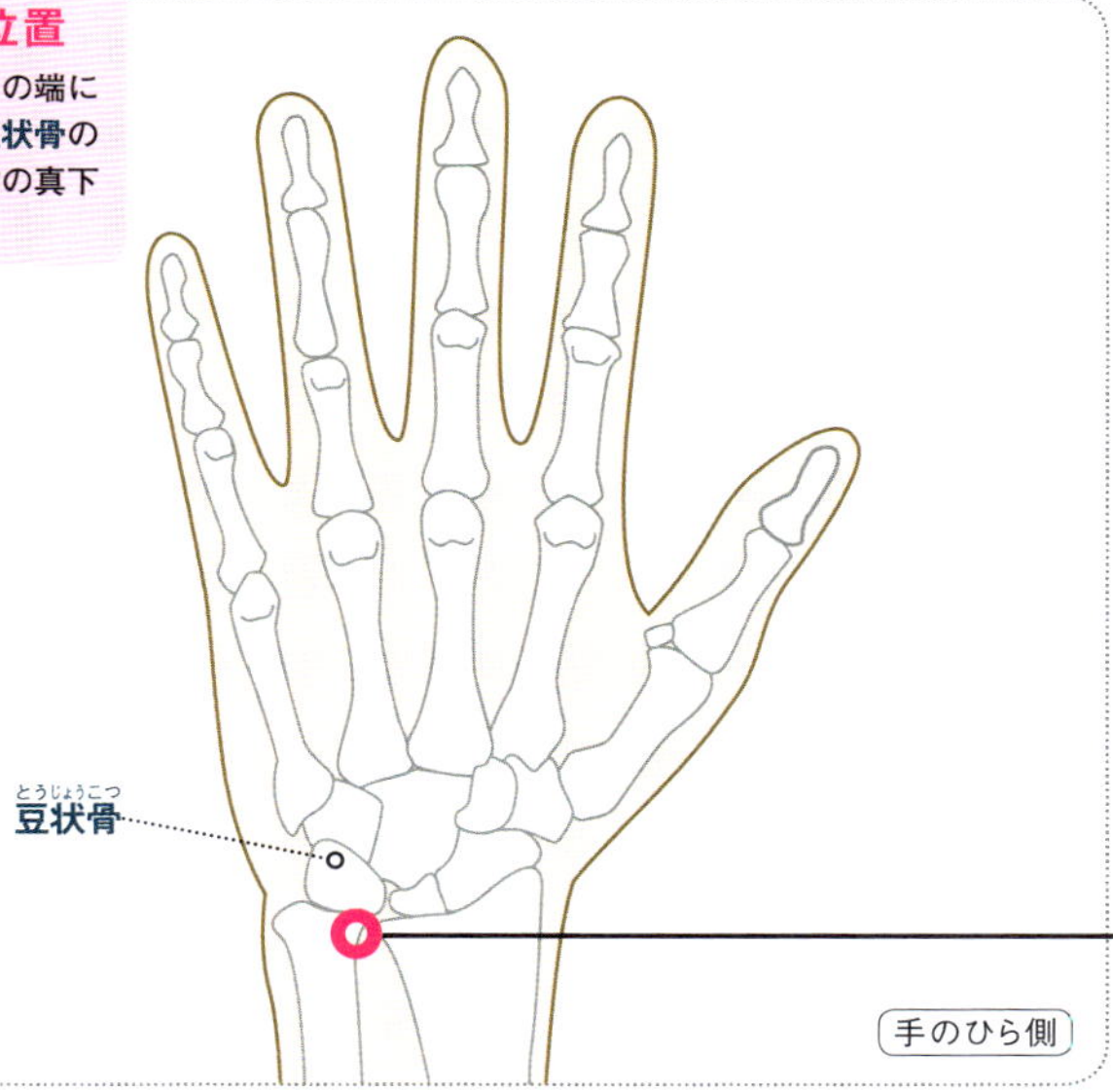

内関［ないかん］

心包経

不安や心配、緊張を取りたいときに

ツボの位置

手首の横じわの中央からひじに向かって親指幅２本分。

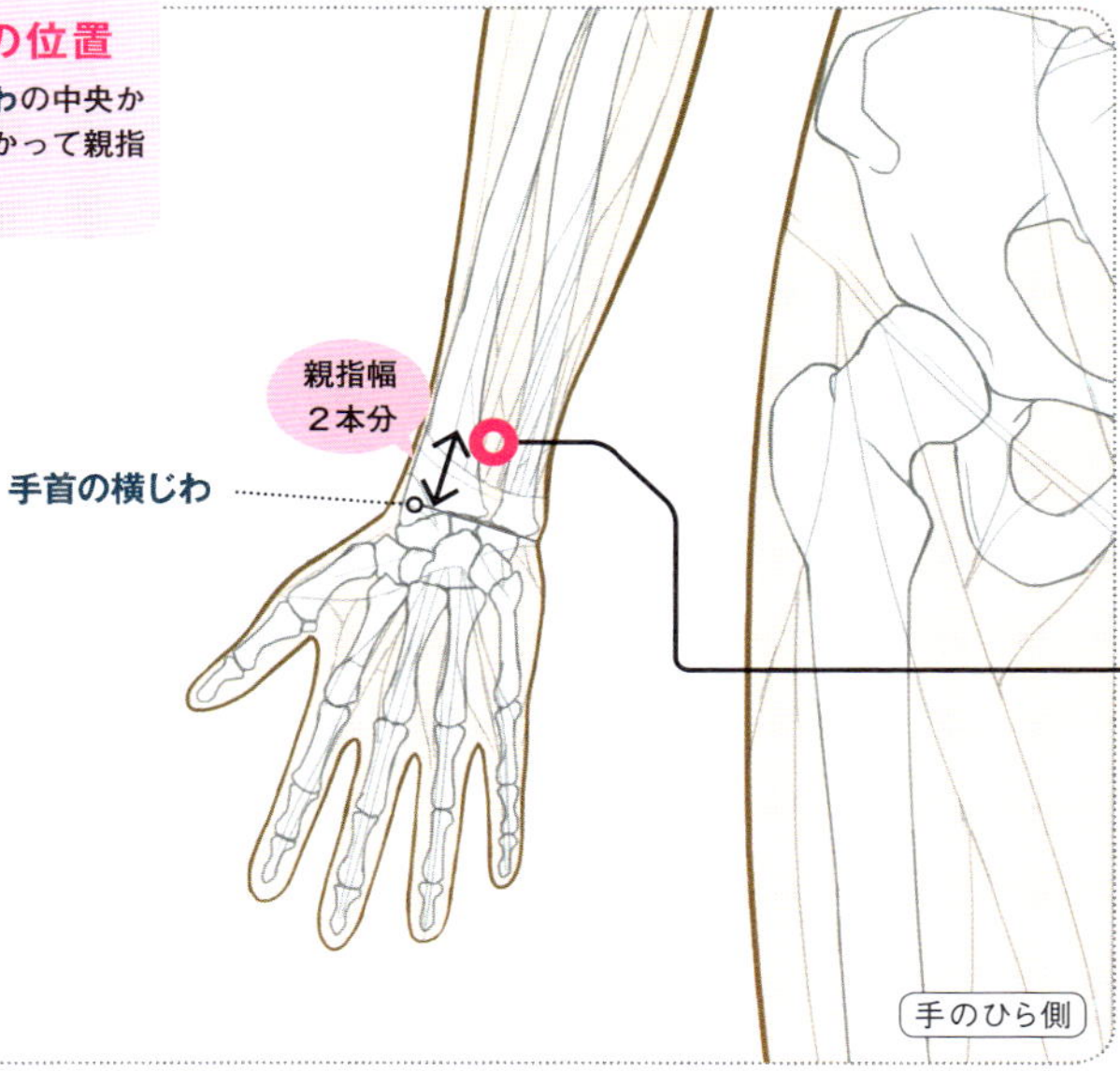

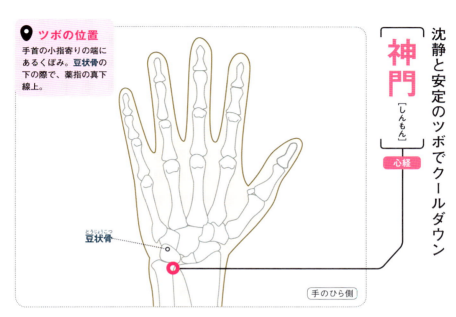

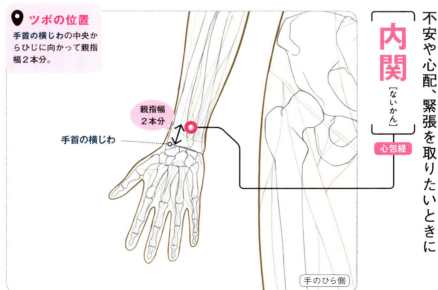

Case.70

不妊

不妊の原因は1つではなく、男女ともに原因がある場合もあります。容易に解決することは難しいかもしれませんが、妊娠力を高めるツボを押して、心身を健やかに保つことで妊娠しやすい体へと調子を整えていきましょう。

体を奥から温め、冷えを取る

会陰［えいん］

任脈

ツボの位置

女性は**後陰唇交連**と肛門のあいだ。男性は**陰嚢**と肛門の中間。

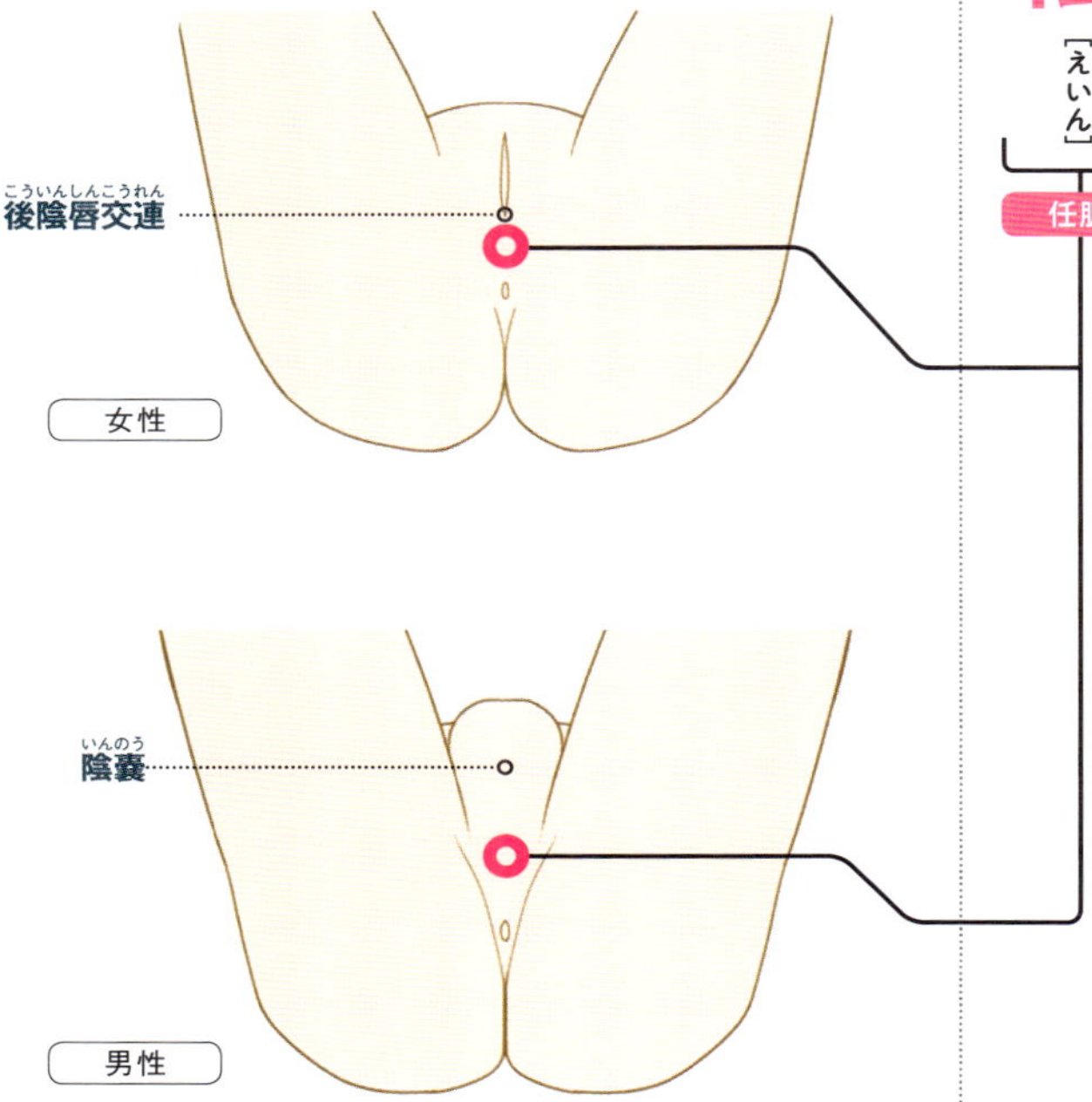

押し方のコツ▶ 肛門からお腹のほうに指をなぞっていった、1～2センチのところの圧痛点を押す。入浴中のマッサージも効果的。

子宮をリラックスさせ妊娠力を高める

三陰交 ［さんいんこう］

脾経

ツボの位置

内くるぶしから**脛骨**沿いに、上に親指幅３本分。

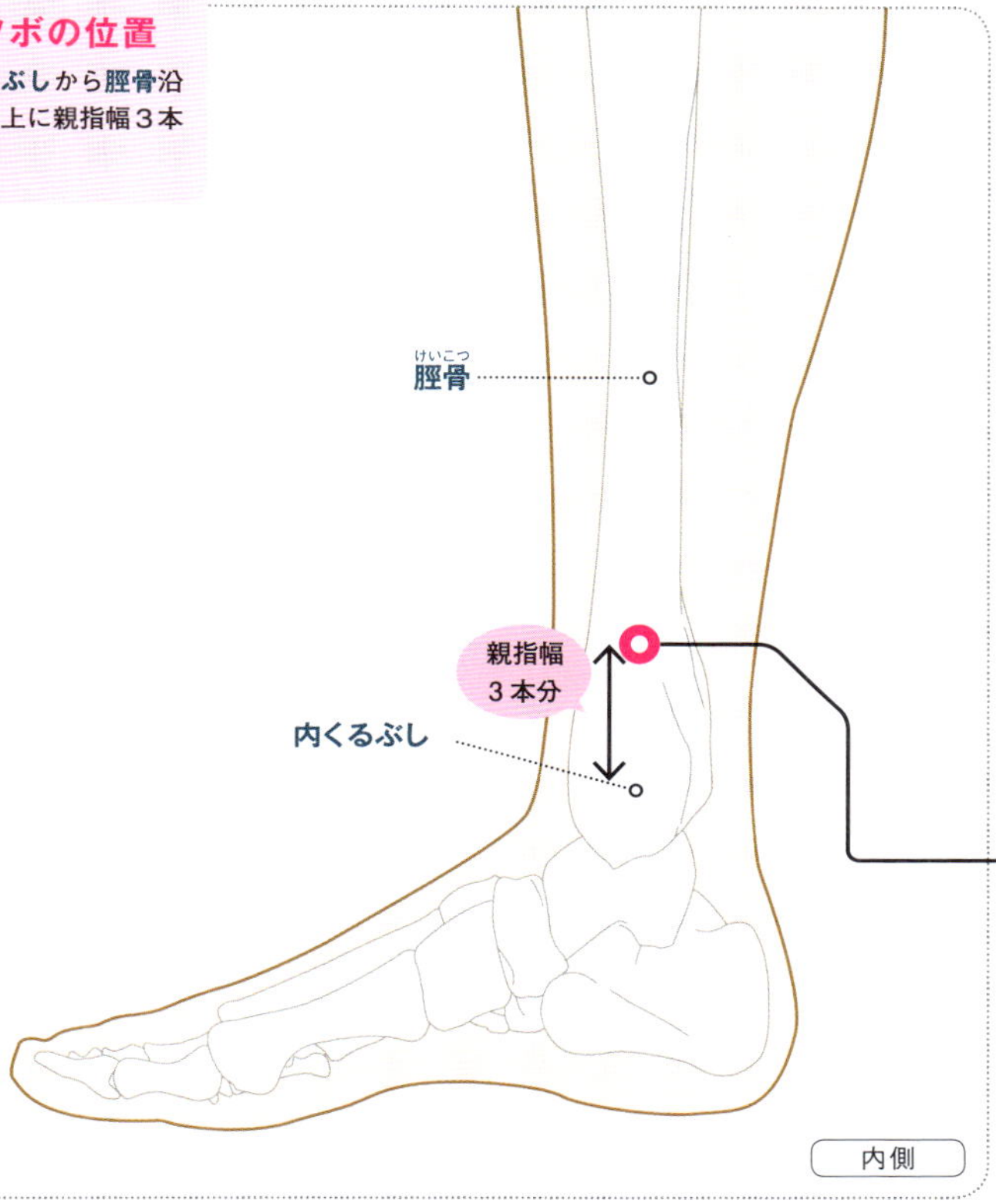

MEMO

会陰と冷え

性器と肛門の中間にある会陰は、いわゆるデリケートゾーンと呼ばれるところに位置するツボです。この周辺は筋肉量が少なく、とても冷えやすい部分。生理痛や生理不順、ＰＭＳや不妊などの婦人科系のトラブルは、冷えが原因となっていることが多いため、会陰を刺激し温めることで、体が芯から温まり、症状の緩和が期待できるのです。湯船で温める以外に、正座をするようにして足を組んで座り、かかとで刺激するという方法もあります。

Case.71

更年期障害

閉経を迎える前後になると女性ホルモンの分泌が減少し、身体的・精神的にさまざまな不調があらわれます。中年になってからの生活リズムの変化のほか、若いころの不規則な生活なども症状に影響すると考えられています。

のぼせ・ほてり・多汗

自律神経の調整に不具合が生じ、起こる症状。血管の拡張や収縮のコントロールがうまくいかず、顔がカーッと熱くなったり、急激に汗をかいたりする。別名ホットフラッシュ。

気持ちが散漫で集中できないときに

関衝［かんしょう］

三焦経

ツボの位置
薬指の爪の生え際の、小指側の縁。

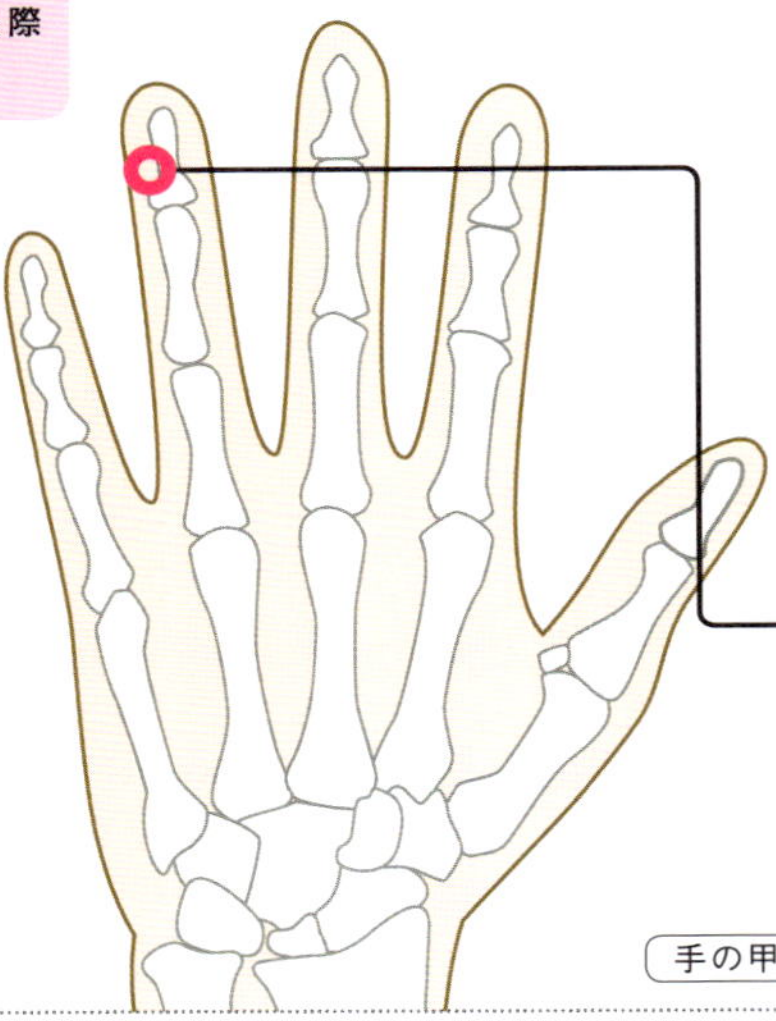

手の甲側

副交感神経を働かせ、イライラを鎮める

液門［えきもん］

三焦経

ツボの位置
薬指と小指の間の水かきで、手のひらと手の甲の境目。

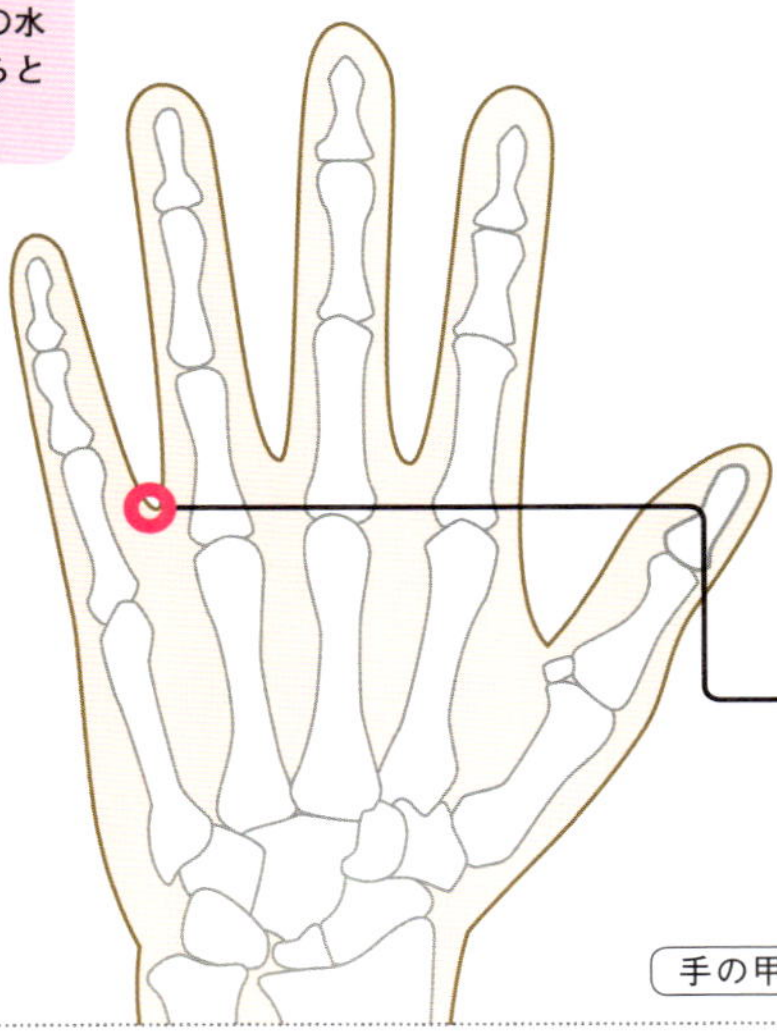

手の甲側

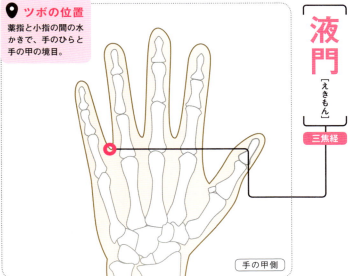

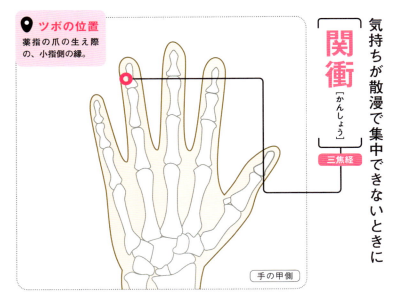

動悸・めまい・ふらつき

更年期障害の主な症状の1つ。運動にともなう動悸とは違い、急な胸のドキドキ、息苦しさを感じる。ストレスが症状悪化を招くこともあるため、リラックスを心掛けるとよい。

心を落ち着かせるわきの中央のツボ

極泉［きょくせん］

心経

ツボの位置
わきのしわの中央。

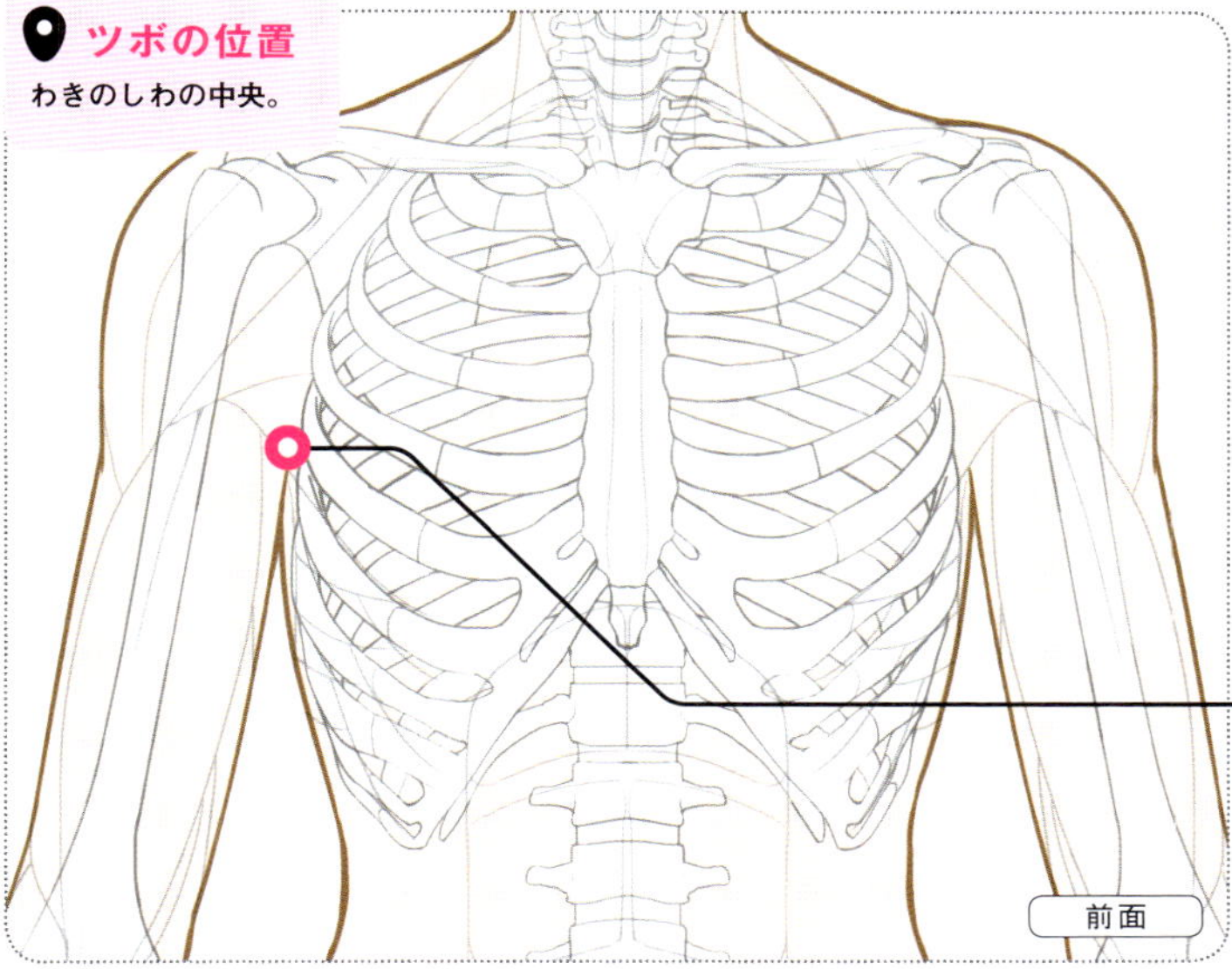

耳鳴りやめまいを感じたら

翳風［えいふう］

三焦経

ツボの位置
耳たぶの裏側のくぼみ。

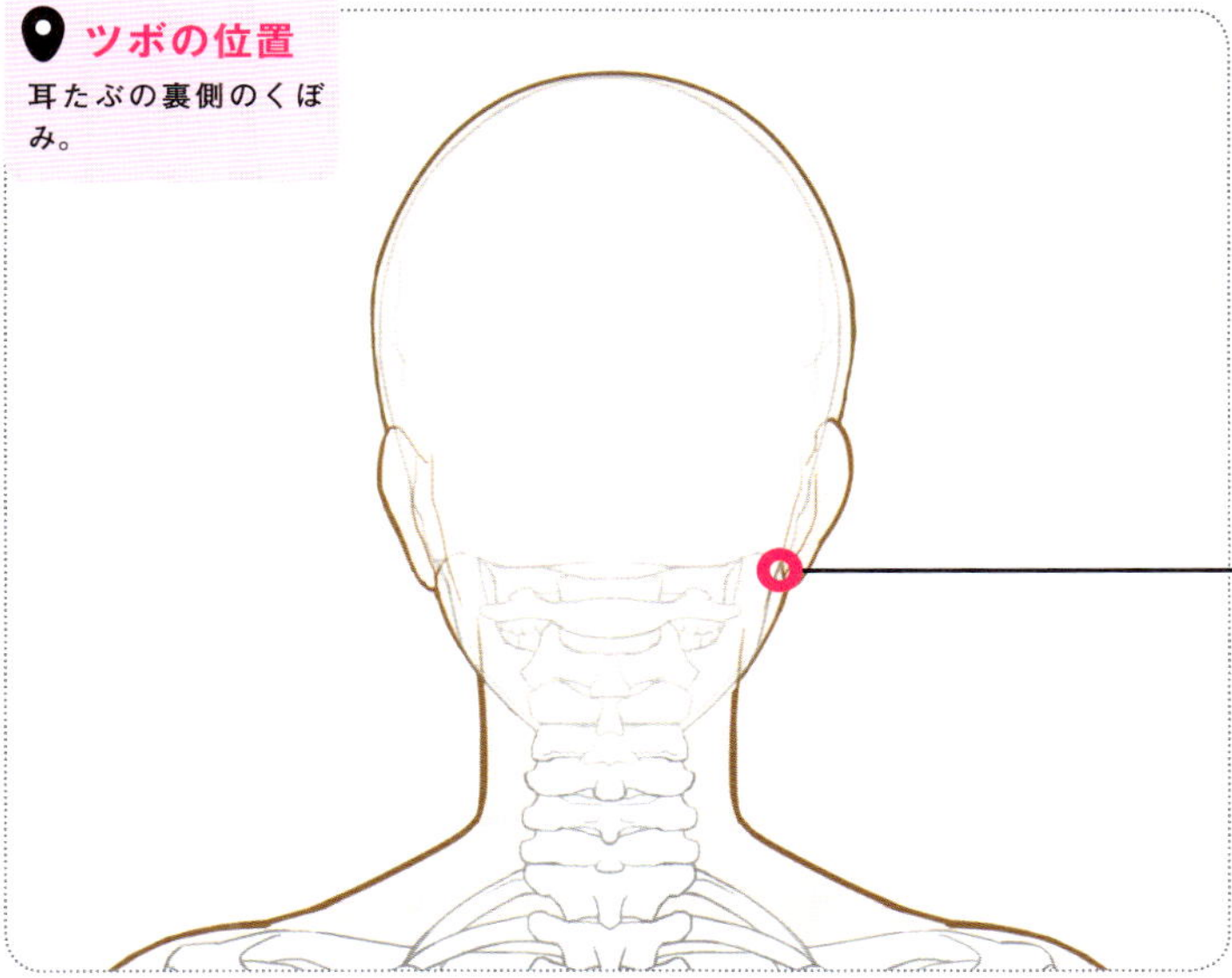

情緒不安定

更年期のホルモンバランスの乱れによりあらわれる、精神的不調。落ち込む、涙もろくなる、外出が億劫になるなど、感情がうまくコントロールできなくなる。マイペースを心掛けて。

膻中［だんちゅう］

任脈

気持ちをコントロールしたいときに

ツボの位置

体の左右中心で、乳頭と同じ高さにある**第４肋間**（肋骨と肋骨のあいだ）と同じ高さ。**胸骨体**上。

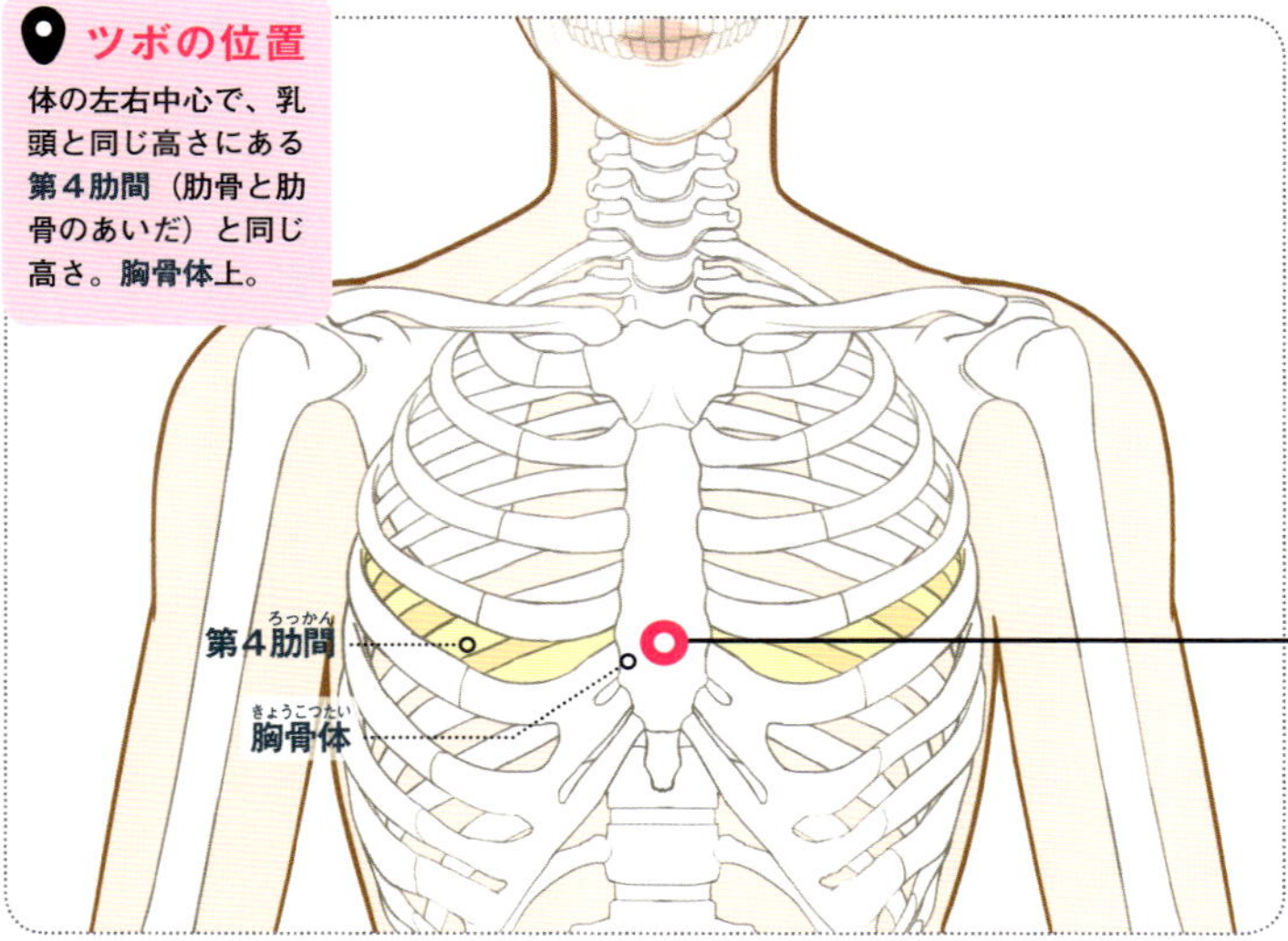

押し方のコツ▶ 中指を立て、息を吐きながら押し込む。できれば仰向けで寝そべって行う。

関元［かんげん］

任脈

体を温め、心を穏やかに

ツボの位置

へそから下に親指幅３本分。

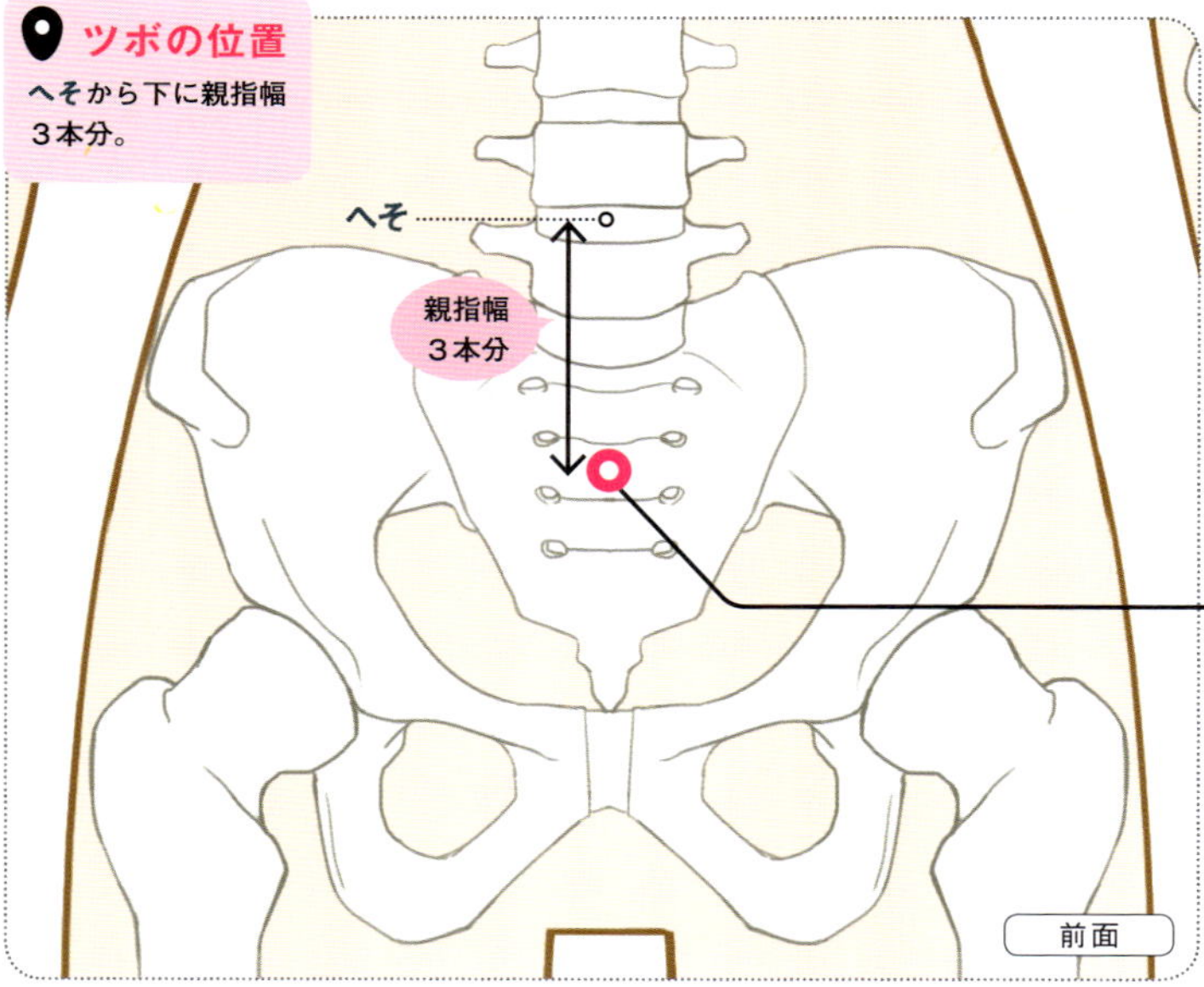

倦怠感《けんたい》

激しい運動の後や、長い集中を強いられるような場面でもないのに、いつまでも疲労やだるさが続くのが特徴。焦って頑張るなどムリをせずに、スローペースで過ごすようにしたい。

婦人科系のトラブルや精神不安に

関元［かんげん］

任脈

ツボの位置
へそから下に親指幅3本分。

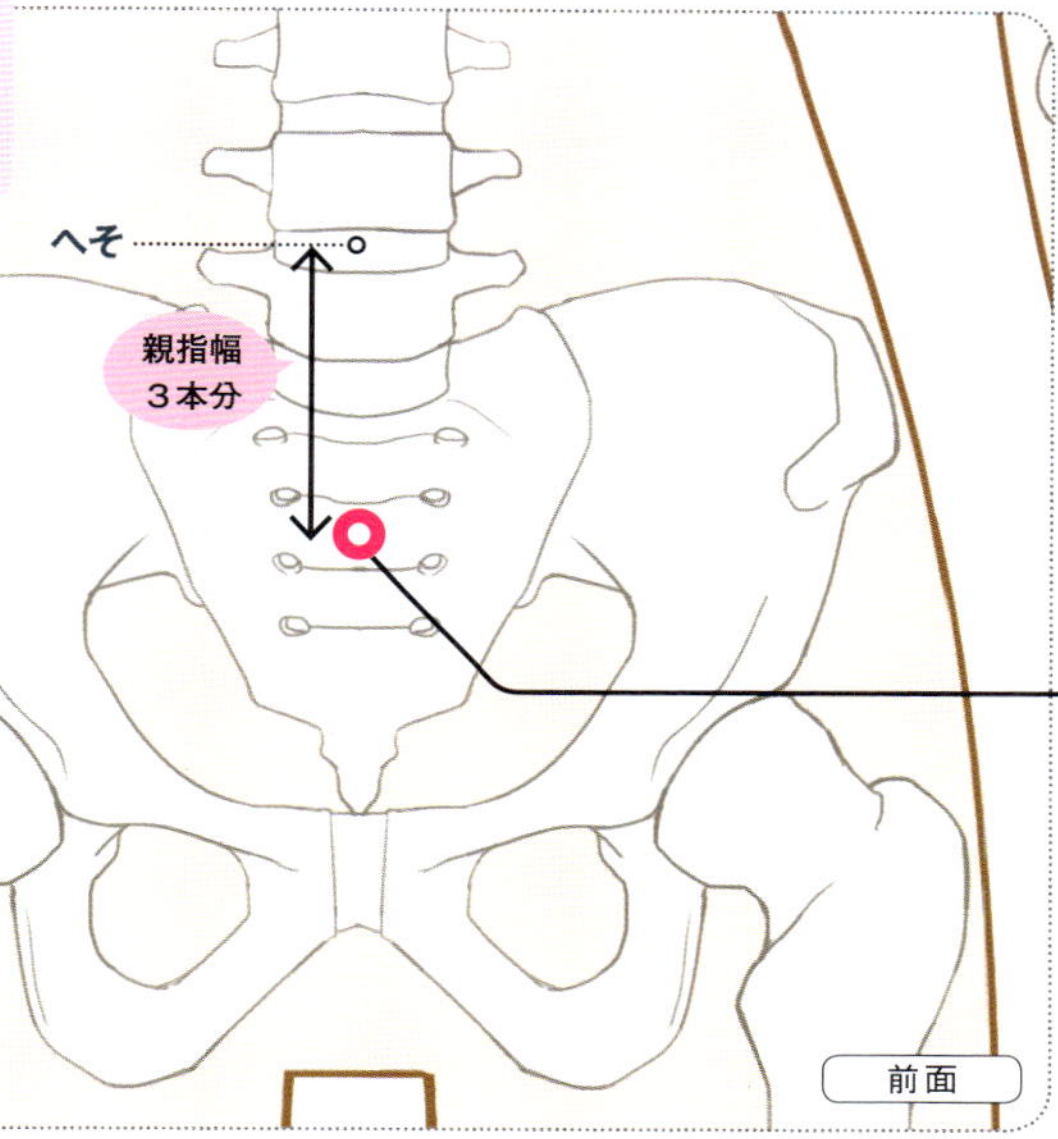

自律神経の調子を整え気持ちを穏やかに

石門［せきもん］

任脈

ツボの位置
へそから下に親指幅2本分。

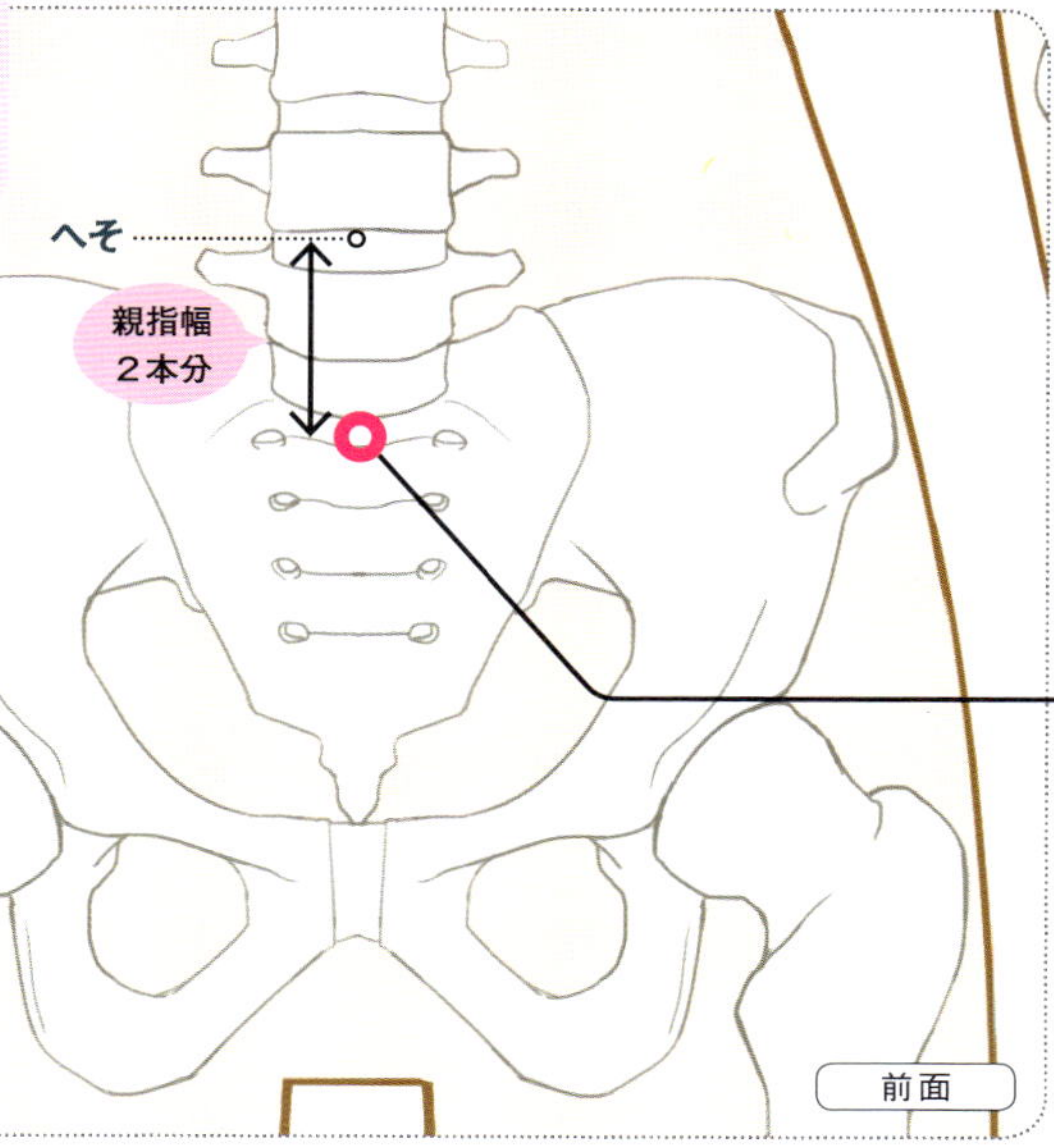

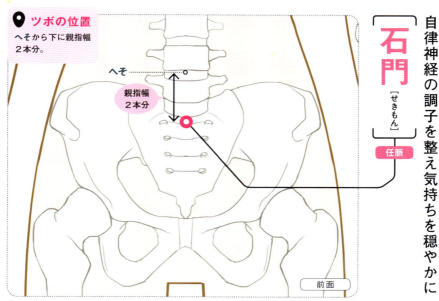

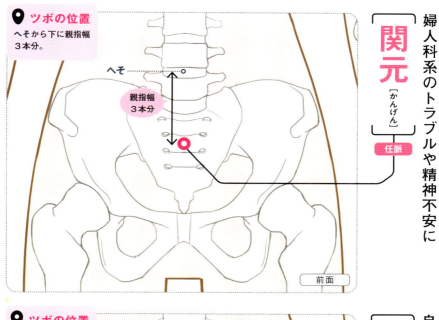

Case.72

イライラ

自分に厳しかったり、他人に過度に期待をしたりしているとイライラしやすいもの。原因が不明な場合は、自律神経やホルモンの影響も考えられます。不要なトラブルを招く前に、自分なりの解消法を身につけておきましょう。

不安を和らげ落ち着きをもたらす

膻中［だんちゅう］

任脈

ツボの位置

体の左右中心で、乳頭と同じ高さにある**第４肋間**（肋骨と肋骨のあいだ）と同じ高さ。**胸骨体上**。

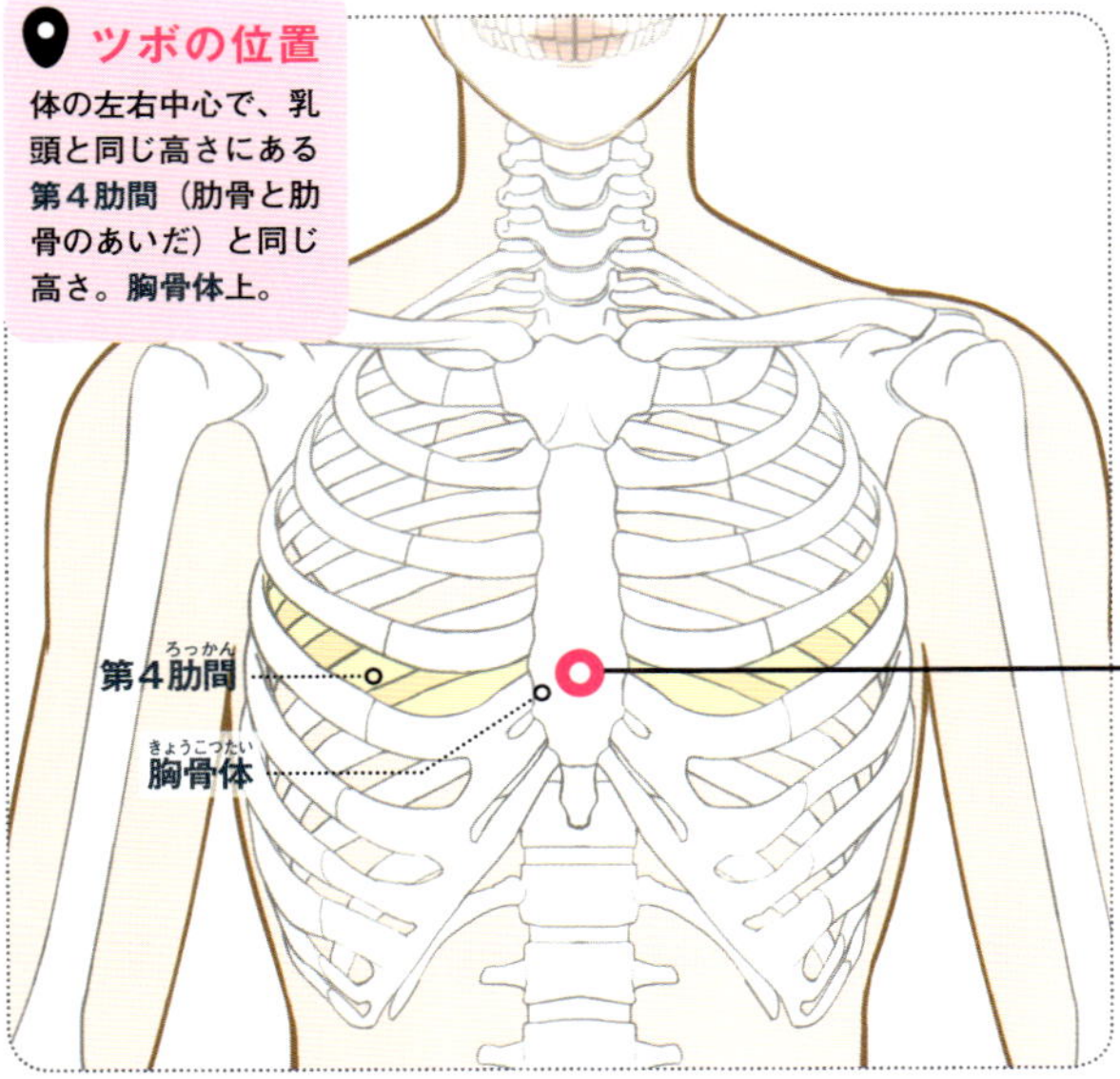

押し方のコツ▶ 中指を立て、息を吐きながら押し込む。できれば仰向けで寝そべって行う。

怒りやイライラを紛らわせたいときに

百会［ひゃくえ］

督脈

ツボの位置

頭のてっぺんを通って両耳の上端を結んだ線上の中央。

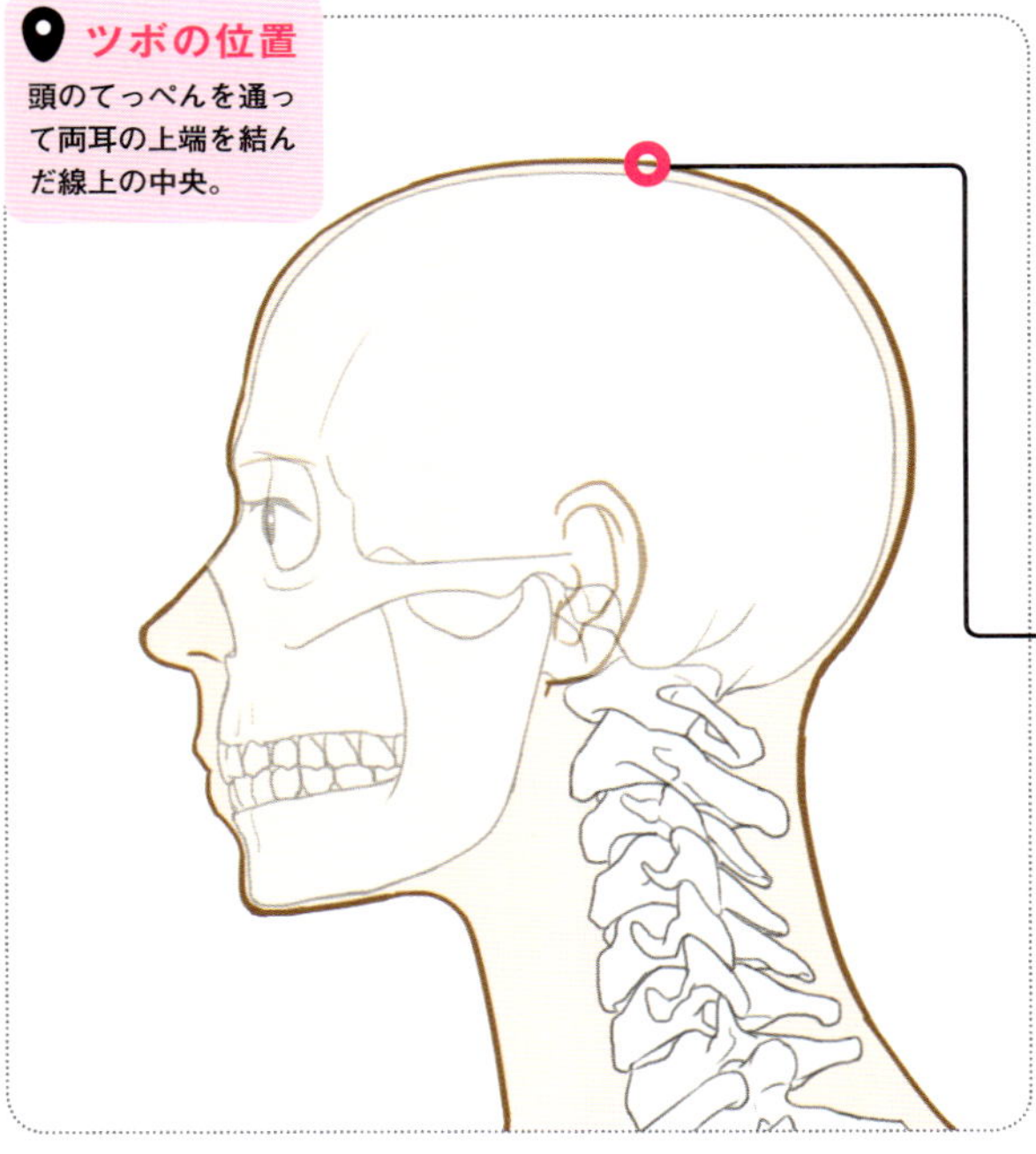

気分がふさぐ

何か嫌なことやトラブルに合ったとき、気分が落ち込むのは当然のこと。それとは別に、特に理由もないのにどうしてもやる気が出ないときもあります。原因を追求しすぎず、思考と心身を休めるようにしましょう。

膻中 [だんちゅう]

任脈

不安な気持ちを前向きにする

ツボの位置

体の左右中心で、乳頭と同じ高さにある**第４肋間**（肋骨と肋骨のあいだ）と同じ高さ。**胸骨体**上。

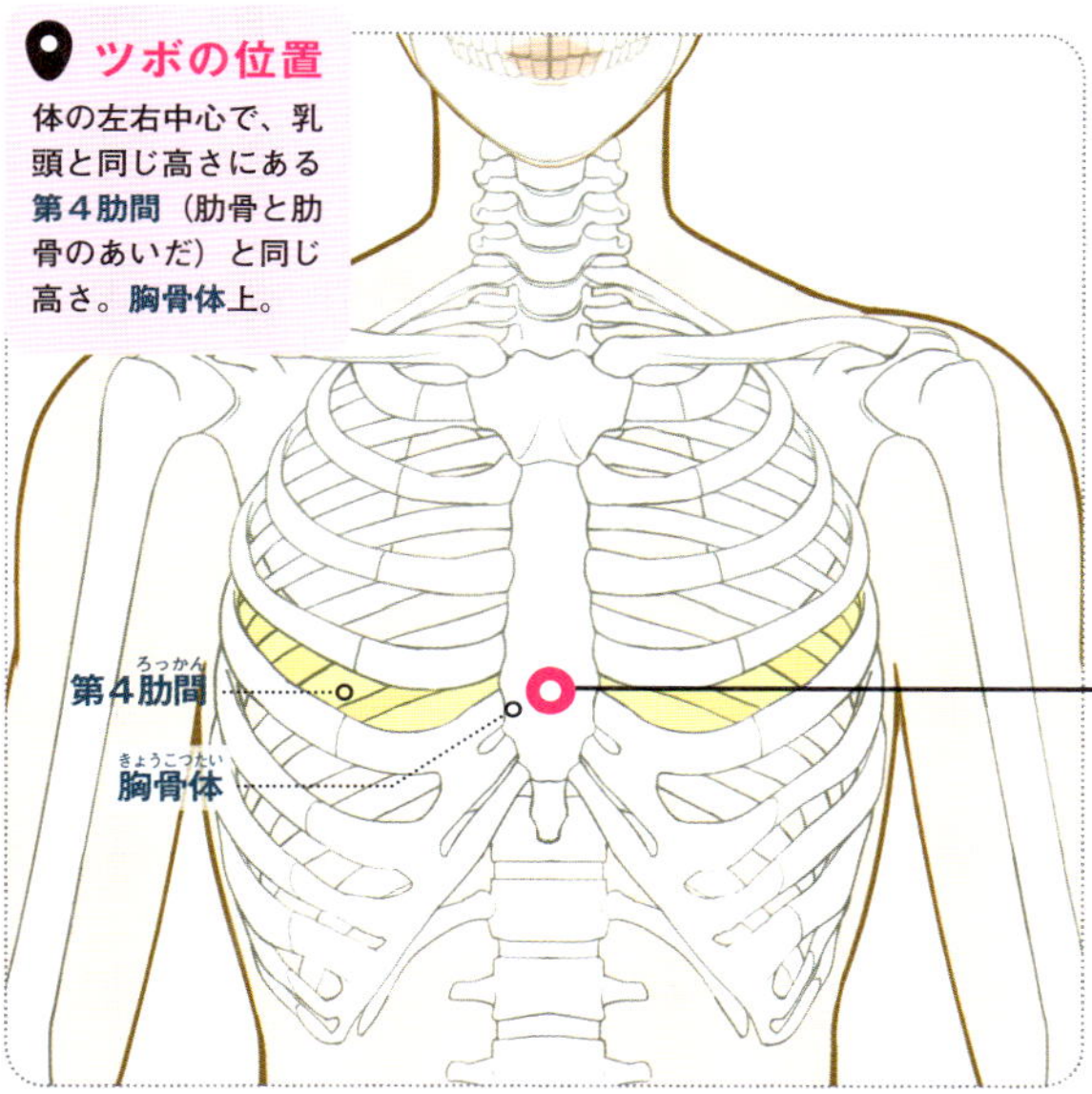

押し方のコツ▶ 中指を立て、息を吐きながら押し込む。できれば仰向けで寝そべって行う。

関元 [かんげん]

任脈

血の巡りを高めてやる気をみなぎらせる

ツボの位置

へそから下に親指幅３本分。

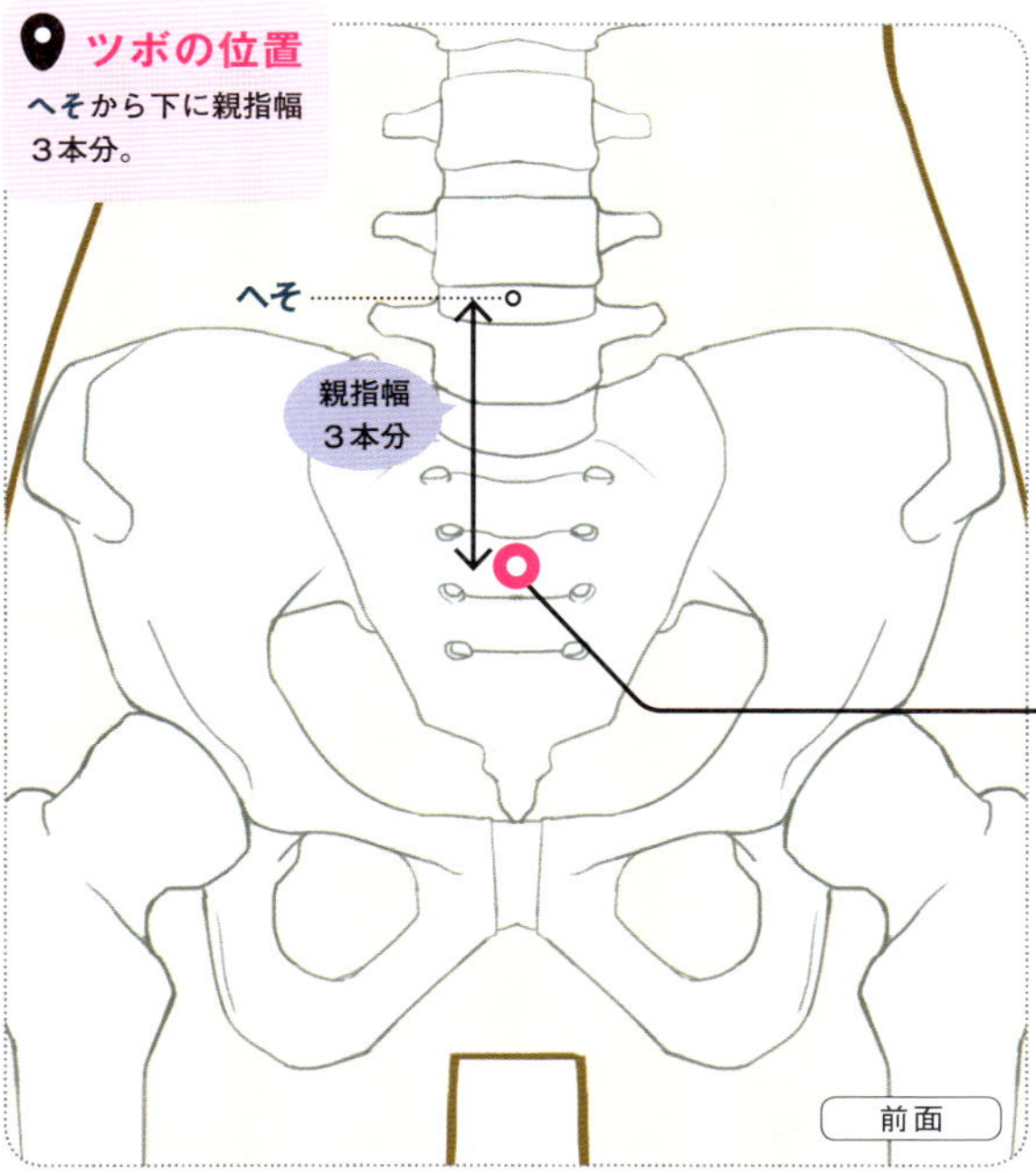

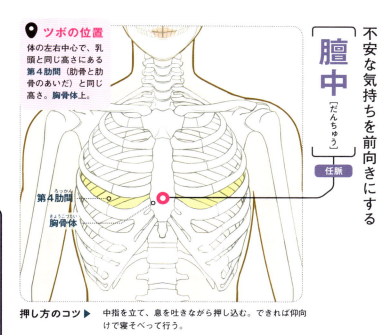

Case.74

疲労感

筋肉中の老廃物が原因となる肉体的な疲れは、休息によって癒えるものですが、精神的疲労はそうはいかないことがあります。朝、目覚めたときに疲れを感じるのがその証拠。軽い運動で汗を流すと思いのほかラクになることも。

経絡の通りをスムーズにし、「気」が循環

陽陵泉［ようりょうせん］

胆経

ツボの位置
ひざの下外側の出っ張った骨（**腓骨頭**）の前方下にあるくぼみ。

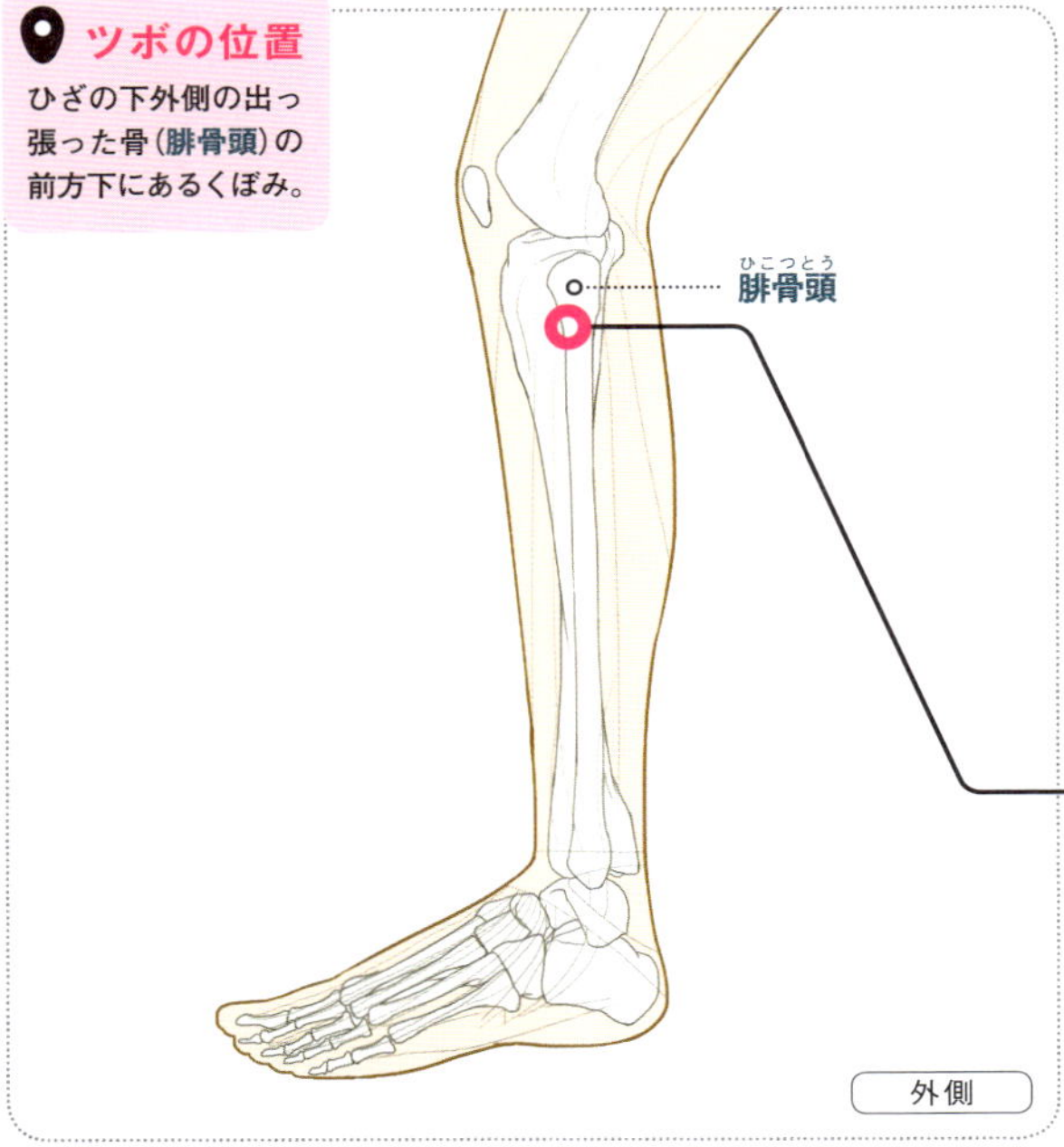

腓骨頭《ひこつとう》
外側

ダルさを感じたら押したいツボ

命門［めいもん］

督脈

ツボの位置
体の左右中央にある**第2腰椎**の出っ張りの下のへこみ。

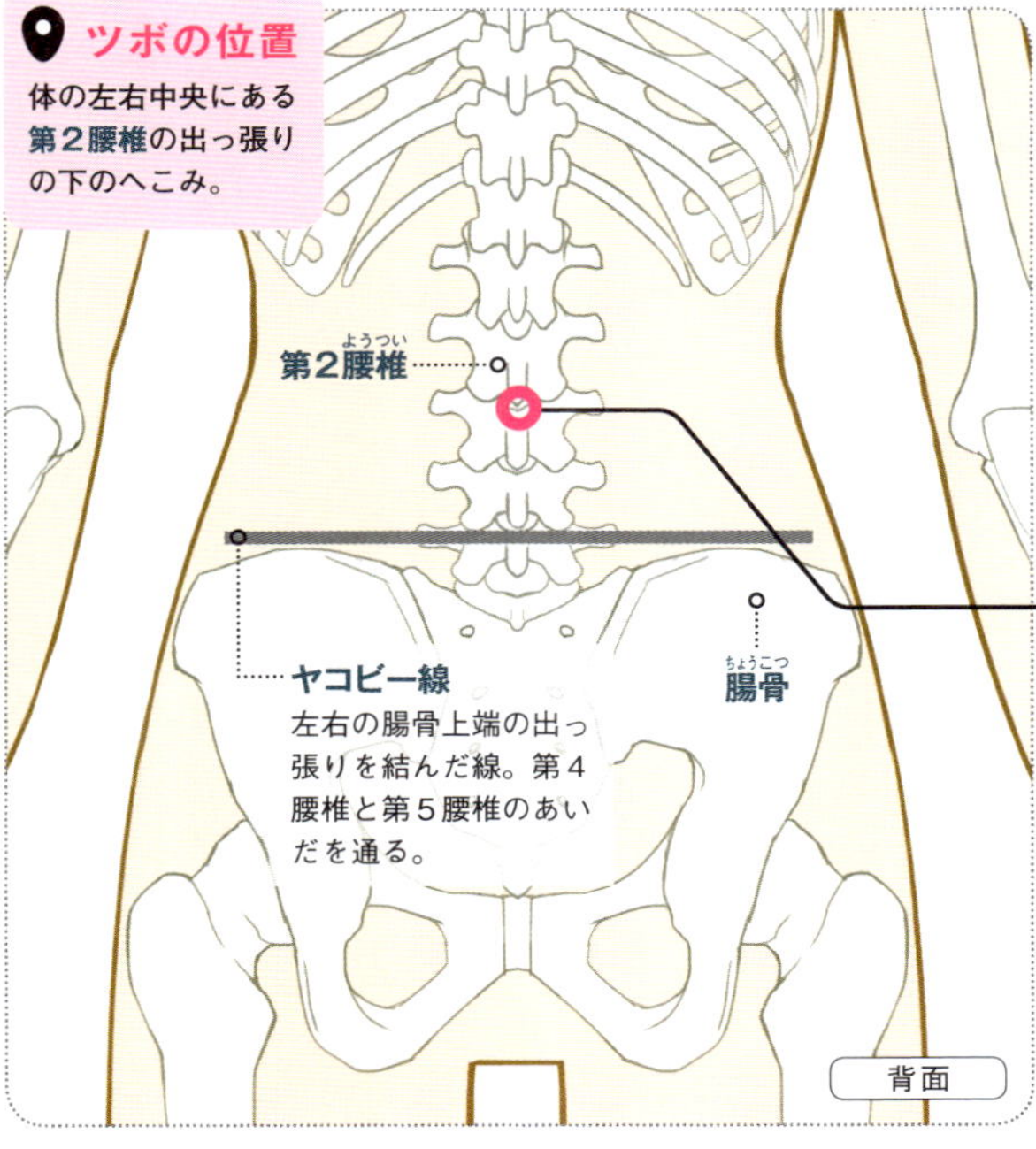

第2腰椎《ようつい》
ヤコビー線
左右の腸骨上端の出っ張りを結んだ線。第4腰椎と第5腰椎のあいだを通る。
腸骨《ちょうこつ》
背面

Case.75

集中力の低下

集中力が持続しない、忘れっぽいという自覚があるときは、まずはしっかりと休養をとります。自律神経の乱れにより脳の機能が低下している場合もあるので、ストレスのない日常生活を送るなど、日々の生活から見直しましょう。

血液の循環をよくし、頭を働かせる

中極［ちゅうきょく］

任脈

ツボの位置
へそから下に親指幅４本分。

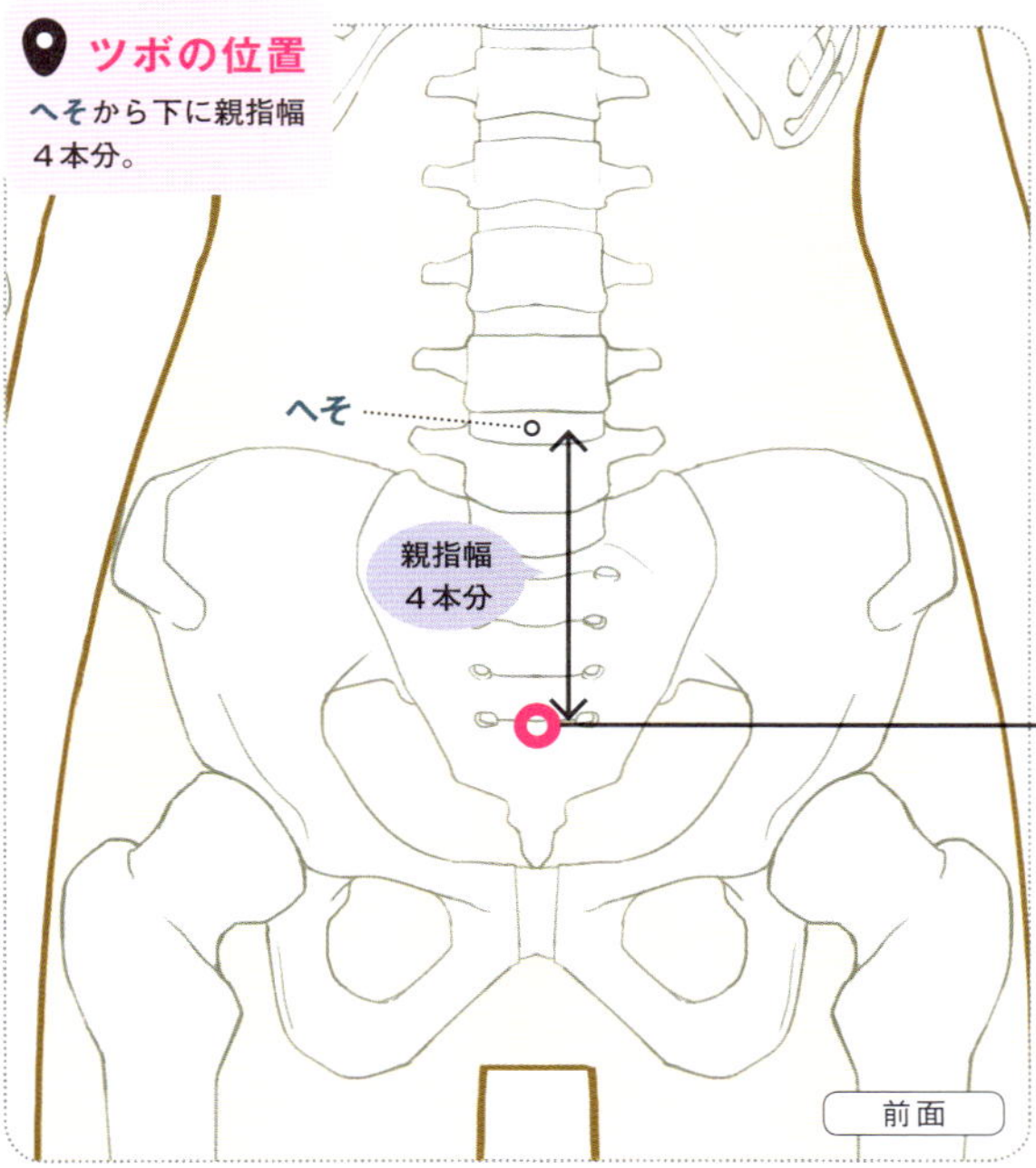

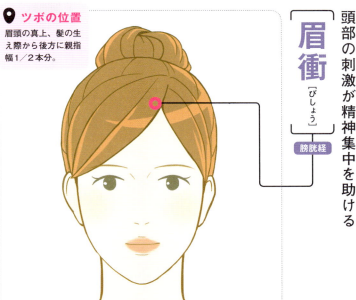

頭部の刺激が精神集中を助ける

眉衝［びしょう］

膀胱経

ツボの位置
眉頭の真上、髪の生え際から後方に親指幅１／２本分。

Case.76

緊張

緊張しているときは呼吸が浅くなり、息を吐き切れていないことがよくあります。お腹でゆっくりと息をして、ツボ押しをしながら吐く息を意識するようにしましょう。副交感神経が優位になり、リラックスした状態に導かれます。

内関［ないかん］

心包経

不安や心配、緊張を和らげる

ツボの位置

手首の横じわの中央からひじに向かって親指幅２本分。

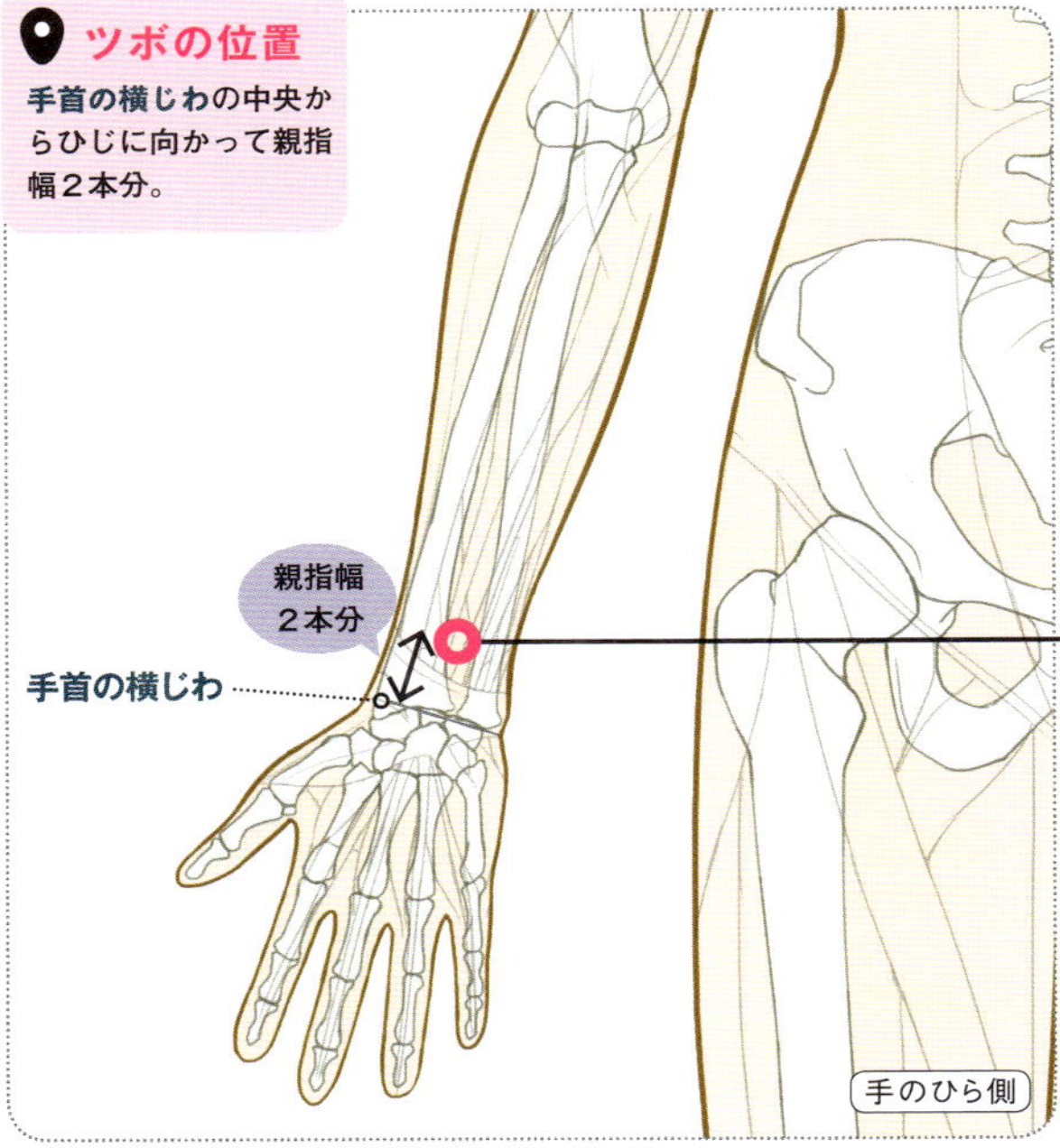

大陵［だいりょう］

心包経

すぐに押せる手首の内側中央のツボ

ツボの位置

手首の横じわの中央。

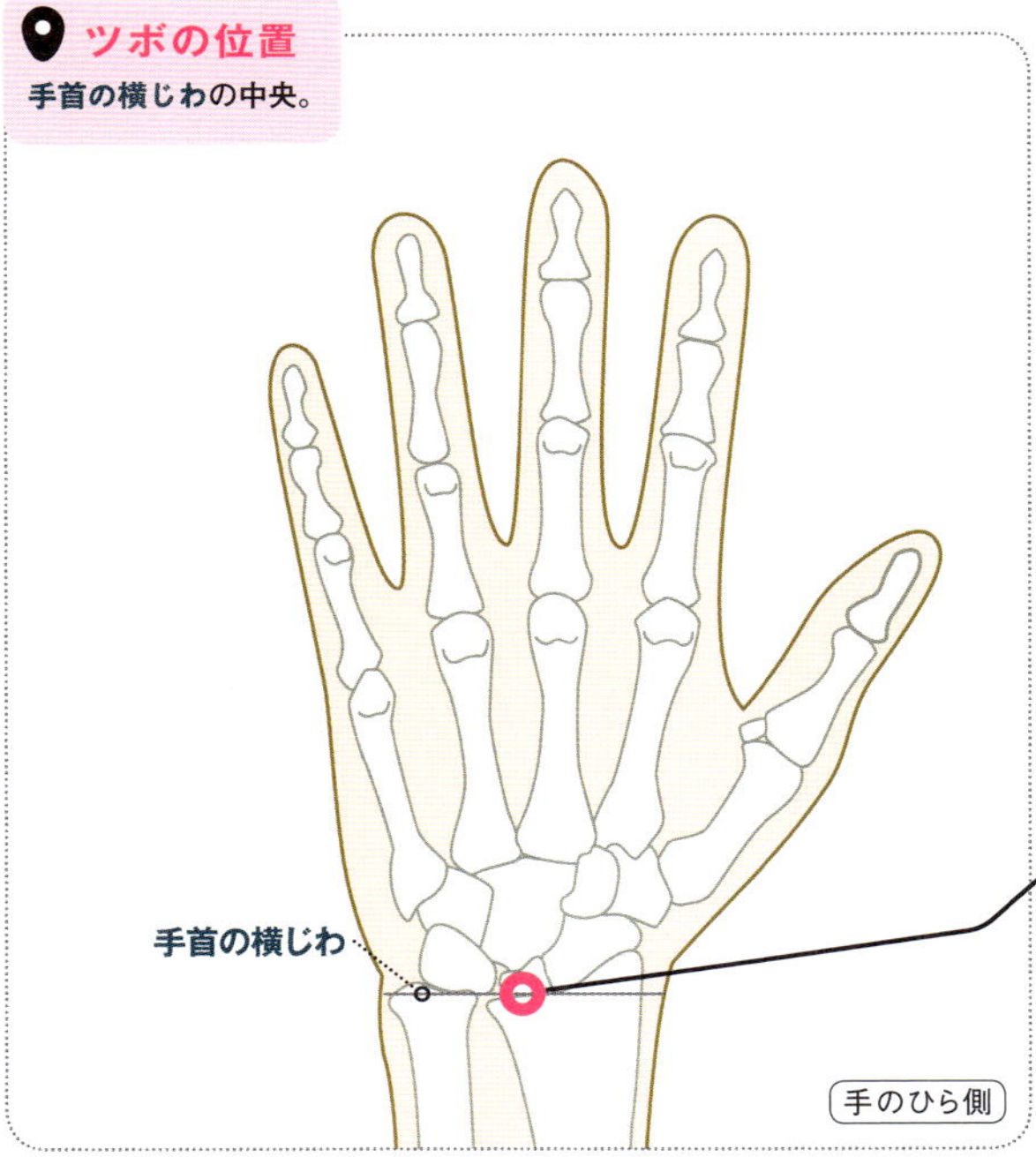

Case.77

情緒不安

気分の浮き沈みが激しく、感情のコントロールがきかない情緒不安。長時間のストレスやホルモンバランスの乱れ、食生活の偏りなどが原因の可能性として考えられます。不眠や全身のこり、集中力の低下などをともなうことも。

天突［てんとつ］

任脈

胸のつかえを取り除き、気持ちをラクに

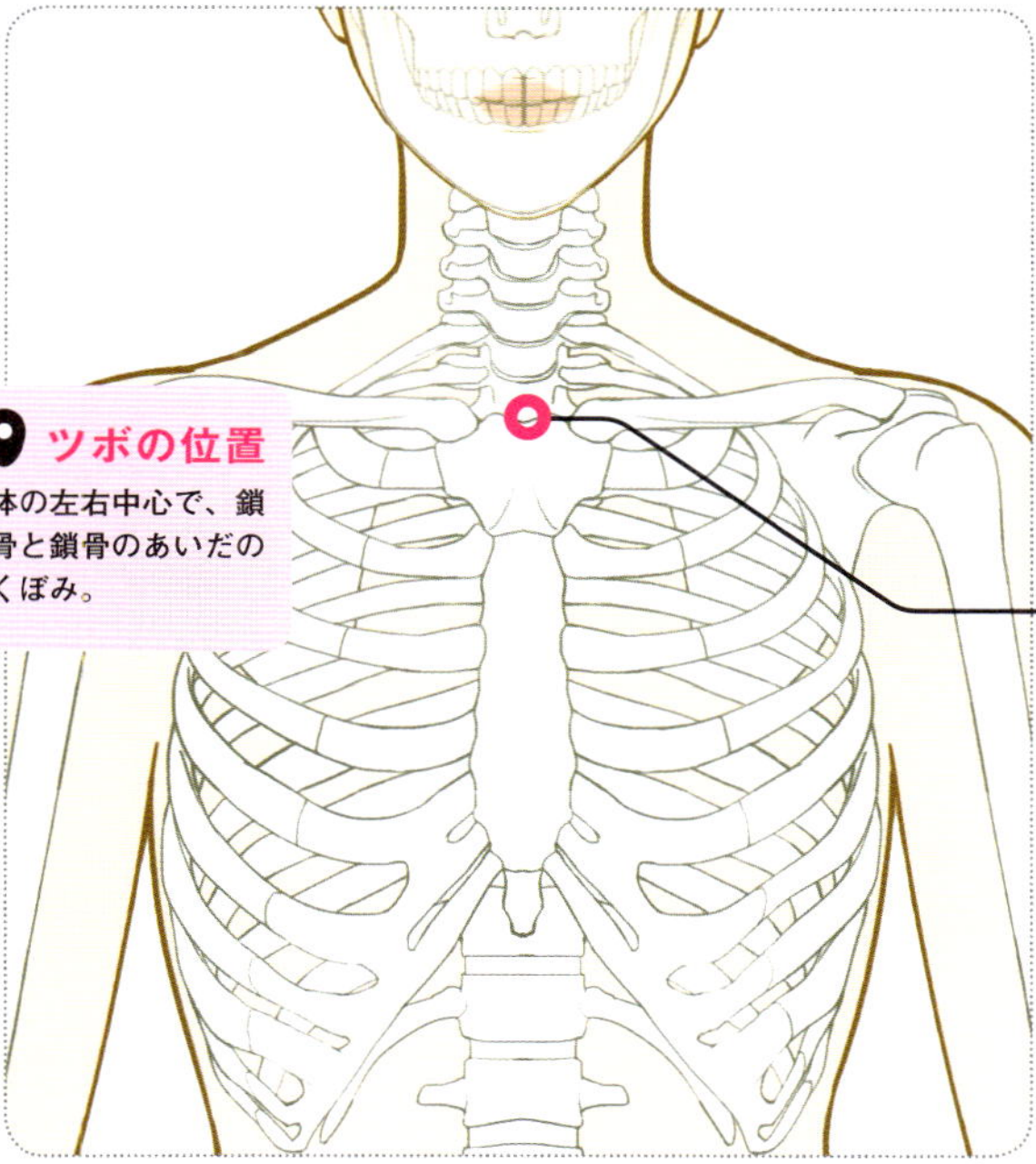

ツボの位置

体の左右中心で、鎖骨と鎖骨のあいだのくぼみ。

完骨［かんこつ］

胆経

頭がスッキリし、思考を明瞭に

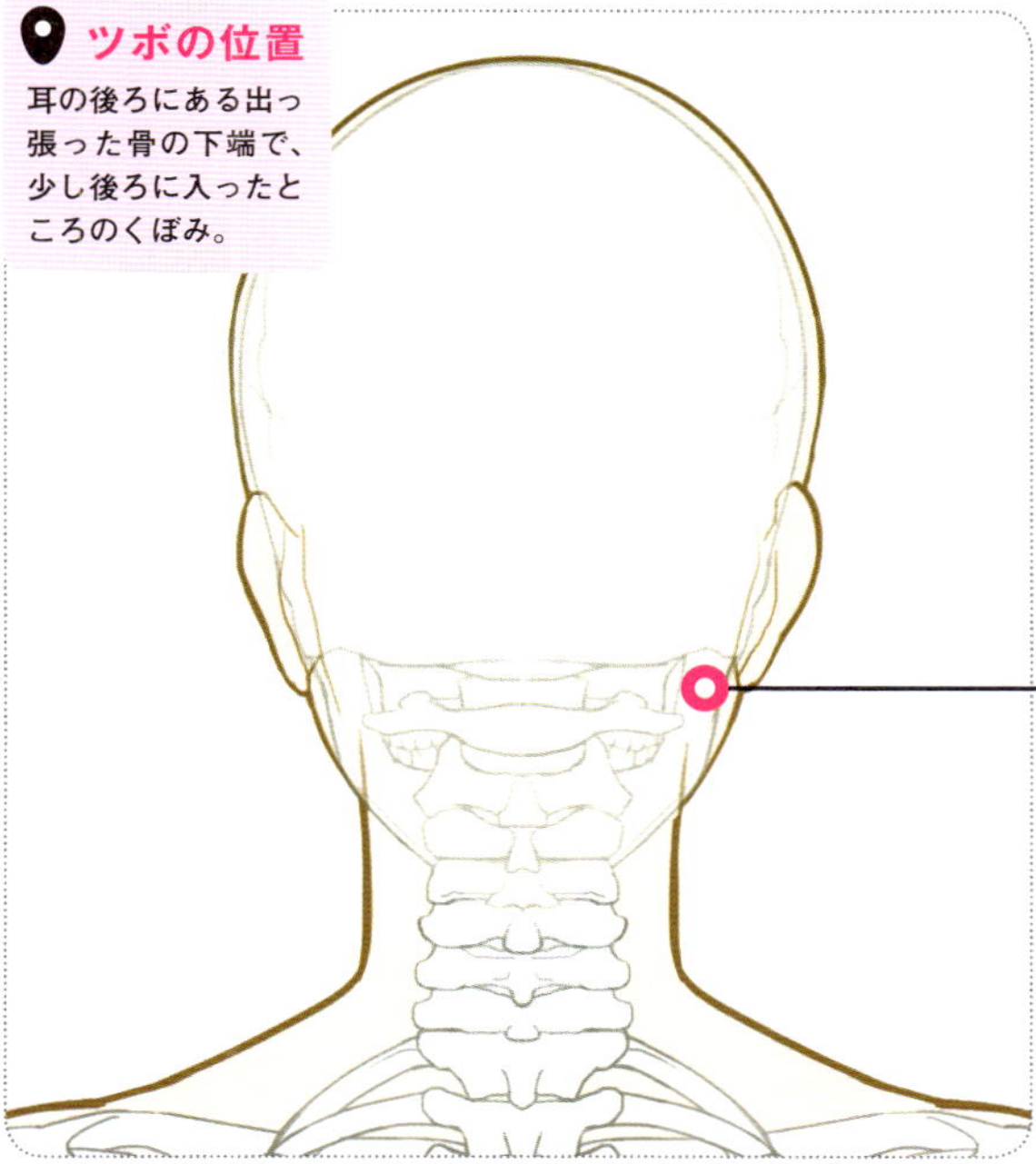

ツボの位置

耳の後ろにある出っ張った骨の下端で、少し後ろに入ったところのくぼみ。

Case.78

風邪

風邪とは、ウイルスが鼻やのどに感染することで起こる急性炎症の総称です。ウイルスを防除するためには、うがい、手洗いをこまめに行うのが最善策。鼻水やせきなど個別の症状については、各紹介ページを参照してください。

風門［ふうもん］

ここから風邪が入るといわれるツボ

膀胱経

ツボの位置

体の左右中央にある第2胸椎の出っ張りの下のへこみから、外へ親指幅1.5本分。

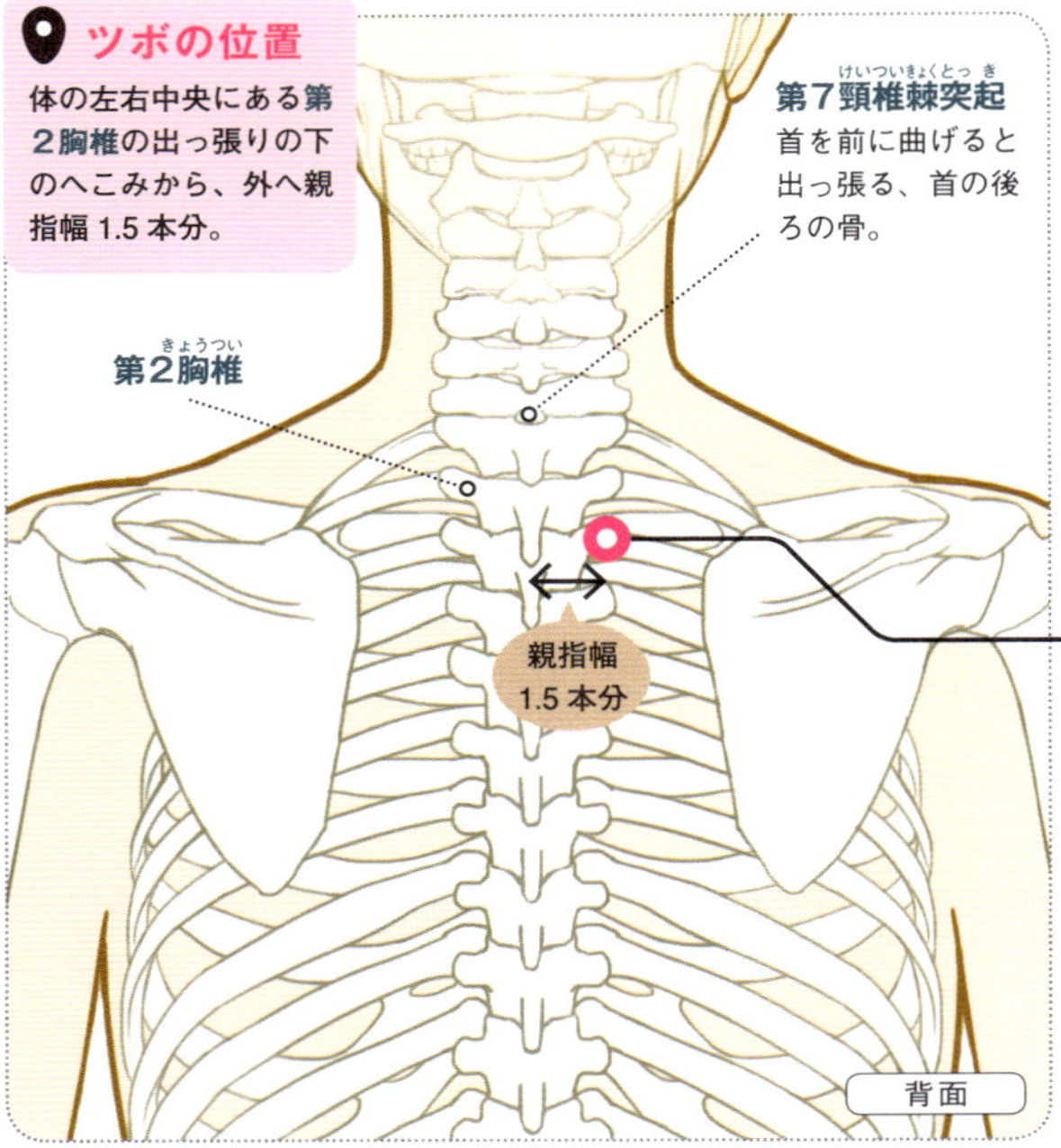

第7頸椎《けいつい》棘《きょく》突《とっ》起《き》
首を前に曲げると出っ張る、首の後ろの骨。
第2胸椎《きょうつい》
親指幅 1.5本分
背面

風池［ふうち］

寒さ、冷えを取り除き鼻の機能を改善

胆経

ツボの位置

両耳の下を結んだ線上で、耳から後ろに親指幅2本分。

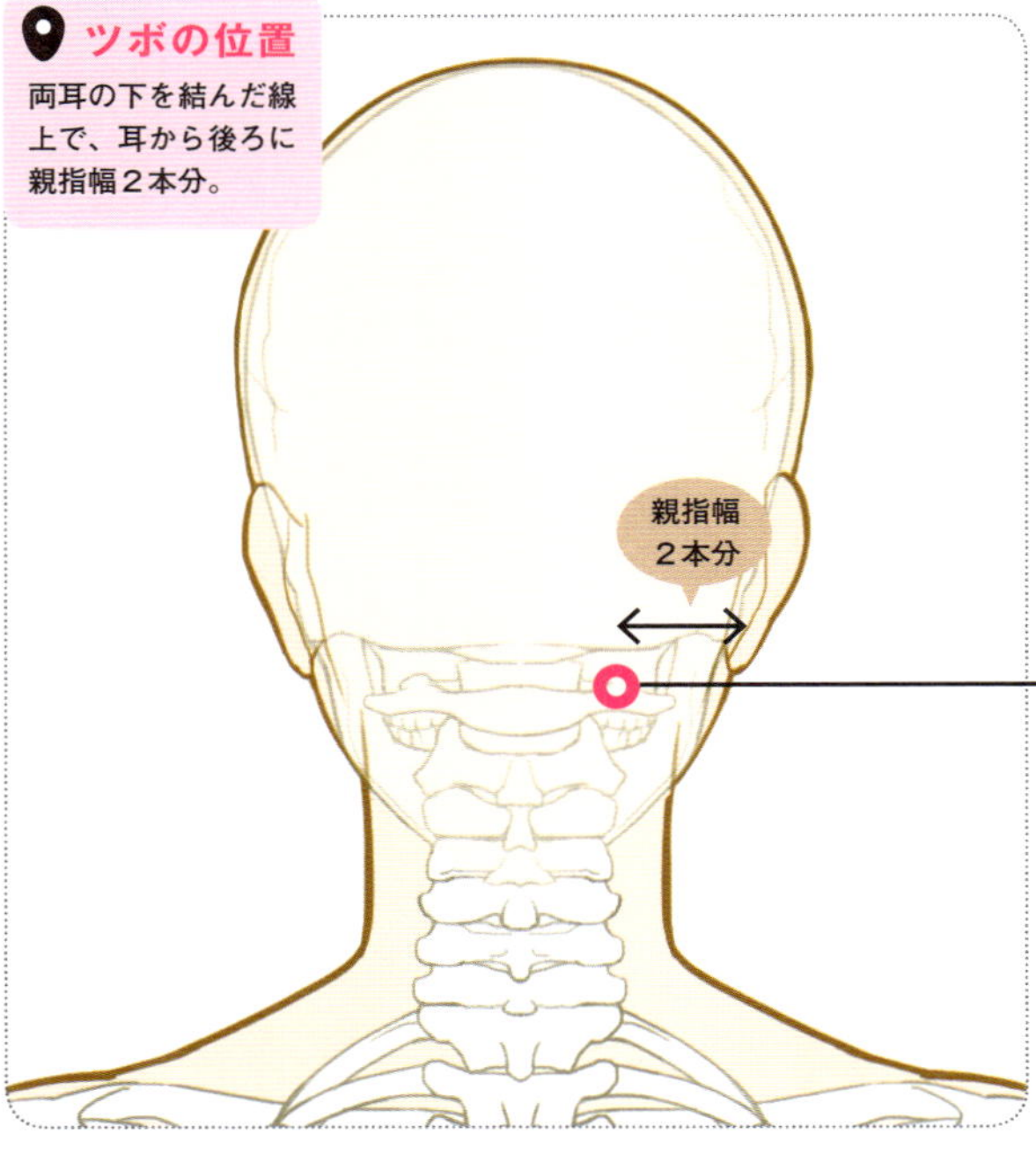

親指幅 2本分

腫れや熱を緩和したいときには

天鼎［てんてい］

大腸経

ツボの位置

のど仏上の縁から、下に親指幅１本分、さらに外に親指幅３本分。

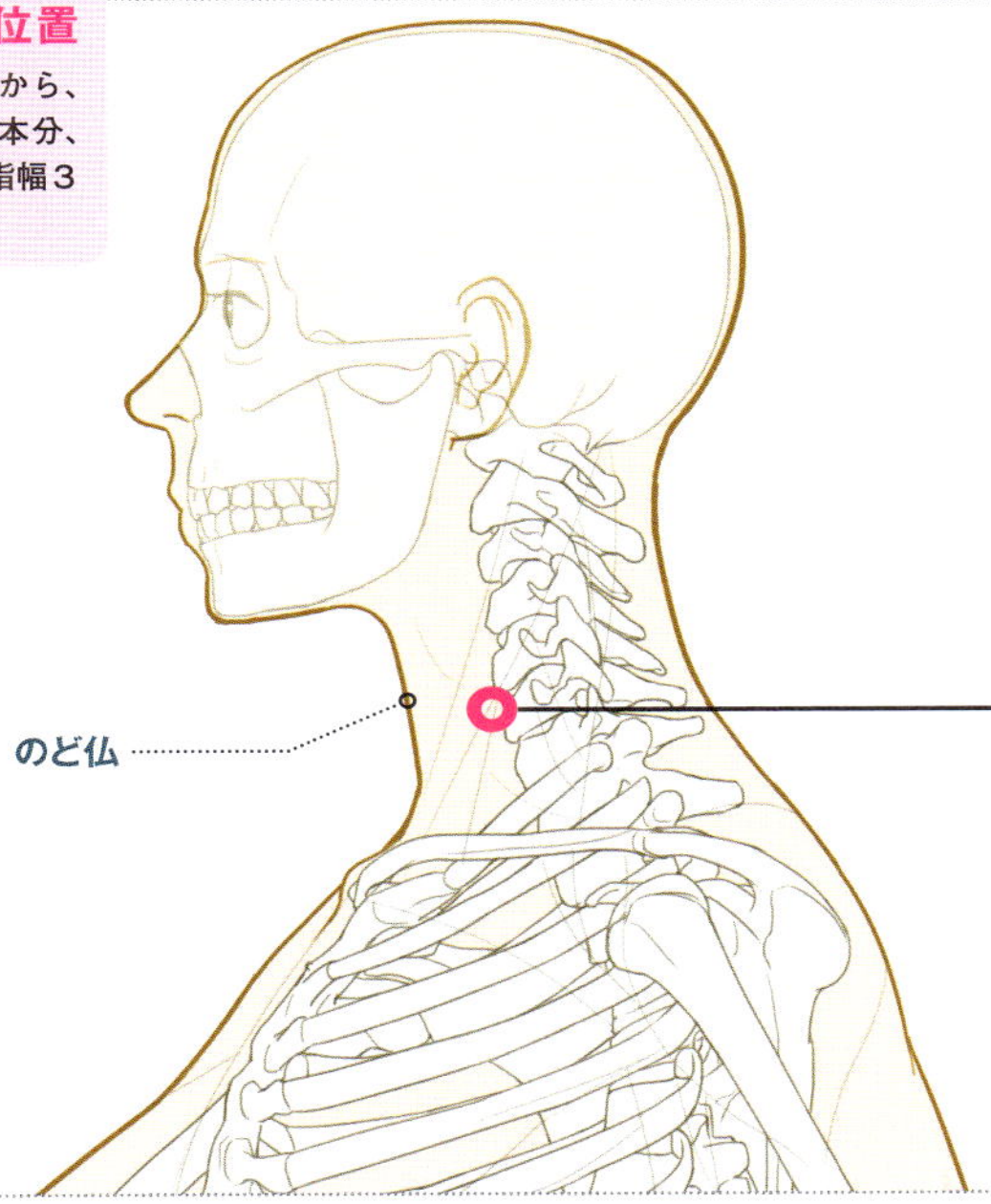

のどの痛みや腫れに効くツボ

人迎［じんげい］

胃経

ツボの位置

のど仏から外に親指幅２本分。

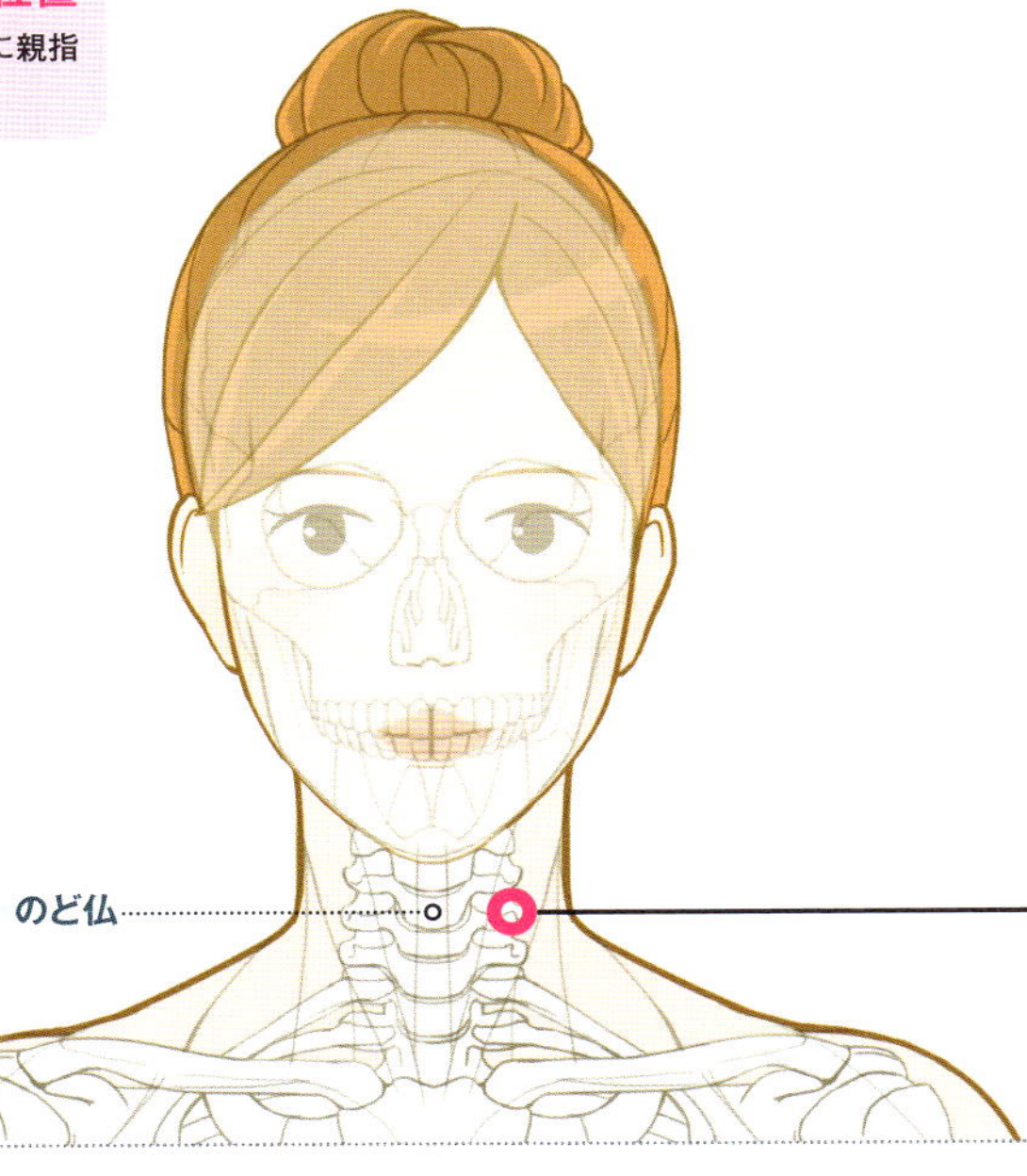

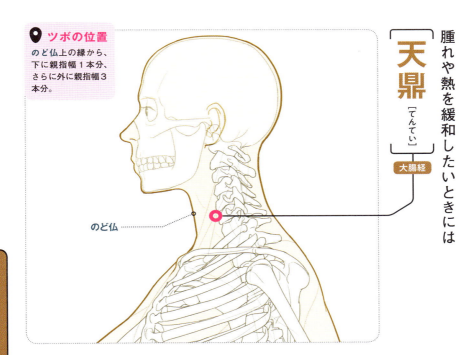

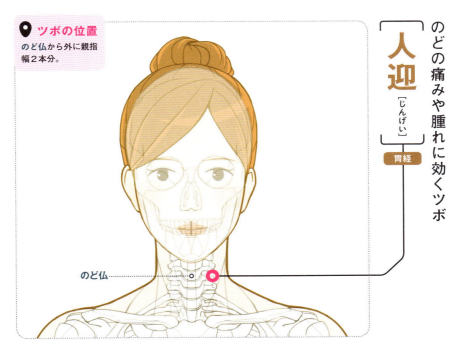

Case.79

虚弱体質

やせ気味で顔色が悪い、貧血ぎみ、体力がない、疲れやすいといった不調がある状態を虚弱体質といいます。根本から体質を改善したい場合には、食事から見直しましょう。適切な運動を続け、体力を養うことも大切です。

血を巡らせてやる気をみなぎらせる

関元［かんげん］

任脈

ツボの位置

へそから下に親指幅3本分。

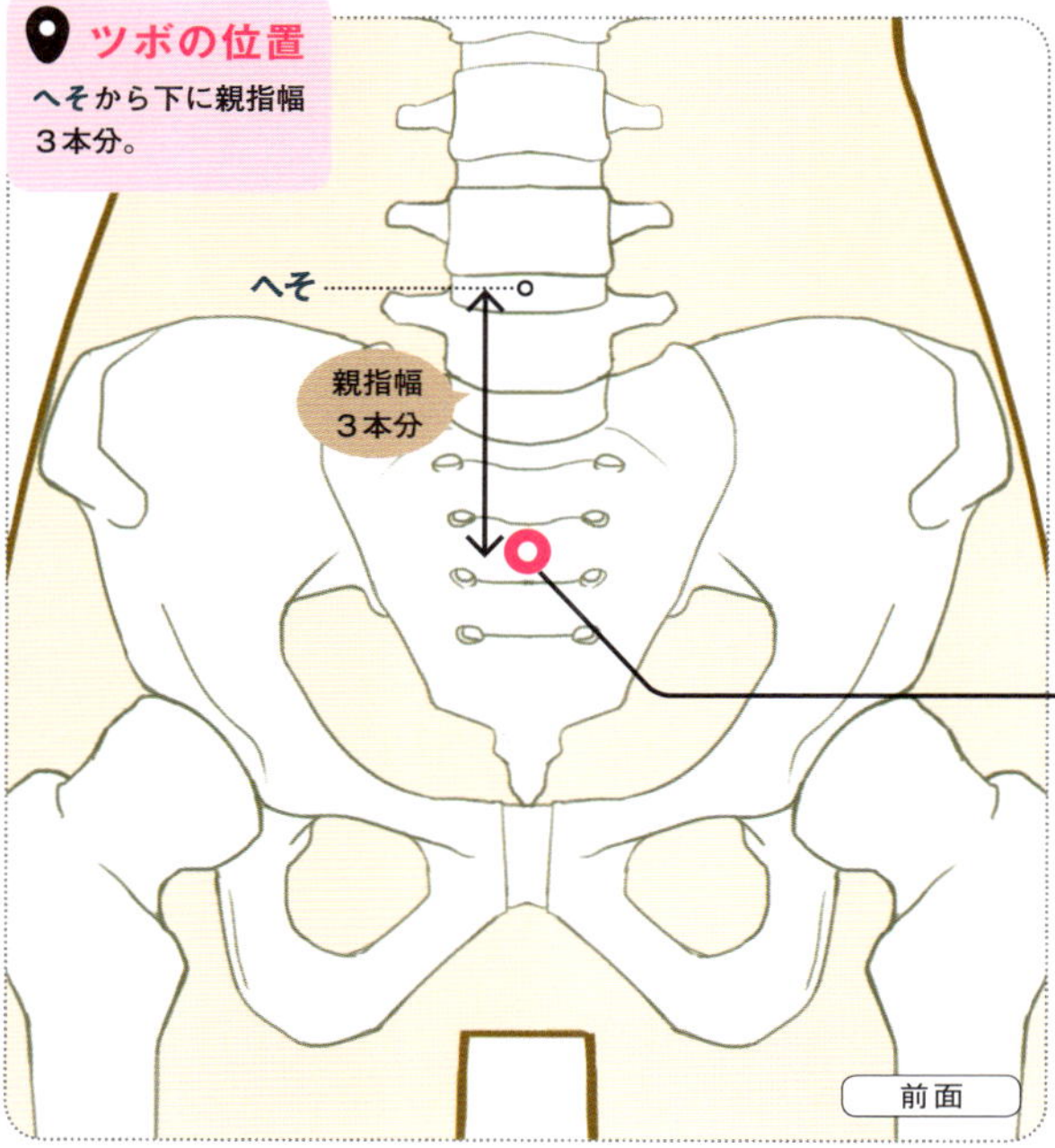

へそ
親指幅
3本分
前面

元気を養いたいときにおすすめのツボ

関元兪［かんげんゆ］

膀胱経

ツボの位置

体の左右中央にある**第5腰椎**の出っ張りの下のへこみから、外に親指幅 1.5 本分。

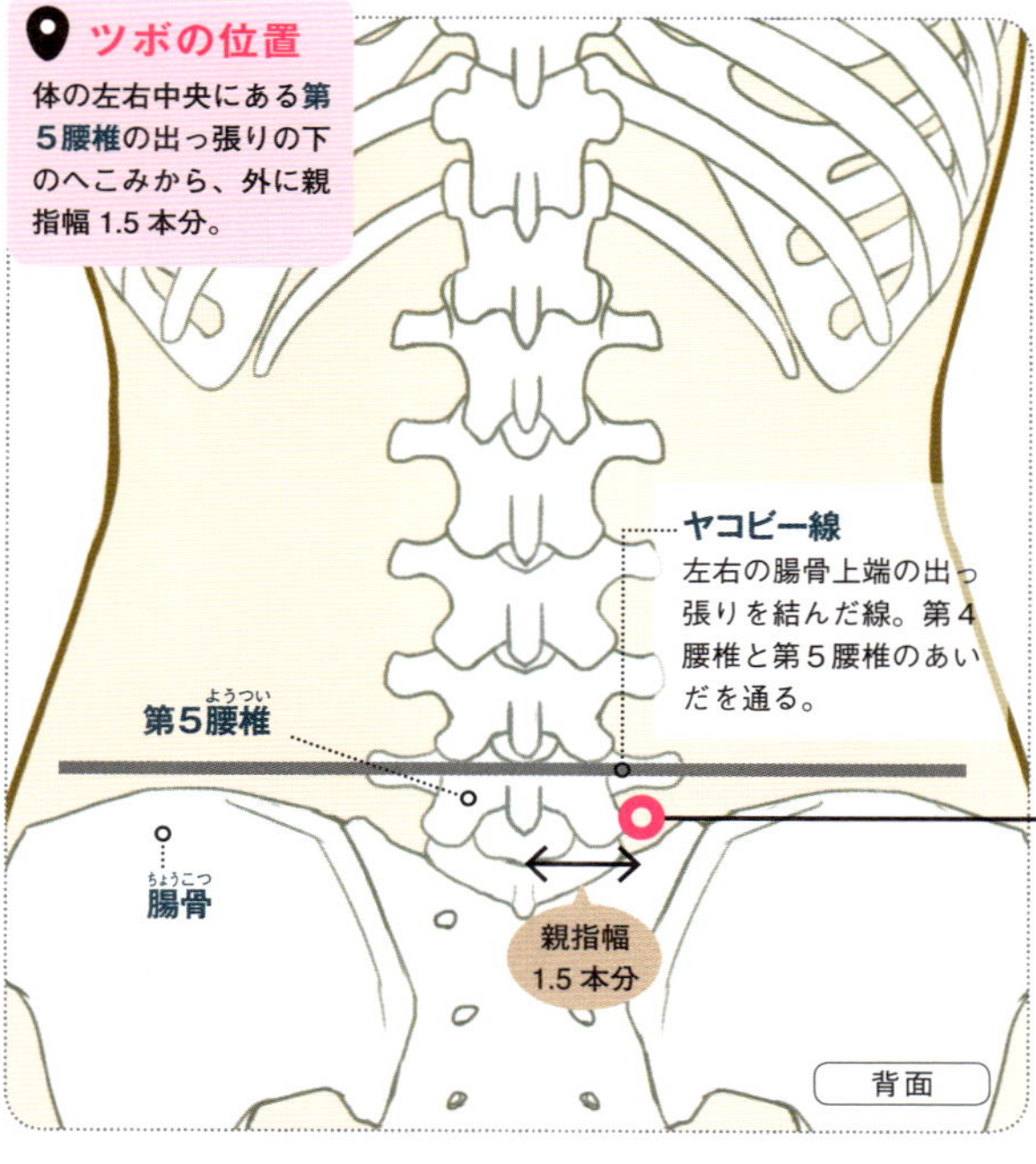

ヤコビー線
左右の腸骨上端の出っ張りを結んだ線。第4腰椎と第5腰椎のあいだを通る。
第5腰椎《ようつい》
腸骨《ちょうこつ》
親指幅
1.5 本分
背面

まとめて押したい！

へそ下の「丹田《たんでん》」付近を押して体力アップ
［任脈《にんみゃく》］のツボ

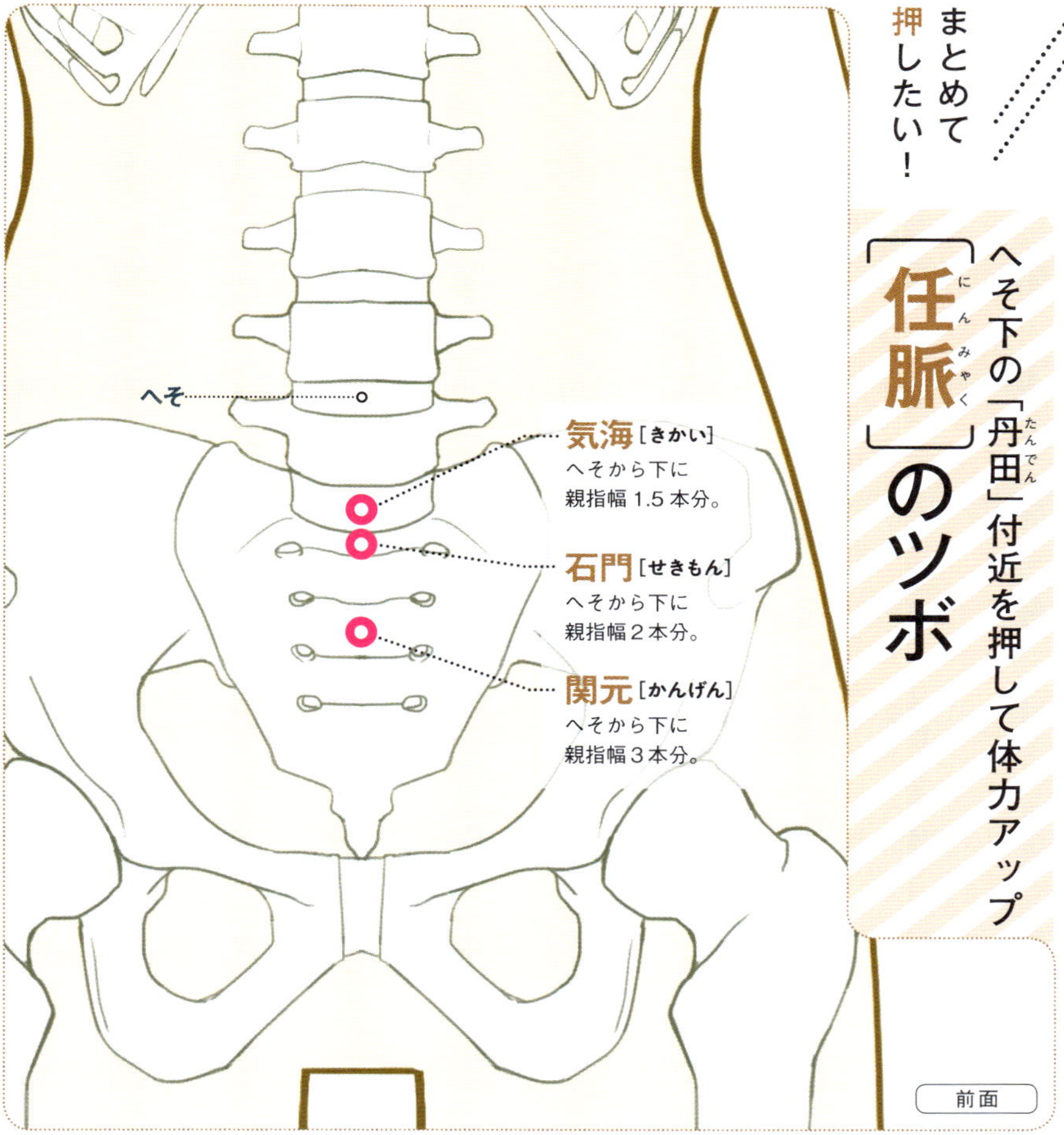

MEMO

呼吸と丹田

体が虚弱ぎみに傾いていると「臍下丹田《さいかたんでん》（P.117）」にうまく力が入りません。体がどうも疲れている、元気がない、というときは意識的に丹田を活性化させるとよいでしょう。その方法は、呼吸をするときに丹田を意識すること。両手を下腹部に当て、丹田を意識しながらゆっくりと深呼吸をします。しばらく繰り返すと、全身の血行がよくなり、ポカポカと温まってくるのが実感できるはずです。腹筋も鍛えられ、下腹部がスッキリと感じられるというメリットもあります。

Case.80

不眠

副交感神経の機能が低下すると脳の緊張状態がいつまでも続き、眠ることが困難になってしまいます。寝つきの悪い入眠困難、寝ている途中に目覚めてしまう中途覚醒、朝早く目覚めてしまう早朝覚醒などの種類があります。

「ぼんのくぼ」をほぐして安眠に導く

瘂門［あもん］

督脈

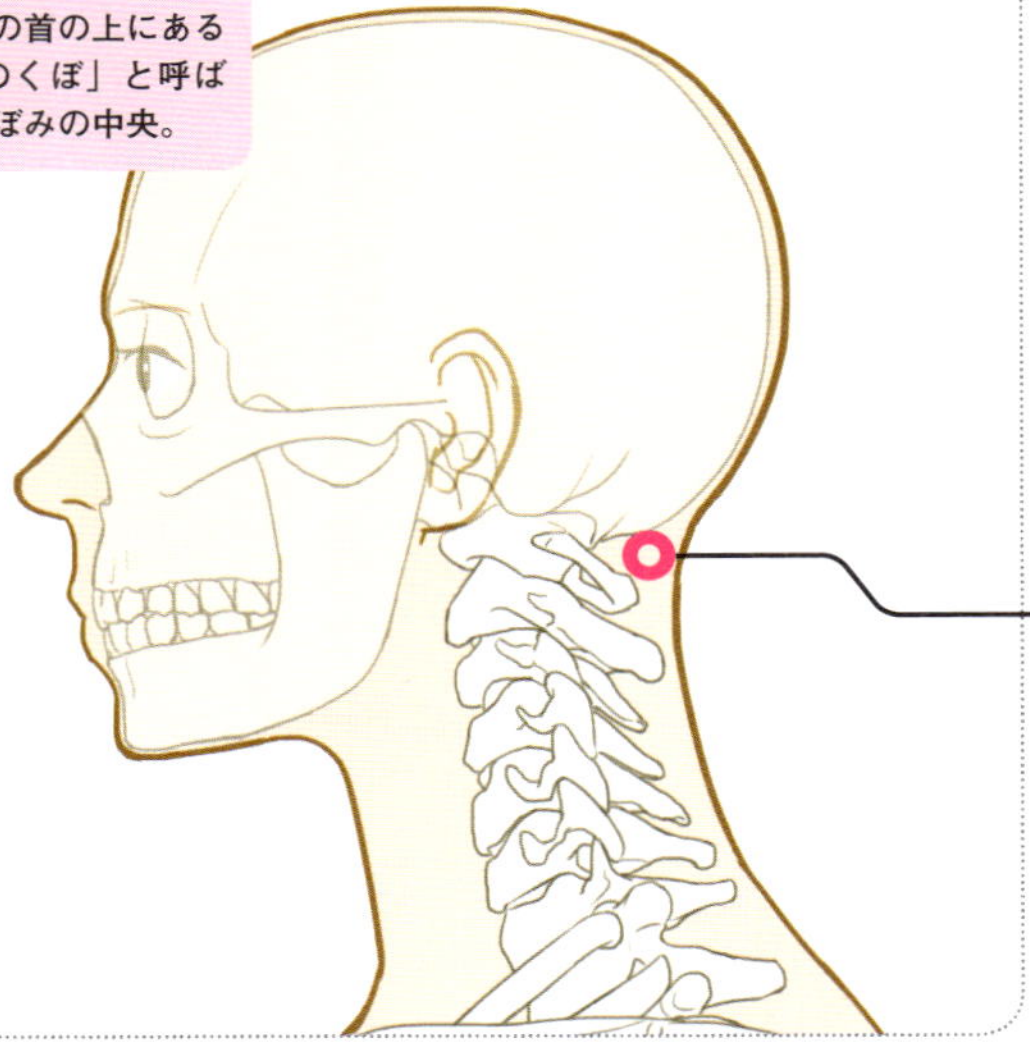

ツボの位置

後頭部の首の上にある「ぼんのくぼ」と呼ばれるくぼみの中央。

押し方のコツ▶ 中指の腹をツボに当て、頭の自重をかける要領で上を向き、ゆっくりと刺激する。

不眠や精神疲労の回復に

天柱［てんちゅう］

膀胱経

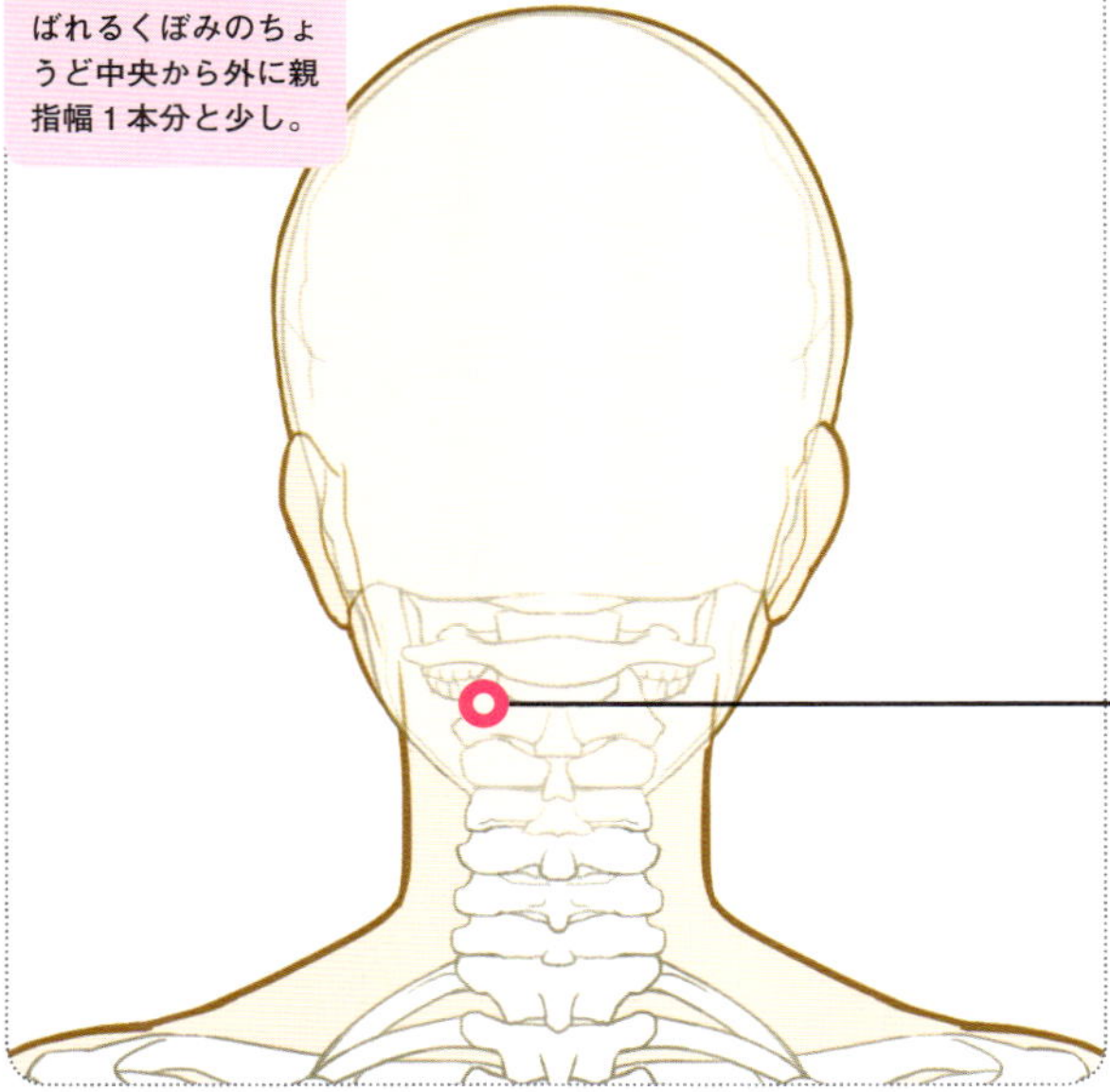

ツボの位置

「ぼんのくぼ」と呼ばれるくぼみのちょうど中央から外に親指幅１本分と少し。

Case.81

睡眠不足

寝不足解消には質のよい睡眠をとるのが一番ですが、一時的に眠気を覚ましたい場合にはツボ押しが有効です。睡眠が足りないと免疫力が低下し、集中力も散漫に。美容にもよくないため、睡眠時間を確保するようにしましょう。

目のまわりを刺激し眠気を覚ます

瞳子髎［どうしりょう］

胆経

ツボの位置
目じりから外に親指幅1／2本分。

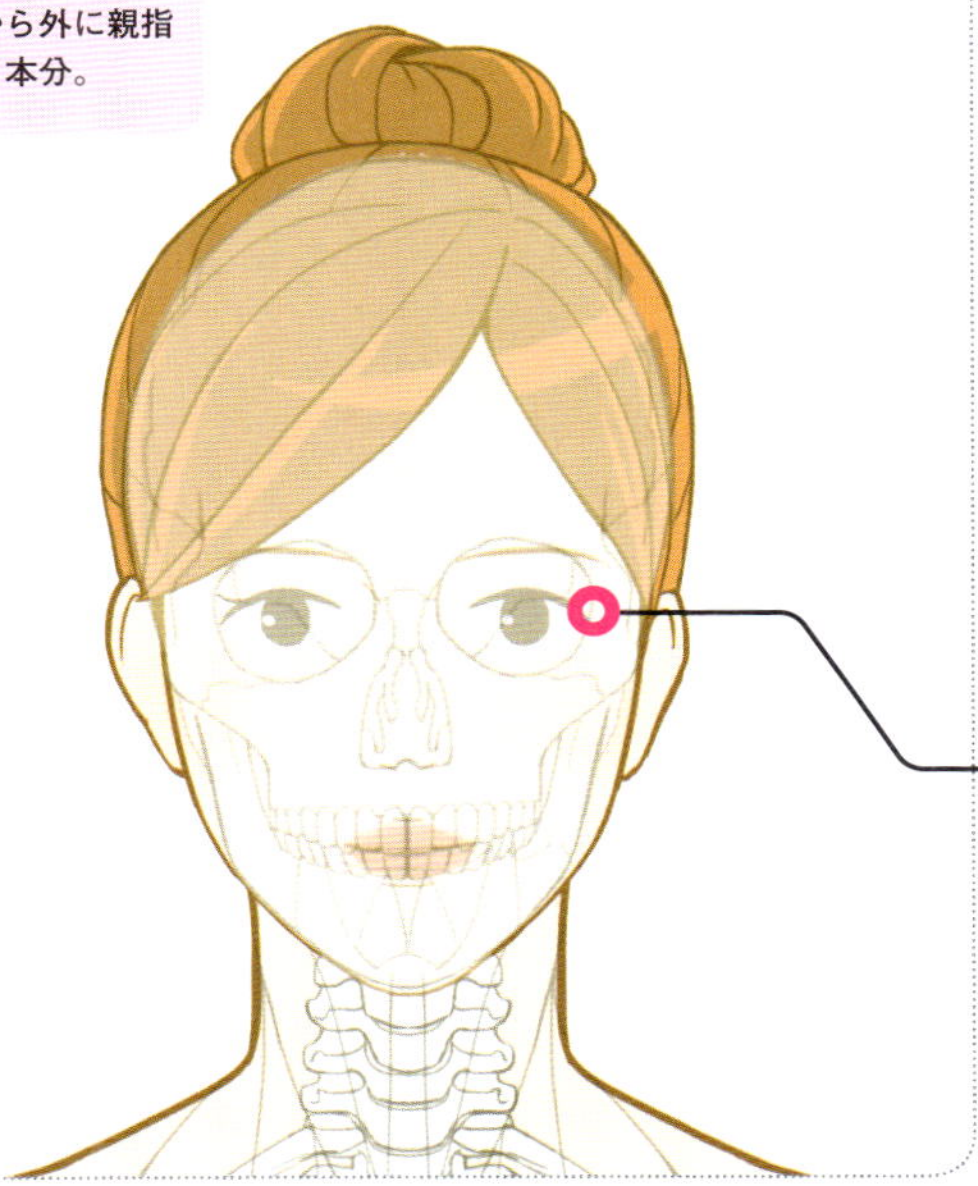

頭頂を刺激して頭全体をスッキリと

百会［ひゃくえ］

督脈

ツボの位置
頭のてっぺんを通って両耳の上端を結んだ線上の中央。

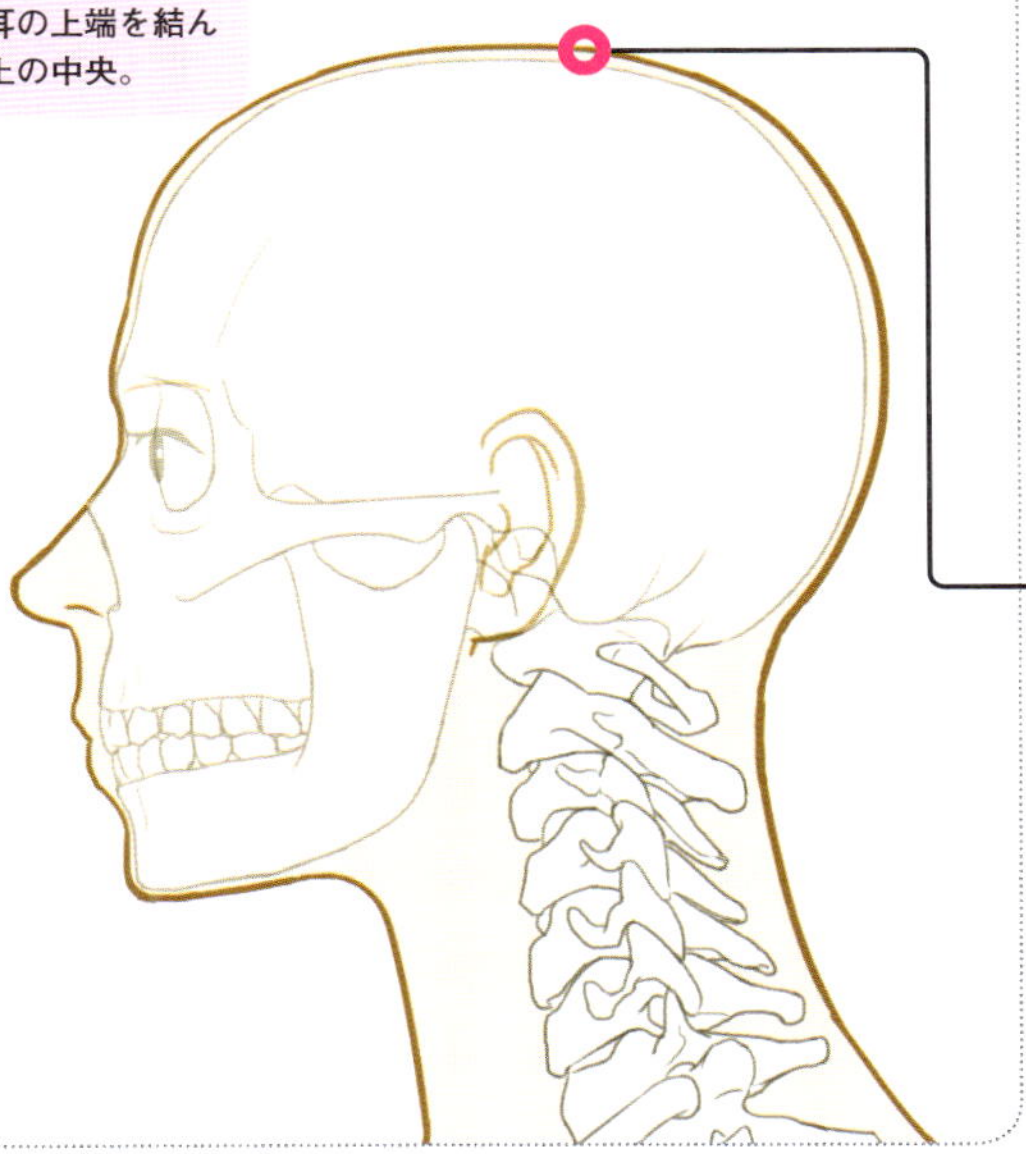

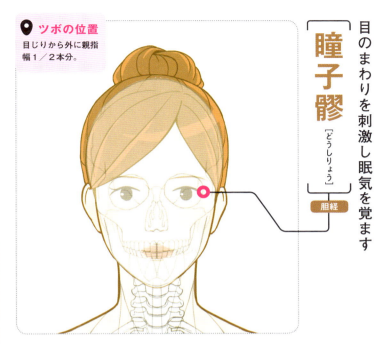

Case.82

乗り物酔い

車や電車、船などに乗って気分が悪くなる乗り物酔いは、自律神経の失調状態の1つ。三半規管に伝わる刺激と、実際に感じる視覚などとの調和が乱れることで起こります。酔いやすいという思い込みや睡眠不足なども原因に。

思い込みや緊張を取るには

内関［ないかん］

心包経

ツボの位置

手首の横じわの中央からひじに向かって親指幅２本分。

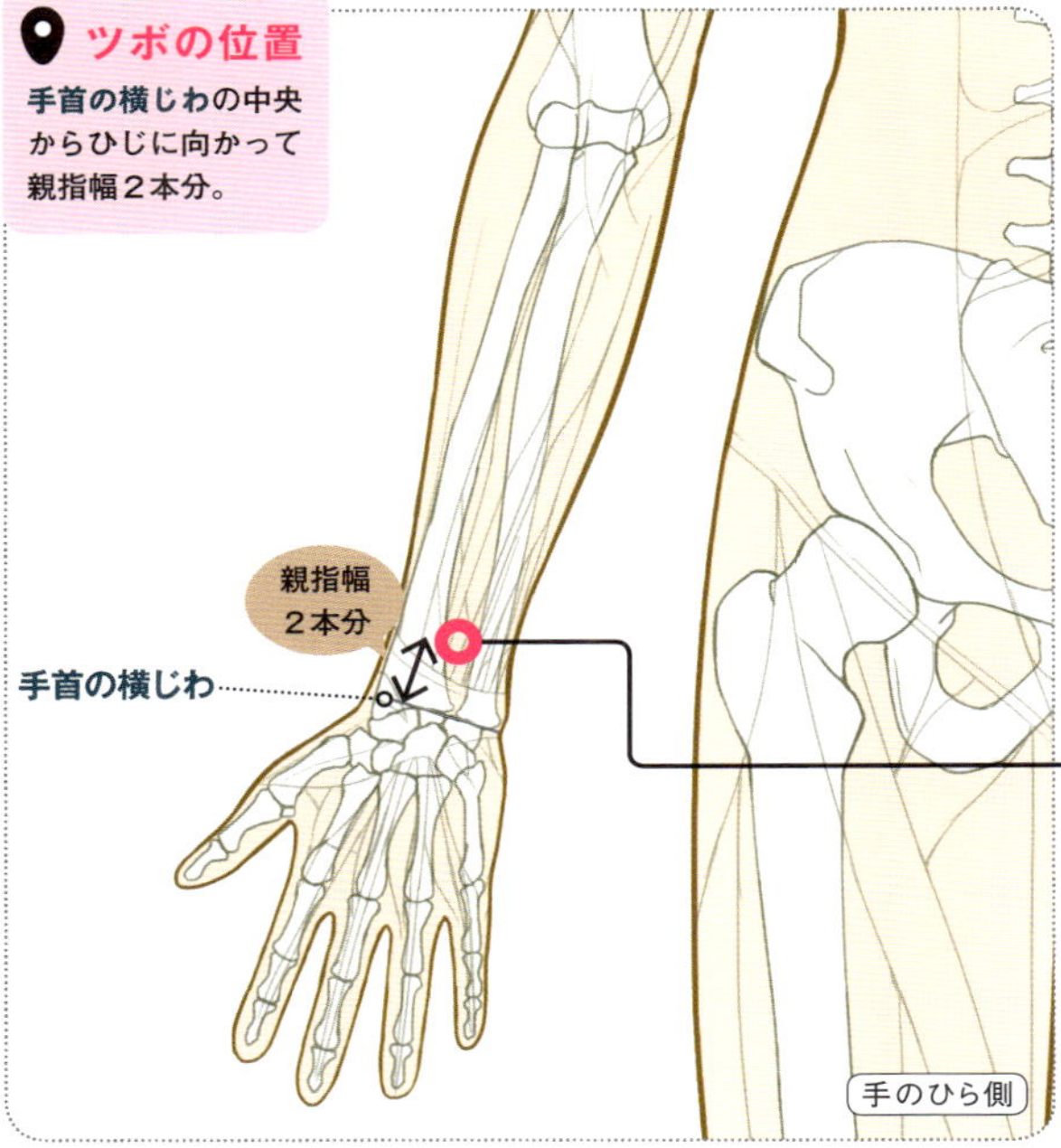

自律神経を整え、気持ちをスッキリと

膻中［だんちゅう］

任脈

ツボの位置

体の左右中心で、乳頭と同じ高さにある**第４肋間**（肋骨と肋骨のあいだ）と同じ高さ。**胸骨体**上。

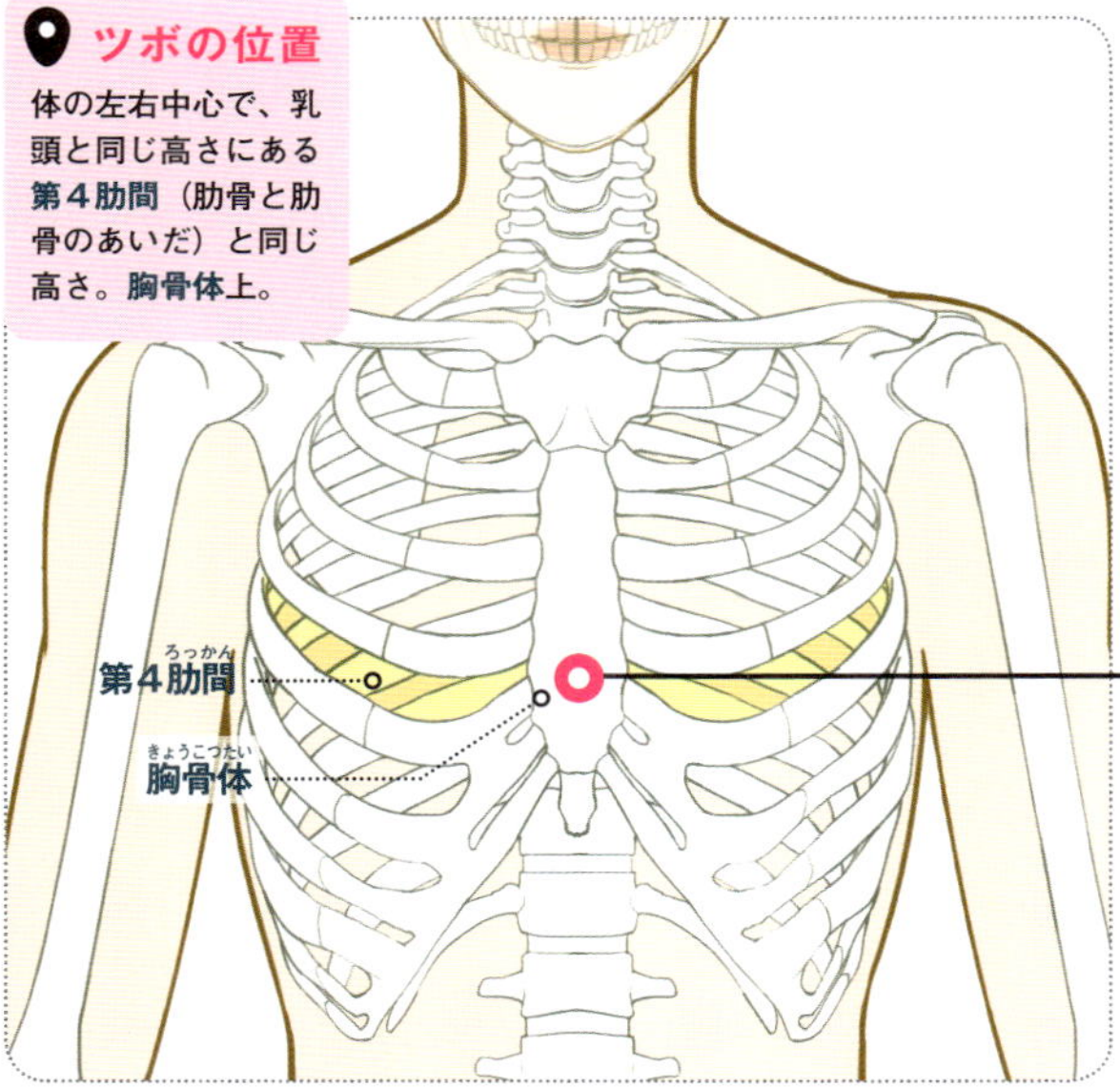

押し方のコツ▶ 中指を立て、息を吐きながら押し込む。できれば仰向けで寝そべって行う。

Case.83

低血圧・高血圧

血圧とは、血液が血管の壁を押し広げる力の大きさのこと。低血圧は、めまいや立ちくらみ、頭痛といった自覚症状をともないます。高血圧は生活習慣病と結びつきやすいのが特徴。生活習慣を見直して改善をはかることが必要です。

鎖骨の上の拍動を感じるツボ

缺盆［けつぼん］

胃経

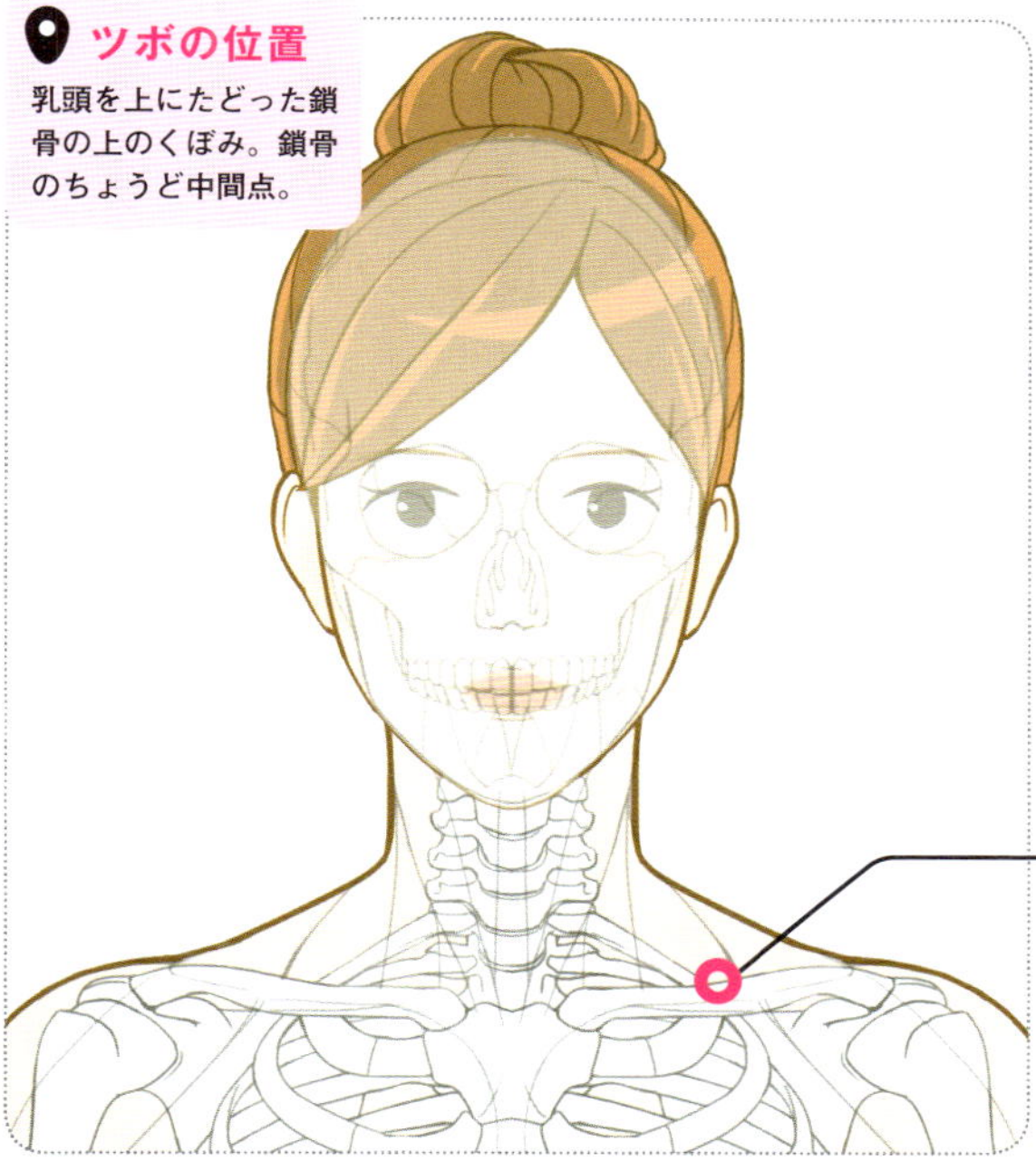

ツボの位置
乳頭を上にたどった鎖骨の上のくぼみ。鎖骨のちょうど中間点。

「血《けつ》」の巡りを改善するツボ

膈兪［かくゆ］

膀胱経

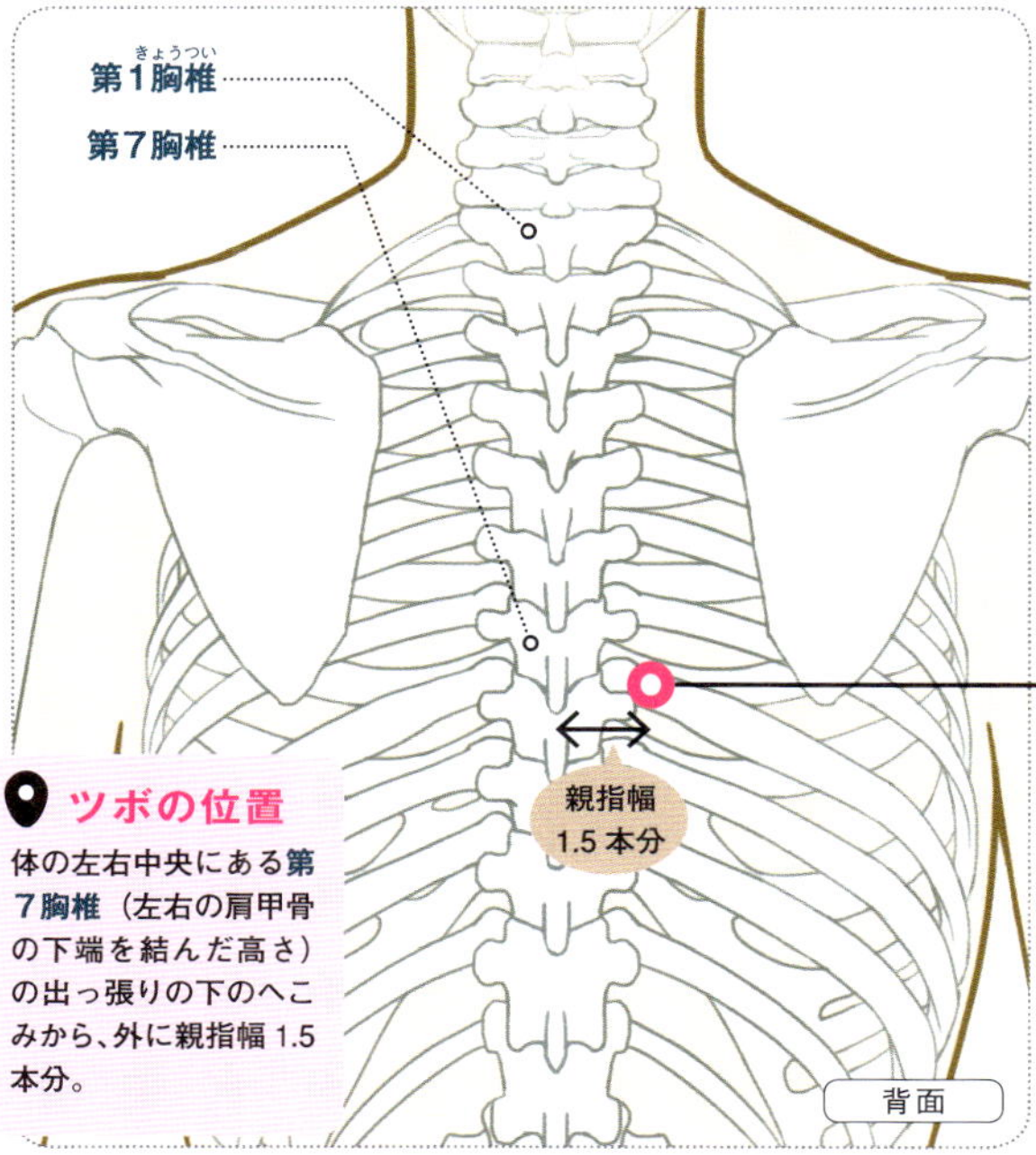

ツボの位置
体の左右中央にある**第7胸椎**（左右の肩甲骨の下端を結んだ高さ）の出っ張りの下のへこみから、外に親指幅 1.5 本分。

Case.84

貧血

全身へ酸素を送り届ける役割の血液中のヘモグロビンが減少すると、体は酸素不足に陥ります。そこで、めまいや動悸、息切れなどの症状があらわれ、貧血状態になるのです。鉄分を補給し、バランスのよい食事を摂りましょう。

貧血や疲れやすさを解消したいとき

気海 ［きかい］

任脈

ツボの位置

へそから下に親指幅1.5本分。

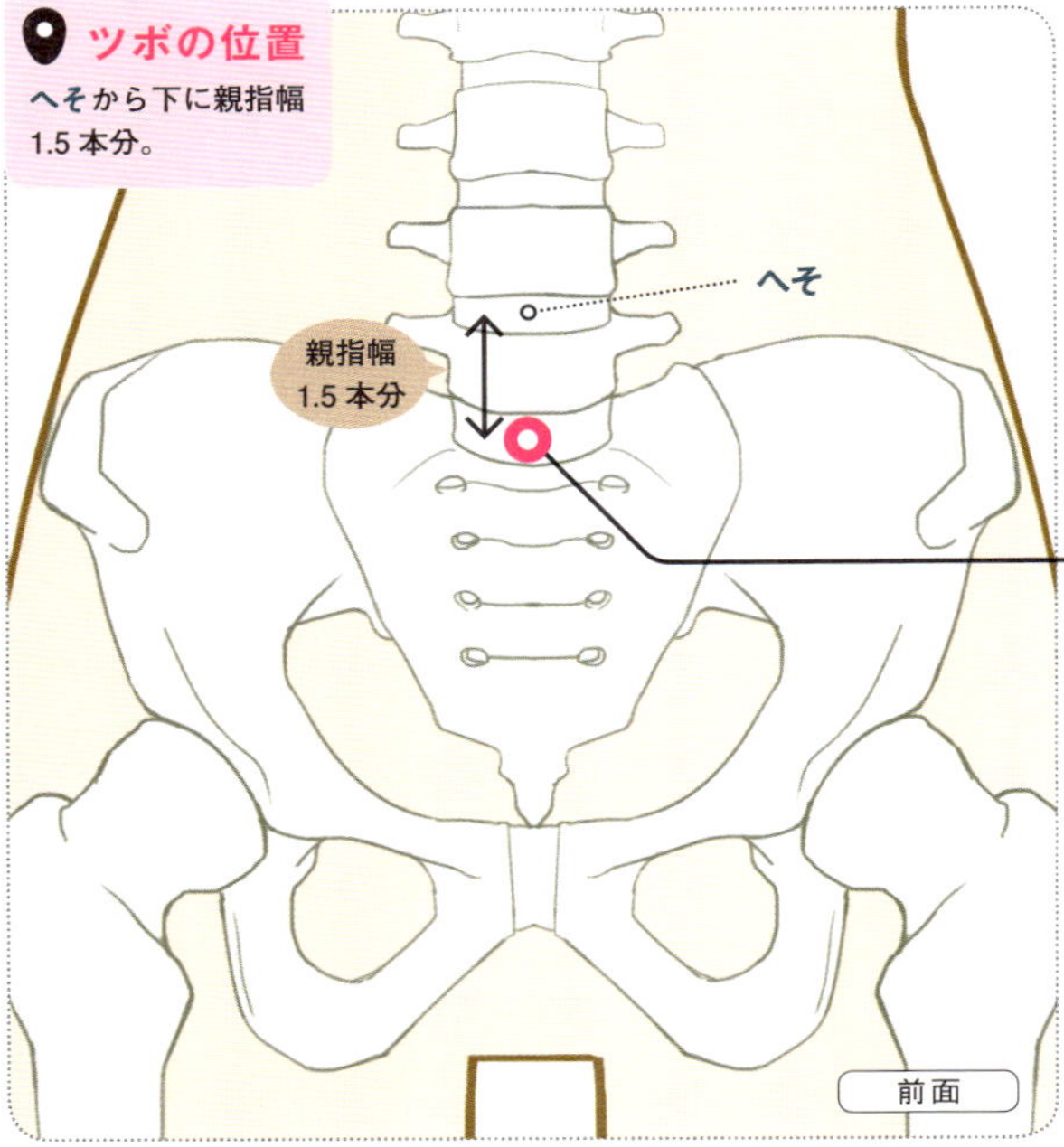

肩のこりや目のトラブルにも効く

少沢 ［しょうたく］

小腸経

ツボの位置

小指の爪の生え際の、薬指側と反対側の縁。

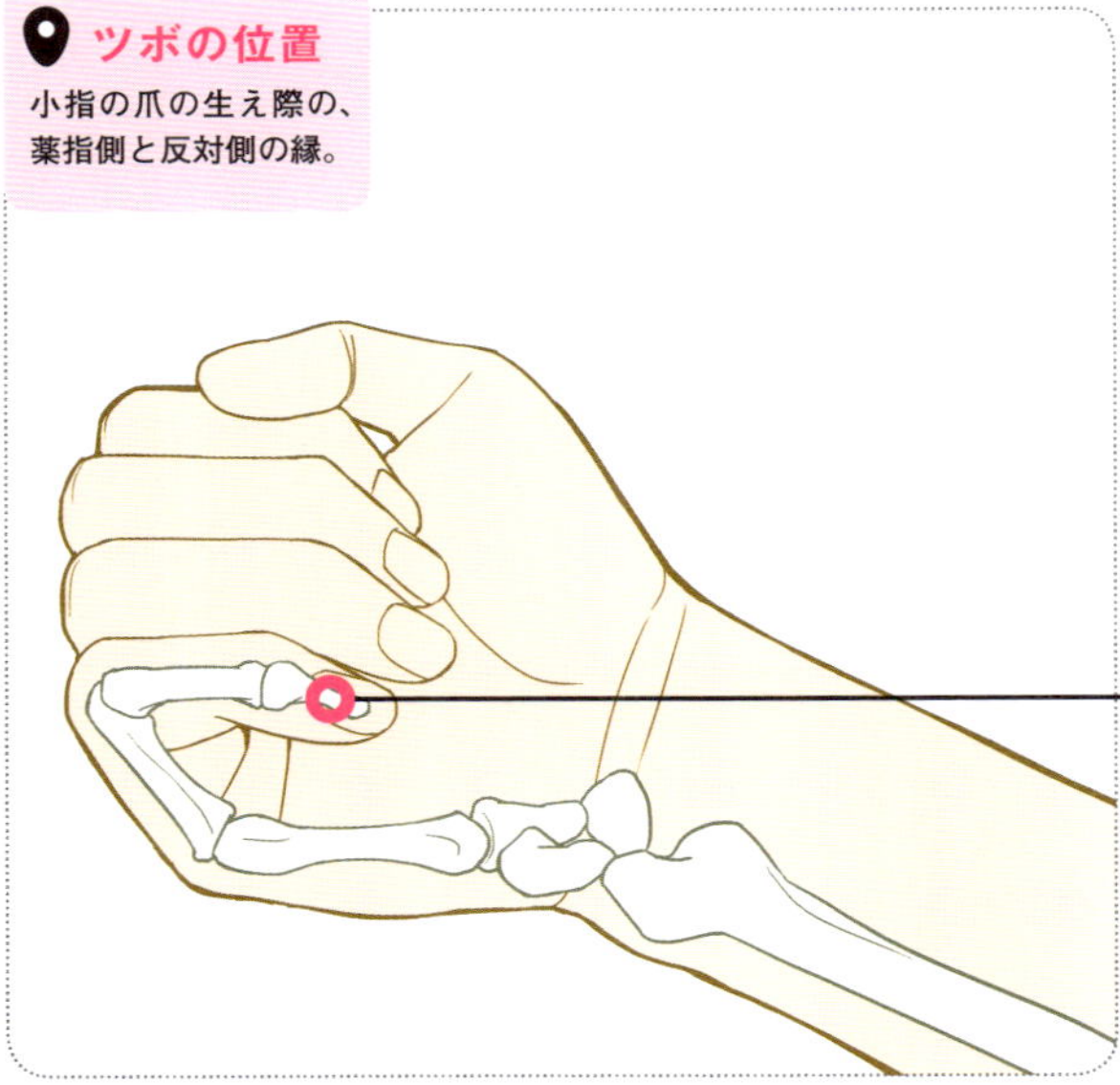

押し方のコツ▶ 親指と人差し指の先で指先をつまむようにし、爪の根元を押し揉んだり、こすったりする。

二日酔い

肝機能の限界を超えて飲酒をすると有害物質が体内に残り、吐き気や頭痛、動悸を引き起こします。二日酔いの体は脱水状態に陥っているため、水分をたくさん摂取しましょう。なるべく食事を摂ることも回復を早めるコツです。

みぞおちの上部にあるツボ

鳩尾［きゅうび］

任脈

ツボの位置

胸骨体下端から下に親指幅１本分。

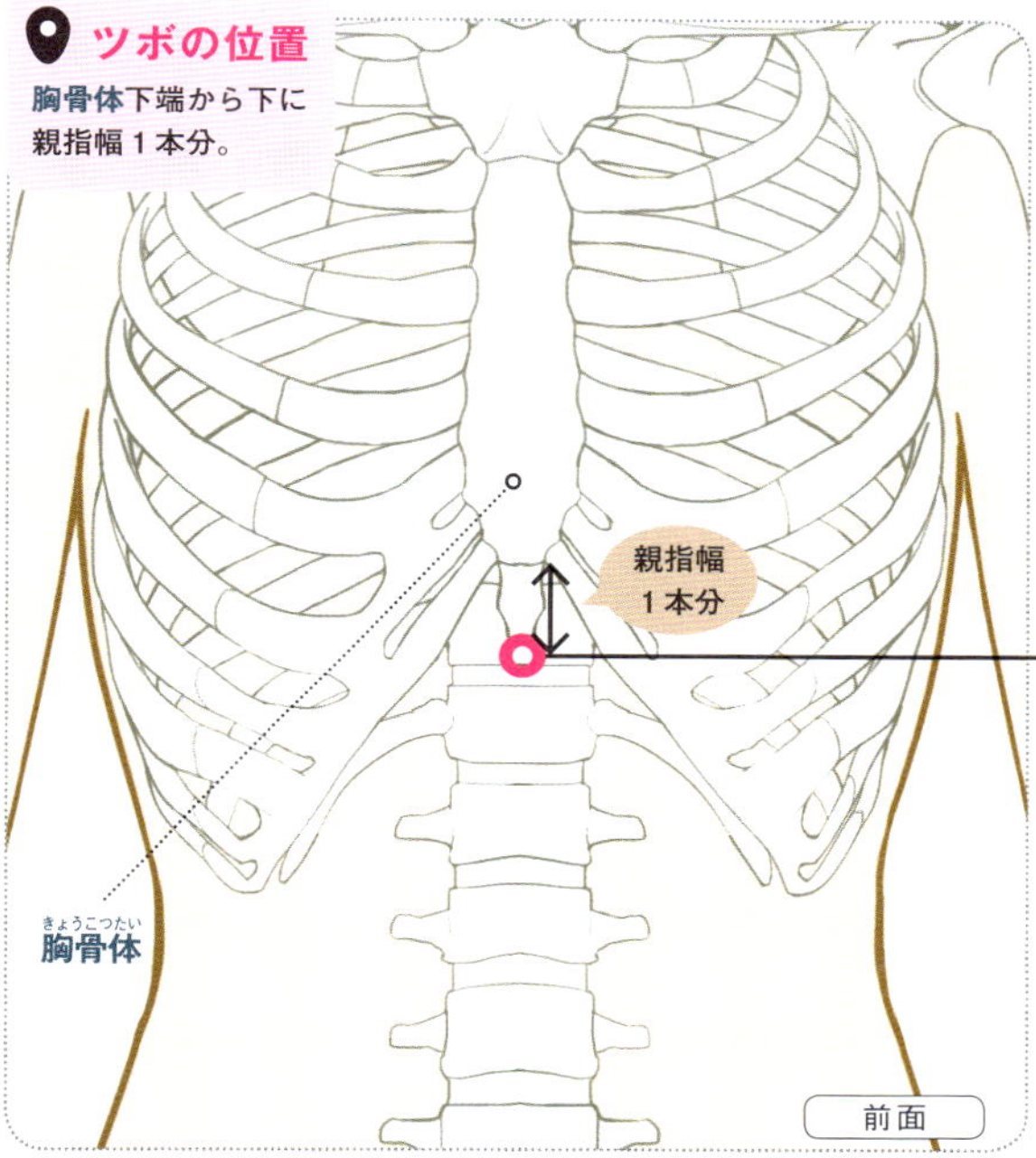

頭痛を緩和し視界をクリアに

頭維［ずい］

胃経

ツボの位置

髪の生え際の左右中央から外に親指幅4.5本分。

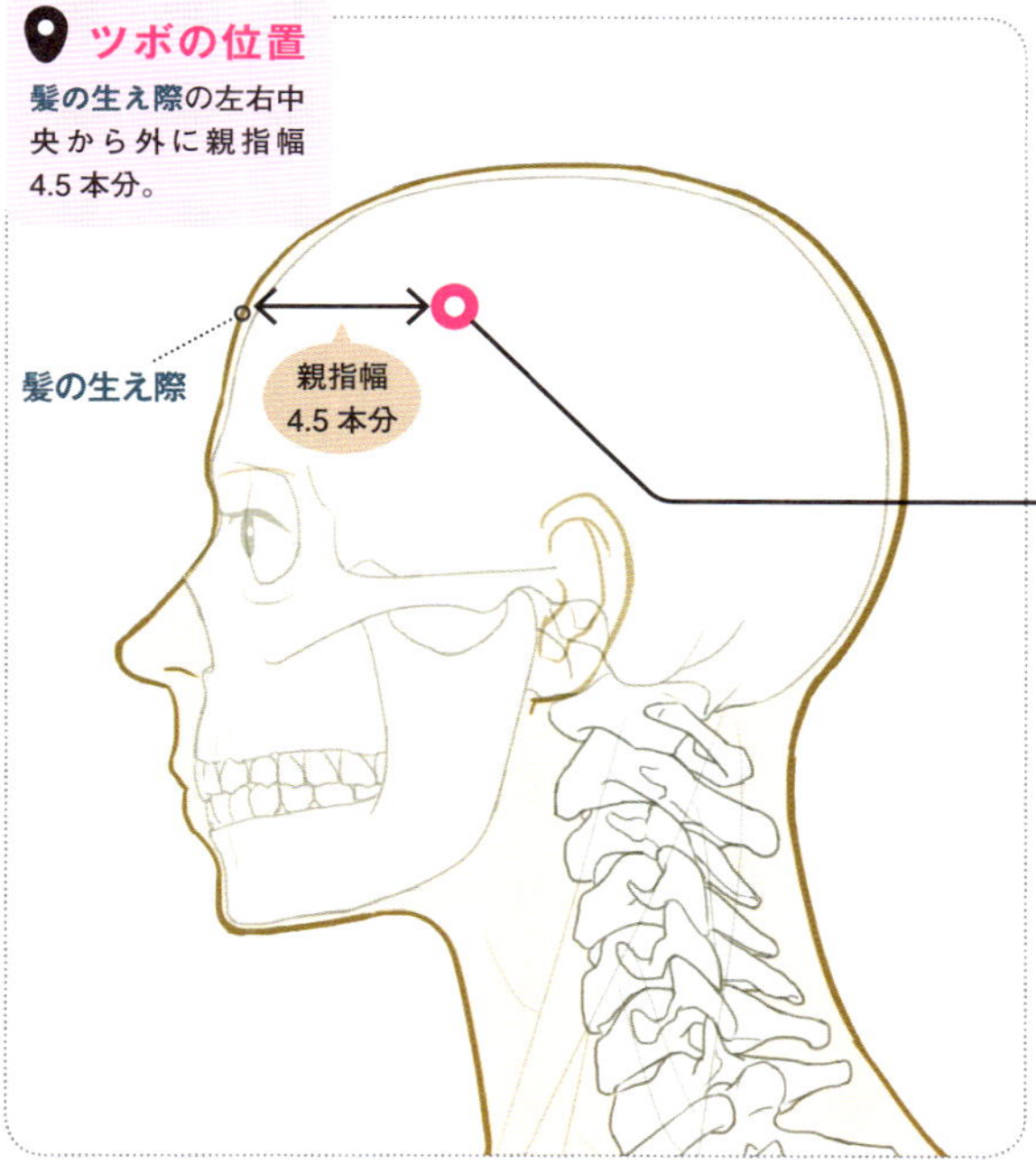

Case.86

多汗

汗をかくこと自体は悪いことではないですが、必要以上に多すぎる場合、交感神経が過度に敏感になっている可能性が考えられます。ストレスや緊張などの精神的要因のほか、ホルモンバランスの乱れや代謝異常などの疑いも。

大杼［だいじょ］

膀胱経

体内の熱を冷まし気を巡らせる

ツボの位置

体の左右中央にある**第1胸椎**の出っ張りの下のへこみから、外に親指幅 1.5 本分。

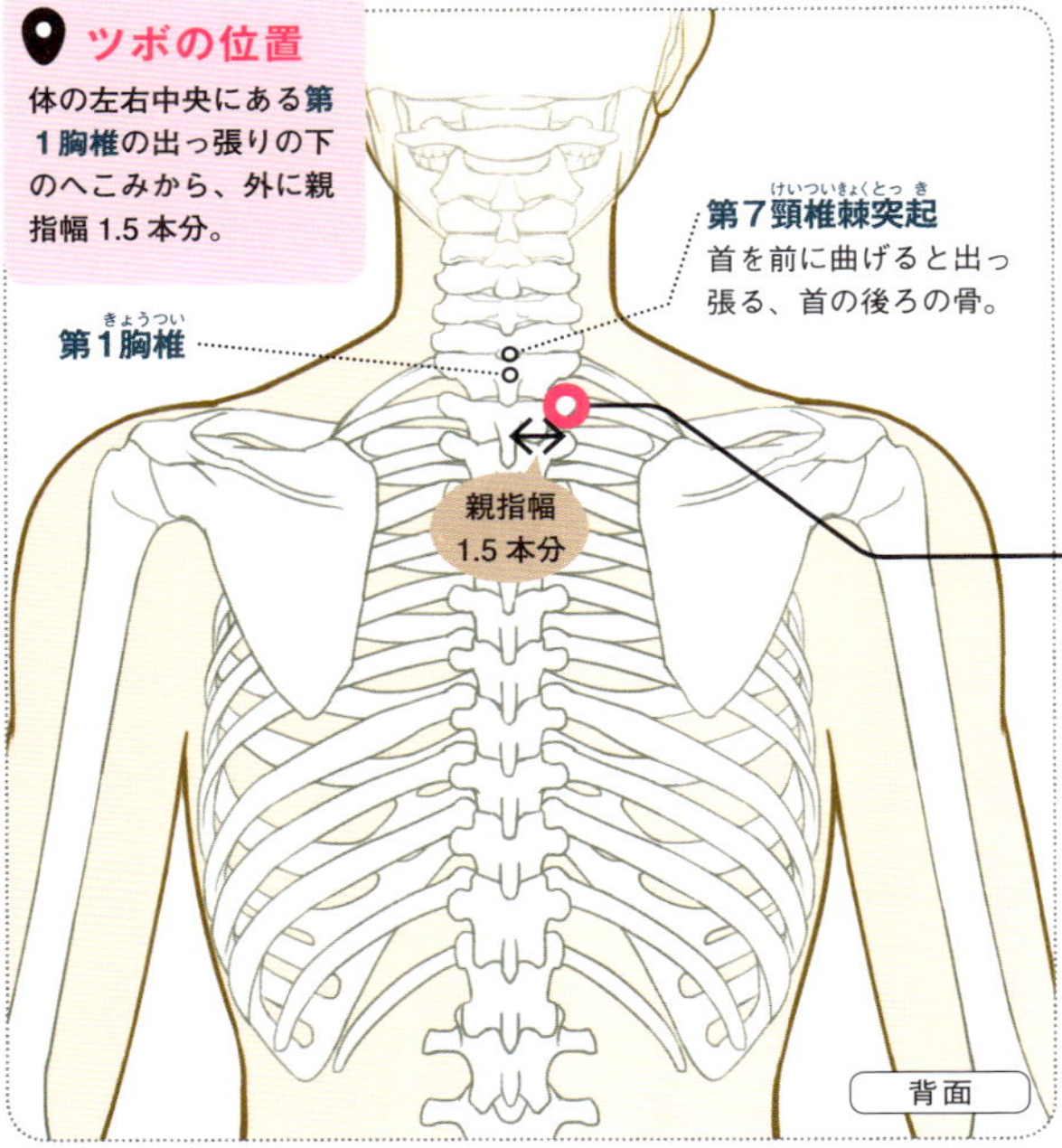

第7頸椎《けいつい》棘突起《きょくとっき》
首を前に曲げると出っ張る、首の後ろの骨。
第1胸椎《きょうつい》
親指幅
1.5 本分
背面

極泉［きょくせん］

心経

わきの中央を刺激し汗を止める

ツボの位置

わきのしわの中央。

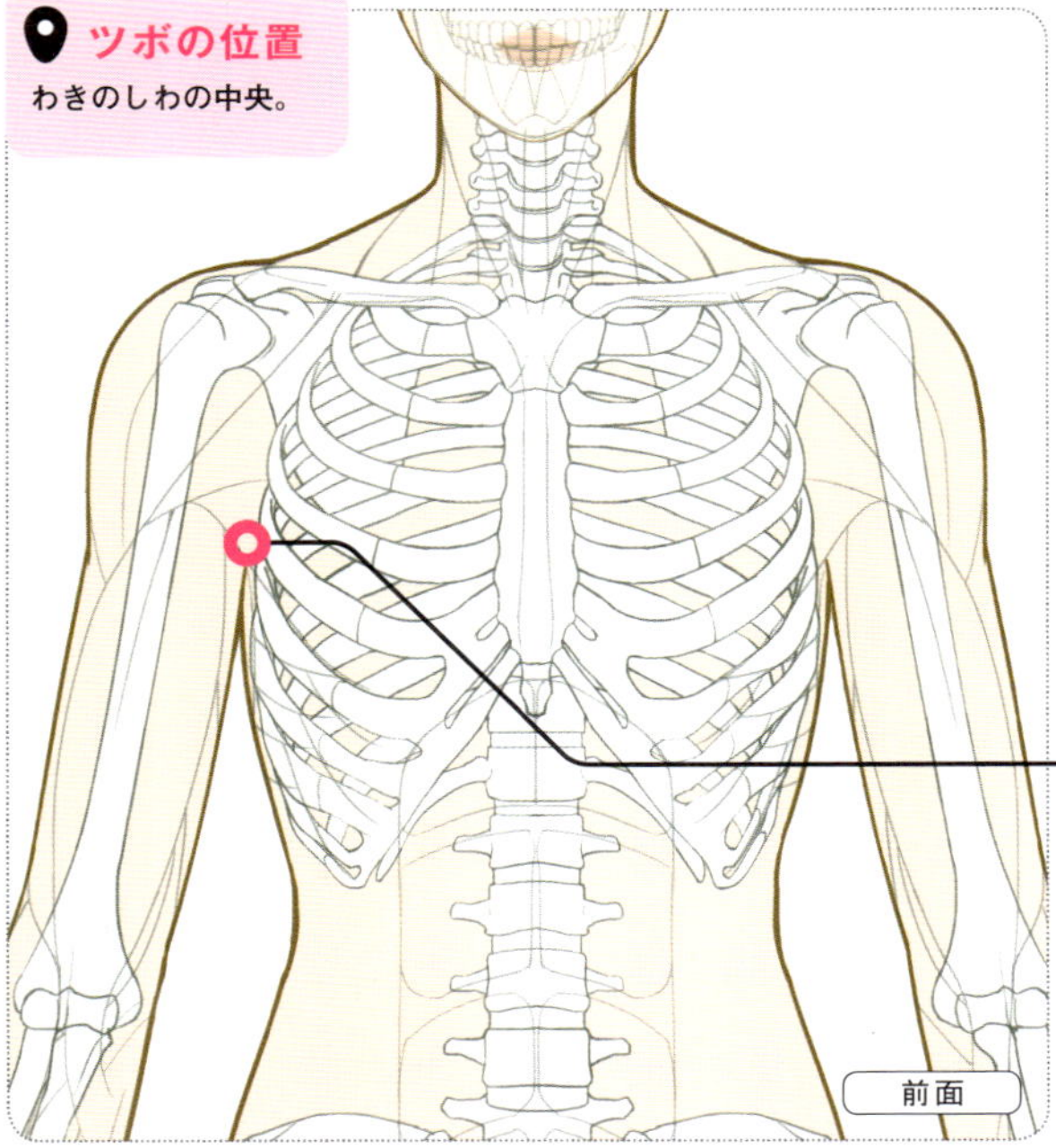

前面

Case.87

物忘れ

肉体が衰えていくのと同様に、脳も老化していきます。脳の細胞は20代から減少をはじめるといわれ、集中力や判断力、記憶力が低下していきます。頭を使わないと進行するため、思い出す努力をすることが予防には大切です。

指の末端を刺激し、頭をさえさせる

少商［しょうしょう］

肺経

ツボの位置
親指の爪の生え際の、人差し指と反対側の縁。

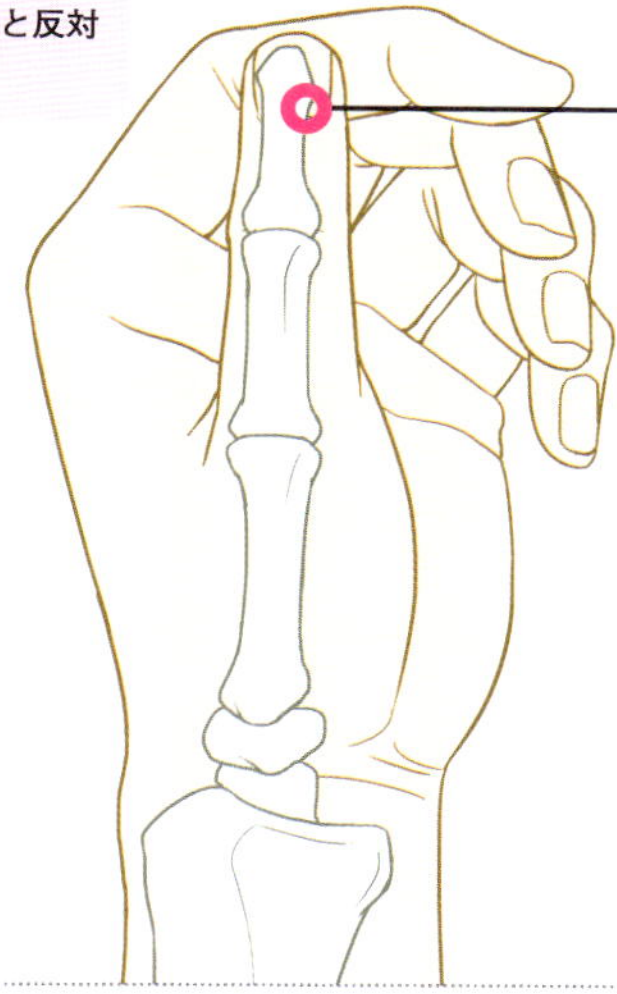

押し方のコツ▶ 親指と人差し指の先で指先をつまむようにし、爪の根元を押し揉んだり、こすったりする。

意識をクリアにして頭を軽くする

少沢［しょうたく］

小腸経

ツボの位置
小指の爪の生え際の、薬指側と反対側の縁。

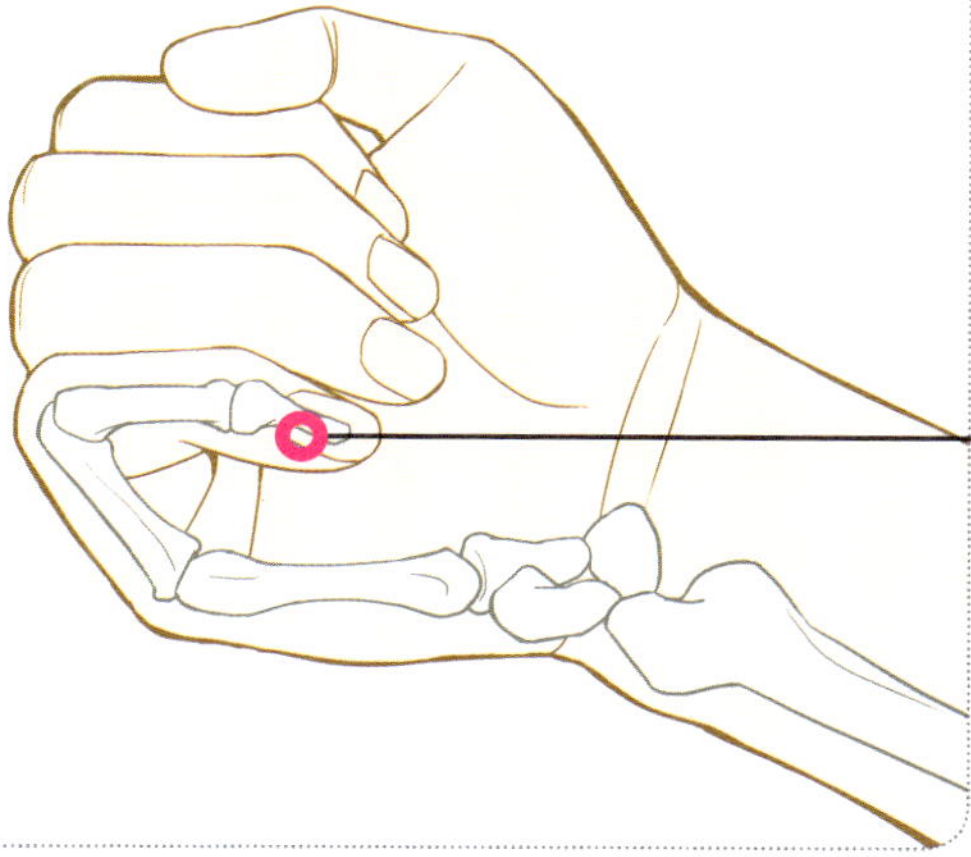

押し方のコツ▶ 親指と人差し指の先で指先をつまむようにし、爪の根元を押し揉んだり、こすったりする。

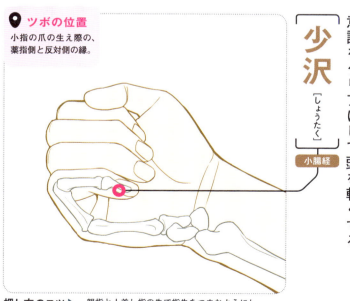

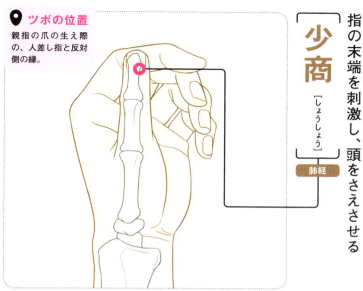

Case.88

食欲不振

食べたいという生理的な欲求が低下するのは、消化器のトラブルや精神的ストレス、生活リズムの乱れなどが原因と考えられます。適度な運動と十分な睡眠、正しい食生活といった生活習慣を整えることが大切です。

胃腸の働きを整え水分代謝を促す

水泉［すいせん］

腎経

ツボの位置

内くるぶしとかかとを結んだ線上の中央。

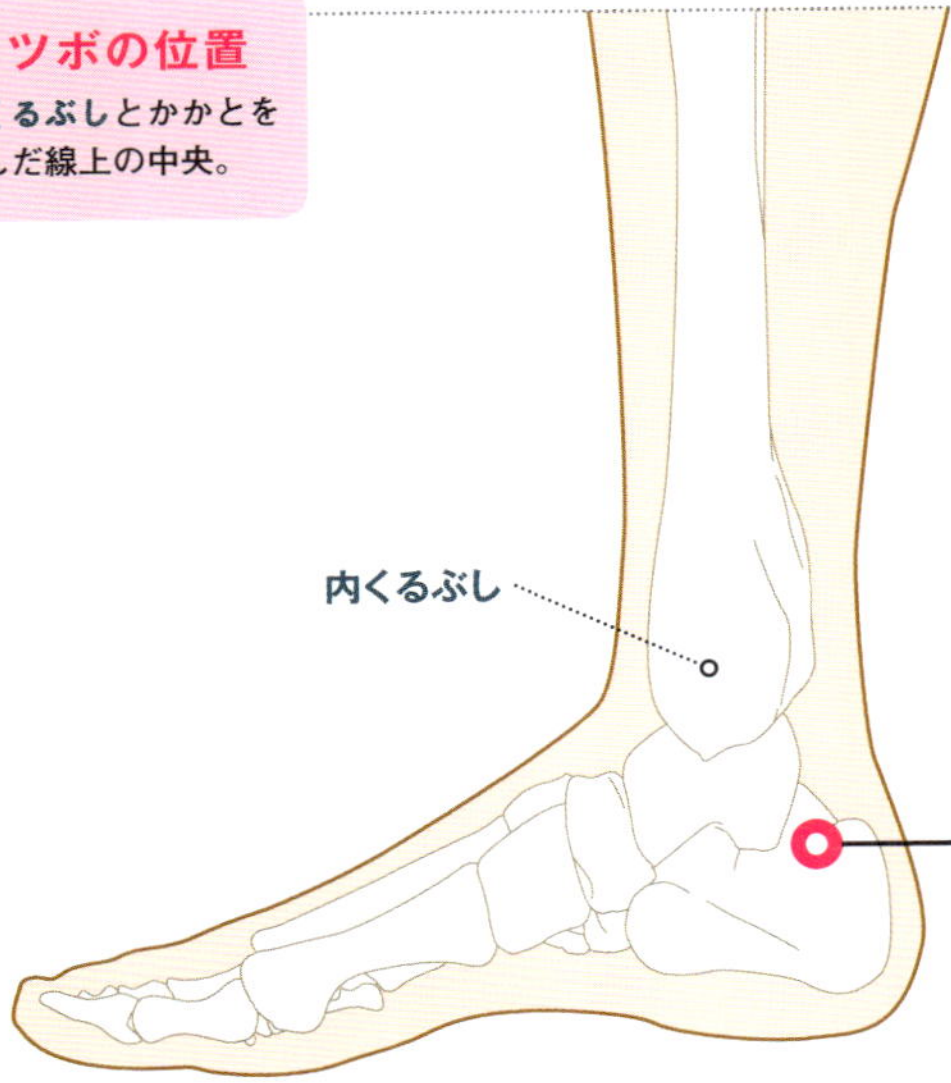

胃酸の分泌を抑えて消化機能アップ

陽陵泉［ようりょうせん］

胆経

ツボの位置

ひざの下外側の出っ張った骨（腓骨頭）の前方下にあるくぼみ。

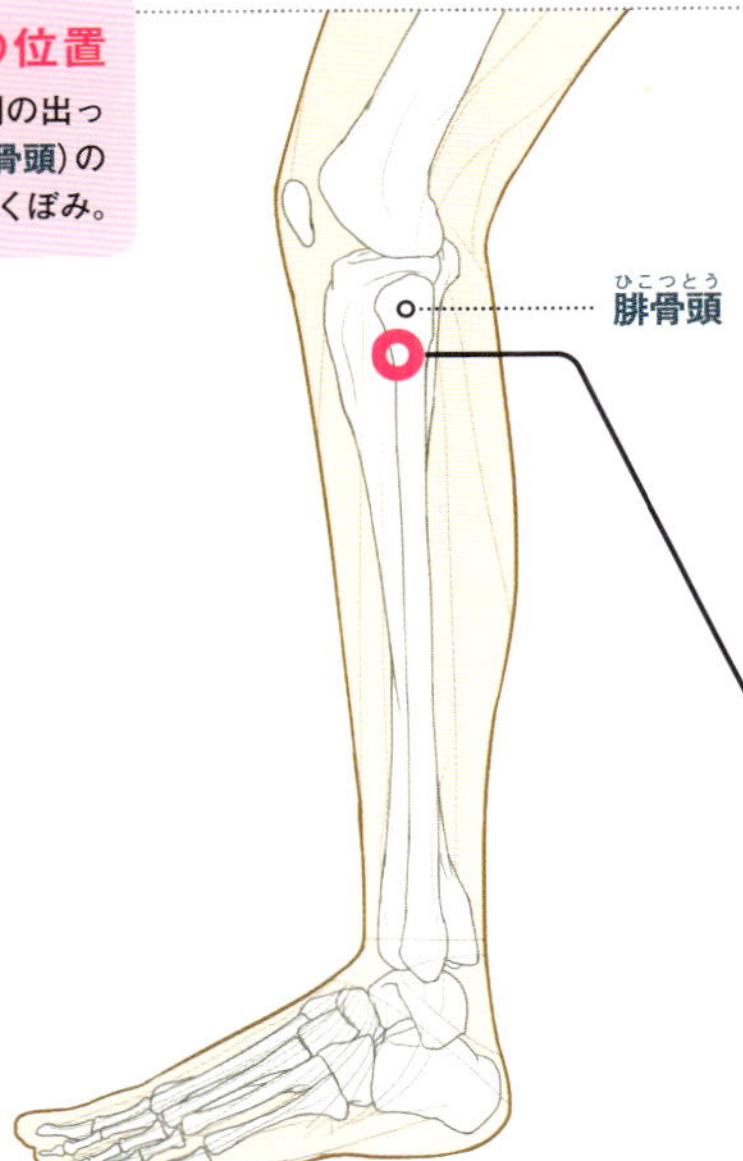

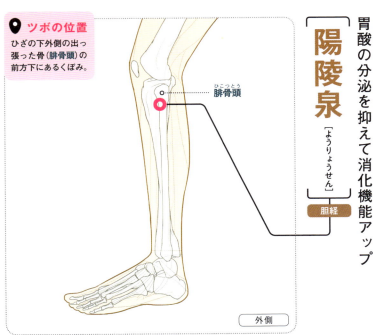

Case.89

過食

食欲をコントロールできず、必要以上に食べてしまうのは、うまく満腹感を得られないため。心身のSOSサインかもしれません。女性は特に、毎月ホルモンバランスや血糖値が不安定になりますが、ストレス食いには注意を。

消化を改善し、食欲を正常に

足の三里［あしのさんり］

胃経

ツボの位置

膝蓋骨の下にある２つのくぼみのうち、外側のくぼみから足先に親指幅３本分。

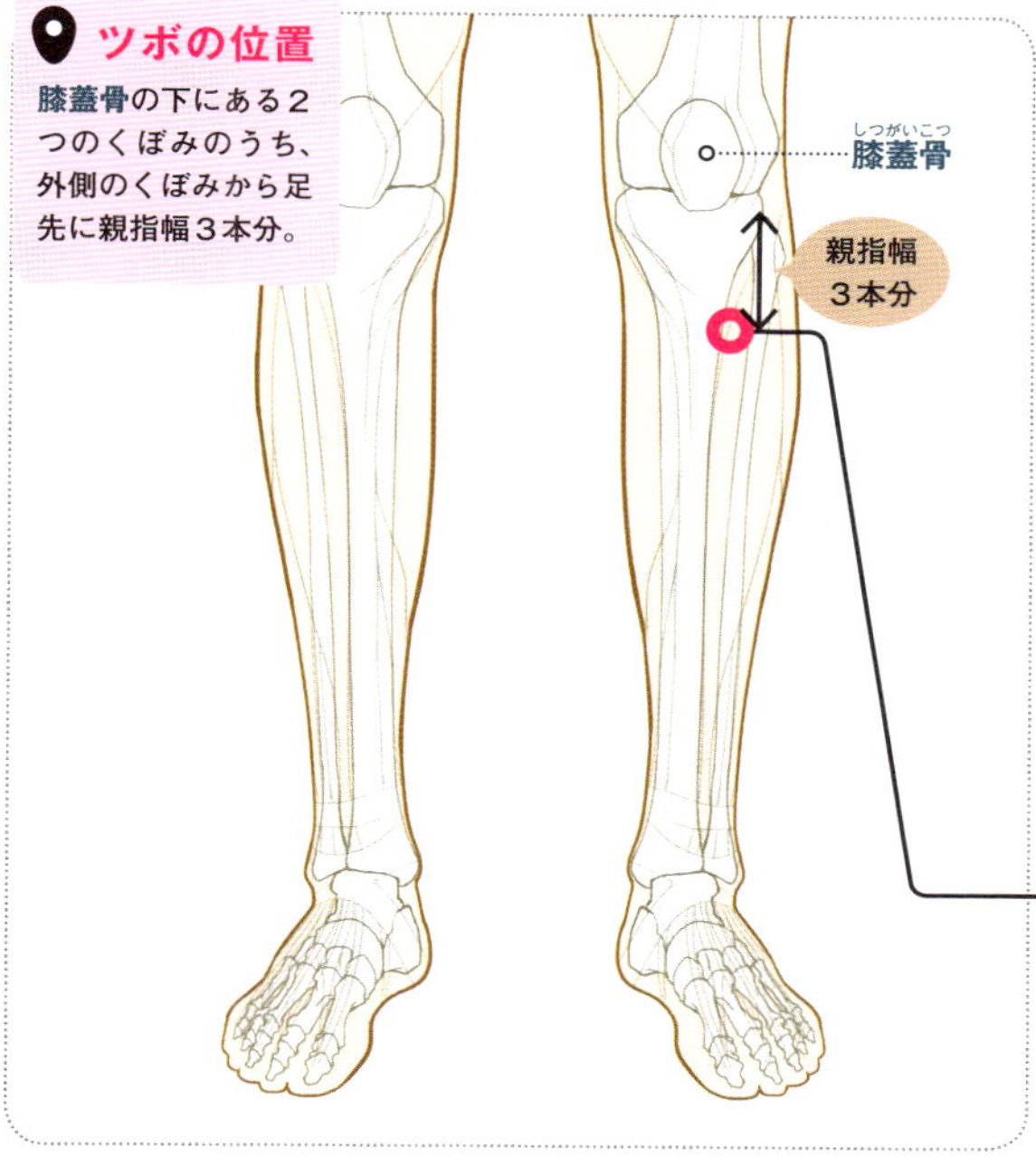
膝蓋骨《しつがいこつ》
親指幅
３本分

胃の機能改善のツボ

梁丘［りょうきゅう］

胃経

ツボの位置

膝蓋骨底の外端から「髀関」に向けて、親指幅２本分。

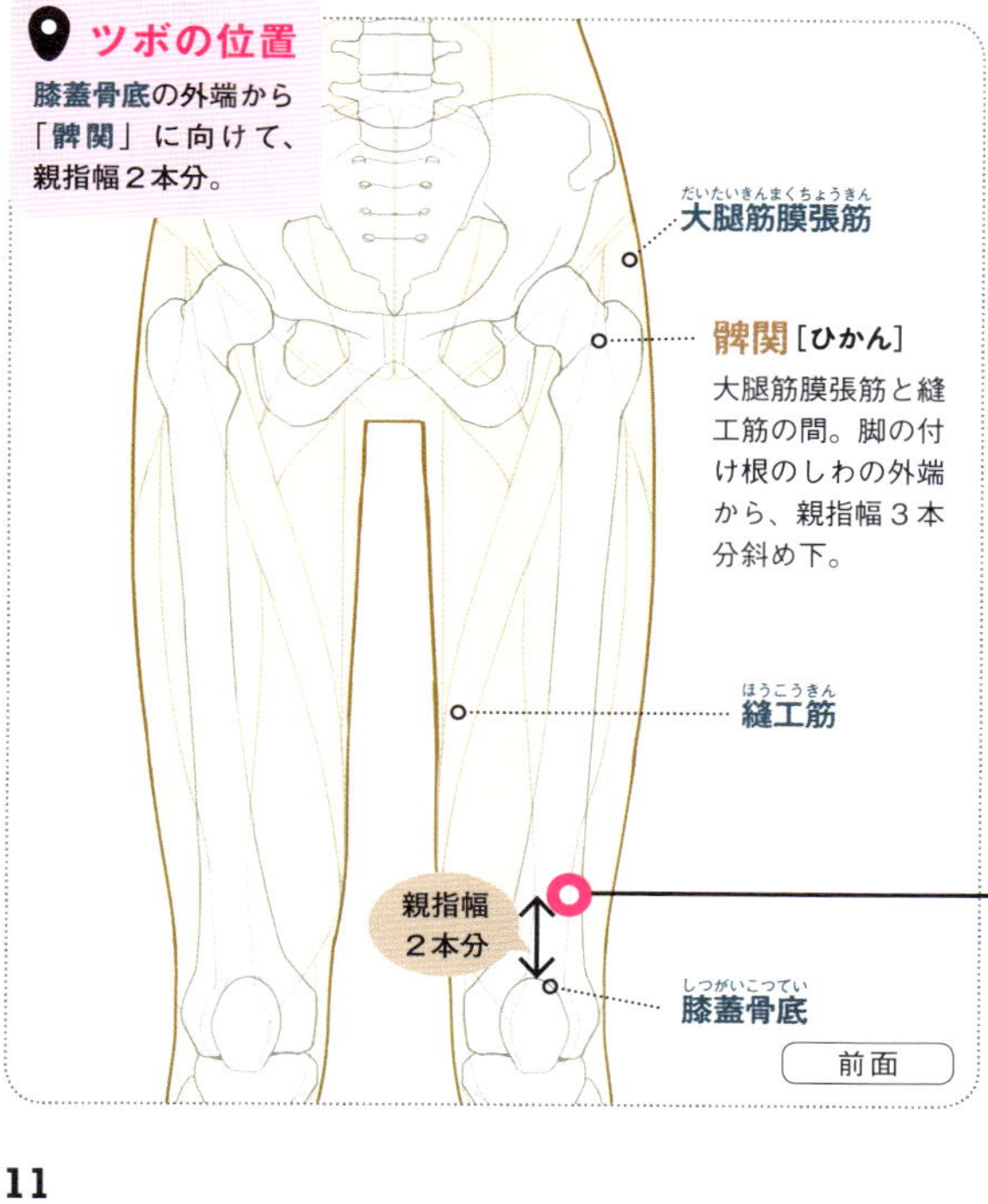
大腿筋膜張筋《だいたいきんまくちょうきん》
髀関［ひかん］
大腿筋膜張筋と縫工筋の間。脚の付け根のしわの外端から、親指幅３本分斜め下。
縫工筋《ほうこうきん》
親指幅
２本分
膝蓋骨底《しつがいこつてい》
前面

Case.90

若返り

20代までに分泌のピークを迎える成長ホルモンは、別名若返りホルモンとも呼ばれ、代謝をよくしたり、内臓機能を高めたりする役割を担います。加齢とともに減少していくため、このホルモンの分泌を促すのが若返りのポイント。

ホルモンバランスを整える、女性の味方ツボ

陽池［ようち］

三焦経

ツボの位置
手首の甲側にできる**横じわ**の中心よりやや小指側。

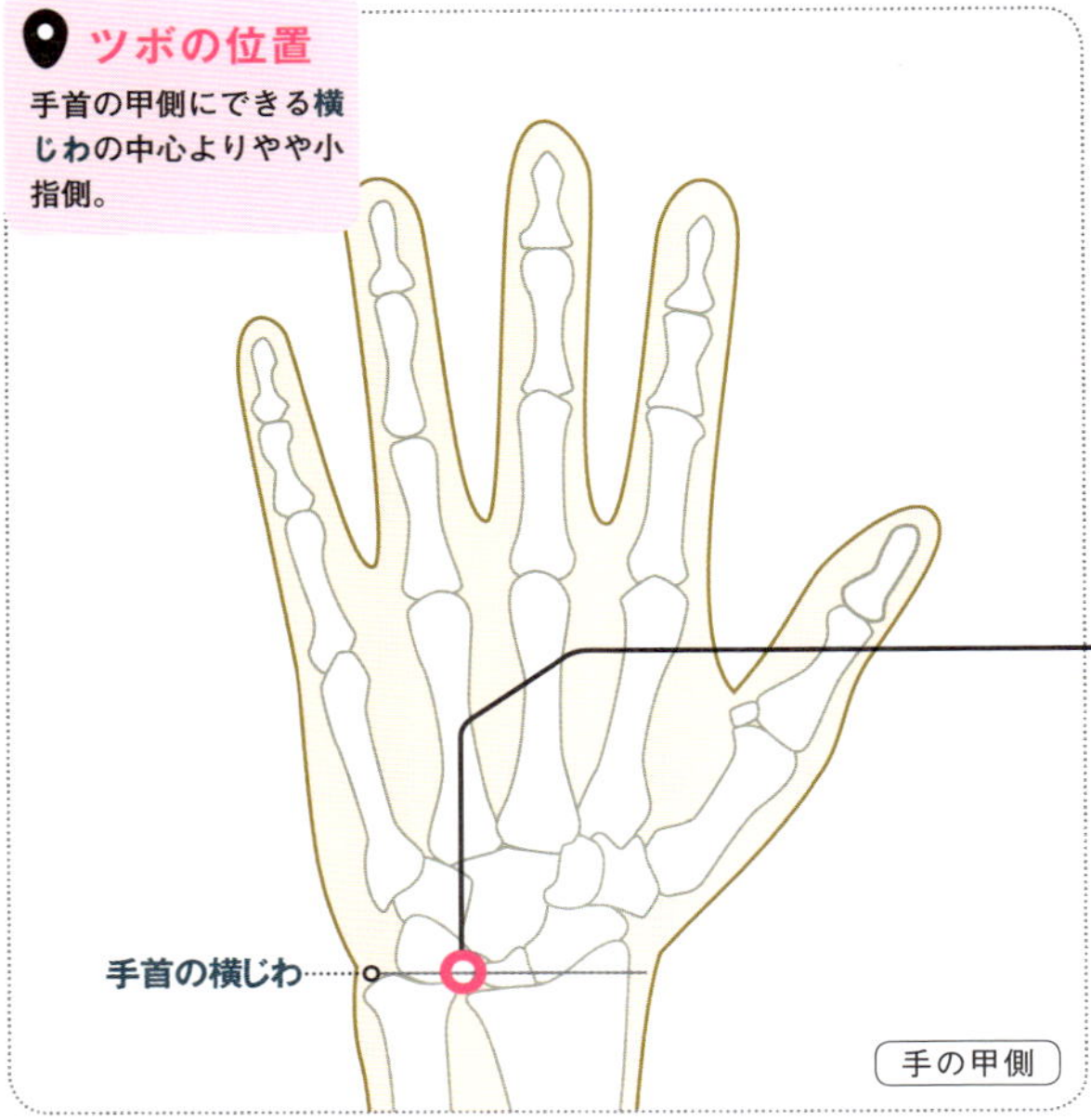

手首の横じわ
手の甲側

自律神経のバランスを整え若々しく

外関［がいかん］

三焦経

ツボの位置
手首の甲側にできる**横じわ**の真ん中からひじに向かって親指幅２本分。

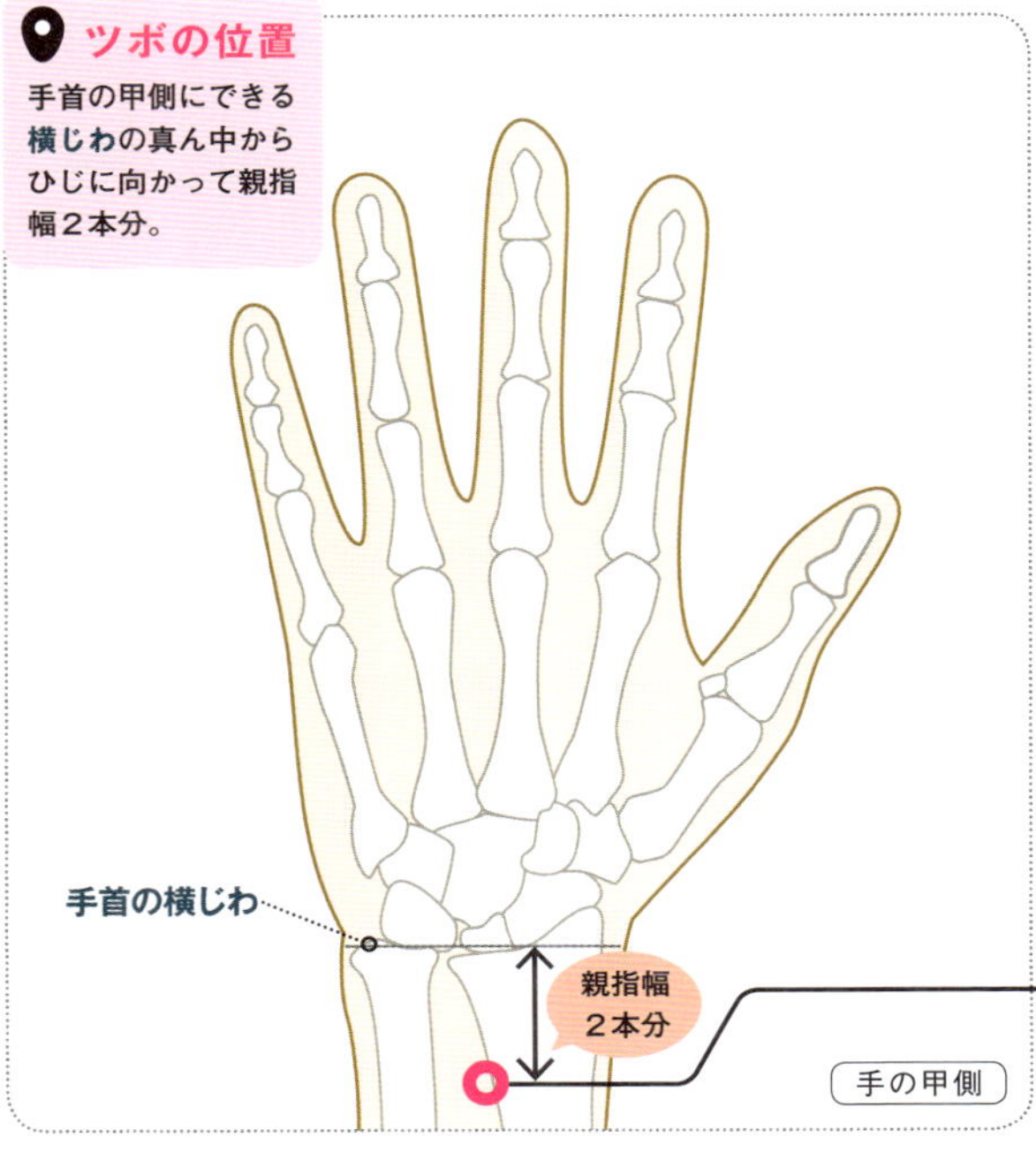

手首の横じわ
親指幅
２本分
手の甲側

脂肪燃焼・代謝アップ

ツボ押しだけで脂肪を燃焼させるのは難しいものですが、有酸素運動や食事のカロリーコントロールを適切に行うことで皮下脂肪は落とせます。筋力トレーニングやマッサージなどと組み合わせることで、代謝もよくなるでしょう。

疲労を取り去って、体をイキイキと活性化

陽陵泉
［ようりょうせん］

胆経

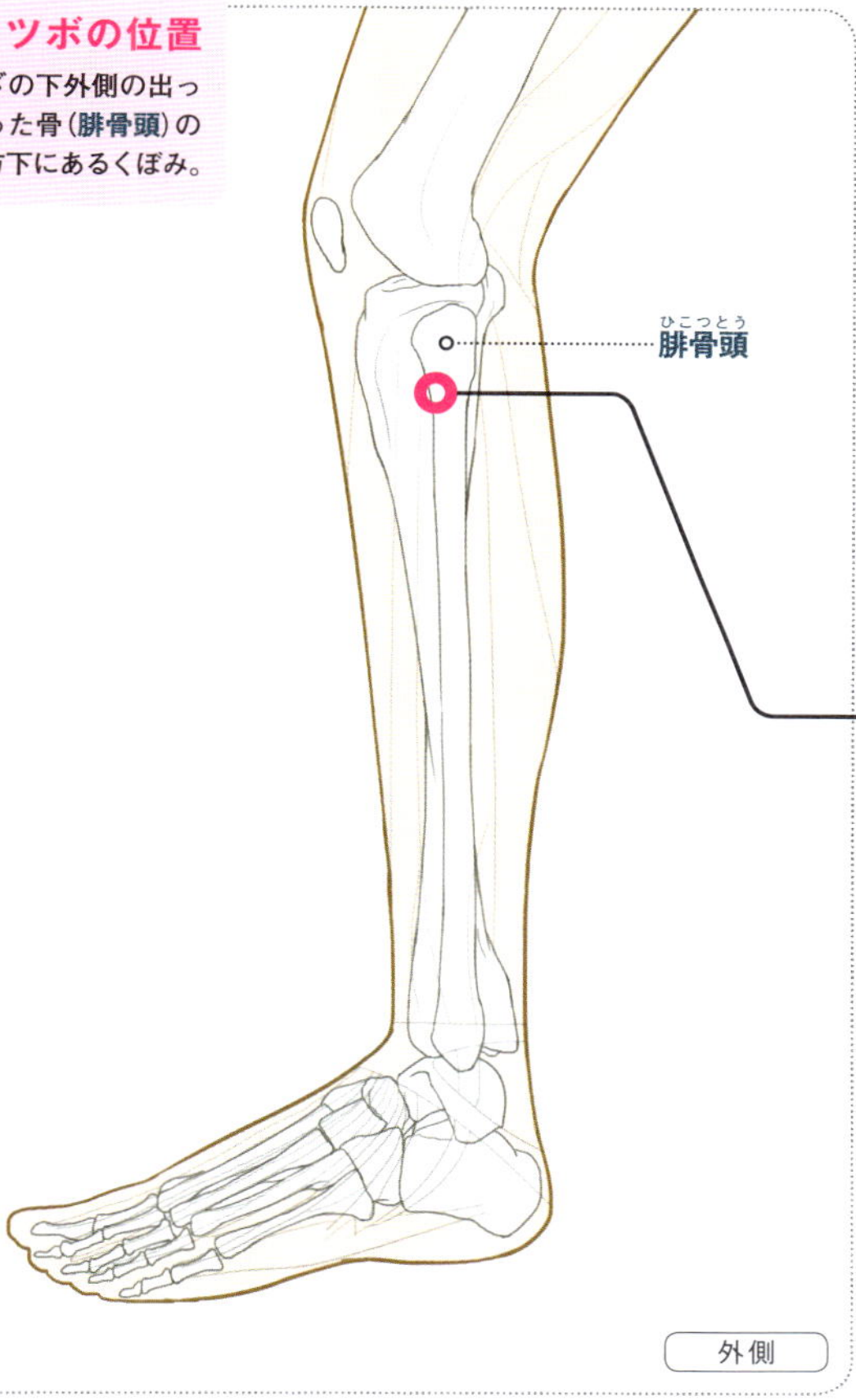

ツボの位置
ひざの下外側の出っ張った骨（腓骨頭）の前方下にあるくぼみ。

Case.92

毒素排出

消化不良を緩和し、水分の排出を促す

三焦兪［さんしょうゆ］

膀胱経

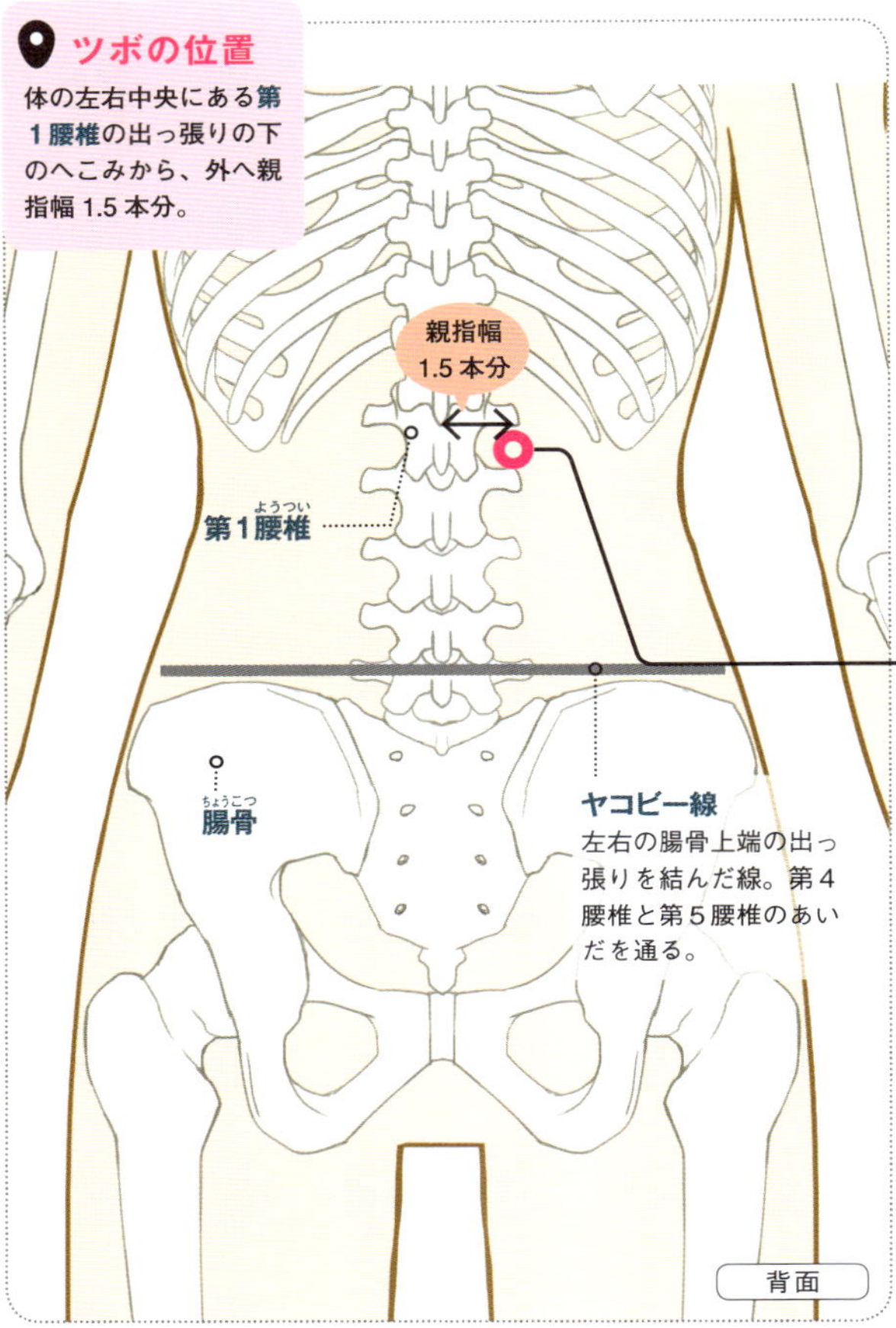
ツボの位置
体の左右中央にある第1腰椎の出っ張りの下のへこみから、外へ親指幅 1.5 本分。
親指幅
1.5 本分
第1腰椎《ようつい》
腸骨《ちょうこつ》
ヤコビー線
左右の腸骨上端の出っ張りを結んだ線。第4腰椎と第5腰椎のあいだを通る。
背面

食生活の乱れや寝不足、運動不足などにより、排出されるべき毒素が体内に溜まると、便秘やこり、疲労感などの症状があらわれます。肌の調子が悪化し、やせにくい体質になるなど美容面でトラブルのもとになることも。

Case.93

肌ツヤ

肌のツヤや透明感は、血流とかかわりの深いものです。水分の巡りがよいと肌の水分量が適切に保たれ、光をたくさん反射するツヤのよい肌に。むくみや冷えを溜めない、健康で循環のよい体を目指しましょう。

目の下のクマにも有効な血流アップツボ

太衝［たいしょう］

肝経

ツボの位置
第１中足骨と第２中足骨のあいだにあるくぼみ。

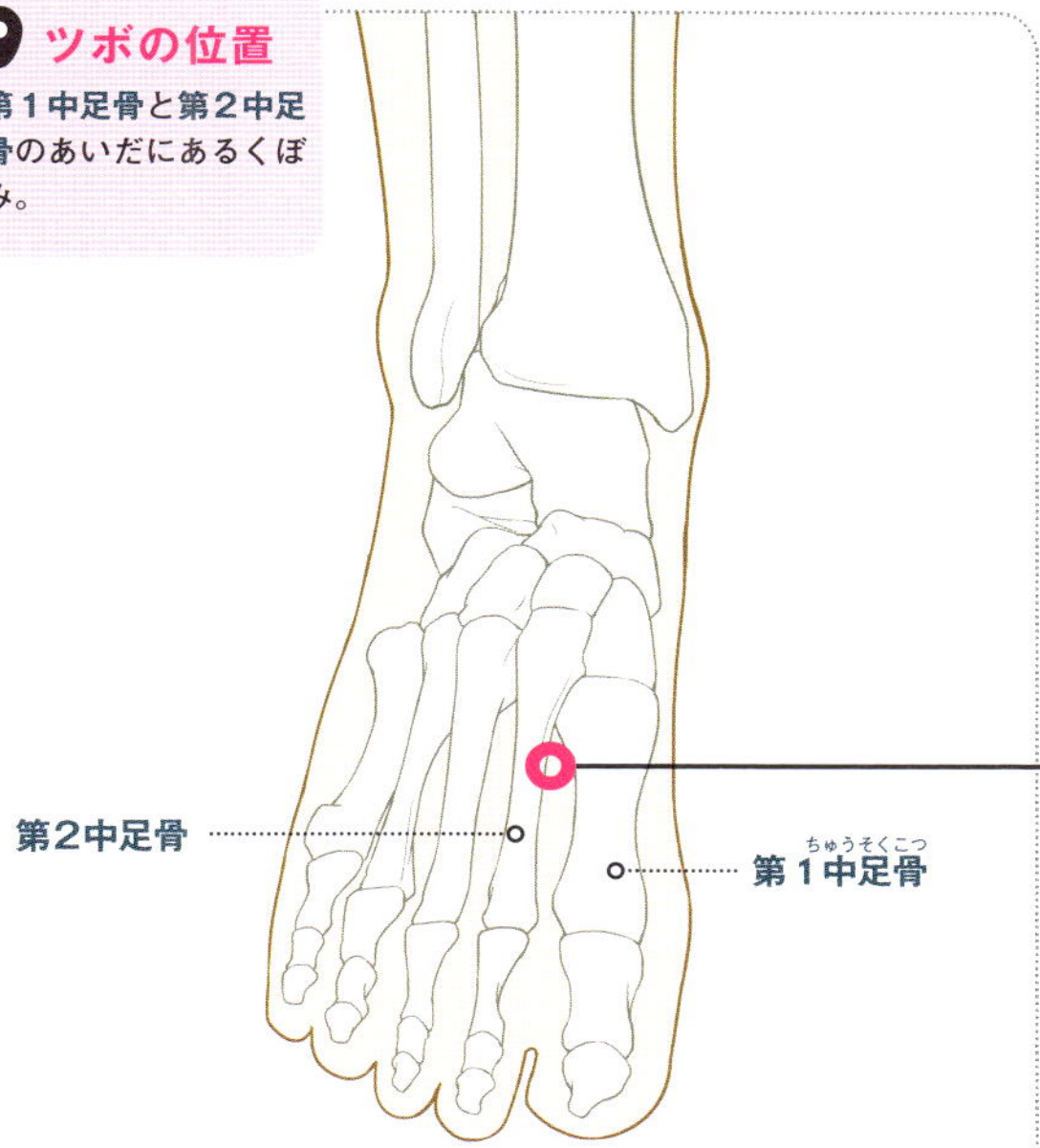
第２中足骨
第１中足骨《ちゅうそくこつ》

肌ツヤを高め、皮膚トラブルにも

血海［けっかい］

脾経

ツボの位置
膝蓋骨底の内端から上に親指幅２本分。

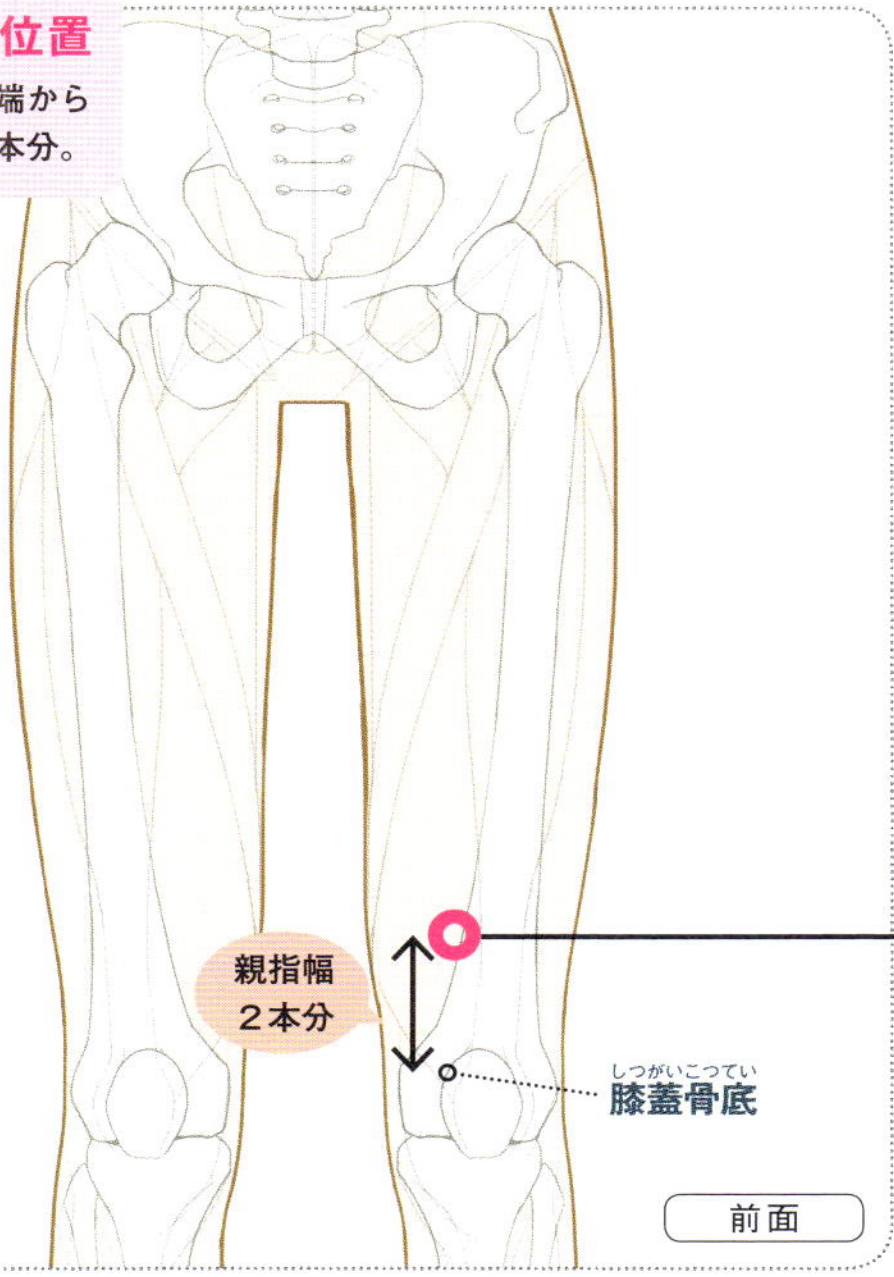
親指幅
２本分
膝蓋骨底《しつがいこつてい》
前面

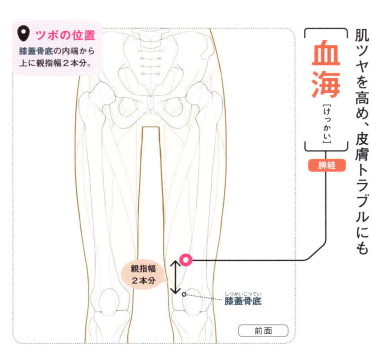

Case.94

小顔

むくんで膨張した顔は、マッサージやツボ押しでフェイスラインを引き締めることができます。強くこすらないように気持ちよい程度に押しましょう。表情筋を鍛えるエクササイズやリンパマッサージも有効です。

顔面をほぐし血流を高める

下関［げかん］

胃経

ツボの位置

耳の穴から頬骨に向かって親指幅３本分。口を閉じるとくぼみができるところ。

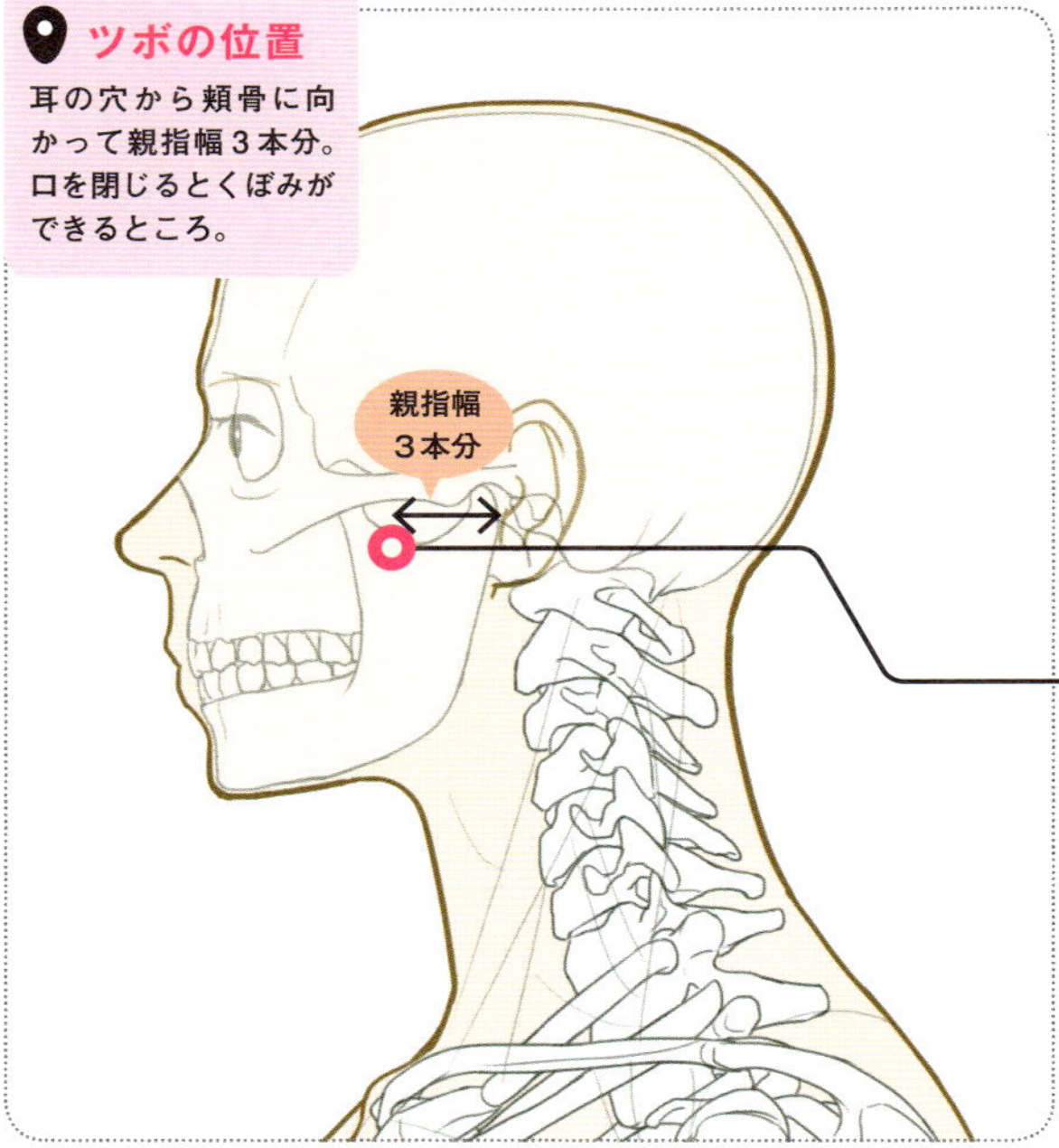

口からあごの疲労をオフ

耳門［じもん］

三焦経

ツボの位置

耳の穴のすぐ前にある出っ張りの付け根の上側。口を軽く開けるとへこむところ。

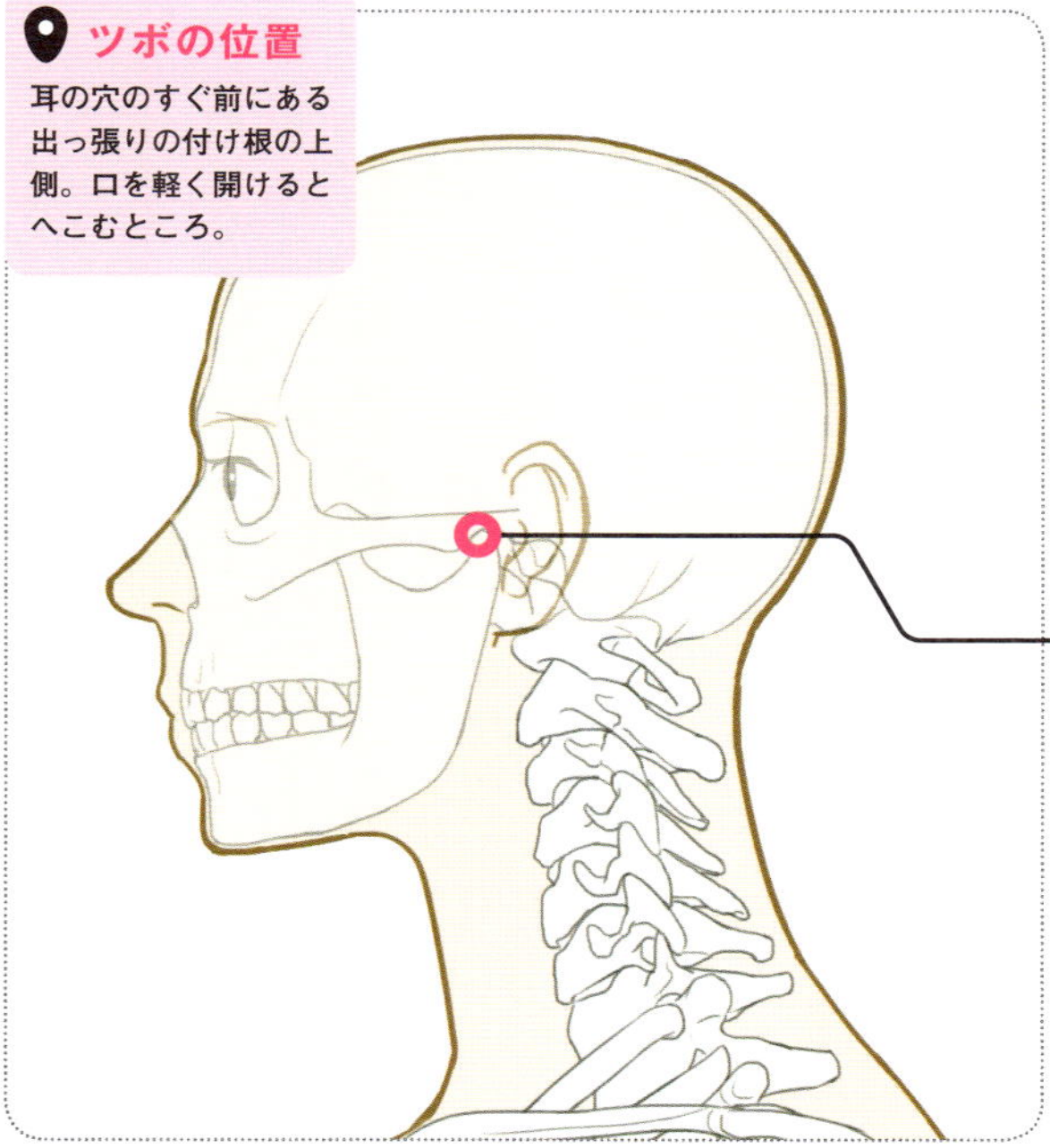

Case.95

顔のたるみ

表情筋が衰える、肌の弾力が下がるなど、老化にともなう肌の機能低下によりあらわれる顔のたるみ。長時間のデスクワークで悪い姿勢を続けることで、顔の筋肉が引っ張られてたるみとなることもあります。

「臓」の気が集まるツボを活性化させる

章門［しょうもん］

肝経

ツボの位置

わきを締めてひじを曲げたとき、ひじの先が当たるわき腹。

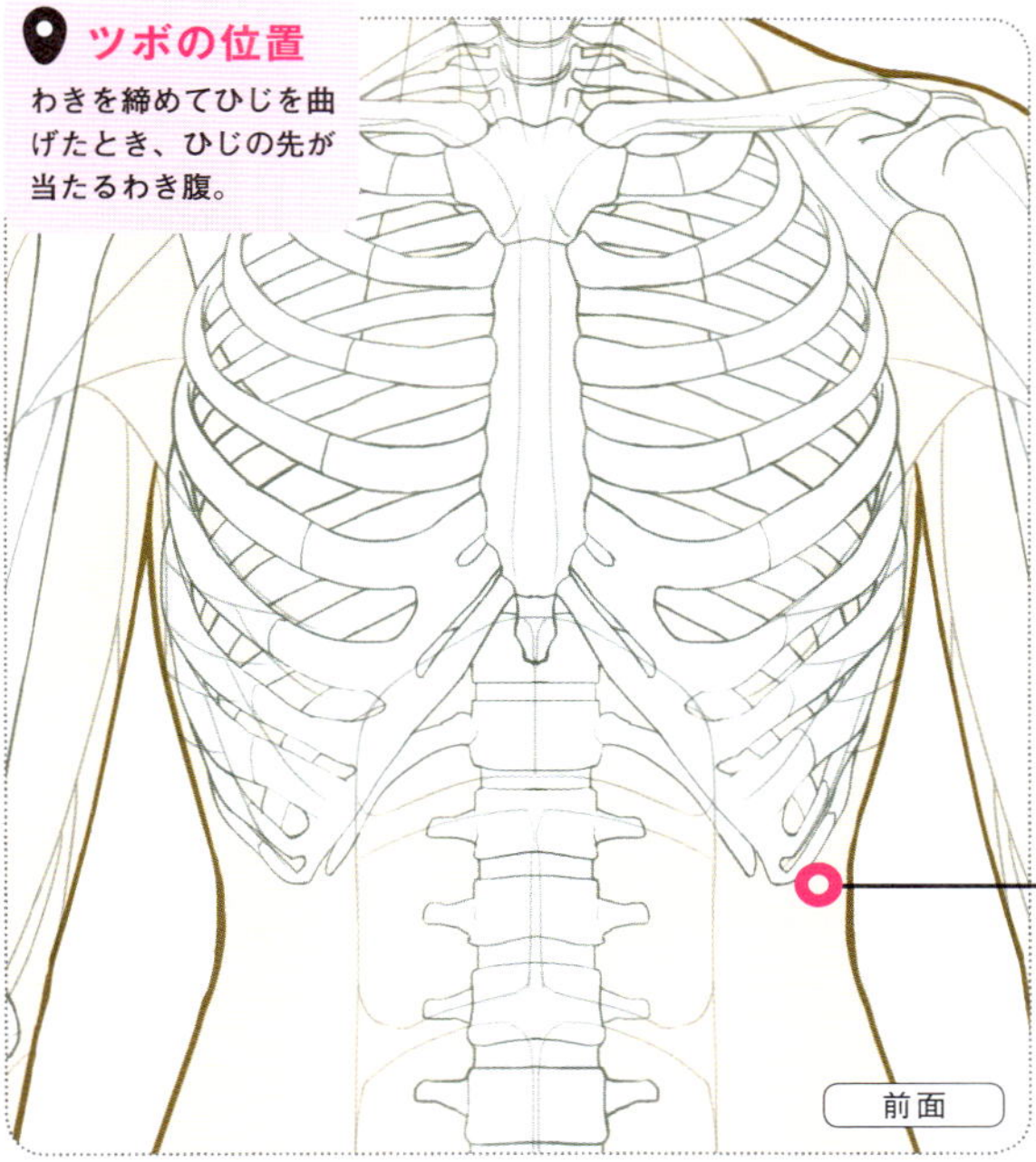

陰陽の調和を司るツボで巡りをよく

日月［じつげつ］

胆経

ツボの位置

第７肋間、体の中心から外に親指幅４本分。

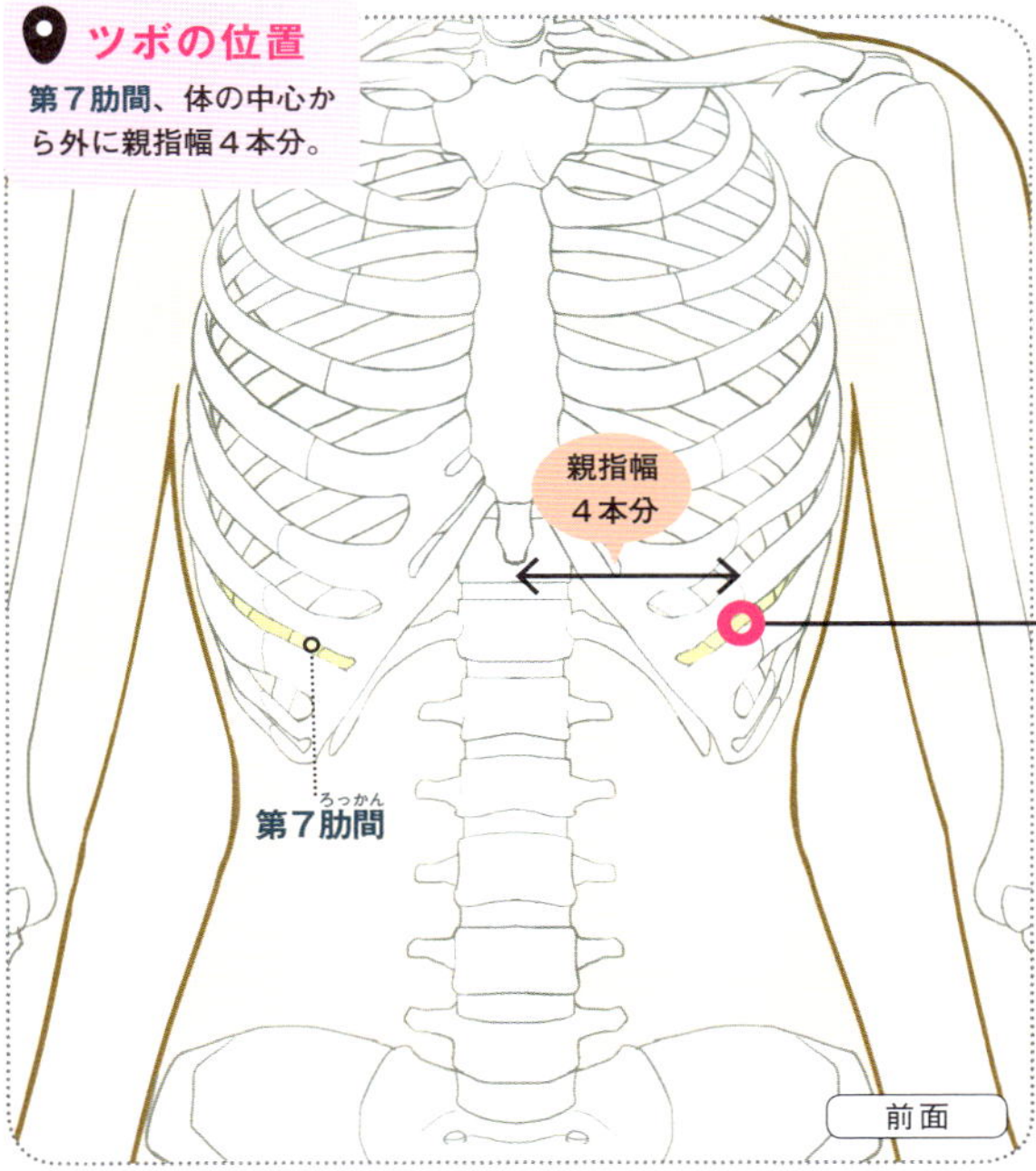

Case.96

しわ

毎日のスキンケアに、ツボ押しマッサージをプラスして、皮膚のしわやたるみを予防しましょう。張りのある健やかな肌を保つには、顔全体の筋肉をまんべんなく使うことが大切です。気持ちよい強さでじんわりと押すのがおすすめ。

目がじんわりほぐれる、目じりのツボ

瞳子髎［どうしりょう］

胆経

ツボの位置

目じりから外に親指幅１／２本分。

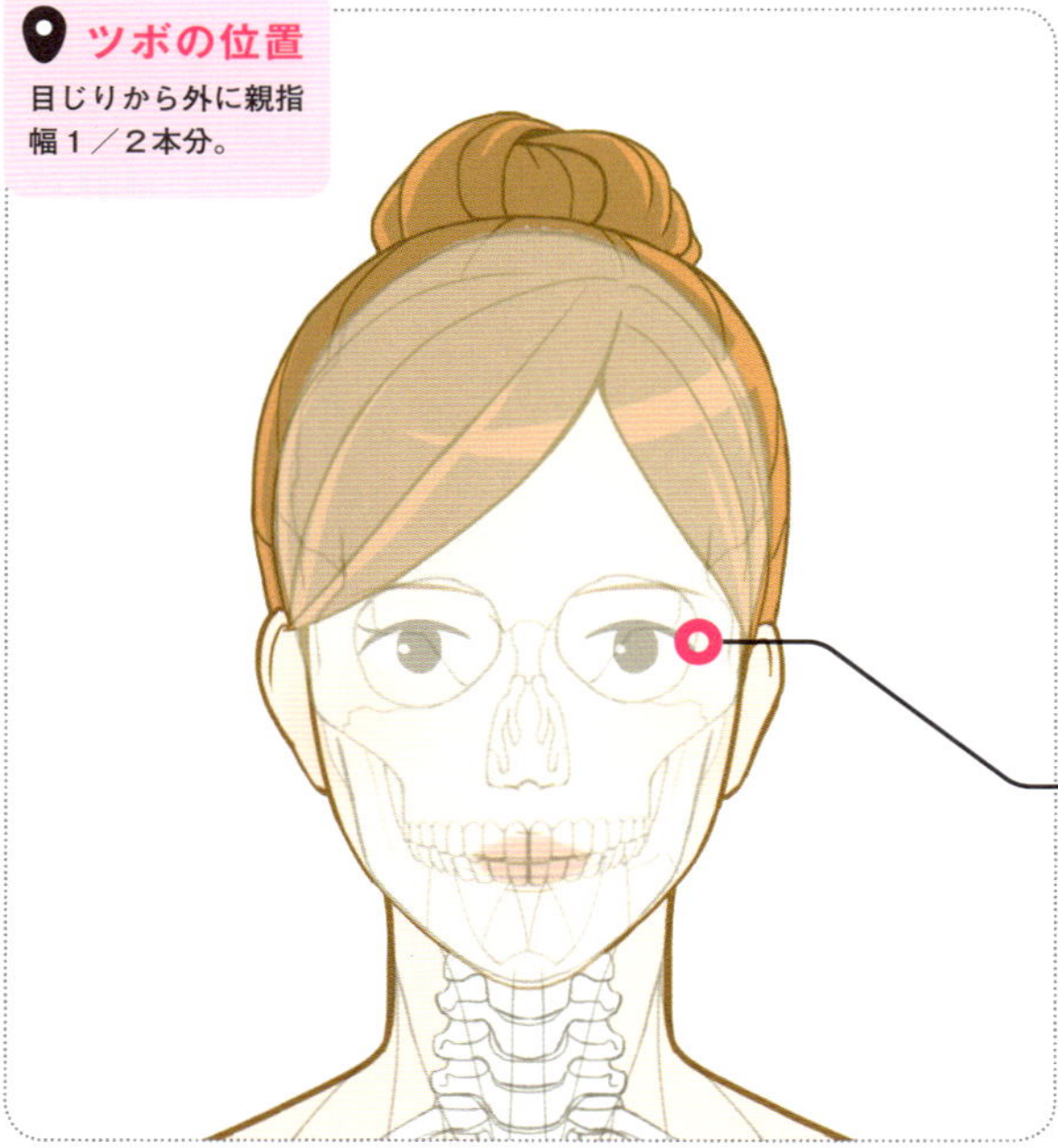

デコルテの刺激で顔をスッキリと

缺盆［けつぼん］

胃経

ツボの位置

乳頭を上にたどった鎖骨の上のくぼみ。鎖骨のちょうど中間点。

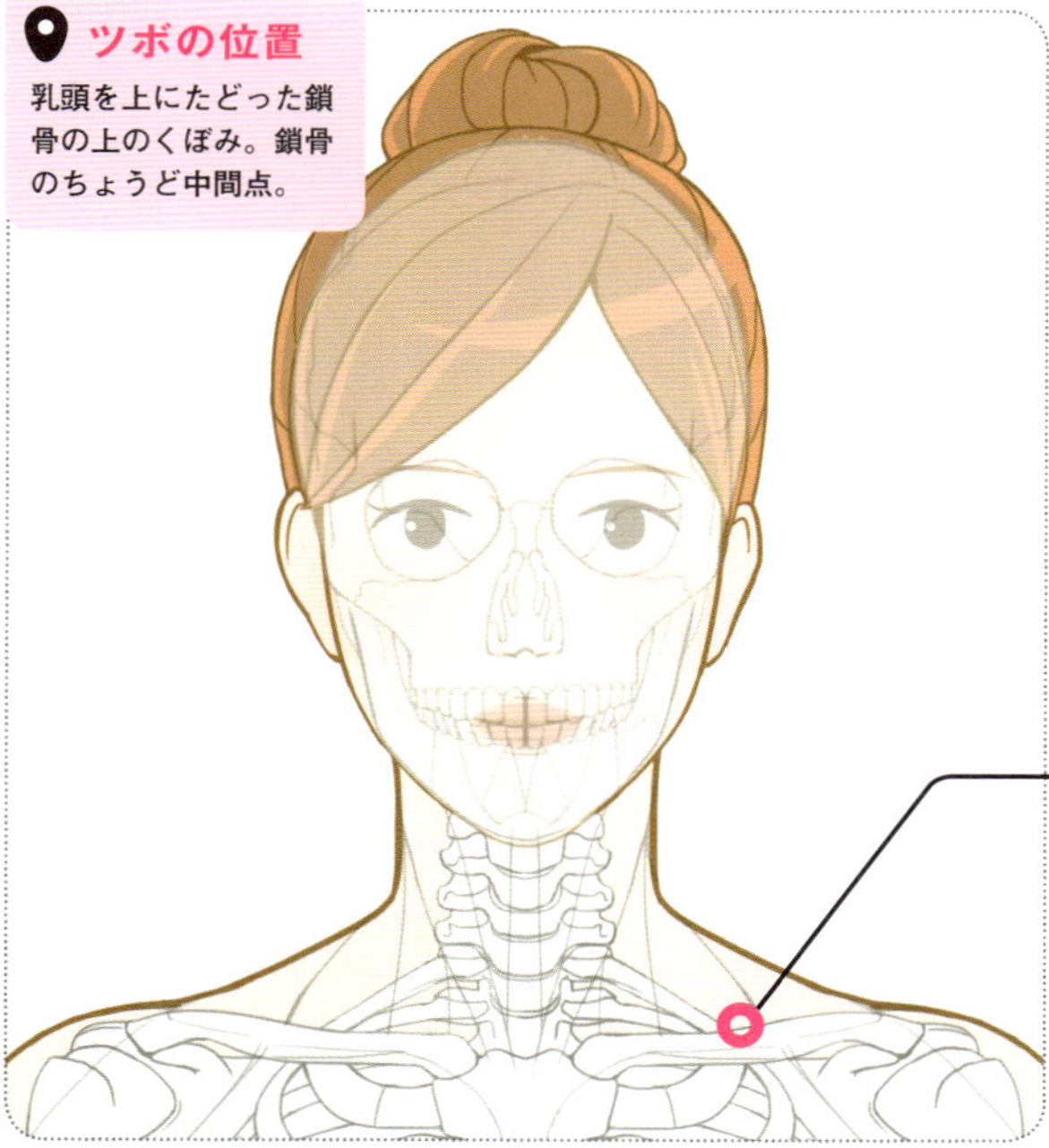

ニキビ・肌荒れ

思春期のニキビは、皮脂の過剰分泌によって毛穴が詰まることが原因。大人のニキビは皮膚のターンオーバーの乱れによって、毛穴を角質がふさいでしまうことが原因とされています。新陳代謝を高め、肌を清潔に保ちましょう。

湿疹や炎症を和らげる

陽陵泉［ようりょうせん］

胆経

ツボの位置
ひざの下外側の出っ張った骨（腓骨頭）の前方下にあるくぼみ。

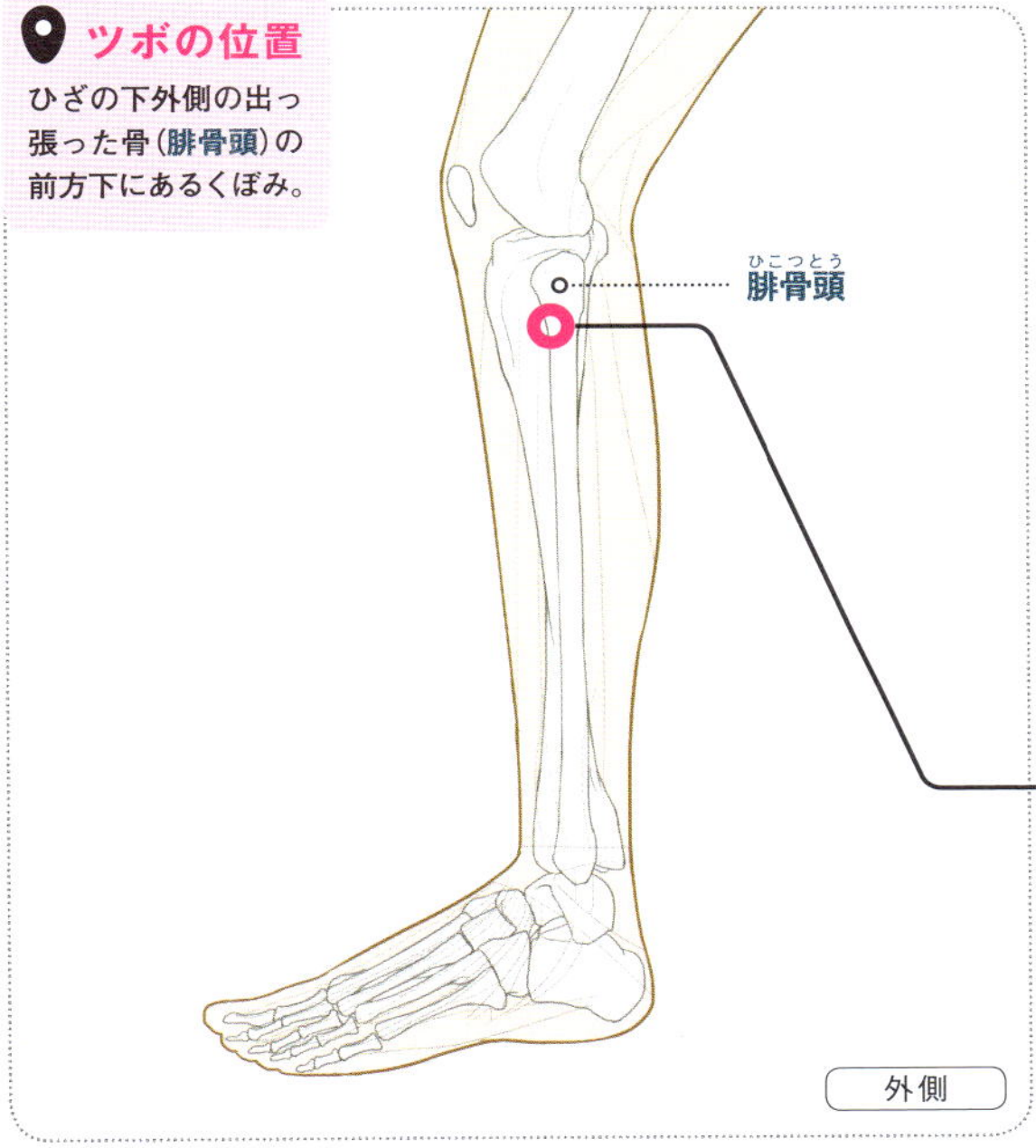

消化器を活性化させ、体の内側からきれいに

太白［たいはく］

脾経

ツボの位置
第1中足指節関節の後ろにあるくぼみで、足底と足の甲の境目。

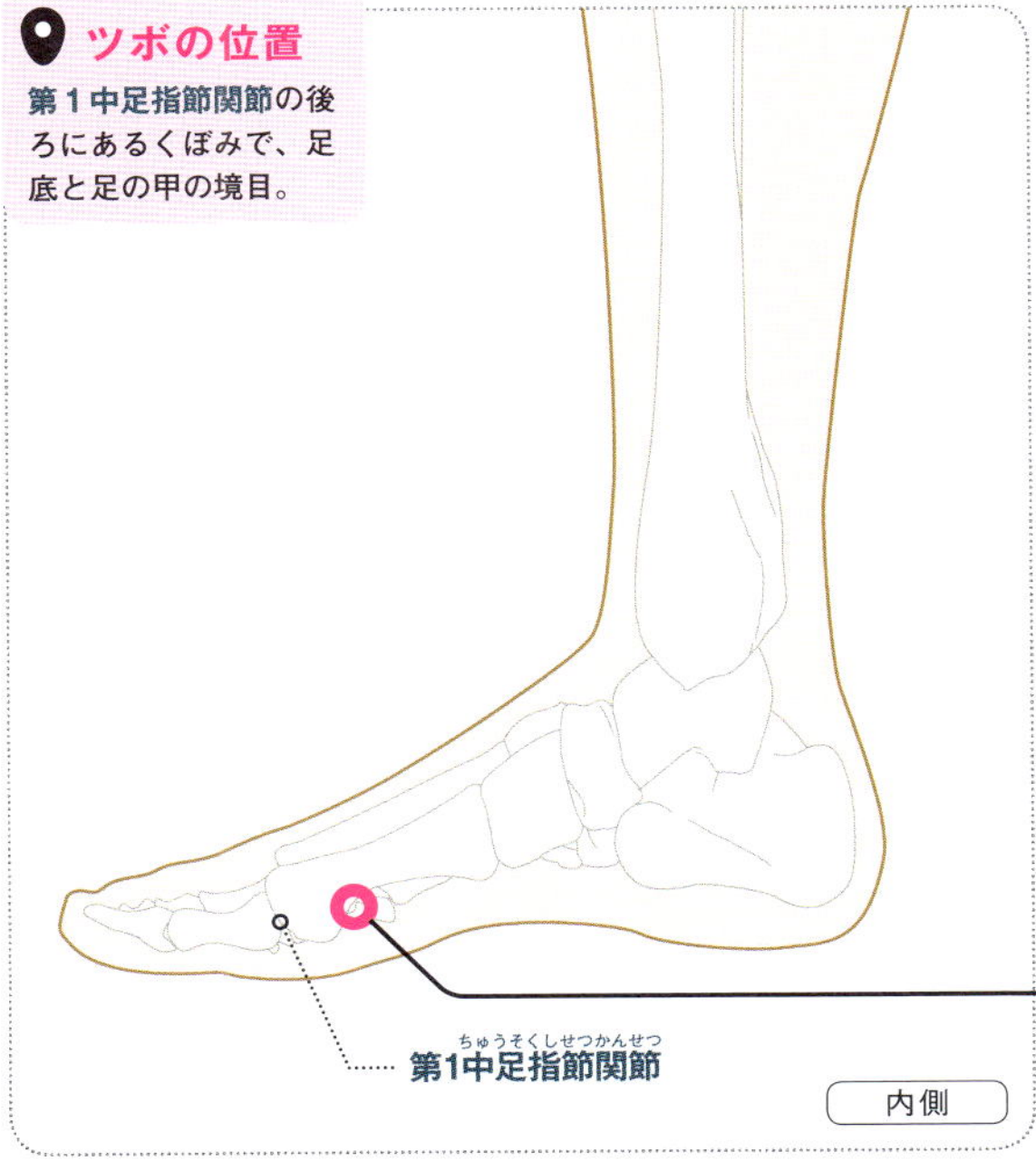

Case.98

メタボリックシンドローム

別名は、「内臓脂肪症候群」。内臓脂肪が蓄積されて、高血圧や糖尿病、脂質異常症といったさまざまな病気が引き起こされやすくなった状態のこと。腹部肥満はメタボリックシンドロームのシグナルなので、注意が必要です。

代謝を高めて脂肪燃焼を助ける

陽陵泉

［ようりょうせん］

胆経

ツボの位置

ひざの下外側の出っ張った骨（腓骨頭）の前方下にあるくぼみ。

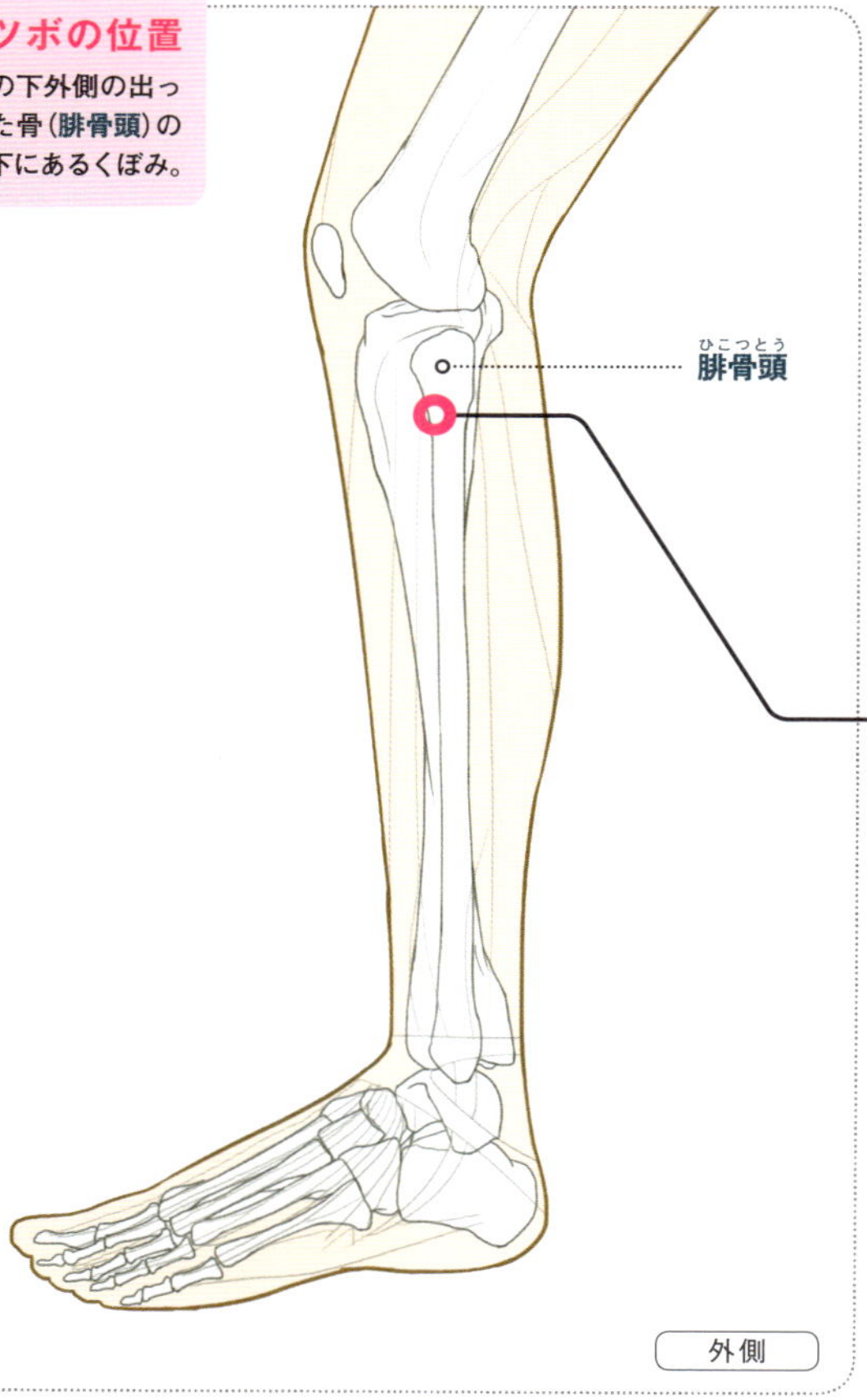

子どものひきつけ・かんの虫・夜泣き

子どもが理由もなく不機嫌になり、泣いたり暴れたりする神経の異常興奮です。過度にしかったり、放置しすぎたりすると、症状を悪化させることがあります。やさしく抱き上げ、そっとツボ押しをしてあげましょう。

神堂 ［しんどう］

膀胱経

息切れや動悸を鎮めこりを取る

ツボの位置

体の左右中央にある**第５胸椎**の出っ張りの下のへこみから、外に親指幅３本分。

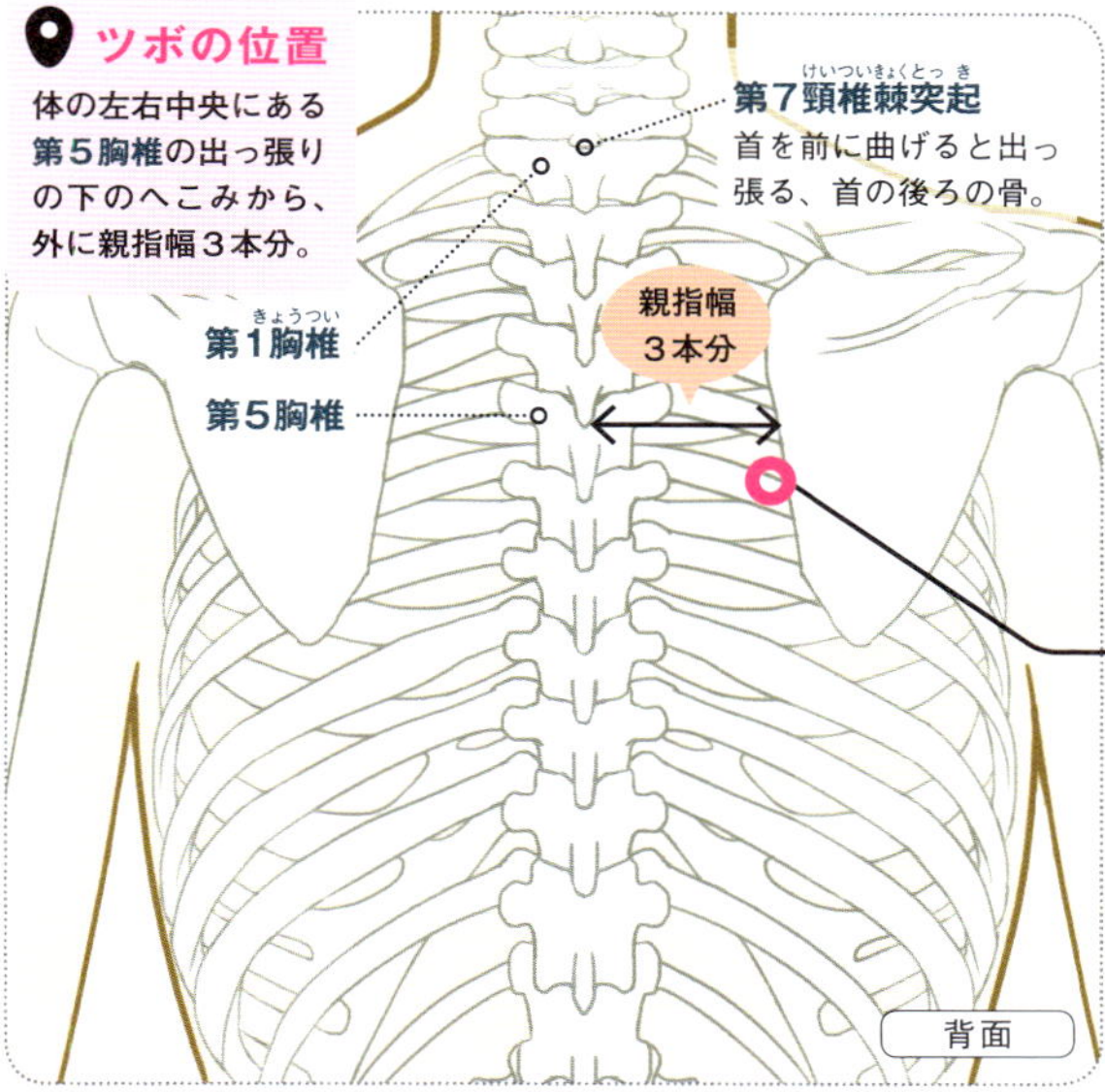

押し方のコツ▶ 向かい合わせになるように子どもを抱き上げ、背中のツボをそっと刺激する。

厥陰兪 ［けついんゆ］

膀胱経

呼吸器をリラックスさせる

ツボの位置

体の左右中央にある**第４胸椎**の出っ張りの下のへこみから、外に親指幅 1.5 本分。

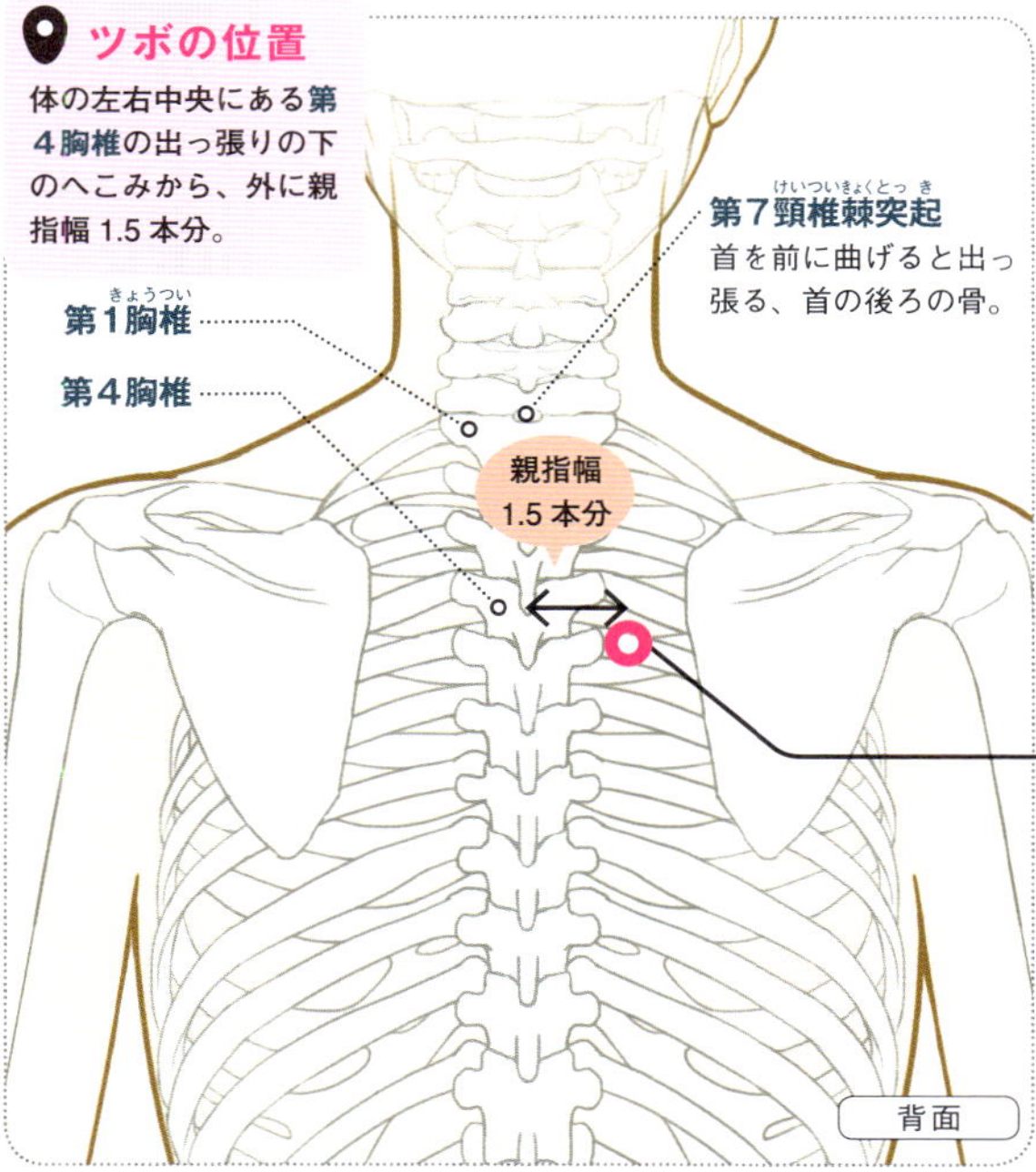

おわりに

人体にある多数のツボは、目には見えず、CTスキャンやMRIなどの最新医療機器でも確認することができません。つまり、論理的には説明が困難な「非デジタル」な存在といえます。同様に、ツボ押しをする際に重視する「気の流れ」も目には見えず、数値化することはできません。

「経絡《けいらく》治療」は、体内を循環する気《き》・血《けつ》・水《すい》（P.34）を健康の源と考え、これらの流れを調整していく治療法です。

何事も「デジタル」化して調べ上げ、数値の異常を病気としてとらえる西洋医学に慣れ親しんでいると、こうした東洋医学の手法は一見するとぼんやりとして拠《よ》り所のない方法のように思われるかもしれません。ですが、東洋医学は、数値化できない不調を見出す治療法。ときに、本人が気づかない体調の変化や不調さえ見つけだすことができる、患者一人ひとりに寄り添った細やかな診断が特徴なのです。

東洋医学では、気の流れが停滞して弱っているところに「邪《じゃ》」と呼ばれる病気の原因が入って、病気が引き起こされると考えます。病気として症状があらわれる前に、この気の停滞を見つけ、弱っているところを補う。これが、ツボが「治療点」であり「予防点」であるといわれるゆえんです。

病気になる前には、食欲がない、便通が悪い、寝ても疲れがとれないといった、病気の前兆となるサインが出るものです。病気として症状が顕在化する前に、こうした体が発する小さなサインを見逃さないようにしてください。

ツボ押しを習慣にすることで、自身の体調の変化、不調のときの反応などが徐々にわかってくるようになります。そして、そうした変化に対してのセンサーが敏感に働くことこそ、自己治癒力を高める第一歩となるのです。

健康は五臓六腑の元気が源。五臓六腑を健やかに保ち、生命を維持し健康に生きていくために必要な力が向上するよう、ツボ押しを役立ててください。

STAFF

イメージイラスト
坪川れい奈

人体イラスト
(株) BACKBONEWORKS

装丁・デザイン
bitter design

校正
栖名布 京

編集・構成・執筆
有國芙美

企画・編集
川上裕子(成美堂出版編集部)

監修

布施雅夫

ふせまさお

鍼灸師、あん摩マッサージ指圧師。

1948年生まれ。

2003年、都内に凡治療院を開設。

「清潔・安全・安心」の院内と、「人間が本来もつ自然治癒力を高める鍼灸治療」を心掛け、臨床を行っている。

症状改善! ツボ大全

監 修 布施雅夫《ふせまさお》
発行者 深見公子
発行所 成美堂出版
〒162-8445 東京都新宿区新小川町1-7
電話(03)5206-8151 FAX(03)5206-8159
印 刷 共同印刷株式会社

ISBN978-4-415-32165-3
落丁・乱丁などの不良本はお取り替えします
定価はカバーに表示してあります